G. Laux
O. Dietmaier
W. König

Pharmakopsychiatrie

W0055980

G. Laux   O. Dietmaier   W. König

Pharmako-psychiatrie

2., überarbeitete Auflage

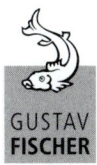

GUSTAV
FISCHER

Stuttgart Jena Lübeck Ulm

Verfasser:
Prof. Dr. med. Dipl.-Psych. G. Laux, Ärztlicher Direktor, Bezirkskrankenhaus Gabersee, Fachkrankenhaus für Psychiatrie, Psychotherapie und Neurologie, D–83512 Wasserburg/Inn

Dr. rer. nat. O. Dietmaier, Leitender Krankenhausapotheker, Zentrum für Psychiatrie Weinsberg, D–74189 Weinsberg

Dr. med. W. König, Oberarzt, Bezirkskrankenhaus Gabersee, D-83512 Wasserburg/Inn

Geschützte Warennamen (Warenzeichen) wurden **nicht** besonders kenntlich gemacht. Aus dem Fehlen eines solchen Hinweises kann also nicht geschlossen werden, daß es sich um einen freien Warennamen handelt.

Wichtiger Hinweis

Die pharmakotherapeutischen Erkenntnisse in der Medizin unterliegen laufendem Wandel durch Forschung und klinische Erfahrungen. Die Autoren dieses Werkes haben große Sorgfalt darauf verwendet, daß die in diesem Werk gemachten therapeutischen Angaben (insbesondere hinsichtlich Indikation, Dosierung und unerwünschten Wirkungen) dem derzeitigen Wissensstand entsprechen. Das entbindet den Benutzer dieses Werkes aber nicht von der Verpflichtung, anhand der Beipackzettel zu verschreibender Präparate zu überprüfen, ob die dort gemachten Angaben von denen in diesem Buch abweichen und die Verordnung in eigener Verantwortung zu bestimmen.

Die Deutsche Bibliothek – CIP-Einheitsaufnahme

Laux, Gerd:
Pharmakopsychiatrie : 62 Tabellen / von G. Laux, O. Dietmaier und W. König. – 2. Aufl. Stuttgart ; Jena ; Lübeck ; Ulm : G. Fischer, 1997
    ISBN 3-437-21060-2
NE: Dietmaier, Otto:; König, Wolfgang:

© Gustav Fischer Verlag · Stuttgart · Jena · Lübeck · Ulm · 1997
Wollgrasweg 49 · D-70599 Stuttgart (Hohenheim)
Das Werk einschließlich aller seiner Teile ist urheberrechtlich geschützt. Jede Verwertung außerhalb der engen Grenzen des Urheberrechtsgesetzes ist ohne Zustimmung des Verlags unzulässig und strafbar. Das gilt insbesondere für Vervielfältigungen, Übersetzungen, Mikroverfilmungen und die Einspeicherung und Verarbeitung in elektronischen Systemen.
Satz: Typomedia, Ostfildern
Umschlaggestaltung: SRP, Ulm
Druck und Einband: Clausen & Bosse, Leck
Printed in Germany

0   1   2   3   4   5

Vorwort zur 2. Auflage

Aufgrund der positiven Akzeptanz ergibt sich vier Jahre nach dem Erscheinen die Möglichkeit und Notwendigkeit einer aktualisierten, überarbeiteten Auflage. Diese trägt den Neuerungen und Veränderungen insbesondere im Bereich der Antidepressiva und Neuroleptika («Antipsychotika, atypische Neuroleptika») Rechnung. Neben der Einführung neuer Präparate wurden hier in den letzten Jahren im Rahmen von Consensus-Konferenzen neue Therapie-Standards insbesondere hinsichtlich Dosierung und Behandlungsdauer etabliert. Unter dem Aspekt der Qualitätssicherung wird der Pharmakoökonomie (Behandlungskosten) einerseits und der Lebensqualität (Verträglichkeit) andererseits vermehrt Beachtung geschenkt. Hierdurch rücken differentialtherapeutische Überlegungen mehr in den Vordergrund. Wir haben uns deshalb entschlossen, in einem dritten Hauptteil auf die *praktische, «angewandte Psychopharmakotherapie»*, also auf die Kriterien für die Auswahl bestimmter Psychopharmaka bei den wichtigsten Krankheitsbildern einzugehen.

Angesichts der zunehmenden Bedeutung und des Vorliegens neuer wissenschaftlicher Befunde wurde der Abschnitt Fahrsicherheit (Fahrtauglichkeit) erheblich erweitert, ebenso wurden die Grundzüge der Pharmakogenetik um Ausführungen zum therapeutischen Drug-Monitoring (Plasmaspiegelbestimmung von Psychopharmaka) ergänzt. In Anbetracht der zunehmenden Verbreitung von sogenannten Phase IV-Studien wurde näher auf sogenannte Anwendungsbeobachtungen eingegangen.

Neu hinzugefügt wurden ein Kapitel zur Schmerztherapie mit Psychopharmaka sowie juristische Ausführungen zur erforderlichen Dokumentation bei der Durchführung einer Psychopharmakotherapie.

Die Verzeichnisse der Einzelpräparate wurden für jeden Arzneistoff durch die Beschreibung eines Substanzprofils, typischer Nebenwirkungen und Besonderheiten erweitert.

Wichtige Literaturbelege finden sich wiederum am Ende eines jeden Kapitels, Hinweise zu weiterführender Literatur (Monographien, Standardwerke) am Schluß des Buches.

Im Anhang wurde die Novelle zur Neufassung des Arzneimittelgesetzes berücksichtigt, angesichts der bevorstehenden Einführung von ICD-10 jetzt auch im Sektor der niedergelassenen Ärzte wurde auf die Wiedergabe anderer Klassifikationssysteme verzichtet.

Ein umfassendes – farblich abgehobenes – Präparateverzeichnis sämtlicher derzeit in Deutschland, Österreich und in der Schweiz verfügbaren Psychopharmaka soll wiederum ein rasches Nachschlagen im Praxisalltag ermöglichen.

Möge das Buch Kollegen in Klinik und Praxis bei der Verordnung von Psychopharmaka hilfreich sein. Angesichts der durch empirische Erhebungsdaten der letzten Jahre bedauerlicherweise erneut bestätigten negativen Attitüden und Einstellungen gegenüber Psychopharmaka in der Bevölkerung erscheint uns die Aufgabe einer adäquaten Wissensvermittlung zur Pharmakopsychiatrie besonders wichtig.

Wir danken Frau C. Oleff und Frau A. Jelinek für die geduldige Sekretariatsarbeit.

Wasserburg/München und Weinsberg im September 1996   G. Laux
O. Dietmaier
W. König

Vorwort zur 1. Auflage

Das im gleichen Verlag in der Reihe «Ärztliche Ratschläge» erschienene Taschenbuch «Psychopharmaka – ein Leitfaden» (1. Auflage 1986, 2. Auflage 1988) war für einen breiten Leserkreis konzipiert (interessierter Laie, Betroffene und Angehörige, Studenten der Medizin und Psychologie, medizinische Assistenzberufe, Apotheker, praktizierende Ärzte). Pragmatische Gesichtspunkte, Anregungen und eine erfreulich starke Nachfrage haben es angezeigt erscheinen lassen, für diese unterschiedlichen Leserkreise nun separate Bücher herauszugeben, die eine adäquatere Darstellung der komplexen Materie erlauben. Die 1990 erschienene 3. Auflage des Psychopharmaka-Taschenbuches richtet sich deshalb primär entsprechend der Zielsetzung der Buchreihe «Ärztliche Ratschläge» an den medizinischen Laien (Angehörige, Betroffene) und an der Versorgung psychisch Kranker mitbeteiligte Berufsgruppen (Pflegepersonal, Sozialpädagogen, Psychologen, Pharmazeuten).

Das vorliegende Buch wendet sich an Ärzte in Klinik und Praxis, denen es einen raschen und dennoch kompetenten Überblick und Zugang zur komplizierten Thematik ermöglichen soll. Größter Wert wurde auf Übersichtlichkeit in Form von Tabellen und anschaulichen Abbildungen gelegt, ein umfassendes – farblich abgehobenes – Präparateverzeichnis soll ein rasches Nachschlagen im Praxisalltag ermöglichen. Verzeichnet sind sämtliche derzeit in Deutschland, Österreich und in der Schweiz verfügbaren Psychopharmaka im engeren Sinne. Die Einzelpräparate der entsprechenden Hauptgruppen (Tranquilizer, Hypnotika, Antidepressiva, Neuroleptika) sind am Schluß des jeweiligen Kapitels praxisgerecht in alphabetischer Reihenfolge aufgeführt und durch graue Randbalken markiert.

Mit dem Titel «Pharmakopsychiatrie» soll zum Ausdruck gebracht werden, daß zur Behandlung psychisch Kranker mit Psychopharmaka mehr als rein pharmakologisches Wissen gehört, nämlich Grundzüge der Psychopathologie mit entsprechendem (differential-)diagnostischen Grundlagenwissen sowie als Fundament eine von einer psychotherapeutischen Grundeinstellung geprägte Arzt-Patient-Beziehung («Droge Arzt», vgl. auch Compliance- und Placebo-Problem). Für jeden Patienten ist die Aufstellung eines individuellen Gesamtbehandlungsplanes obligat, der je nach Diagnose und Krankheitszeitpunkt biologisch-pharmakotherapeutische, soziotherapeutische und psychotherapeutische Maßnahmen – nicht selten in Kombination – umfaßt.

Da im Sinne einer rationaleren Pharmakotherapie auch niedergelassene (Allgemein-)Ärzte an klinischen Prüfstudien (vor allem sog. Praxis-Phase IV) teilnehmen, sind die am häufigsten zur Evaluation eingesetzten Beurteilungsskalen im Anhang wiedergegeben. Ergänzend hierzu sind die wichtigsten gesetzlichen Vorschriften (Arzneimittelgesetz) und ethischen Richtlinien angefügt.

Am Ende eines jeden Kapitels finden sich wichtige Literaturbelege vor allem in Form (bestmöglich zugänglicher) Übersichtsarbeiten. Hinweise zu weiterführender Literatur (Monographien, Standardwerke) finden sich am Schluß des Buches.

Mögliche psychische Nebenwirkungen von Nicht-Psychopharmaka werden ebenfalls aufgeführt, da diese in der Praxis gerade des Allgemeinarztes von Relevanz sein können. Das Buch schließt mit einer Übersicht zur psychiatrischen Notfalltherapie und mit Vorschlägen zu einer Psychopharmaka-Auswahl für den Allgemeinarzt.

Möge dieses Buch den Kollegen für einen sachgemäßen Einsatz und Umgang mit der z.T. angstbesetzten, schwierigen Materie «Psychopharmaka» von Nutzen sein.

Dank aussprechen möchten wir Fr. H. Eckart für die geduldige Sekretariatsarbeit, Herrn Dr. von Lucius für die bewährte Verlags-Kooperation.

Würzburg/Weinsberg, November 1991

G. Laux
O. Dietmaier
W. König

Inhalt

II. Spezieller Teil

I Allgemeine Grundlagen

1 | Einführung: Häufigkeit psychischer Störungen, Einstellung zu Psychopharmaka, Pharmakoepidemiologie (Verbrauchsstatistik)

Epidemiologische Untersuchungen und Feldstudien zeigen, daß ca. 1/4 der Bevölkerung an behandlungsbedürftigen psychischen Störungen leidet. Der Anteil psychisch Kranker an der Klientel des bundesdeutschen Allgemeinarztes beträgt rund 1/3; der Allgemeinarzt/Internist besitzt somit eine besondere Bedeutung in der Versorgung psychisch Kranker. Ca. 7 Millionen Patienten gehen jährlich wegen psychiatrischer Diagnosen zum Arzt, wobei auch bei psychischen Beschwerden der Hausarzt erste Anlaufstelle ist. Ihm kommt deshalb hinsichtlich des Erkennens («psychische Störung von Krankheitswert»), Behandelns («Psychopharmaka/Psychotherapie») und Vermittelns weiterführender Therapien und Hilfen eine wichtige Rolle zu.

In den letzten Jahren durchgeführte Studien zu dieser Frage ergaben allerdings, daß Allgemeinärzte rund ein Drittel bis die Hälfte der psychischen Störungen ihrer Patienten nicht erkennen, nach empirischen Untersuchungen ist die Überweisungsrate zum Nervenarzt/Psychiater regelhaft niedriger als die Rate der Überweisungsbedürftigkeit.

Seit ihrer Entdeckung vor rund 40 Jahren haben Psychopharmaka entscheidend dazu beigetragen, daß viele seelische Krankheiten – auch durch Nicht-Nervenärzte (Allgemeinärzte) – behandelt werden können. In der Therapie psychischer Erkrankungen sind deshalb heute Psychopharmaka unentbehrlich. Die Weltgesundheits-Organisation hat 6 Substanzen aus dieser Gruppe in die Liste der unentbehrlichen Medikamente aufgenommen.

Im medizinischen Versorgungssystem nimmt die Arzneimitteltherapie eine dominierende Stellung ein. Nicht wenige Patienten erwarten vom Arzt die Rezeptur eines – im Zeitalter der «Aufklärung» nicht selten bestimmten – Medikamentes. Die Folge ist häufig, daß Arzneimittel im Zuge eines unkritischen Verordnungsverhaltens zu schnell und zu häufig verschrieben werden und gerade Psychopharmaka als Nothelfer bei persönlichen Problemen und Konflikten dienen sollen.

1961 gerieten Arzneimittel durch die Contergan®-Katastrophe in die negativen Schlagzeilen und vielen wurde bewußt, daß wirksame Medikamente auch toxisch sein können – in diesem Falle die teratogene Wirkung beim Menschen. In den folgenden Jahren nahm die kritische

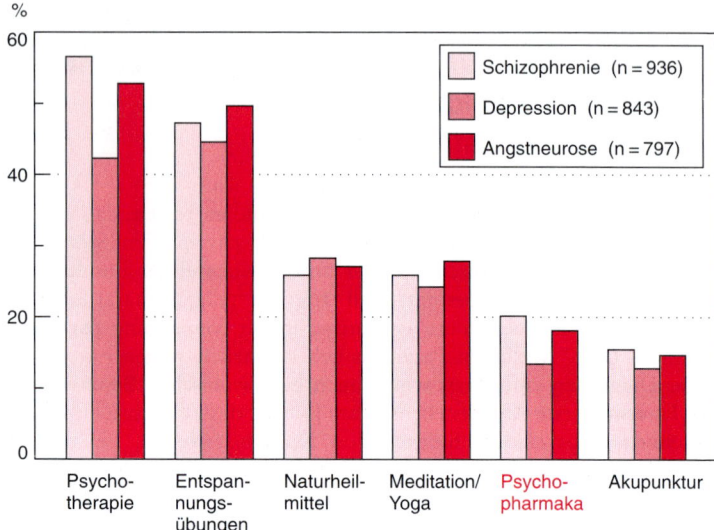

Abb. 1: Ergebnisse einer Repräsentativbefragung zur Einstellung des deutschen Laienpublikums hinsichtlich der Empfehlung verschiedener Behandlungsmethoden bei psychischen Erkrankungen (nach Angermeyer et al. 1993)

Berichterstattung der Medien – durchaus begrüßenswert – immer mehr zu. Leider wurden und werden neben Information und sachlich fundierter Kritik aber auch Beiträge verfaßt, die mehr auf Sensationen und Emotionen abzielen. Schlagworte wie «chemische Zwangsjacke», «verordnete Anpassung» und «Pillenkeule» verunsicherten psychisch Kranke und deren Angehörige hinsichtlich ihrer Einstellung zu Psychopharmaka. Es gibt keine Daten darüber, wie viele Patienten – beeinflußt durch diese Kampagnen – ihre dringend indizierten Neuroleptika, Antidepressiva oder auch Tranquilizer abrupt absetzten und dadurch entweder wieder erkrankten und in psychiatrische Kliniken aufgenommen werden mußten, Suizidversuche unternahmen oder unter schwersten Entzugssymptomen litten.

Eine im Jahre 1990 durchgeführte Repräsentativerhebung zur Einstellung der deutschen Bevölkerung zur Behandlung mit Psychopharmaka ergab, daß zur Therapie einer Schizophrenie, einer Depression oder einer Angstneurose/Panikstörung nur jeder 7. zu Psychopharmaka rät (Abb. 1). Mehr als doppelt so häufig wurde von ihrem Gebrauch abgeraten. Bemerkenswerterweise wurde vom Laienpublikum kein Unterschied dahingehend gemacht, ob es sich um die Behandlung einer Schizophrenie, einer Depression oder einer Angst-/Panikstörung handelte. Der Anteil derer, die eine medikamentöse Therapie befürworten, ist nach den Ergebnissen dieser repräsentativen Umfrage nur geringfügig höher als der der Befürworter der Akupunktur! Hinsichtlich der ins Feld geführten Argumente wird für die Psychopharmaka ein Stereotyp deutlich: es wird nicht zwischen verschiedenen Psychopharmaka-Gruppen differenziert, offenbar werden die Meinungen und Attitüden zu (Benzodiazepin-)Tranquilizern generalisiert. Dies wird u. a. darin deutlich, daß als Argumente gegen eine Behandlung mit Psychopharmaka insbesondere das Abhängigkeitsrisiko sowie die rein symptomatische Therapie angeführt werden.

Angesichts der offenbar also verbreiteten unkritischen Verdammung der Psychopharmaka muß daran erinnert werden, wie es früher – vor Entdeckung der modernen Psychopharmaka – war (siehe historischer Abriß Seite 22 ff.). Heute ist es dank dieser Medikamente möglich, daß sehr viele psychisch Kranke beruflich und sozial wieder voll integriert werden können und eine humanere Therapie gestaltet werden kann.

Mit der Entdeckung der modernen Psychopharmaka setzte allerdings z. T. auch eine gewisse Psychopharmaka-Euphorie ein, und es kam zu unkritischer und unkontrollierter Verwendung dieser Medikamente. So wurden z. B. Neuroleptika ohne begleitende psycho- und soziotherapeutische Maßnahmen eingesetzt oder Tranquilizer als medikamentöse Konfliktlöser angesehen. Der Medikamentenmißbrauch nahm beängstigende Ausmaße an, heute wird die Zahl der Medikamentenabhängigen in der Bundesrepublik auf ca. 1 Million geschätzt, wobei es sich bei den Medikamenten vor allem um Analgetika, Tranquilizer und Hypnotika handelt.

Es ist unbestritten, daß Psychopharmaka heute aus der Therapie psychischer Erkrankungen nicht mehr wegzudenken sind. Interessanterweise zeigten Untersuchungen zur Verschreibungsepidemiologie, daß es keineswegs immer psychiatrische Störungen sind, die zur Verordnung von Psychopharmaka führen: 30–50 % der Verordnungen von Psychopharmaka erfolgen bei Patienten ohne psychiatrische, nur mit rein somatischer Diagnose. Dies läßt zum einen Mängel in der psychopathologisch-psychiatrischen Diagnostik vermuten (z. B. Nichterkennen somatisierter Depressionen oder Angsterkrankungen), andererseits dürfte dies durch die zumeist vorliegende Multimorbidität der Patienten bedingt sein, die entsprechende diagnostische und therapeutische Schwierigkeiten mit sich bringt. Will man Psychopharmaka einsetzen, so ist stets eine kritische, sorgfältige Auswahl und ein richtiger Umgang (z. B. Problem der Mehrfach-Medikation beim Alterspatienten) mit ihnen erforderlich. Es ist Absicht dieses Buches, hierbei Hilfestellung zu leisten und die Möglichkeiten, aber auch die Grenzen und möglichen Gefahren der Psychopharmaka aufzuzeigen.

Pharmakoepidemiologie

«Werden zu viele Psychopharmaka verbraucht?» Der Titel dieses 1989 mit Unterstützung der Arbeitsgemeinschaft für Neuropsychopharmakologie und Pharmakopsychiatrie (AGNP) erschienenen Buchbandes unterstreicht die Bedeutung, die der Verordnungshäufigkeit dieser Medikamentengruppe heute zugemessen wird. Gerade bei Arzneimitteln, die wie die Psychopharmaka im Kreuzfeuer der Meinungen stehen, dient die Offenlegung von Verbrauchszahlen der Versachlichung und wissenschaftlichen Fundierung der Diskussion, wie beispielsweise der Kontroverse um die Verordnungszahlen von Tranquilizern und Hypnotika. Während vor allem in den skandinavischen Ländern bereits in den frühen 70er Jahren umfangreiche Vergleichsstudien zur Pharmakoepidemiologie erstellt wurden, liegen zuverlässige Angaben zur Verschreibungspraxis von Psychopharmaka in der Bundesrepublik Deutschland erst seit der Einrichtung des Arzneimittelindex der Kassenärztlichen

Tabelle 1: Rangordnung der Psychopharmaka unter den meistverordneten Indikationsgruppen (nach Schwabe & Paffrath 1996)

	Verordnungen in Mio.
1. Analgetika/Antirheumatika	116,1
2. Antitussiva/Expektorantia	82,6
3. Betablocker/Ca-Antag./ACE-Hemmer	55,0
4. Magen-Darm-Mittel	53,1
5. Psychopharmaka	46,4
.	
.	
.	
.	
.	
14. Hypnotika/Sedativa	19,6
15. Durchblutungsfördernde Mittel	19,3

Vereinigungen (GKV-Index) sowie durch Erhebungen des Instituts für Medizinische Statistik (IMS) und durch das Projekt der Arzneimittel-Überwachung in der Psychiatrie (AMÜP) vor.

Allerdings muß einschränkend erwähnt werden, daß sich zum Beispiel die Daten des GKV-Index nur auf den ambulanten kassenärztlichen Bereich beziehen. Für den Krankenhaussektor liegen bislang nur einige nicht repräsentative Untersuchungen einzelner Universitätskliniken und Landeskrankenhäuser vor.

Tab. 1 zeigt die Rangordnung der Psychopharmaka unter den verordnungsstärksten Indikationsgruppen im Jahre 1995. Hier nehmen Psychopharmaka (Antidepressiva, Neuroleptika, Tranquilizer, Nootropika) Platz 5 ein. Die Hypnotika/Sedativa werden als eigenständige Gruppe gelistet und finden sich auf Platz 14. Würden Hypnotika den Psychopharmaka zugeordnet, würde diese Gruppe mit 66 Millionen Verordnungen Platz 3 unter den meist verordneten Arzneimitteln einnehmen. Die durchblutungsfördernden Mittel, die nicht nur bei peripheren Durchblutungsstörungen, sondern sehr häufig auch bei (altersbedingten) Hirnleistungsstörungen eingesetzt werden, finden sich an 15. Stelle der Rangordnung. Nach den Umsatzzahlen (1995) erreichen sie annähernd zwei Drittel der Psychopharmaka i. e. S.

Ein Überblick über die Entwicklung der Verordnungen von Psychopharmaka im Zehnjahreszeitraum 1986–1995 ist für Deutschland in Abb. 2 dargestellt.

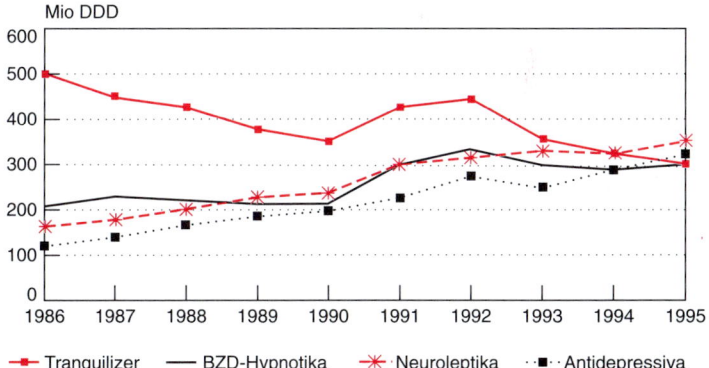

Abb. 2: Entwicklung der Verordnungen von Psychopharmaka zwischen 1986 und 1995 (Gesamtverordnungen nach definierten Tagesdosen; ab 1991 mit neuen Bundesländern) (nach Schwabe und Paffrath 1996)

Verschiedene Entwicklungen sind daraus deutlich sichtbar: Zum einen die stetige Zunahme bei den Verordnungen von Antidepressiva und Neuroleptika, andererseits die weiter abnehmende Tendenz bei Tranquilizern. Wiederholte Appelle von Wissenschaftlern, die Risiken einer Bendodiazepin-Abhängigkeit zu beachten, dürften hierzu mit beigetragen haben. Als Alternative zu Benzodiazepinen wurden in den letzten Jahren zunehmend Neuroleptika, Antidepressiva, Phytotherapeutika und Analgetika eingesetzt. Angesichts des grundsätzlich höheren Nebenwirkungs- und Toxizitätspotentials von Neuroleptika und Antidepressiva verdient dies kritische Beachtung. Bemerkenswerterweise konnte bislang nicht aufgezeigt werden, daß statt Benzodiazepinen vermehrt psychotherapeutische Verfahren zum Einsatz kommen.

Bei der Gruppe der durchblutungsfördernden Mittel und Nootropika erreicht der Umsatz im Bereich der gesetzlichen Krankenversicherung mit mehr als 1 Milliarde DM ein gewaltiges Ausmaß.

Die Umsatzzahlen 1995 für Psychopharmaka (ohne durchblutungs-

Tabelle 2: Verbrauchsstatistik Psychopharmaka (GKV-Arzneimittelindex)

Wertmäßiger Betrag in Mio. DM (GKV-Umsatz)					
	1987	1990	1993	1994	1995
Indikat.-Gruppe					
Antidepressiva	292	337	420	426	471
Neuroleptika	206	270	370	401	447
Tranquilizer	285	198	192	171	159
Hypnotika/Sedativa	194	208	295	308	320
Durchblutungsfördernde Mittel/ Nootropika	1427	1171	1279	1282	1229

Anzahl der DDD (definierte Tagesdosen) in Mio.					
	1987	1990	1993	1994	1995
Indikat.-Gruppe					
Antidepressiva	175	225	266	294	320
Neuroleptika	153	193	270	283	291
Tranquilizer	446	355	343	290	274
Hypnotika/Sedativa	333	305	385	368	365
Durchblutungsfördernde Mittel/ Nootropika	737	702	735	744	703

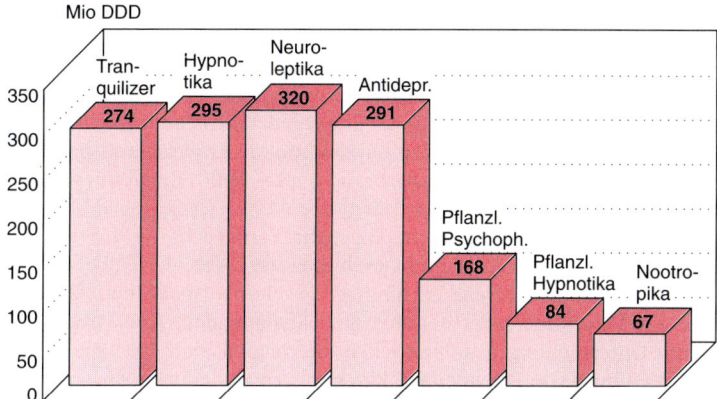

Abb. 3: Verordnungen von Psychopharmaka (1995) nach definierten Tagesdosen (DDD) (modifiziert nach Schwabe und Paffrath 1996)

fördernde Mittel) im Bereich der gesetzlichen Krankenversicherung betrugen mehr als 1,6 Milliarden DM.

In Tabelle 2 sind die Zahlen zur Verbrauchsstatistik von Psychopharmaka wiedergegeben.

Um eine Vergleichsbasis für den Verbrauch einzelner Psychopharmaka-Gruppen und Medikamente zu schaffen, wurden als therapiebezogene Vergleichseinheiten sog. definierte Tagesdosen (DDD) gewählt. Dies bietet den Vorteil, daß gegenüber dem Verbrauch an Packungen oder Wertumsatz der medizinisch begründete Verbrauch an Arzneimitteln erfaßt werden kann. Die definierte Tagesdosis basiert auf der durchschnittlichen Dosis eines Arzneimittels, die für die Hauptindikation bei Erwachsenen pro Tag angewendet wird. Dabei sollte berücksichtigt werden, daß die DDD keine Dosierungsempfehlung bedeutet, sondern allein eine rechnerische Maßeinheit darstellt, um eine einheitliche Vergleichsbasis zwischen den einzelnen Medikamenten zu schaffen.

Abb. 3 gibt einen Überblick über den Verbrauch an DDD von Psychopharmaka im Jahre 1995 für den GKV-Bereich. Im Gegensatz zu früheren Jahren, in denen die Tranquilizer mit weitem Abstand dominierten, liegen nun die einzelnen Psychopharmakagruppen etwa auf gleichem Niveau um die 300 Millionen DDD. Interessant ist die Tatsache, daß von den pflanzlichen Psychopharmaka und Hypnotika mittlerweile mehr als 240 Millionen DDD pro Jahr verordnet werden. Vergleiche dieser Zahlen mit denen anderer Länder sollten wegen methodischer Besonderheiten vor allem bei der DDD-Berechnung zurückhaltend interpretiert werden. Um jedoch eine Vorstellung von der Größenordnung dieser Zahlen im internationalen Vergleich zu geben, seien die Psychopharmaka-Verbrauchszahlen der nordischen Länder Dänemark, Schweden, Finnland, Norwegen und Island erwähnt: Die Psychopharmaka-DDDs in der Bundesrepublik Deutschland betrugen etwa 62 % des gemittelten Verbrauchs pro 1000 Einwohner dieser 5 Länder.

Eine Darstellung des Psychopharmaka-Verbrauchs im Jahre 1990 aufgeschlüsselt nach Alter und Geschlecht zeigt Abb. 4.

Frauen nehmen wesentlich häufiger Psychopharmaka ein als Männer, der Verbrauch steigt deutlich mit zunehmendem Alter. Dies wird durch Untersuchungen unterstrichen, die zeigten, daß etwa die Hälfte der Bewohner von Altenheimen Psychopharmaka einnehmen.

Angesichts der gerade in jüngster Zeit wiederholt vorgebrachten Kritik, daß zu viele Psychopharmaka Kindern und Jugendlichen verordnet würden, ergibt sich aus Abb. 4, daß bis zum Alter von 20 Jahren nur 1 Tagesdosis pro Jahr verordnet wird, mit Überwiegen von Phytopharmaka und nichtpsychiatrischen Indikationen (z. B. Allergien).

Ambulante Therapie mit Psychopharmaka unterscheidet sich grund-

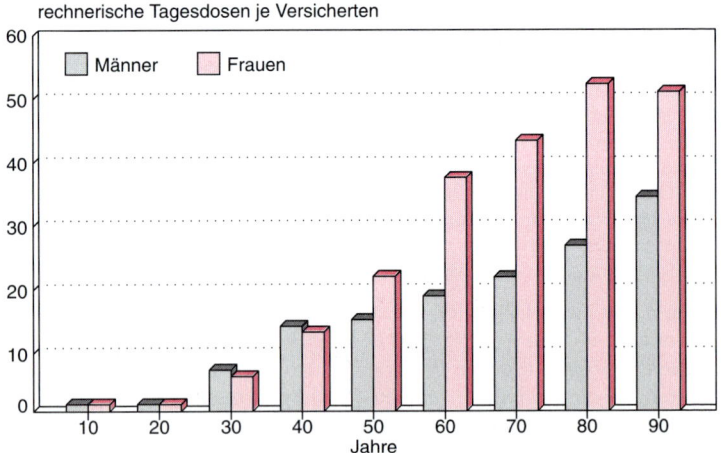

Abb. 4: Psychopharmaka-Verordnungen 1990 (in Tagesdosen) nach Alter und Geschlecht (modifiziert nach Schwabe und Paffrath 1991)

Tabelle 3: Unterschiede zwischen ambulanter und stationärer Psychopharmakotherapie

Ambulant	Klinisch-stationär
Langzeitbehandlung, Rezidivprophylaxe	Akutbehandlung
Personzentr. Therapie	Teamorient. Therapie
Compliance-Problem	
Niedrigere Dosierung	Höhere Dosierung
	Kurzfristige Dosisanpassung
Kombinationspräparate	Mehrfachmedikation
Depot-Applikation	Intravenöse Applikation
Kostenfaktor (Generica)	
Eher «neue» Präparate	Eher «ältere» Standardpräparate
(Ärztebesucher, Risikoschwelle)	(Arzneimittelkommissionen)
Häufiger Tranquilizer	Häufiger Neuroleptika
Problem «Selbstverordnung»	«Kontrollierte Verordnung»
Wissen um familiäre u. psychosoz. Situation («Familientherapie»)	Möglichkeit alternativer Therapien (Psychotherapie)
Zeitdruck (rasche Rezeptur)	Abwägung und gezielte Verordnung möglich

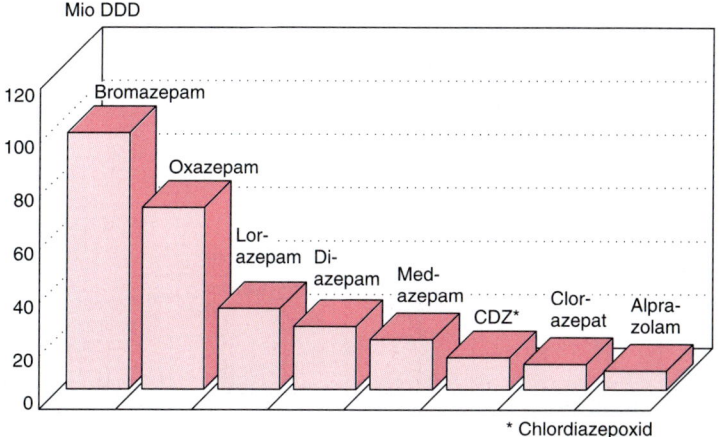

Abb. 5: Meistverordnete Benzodiazepin-Tranquilizer 1995 nach definierten Tagesdosen (DDD) (modifiziert nach Schwabe und Paffrath 1996)

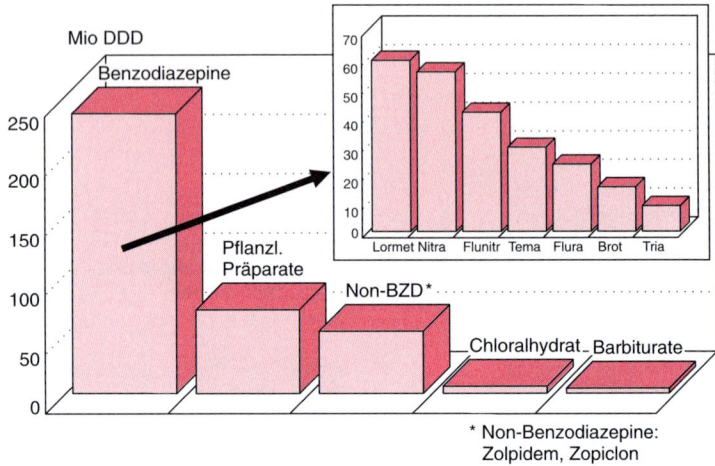

Abb. 6: Meistverordnete Hypnotika und Sedativa 1995 nach definierten Tagesdosen (DDD) (modifiziert nach Schwabe und Paffrath 1996)
Brot = Brotizolam, Flunitr = Flunitrazepam, Flura = Flurazepam, Lormet = Lormetazepam, Nitra = Nitrazepam, Tema = Temazepam, Tria = Triazolam

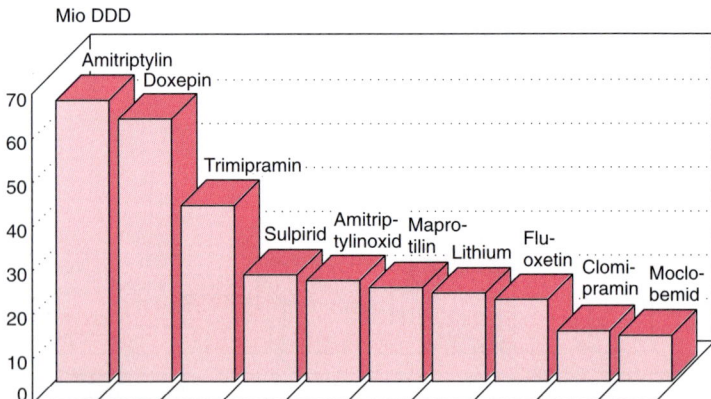

Abb. 7: Meistverordnete Antidepressiva 1995 nach definierten Tagesdosen (DDD) (modifiziert nach Schwabe und Paffrath 1996)

legend von der im stationären Bereich (siehe Tab. 3). Während im niedergelassenen Bereich Tranquilizer und Hypnotika dominierende Arzneimittelgruppen darstellen, sind in der psychiatrischen Klinik Neuroleptika mit großem Abstand führend.

Die Abb. 5–9 geben einen Überblick über die meistverordneten Substanzen der wichtigsten Psychopharmakagruppen. Bei den Benzodiazepinen entfällt von den im Jahre 1995 insgesamt verschriebenen 270 Millionen DDD mehr als die Hälfte auf die beiden Substanzen Bromazepam und Oxazepam. Interessant ist, daß bei den Hypnotika die beiden neuen Substanzen Zolpidem und Zopiclon 1995 bereits einen beachtlichen Platz in der Verordnung erreichten konnten. Bei den Benzodiazepin-Hypnotika hat Lormetazepam Nitrazepam, das lange Zeit die führende Position innehatte, vom ersten Platz verdrängt.

Abb. 7 zeigt die meistverordneten Antidepressiva; die beiden trizyklischen Antidepressiva Amitriptylin und Doxepin führen mit deutlichem Abstand vor den übrigen Substanzen. Bemerkenswert ist auch die Zunahme bei Trimipramin, Opipramol und einigen neueren Antidepressiva (Fluoxetin, Moclobemid).

Bei den Neuroleptika (siehe Abb. 8) überwiegen die niederpotenten Substanzen (Thioridazin, Promethazin, Melperon), meistverordnete Substanz ist allerdings mit Abstand das hochpotente Haloperidol. Das an 3. Stelle stehende Fluspirilen wird fast ausschließlich in niedrigdosierter Form als «Benzodiazepin-Alternative» eingesetzt – ein thera-

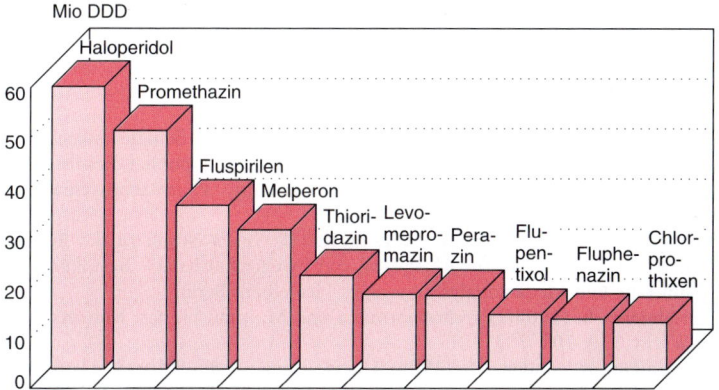

Abb. 8: Die 10 meistverordneten Neuroleptika 1995 nach definierten Tagesdosen (DDD) (modifiziert nach Schwabe und Paffrath 1996)

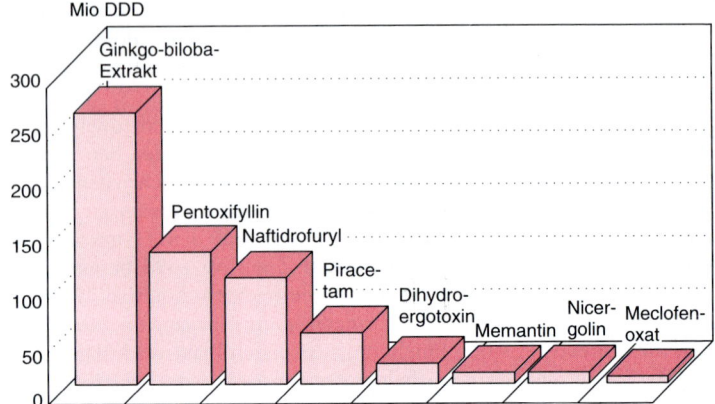

Abb. 9: Die meistverordneten Nootropika und durchblutungsfördernden Mittel 1995 nach definierten Tagesdosen (DDD) (modifiziert nach Schwabe und Paffrath 1996)

peutisches Regime, welches kontrovers beurteilt wird (siehe Kapitel Tranquilizer).

Abb. 9 gibt einen Überblick über die meistverordneten Nootropika und durchblutungsfördernden Mittel; eine Wertung dieser Zahlen findet sich in Kapitel II.6.

Literatur

Angermeyer, M. C., Däumer, R., Matschinger, H. (1993): Benefits and risks of psychotropic medication in the eyes of the general public: Results of a survey in the Federal Republic of Germany. Pharmacopsychiat. 26: 114–120

Benkert, O., Kepplinger, H. M., Sobota, K. (1995): Psychopharmaka im Widerstreit. Eine Studie zur Akzeptanz von Psychopharmaka – Bevölkerungsumfrage und Medienanalyse. Springer, Heidelberg Berlin

Geiselmann, B. (1988): Psychopharmaka und Multimorbidität. Münch. med. Wschr. 130: 701–703

Geiselmann, B., Linden, M., (1989): Überweisung psychisch kranker Patienten vom Allgemeinarzt zum Nervenarzt. Münch. med. Wschr. 131: 50–52

Heinrich, K., Linden, M., Müller-Oerlinghausen, B. (Hrsg.) (1989): Werden zuviele Psychopharmaka verbraucht? Thieme, Stuttgart

Hillert, A., Sandmann, J., Ehmig, S. C. et al. (1996): Psychopharmacological drugs as represented in the press: Results of systematic analysis of newspapers and popular magazines. Pharmacopsychiat. 29: 67–71

Hillert, A., Sandmann, J., Ehmig, S. C. et al. (1995): Psychopharmaka in den Medien. Nervenarzt 66: 835–844

Krause-Girth, C. (1989): Schein-Lösungen. Die Verschreibungspraxis von Psychopharmaka. Psychiatrie-Verlag, Bonn

Laux, G. (1986): Unterschiede zwischen klinischer und ambulanter Psychopharmakotherapie. In: Laux, G., Reimer, F. (Hrsg.): Klinische Psychiatrie Band II. Hippokrates, Stuttgart

Linden, M., Gothe, H. (1993): Benzodiazepine substitution in medical practice. Analysis of pharmacoepidemiologic data based on expert interviews. Pharmacopsychiat. 26: 107–113

Martinius, J. (1995): Psychopharmaka in der Darstellung der Medien. Psychopharmakotherapie 2: 78–81

Müller-Oerlinghausen, B. (1986): Prescription and misuse of benzodiazepines in the Federal Republic of Germany. Pharmacopsychiat. 19: 8–13

Rössler, W., Riecher, A., Häfner, H. (1989): Psychisch Kranke in Allgemeinpraxen und Nervenarztpraxen. Münch. med. Wschr. 131: 41–44

Schwabe, U., Paffrath, D. (Hrsg.) (1996): Arzneiverordnungs-Report '96. G. Fischer, Stuttgart

Trott, G. E., Elliger, T., Friese, H. J. (1989): Psychopharmaka bei Kindern – Ergebnisse einer verbrauchsepidemiologischen Untersuchung. In: Saletu, B. (Hrsg.) Biologische Psychiatrie. Thieme, Stuttgart

Weyerer, S. (1985): Die Bedeutung des Hausarztes im Rahmen der psychiatrisch-epidemiologischen Forschung. Z. Allg. Med. 61: 1019–1024

2 | Umgang mit Psychopharmaka: Stellenwert, Darreichungsformen, Dosierung, Einnahmedauer

Seit es möglich ist, mehr oder weniger gezielt psychische Funktionen mit Psychopharmaka zu beeinflussen, hat eine stürmische Entwicklung eingesetzt: Psychopharmaka gehören heute zu den am meisten verordneten Medikamenten und werden fast von jedem Arzt – nicht nur vom Psychiater – routinemäßig eingesetzt (vgl. Verbrauchsstatistik S. 6 ff.). Keine andere Arzneimittelgruppe wird aber auch so kontrovers und emotional diskutiert wie die Psychopharmaka. Unbestritten dürfte sein, daß sich die Behandlungsmöglichkeiten seelischer Krankheiten seit der Entwicklung psychotroper Substanzen entscheidend erweitert haben.

In der Behandlung der sogenannten großen psychiatrischen Krankheiten, nämlich den mit hirnorganischen Veränderungen und Hirnstoffwechselstörungen einhergehenden Psychosen (z. B. organische Psychosen, affektive und schizophrene Psychosen), sind Psychopharmaka unverzichtbar. Hier haben sie einen Beitrag zur Humanisierung der Psychiatrie geleistet, indem sie diese Erkrankungen z. T. entscheidend behandelbar machten und so die Voraussetzungen für soziotherapeutische und psychagogische Maßnahmen schufen. Die sozialpsychiatrischen Fortschritte der letzten Jahrzehnte (Öffnung der «Anstalt», Bettenreduktion, Verkürzung der Verweildauer in Nervenkliniken, Ermöglichung ambulanter Behandlung) basieren auf der Wirksamkeit der Psychopharmaka.

Umweltbedingte, reaktive, situative seelische Störungen (Krisen) stellen nur in begründeten Fällen Indikationen für Psychopharmaka dar und können oft durch entlastende Gespräche, Zuwendung und Entspannungsverfahren zum Abklingen gebracht werden (sogenannte kleine Psychotherapie). Neurotische und somatoforme Störungen bedürfen einer gezielten Psychotherapie wie z. B. einer Verhaltenstherapie oder einer Partner- bzw. Familientherapie. Schwerere Neurosen (z. B. akute, krisenhafte Verschlechterung) oder akute Krisen mit Suizidgefahr können (vorübergehend) eine medikamentöse Behandlung mit Psychopharmaka erforderlich machen. Schließlich gibt es einen (kleinen) Prozentsatz von «konstitutionell Nervösen» («psychovegetative Störung»), die außer durch physikalische Maßnahmen und durch Beratung in der Lebensführung nur mittels Psychopharmaka individuell und sozial stabilisierbar zu sein scheinen.

Auch in der Behandlung der häufigen Symptome Schlafstörung, Angst- und Erregungszustände sowie zur Behandlung chronischer Schmerzsyndrome und zur vorübergehenden Sedierung (z. B. vor operativen Eingriffen) haben Psychopharmaka einen hohen Stellenwert. Wird die große Bedeutung der Psychopharmaka in der Behandlung von Psychose-Kranken kaum bestritten, so zeigen sich deren Grenzen, ja Gefahren, dann, wenn sie unkritisch nur zur «Ruhigstellung» oder zur Erleichterung des Lebens («happy pills») eingesetzt werden. Hier liegen die Nachteile der bei weitem am häufigsten verordneten Psychopharmaka, der Tranquilizer. Sie können den für eine Psychotherapie erforderlichen Leidensdruck reduzieren, indem sie Konflikte zudecken. Ihr unkontrollierter Gebrauch kann schließlich sogar «vom Konsum zum Mißbrauch» führen mit dem fatalen Irrglauben, durch die Einnahme von Medikamenten ließe es sich besser und leichter leben. Es ist wichtig zu wissen, daß die Wirkung von Psychopharmaka – insbesondere von Tranquilizern – auch von Persönlichkeitsfaktoren und der Situation abhängig ist. Ebenfalls von Bedeutung ist die Einstellung zum Medikament: Manche Patienten erwarten «Wunder» von «ihrem» Medikament, andere schreiben den auftretenden Nebenwirkungen gar die eigentliche Schuld an ihrem Kranksein zu. In den Beipackzetteln sind heute aus juristischen Gründen die seltensten Nebenwirkungen erwähnt; dies kann bei manchen Patienten zu nicht unerheblicher Verunsicherung führen und das Vertrauen in das Medikament (und den verordnenden Arzt) untergraben. Die fehlende Therapietreue (Compliance) kann sich so für den Patienten nicht selten als nachteilig erweisen (s. Kap. 6.4, S. 54 ff.).

Zusammenfassend können wir sagen, daß der Stellenwert von Psychopharmaka in der Behandlung psychischer Störungen sehr unterschiedlich ist und davon abhängt, welche Art von psychischer Erkrankung vorliegt. Grundsätzlich muß für jeden Patienten ein **individueller Gesamtbehandlungsplan** mit unterschiedlicher Gewichtung und definiertem Zeitablauf der zum Einsatz kommenden Therapieverfahren aufgestellt werden. Längst überholt und als unsinnig erkannt ist der leider nach wie vor anzutreffende Standpunkt «Medikamente *oder* Psychotherapie»; eine **psychotherapeutische Grundhaltung** gehört obligat zum Umgang mit seelisch Kranken, in vielen Fällen ist nur durch die Kombination beider Behandlungsverfahren ein optimales Therapieergebnis möglich. Das «therapeutische Klima», die Arzt-Patienten-Beziehung spielt auch in der Psychopharmakotherapie eine zentrale Rolle

(«Droge Arzt»); wichtig ist eben nicht nur *was*, sondern auch *wie* ein Medikament verordnet wird.

Psychopharmaka sind in der Behandlung seelischer Krankheiten unverzichtbar. Zentrales Problem ist die Indikationsstellung: Ein Teil der Patienten erhält immer wieder leichtfertig rasch Psychopharmaka verordnet, einem anderen Teil werden sie ungerechtfertigterweise vorenthalten. Der Stellenwert der Psychopharmaka-Therapie hängt also entscheidend von der Art der psychischen Störung ab.

Darreichungsformen

Psychopharmaka liegen wie andere Medikamente in verschiedenen **Darreichungsformen** vor, nämlich
– als Ampullen (i. v., i. m., Depot, zur Infusion)

Eine Besonderheit stellen Depot-Ampullen dar, die den Wirkstoff entweder in öliger Lösung oder als Kristallsuspension enthalten und nur intramuskulär verabreicht werden dürfen. Die besondere galenische Verarbeitung gewährleistet eine sehr langsame Freisetzung des Wirkstoffs im Körper und dementsprechend lange Dosierungsintervalle. Als bislang einzige Psychopharmaka liegen Neuroleptika in Depotform vor; je nach Substanz und Indikation muß die Injektion in 1- bis 4wöchigen Abständen vorgenommen werden. Die sichere, zuverlässige Freisetzung des Wirkstoffes sowie die regelmäßige Arzt-Konsultation besitzen für Patient und Arzt große Vorzüge. Ein neueres kurzwirksames Depotpräparat mit 2–3tägiger Wirkdauer («acuphase») kann vorrangig in der Behandlung akuter Erregungszustände eingesetzt werden.

– als Tabletten, Kapseln oder Dragees

Eine neuere galenische Errungenschaft im Bereich der festen, oralen Arzneiformen sind lyophilisierte Plättchen, die ohne Einnahme von Flüssigkeit sich sekundenschnell im Mund auflösen (sog. Expidet oder FDDF)

– als Tropfen und Saft

Hierbei sollte beachtet werden, daß der Wirkstoff z. T. nicht in gelöster Form, sondern als Suspension vorliegt. In diesem Fall muß die Flasche vor Gebrauch gut geschüttelt werden, damit sich der Arzneistoff gleichmäßig verteilt.

– sowie als Suppositorien und Rectiolen.

Die **Dosierung** muß grundsätzlich individuell erfolgen. Manche Psychopharmaka müssen mehrmals täglich eingenommen werden, andere nur einmal pro Tag (Retard-Präparate). Je nach Wirkprofil (sedierend/aktivierend) empfiehlt sich ein morgendlicher bzw. abendlicher Einnahmeschwerpunkt. So sollte bei Antidepressiva mit psychomotorisch eher

Tabelle 4: Psychopharmaka mit Einnahmeschwerpunkt vor 16∞ (Auswahl)

Antidepressiva	Desipramin (Pertofran®) Fluoxetin (Fluctin®) Fluvoxamin (Fevarin®)	Moclobemid (Aurorix®) Paroxetin (Seroxat®, Tagonis®) Viloxazin (Vivalan®)
Neuroleptika	Flupentixol (Fluanxol®) Risperidon (Risperdal®)	Sulpirid (Dogmatil® u.a.) Trifluperidol (Triperidol®)
Nootropika	Nicergolin (Sermion® u.a.) Nimodipin (Nimotop®)	Piracetam (Nootrop®, Normabrain® u.a.) Meclofenoxat (Helfergin®)
Parkinsonmittel	Amantadin (PK-Merz®)	Selegilin (Movergan®)

dämpfendem Profil, wie z. B. Amitriptylin oder Doxepin der Dosierungsschwerpunkt abends liegen, während sich bei Substanzen mit psychomotorisch aktivierender Komponente eine Verabreichung nach 16 Uhr nicht empfiehlt. Auch bei bestimmten weniger oder kaum sedierenden Neuroleptika, die bevorzugt bei sog. Minussymptomatik zum Einsatz kommen, ist von einer abendlichen Gabe abzuraten, da relativ häufig Nebenwirkungen wie Unruhe, Nervosität oder Schlafstörungen zu beobachten sind. Tabelle 4 zeigt eine Auswahl von Psychopharmaka mit Einnahmeschwerpunkt vor 16 Uhr. Im Akutstadium der Erkrankung sind prinzipiell höhere Dosen erforderlich (evtl. auch parenterale Applikationen), nach eingetretener Besserung erfolgt Dosisreduktion bis zur Erhaltungsdosis. Wegen besserer Verträglichkeit erfolgt die Dosierung soweit möglich einschleichend bis zur «Austitrierung» der Optimaldosis. Bei Alterspatienten muß in der Regel eine entsprechende Dosisanpassung erfolgen (vgl. Kapitel 8 und 15).

Einnahmedauer

Langzeitbehandlungen spielen in der Psychiatrie in Anbetracht der Verlaufscharakteristika vieler psychischer Erkrankungen eine große Rolle. Noch mehr als bei Dosierungsfragen ist hinsichtlich der Frage der **Einnahmedauer** von Psychopharmaka dem Allgemeinarzt die Kooperation mit dem Facharzt anzuraten. Der Psychiater sollte die Indikation für eine medikamentöse Langzeittherapie mit Psychopharmaka stellen, diese zusammen mit dem Allgemeinarzt in regelmäßigen Abständen überprüfen und die Entscheidung über deren Beendigung treffen. Obligat ist, den Patienten über Vor- und Nachteile einer Langzeit-Medikation aufzuklären, entängstigende Informationen dienen dabei der Compliance des Patienten.

Eine Therapie mit **Antidepressiva** ist bei Erstmanifestation bzw. beim Wiederauftreten eines depressiven Syndroms nach jahrelanger Symptomfreiheit für mindestens 6 Monate möglichst in voller Dosierung durchzuführen. Bei phasischen, unipolaren Depressionen ist eine rezidivprophylaktische Langzeitmedikation zu erwägen. Bei Vorliegen einer bipolaren affektiven Psychose (manisch-depressive Erkrankung) wird eine **Lithium**-Prophylaxe dann in Betracht kommen, wenn mit hoher Wahrscheinlichkeit baldige weitere Krankheitsphasen zu erwarten sind, deren Schweregrad und soziale Auswirkung eine medikamentöse Dauerbehandlung rechtfertigen. Stets ist das individuelle Rezidivrisiko mit der Belastung der Langzeitmedikation (siehe erforderliche Kontrolluntersuchungen) abzuwägen (Nutzen-Risiko-Bilanz).

Eine Dauerbehandlung mit **Neuroleptika** kann zur Symptomsuppression oder Rezidivprophylaxe bei schizophrenen Psychosen indiziert sein. In jedem Fall sollte die Dosis der Neuroleptika zwar so hoch wie nötig, aber so niedrig wie möglich verordnet werden, um die wichtigste Langzeitnebenwirkung – die Spätdyskinesie – zu vermeiden. Angesichts des Nebenwirkungsrisikos wird in den letzten Jahren die Möglichkeit einer ambulanten Frühintervention mittels Intervallbehandlung an Stelle der kontinuierlichen Standard-Neuroleptikatherapie bei kooperativen Patienten erwogen. Insgesamt muß aber von einer besser gesicherten rezidivprophylaktischen Wirksamkeit der kontinuierlichen Einnahme von Neuroleptika ausgegangen werden.

Bei den genannten endogenen Psychosen sind Zahl und Schweregrad der Krankheitsphasen bzw. -episoden von wesentlicher Bedeutung für die Festlegung der Einnahmedauer.

Benzodiazepine sollten in Anbetracht des Risikos der Entwicklung einer «Niedrigdosisabhängigkeit» so kurz wie möglich, in der Regel nicht länger als 4 Wochen verordnet werden. Bei Patienten mit chronischen Schlafstörungen oder Angsterkrankungen kann nach strenger Indikationsstellung eine intermittierende Langzeitbehandlung angezeigt sein.

Dem Allgemeinarzt kommt gerade bei der Langzeitbehandlung und Betreuung eine Schlüsselrolle zu (regelmäßige Kontrolluntersuchungen, Erkennen von Nebenwirkungen, Überprüfung ob Weiterverordnung indiziert).

Für wie lange Zeit Psychopharmaka eingenommen werden müssen, läßt sich also mit keiner allgemein gültigen Regel erfassen. Die Einnahmedauer hängt vom individuellen Krankheitsverlauf und der subjektiven Nutzen-Risiko-Bilanz ab; Hinweise zum Zeitpunkt einer Therapiebeendigung finden sich in den jeweiligen Kapiteln. Grundsätzlich sollten Psychopharmaka dabei allmählich («ausschleichend») abgesetzt werden.

Literatur

Heinrich, K. (1986): Nutzen und Risiken der Psychopharmakotherapie. Münch. med. Wschr. 128: 185–186

Helmchen, H., Linden, M. (Hrsg.) (1992): Die jahrelange Behandlung mit Psychopharmaka. De Gruyter, Berlin

Kasper, S., Kasper, A. (1994): Langzeitbehandlung affektiver Störungen. Nervenarzt 65: 577–589

Keller, M. B. (1994): Langzeitbehandlung der Depression. Fortschr. Neurol. Psychiat. 62: Sonderheft 1: 32–38

Montgomery, S., Rouillon, F. (eds.) (1992): Long-term treatment of depression. John Wiley & Sons, Chichester

Schmauß, M. (1985): Wie lange soll man Psychopharmaka geben? Münch. med. Wschr. 127: 535–538

Schmidt, L. G. (1989): Medikamentöse Langzeittherapie in der Psychiatrie. Klinikarzt 18: 440–448

Sieb, J. P., Laux, G. (1995): Medikamentöse Rezidivprophylaxe in der Rehabilitation psychisch Kranker. Krankenhauspsychiatrie 6: 79–84

3 | Historischer Abriß zur Geschichte psychotroper Substanzen

Der Wunsch des Menschen, der Wirklichkeit und den Ängsten des Alltagslebens wenigstens für kurze Zeit zu entfliehen, dürfte so alt sein wie die Menschheit selbst. Funde von Überresten der Mohnpflanze in steinzeitlichen Pfahlbausiedlungen bestätigen, daß bereits in der Vorgeschichte psychotrope Substanzen Verwendung fanden. Diese Stoffe dienten sicherlich nicht nur zur Erzeugung rauschartiger Zustände, sondern auch für religiös-kultische Praktiken und magische Rituale – sofern die Vorgänge überhaupt zu trennen waren.

Zu den ältesten und am weitesten verbreiteten Stoffen mit psychotroper Wirkung gehört das **Opium**, der eingedickte Milchsaft aus den Samenkapseln des Schlafmohns. Die Mohnpflanze war im vorderasiatischen, ägyptischen Kulturkreis eine Pflanze, der geradezu mythische Eigenschaften zugesprochen wurden. In den hippokratischen Schriften und den Ausführungen anderer bekannter griechischer Heilkundiger wie Dioskurides oder Galen wird die schmerzlindernde und schlaffördernde Wirkung des Opiums betont. Suchtgefahren und Entzugserscheinungen wurden offensichtlich nicht als problematisch angesehen, allerdings wird vor den Gefahren einer Überdosierung gewarnt und die Vermischung mit anderen Substanzen zur Abschwächung angeraten. Dieses Prinzip wurde dann im **Theriak** verwirklicht, der eine Mischung verschiedenartigster Stoffe darstellte, wobei jedoch immer Opium mitenthalten war. Theriak entwickelte sich vor allem im Mittelalter zu einem beliebten Allheilmittel. Nicht unerwähnt sei, daß Opium bis ins 20. Jahrhundert als Mittel zur Behandlung von Geisteskrankheiten, hier vor allem der Melancholie, empfohlen wurde.

Weitere Rauschdrogen, die bereits seit Jahrtausenden zur Anwendung kamen, waren vor allem im arabisch-asiatischen Kulturkreis das **Haschisch** und im mittel- und südamerikanischen Raum **Koka** und bestimmte halluzinogene Pilz- und Kakteenarten. Alkohol, welcher wegen seiner Wirkungen sicherlich zu den psychotropen Stoffen zu zählen ist, erlangte wie Haschisch und Kokain zu keiner Zeit allgemeine Anerkennung als therapeutisches Psychopharmakon. Während Opium in der griechischen Antike vor allem bei Frauenleiden, Schmerzen und Schlaflosigkeit angesetzt wurde, war bei psychischen

Tabelle 5: Meilensteine der Psychopharmaka-Geschichte

Vorge-schichte:	Gebrauch psychotrop wirksamer Rauschdrogen: Opium, Haschisch, Koka, Peyote u.a. mittelamerikanische Rauschdrogen, Alkohol.
Altertum:	In der griechischen Antike Mittel der Wahl bei der Therapie psychischer Erkrankungen: Helleboros (zwei Pflanzen, die als schwarzer Helleboros = Nieswurz und als weißer Helleboros = Germer Verwendung fanden).
Mittelalter:	Verwendung alkaloidhaltiger Pflanzenextrakte, z.B. als Schlaf-schwamm oder Hexentrunk (Stechapfel, Mandragora, Eisenhut, Rauwolfia, Hyoscyamus, Belladonna).
1803:	Morphin, Isolierung aus Opium.
1826:	Kaliumbromid als Sedativum erkannt. Mitte des 19. Jh. sind die Bromide die ersten als Beruhigungs- und Schlafmittel ver-ordneten Substanzen.
1869:	Chloralhydrat wird als Schlafmittel eingeführt, Paraldehyd folgt wenig später.
1903:	Barbital, das erste Barbiturat, wird synthetisiert – eine neue Therapie-Ära beginnt.
1920:	J. Klaesi praktiziert Barbiturat-Schlafkuren.
1938:	Einführung des Antiepileptikums Diphenylhydantoin.
1949:	Entdeckung der antimanischen Wirkung des Lithiums durch J. Cade.
1952	J. Delay und P. Deniker berichten über die antipsychotische Wirkung des Chlorpromazins (Megaphen®). Es ist das erste «moderne» Psychopharmakon und Vorgänger der Phenothia-zin-Neuroleptika.
1957:	Iproniazid, der erste MAO-Hemmstoff. Der eigentlich als Tuber-kulose-Mittel gedachte Stoff fällt bei der klinischen Prüfung mit stimulierenden Eigenschaften auf.
1957:	R. Kuhn beschreibt die antidepressive Wirksamkeit des Imi-pramins (Tofranil®). Die trizyklischen Antidepressiva beenden die therapeutische Ratlosigkeit früherer Zeiten in der antide-pressiven Therapie.
1958:	P. Janssen entdeckt Haloperidol (Haldol®), das erste Neuro-leptikum aus der Gruppe der Butyrophenone.
1960:	Chlordiazepoxid (Librium®), als erstes Derivat der Benzodiaze-pine durch Sternbach eingeführt. 3 Jahre später folgen Dia-zepam (Valium®) und in den nächsten Jahren viele weitere Benzodiazepin-Tranquilizer.

Erkrankungen **Helleborus** das Mittel der Wahl. Unterschieden wurde dabei zwischen schwarzem (Nieswurz) und weißem Helleborus (Germer), wobei der schwarze als Purgativum und der weiße Helleborus als Vomitivum verwendet wurde. In beiden Fällen lag eine somatische Konzeption psychischer Erkrankungen zugrunde, logischerweise mußten die krankmachenden Stoffe durch Abführen oder Erbrechen aus dem Körper entfernt werden.

Auch im **Mittelalter** behielten «entschlackende» Methoden ihre Bedeutung, gängig waren sog. Cathartica oder der Aderlaß. Gerne wurden alkaloidhaltige Pflanzenextrakte z. B. als Schlafschwamm verwendet. Darunter finden sich hochgiftige Arten wie Tollkirsche, Schierling, Fingerhut, Eisenhut oder Bilsenkraut (Hyoscyamus). Weitere Pflanzen waren Mandragora, Rauwolfia oder Stechapfel: Heilkundige, die derartige Gifttränke zubereiteten, liefen dabei oft Gefahr, selbst als Hexen angeschuldigt zu werden.

Zu Beginn des **19. Jahrhunderts** war die Pharmakotherapie psychischer Erkrankungen durch eine unübersichtliche Polypragmasie gekennzeichnet, sicherlich auch Ausdruck der Hilflosigkeit gegenüber der Frage des Wesens und der Ursache derartiger Krankheiten. Kennzeichnend dürfte die Auflistung der «materia medica» sein, die P. J. Schneider 1824 in seinem Buch «Entwurf zu einer Heilmittellehre gegen psychische Krankheiten» gab. Neben verschiedenen, eher an Foltermethoden erinnernden Maßnahmen wie z. B. Drehmaschine, Hohlrad, Tropfbad oder Zwangsstuhl (siehe Abb. 10 und 11) werden die bereits im Mittelalter bekannten Brech- und Abführmittel genannt. Daneben empfiehlt er «narkotische» Mittel wie Stechapfel, Bilsenkraut, Blausäure, Opium, Tollkirsche u. a. und sog. «Excitantia, Analeptica» als nervenbelebende Mittel. Hierzu zählt er u. a. Kampfer, Salbei, Lavendel, Baldrian, Wacholder, Kümmel, Fenchelöl, Moschus und Bibergeil.

Das 19. Jahrhundert war aber auch die Zeit großer Entdeckungen auf dem Gebiet psychotroper Substanzen. So wurden mit Morphin und Hyoscin (Scopolamin) die eigentlichen Wirkstoffe des Opiums und Bilsenkrautes isoliert. 1826 entdeckte man die sedative Wirkung der **Bromide**, was zu ihrer Verwendung als erste reine Beruhigungs- und Schlafmittel führte. Mitte des Jahrhunderts folgten **Chloralhydrat** und Paraldehyd – Substanzen, die bis in die heutige Zeit einen gewissen Stellenwert als Hypnotika/Sedativa behalten konnten. Insgesamt ging die Entwicklung auf dem Gebiet der Behandlung psychischer Erkrankungen in dieser Zeit nur sehr langsam voran. So weisen die von Kraepelin (1899) empfohlenen Psychopharmaka eine Mischung aus neuentdeckten Substanzen und Althergebrachtem auf. Als Narkotika werden Opium, Morphium, Hyoscin und Haschisch genannt, als Schlafmittel Chloralhydrat, Sulfonal und Trional (Sulfone als Vorläufer der Barbiturate), Alkohol und Chloroform eingesetzt. Als dritte Gruppe schließlich die Bromsalze, die bei Epilepsie und Neurasthenie wertvolle Dienste leisten sollten. Bei Bleuler (1916) fällt eine wesentlich kritischere und differenziertere Haltung gegenüber dem damals zur Verfügung stehenden Medikamentenarsenal auf. So lehnt er Alkohol und Haschisch ab und warnt vor der Suchtgefahr bei Opium. Bei den von ihm empfohlenen Schlafmitteln Sulfonal, Trional, Chloralhydrat, Veronal und Paraldehyd rät er zu einem abwechselnden Gebrauch, um eine Gewöhnung zu verhindern.

1903 beginnt mit der Synthetisierung des ersten **Barbiturates** (Barbital) gemessen an den damals zur Verfügung stehenden Medikamenten eine neue Therapie-Ära. Es folgen sehr bald viele weitere Substanzen aus dieser Stoffklasse. Viel beachtet wurden die **Schlafkuren**, die Klaesi

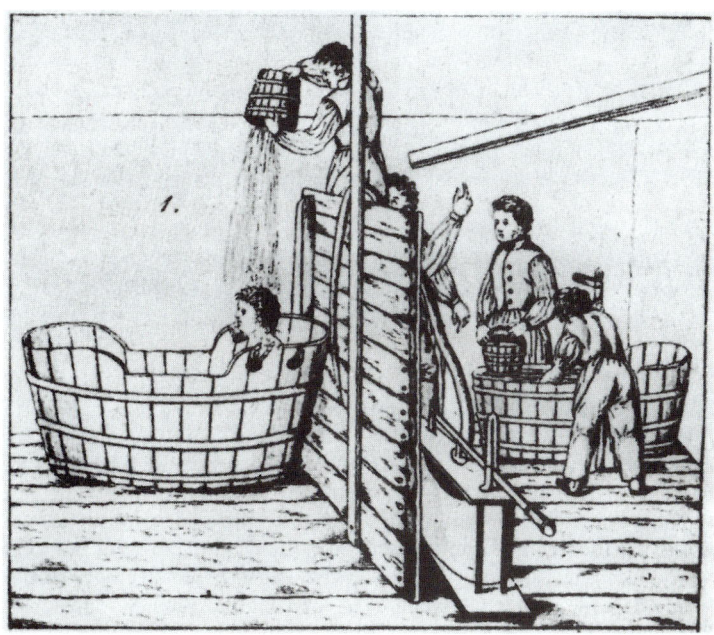

Abb. 10: «Sturzbäder» aus E. Horn 1918

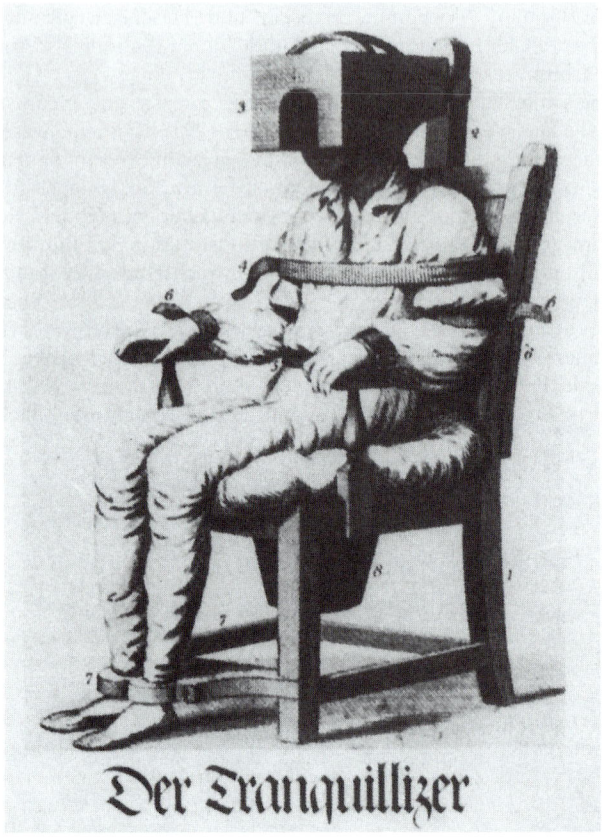

Abb. 11: «Der Tranquillizer» aus P. J. Schneider 1824

1920 und später mit den Barbituraten durchführte. Bei Betrachtung der zu dieser Zeit eingesetzten psychotropen Stoffe fällt auf, daß nur sedierende, schlaferzeugende Medikamente, mit denen unruhige, aggressive Patienten gedämpft und in eine Art Dämmerzustand gebracht werden konnten, genannt werden. Mittel gegen depressive oder stuporöse Zustände standen – wenn man vom Opium absieht – nicht zur Verfügung. Dies war auch der Grund dafür, daß Therapieformen wie Schockbehandlung, mit der man eine neue Möglichkeit zur Behandlung psychischer Erkrankungen fand, etwa ab 1920 einen großen Aufschwung erlebten. Im Zentrum der Diskussionen stand damals die **Fiebertherapie** nach Wagner-Jauregg, bis ca. zum Jahre 1950 auch die Cardiazol- und Insulinschockbehandlung.

Einen Übergang zu den modernen Psychopharmaka brachte die Einführung des Antiepileptikums Diphenylhydantoin (1938) und die Entdeckung der antimanischen Wirkung des Lithiums 1949.

Das eigentliche Geburtsjahr der **modernen Psychopharmakologie** war 1952: J. Delay und P. Deniker berichteten über ein Medikament, das antipsychotische Eigenschaften besitzt, also Wirkqualitäten, die bis dahin bei einem Arzneistoff nicht vorstellbar waren: mit **Chlorpromazin** (**Megaphen®**) war das erste **Neuroleptikum** entdeckt, der Vorgänger vieler Phenothiazin-Präparate. Es war nunmehr möglich, Patienten von ihren Wahnideen zu befreien, und man hatte die Chance, Schizophrenie nicht mehr als unheilbare Erkrankung, sondern als zumindest symptomatisch besserbare Krankheit zu betrachten.

1952 war auch das Jahr der Entdeckung des ersten **Monoaminoxidase-Hemmers** Iproniazid. Die psychischen Wirkungen dieser ursprünglich für die Behandlung der Tuberkulose entwickelten Substanz fielen bei der klinischen Prüfung in Form euphorisierender und stimulierender Nebenwirkungen auf. In den darauffolgenden Jahren erlitt der Ruf der MAO-Hemmer großen Schaden, da eine Reihe schwerwiegender Nebenwirkungszwischenfälle – vor allem in Form hypertensiver Krisen und hepatotoxischer Wirkungen – auftrat.

Der entscheidende Durchbruch auf dem Gebiet antidepressiv wirksamer Substanzen gelang R. Kuhn 1957. Er beschrieb die stimmungsaufhellenden, antidepressiven Eigenschaften des **Imipramins** und verhalf dadurch der Therapie insbesondere endogener Depressionen verglichen mit der therapeutischen Ratlosigkeit früherer Zeiten zum Druchbruch.

Auf dem Gebiet der Neuroleptika gelang es 1958 P. Janssen, **Haloperidol**, die Muttersubstanz der Butyrophenone, zu entdecken. Diese neue Klasse neuroleptisch wirksamer Substanzen zeichnet sich durch hohe antipsychotische Potenz und relativ geringe sedierende Wirkungen aus.

Die Reihe moderner Psychopharmaka wurde 1960 mit dem ersten **Benzodiazepin-Tranquilizer** Chlordiazepoxid fortgesetzt. Diese Substanzen mit – je nach Dosierung – ausgeprägten anxiolytischen oder sedierenden Eigenschaften eröffneten in Anbetracht ihrer exzellenten Verträglichkeit die Möglichkeit, «neurotische», psychogen-psychosomatische Störungen zu behandeln. Der Entdeckung durch Sternbach folgte 3 Jahre später Diazepam und in den nächsten Jahren zahlreiche weitere Vertreter dieser Stoffklasse.

Bis zum heutigen Tage gab es eine Vielzahl an Neueinführungen von Psychopharmaka. Etliche davon waren lediglich Molekülvariationen mit zum Teil marginalen Verbesserungen, einige jedoch auch Substanzen mit neuartigen Wirkqualitäten und -profilen wie z. B. Clozapin, die Benzamide oder Benzodiazepin-Antagonisten. Als innovative Substanzen wurden in neuerer Zeit sog. serotonin-selektive Antidepressiva (Citalopram, Fluvoxamin, Fluoxetin, Paroxetin), noradrenalin-serotonin-selektive Antidepressiva (Mirtazapin, Venlafaxin), zwei neue Hypnotika aus der Klasse der Cyclopyrrolon- bzw. Imidazopyridinderivate (Zopiclon, Zolpidem) sowie ein reversibler MAO-Hemmer (Moclobemid) eingeführt. Jüngst kamen neue Neuroleptika/Antipsychotika (Olanzapin, Risperidon, Sertindol), deren Wirkprofil nicht vorrangig dopaminerg, sondern serotonerg geprägt ist, auf den Markt.

Die intensiven Forschungsbemühungen auf den Gebieten der Neurophysiologie, Neurobiochemie und Neuropharmakologie lassen hoffen, daß in Zukunft die Geschichte psychotroper Substanzen um weitere Meilensteine erweitert werden kann.

Literatur

Heinrich, K. (1994): Psychopharmakologie seit 1952. Fortschr. Neurol. Psychiat. 62: 31–39

Horn, E. (1818): Öffentliche Rechenschaft... nebst Erfahrungen über Krankenhäuser und Irrenanstalten. Realschulbuchhandlung, Berlin

Kuhn, R. (1957): Über die Behandlung depressiver Zustände mit einem Iminodibenzylderivat (G 22355). Schweiz. Med. Wschr. 87: 1135–1140

Linde, O. K. (1992): Historischer Abriß: Geschichte der Psychopharmaka. In: Riederer, P., Laux, G., Pöldinger, W. (Hrsg.) Neuro-Psychopharmaka Band 1. Springer, Wien

Linde, O. K. (Hrsg.) (1988): Pharmakopsychiatrie im Wandel der Zeit. Tilia, Klingenmünster

Loomer, H. P., Saunders, J. C., Kline, N. S. (1957): A clinical and pharmacodynamic evaluation of iproniazid as a psychic energizer. Psychiatr. Res. Rep. Am. Psychiatr. Ass. 8: 129–141

Pichot, P. (1990): Geschichte der Psychopharmaka und Zukunftsausblick. In: Herz, A., Hippius, H., Spann, W. (Hrsg.) Psychopharmaka heute. Springer, Heidelberg

Schmitz, H. (1926): Die Opiumbehandlung bei Geisteskrankheiten insbesondere bei Melancholie, ihre Geschichte, ihr heutiger Stand und eigene Erfahrungen. Allg. Z. f. Psych. u. psychiatr.-gerichtl. Med. 83: 92–113

Schneider, P. J. (1824): Entwurf zu einer Heilmittellehre gegen psychische Krankheiten. Laupp, Tübingen

Spiegel, R. (1995): Einführung in die Psychopharmakologie. Huber, Bern

4 | Nomenklatur – Definition und Einteilung von Psychopharmaka

Blickt man in die Geschichte zurück, so findet sich der Ausdruck «**Psychopharmakon**» bereits im Mittelalter. Hier allerdings in einem völlig anderen Zusammenhang, und zwar als Titel einer Sammlung von Trost- und Sterbegebeten des Reinhardus Lorichius aus Hadamar (1548). Gegen Ende des 19. Jahrhunderts hat dann Kraepelin die Wirkung verschiedener Genuß- und Arzneimittel auf einfache psychische Vorgänge untersucht. Neben Alkohol und Tee befaßte er sich auch mit Morphium und Chloralhydrat. Mit diesen Studien wurde er zum Begründer des Ausdrucks «**Pharmakopsychologie**». Der Ausdruck Psychopharmakon ist bei Pharmakologen häufig umstritten, da es keine Substanz gibt, die direkt auf die Psyche wirkt, vielmehr werden nur bestimmte neurophysiologische oder biochemische Vorgänge verändert («Neuropharmakologie»). Es wird deshalb auch der Begriff Neuropsychopharmaka verwendet (vgl. Handbuch Riederer/Laux/Pöldinger), da diese über das Nervensystem auf die Psyche wirken. *Jede Substanz, die in die Regulation zentralnervöser Funktionen eingreift und seelische Abläufe modifiziert (psychotroper Effekt), ist ein Psychopharmakon.* Dieser Begriff ist sehr weit gesteckt und beinhaltet z. B. auch Analgetika, Stimulantien und Rauschdrogen.

Eine **Einteilung der Psychopharmaka** ist nach verschiedenen Gesichtspunkten möglich, und die wachsende Zahl dieser Medikamente hat dazu geführt, daß immer wieder neue Klassifizierungen vorgeschlagen werden. So gibt es Einteilungen nach chemischer Struktur (die sich jedoch nicht durchsetzen konnten, da chemisch nahe verwandte Stoffe klinisch oft sehr unterschiedliche Wirkungen hervorrufen) und andere, die von biochemischen oder neurophysiologischen Wirkmechanismen ausgehen.

Lange Zeit wurde die bereits 1957 von Delay vorgeschlagene Klassifikation verwendet, die die Psychopharmaka nach ihrem therapeutisch angestrebten Effekt in drei große Gruppen einteilt.
1. Psycholeptika – Pharmaka mit vorwiegend dämpfender Wirkung auf die Psyche (Neuroleptika, Tranquilizer, Hypnotika)
2. Psychoanaleptika – Pharmaka mit vorwiegend anregender Wirkung auf die Psyche (Antidepressiva, Psychostimulantien)

3. Psychodysleptika (Psycholytika) – Pharmaka, die psychotische Zustände künstlich hervorrufen können (Halluzinogene wie LSD, Pilzgifte).

Begriffe wie Psycholeptika oder Psychoanaleptika werden heute in der Praxis allerdings kaum mehr verwendet.

Heute werden die Psychopharmaka in folgende Gruppen eingeteilt:

1. **Tranquilizer**
2. **Hypnotika**
3. **Antidepressiva**
4. **Phasenprophylaktika (Lithium, Carbamazepin)**
5. **Neuroleptika (Antipsychotika)**

Jeweils eine eigene Gruppe stellen außerdem **Psychostimulantien, Nootropika, Parkinsonmittel, Betablocker** und **Antiepileptika** dar. Letztere haben wie Analgetika zwar wichtige psychische Wirkungen, gehören aber nicht mehr in den engeren Rahmen der Psychopharmaka. Schließlich gibt es noch einige Substanzen, wie **Clomethiazol, Acamprosat** oder **Disulfiram**, die in keine der Gruppen einzuordnen sind.

Untersuchungen zur Überprüfung der Wirkeigenschaften sowie die Entwicklung neuerer Substanzen weisen darauf hin, daß die Übergänge zwischen Neuroleptika, Antidepressiva und Tranquilizern fließend sein können und zum Teil dosisabhängig sind.

Des weiteren mag es sinnvoll erscheinen, *Psychopharmaka zur Therapie* (Symptombeseitigung) und *Psychopharmaka zur Rezidivprophylaxe* (Lithiumsalze, Carbamazepin, Valproat) abzutrennen.

5 | Neurobiochemische Grundlagen

Psychopharmaka entfalten ihre Wirkung unter anderem über die Modulation der Neurotransmitter, indem sie deren Ausschüttung hemmen oder fördern. Neurotransmitter sind chemische Überträgersubstanzen, die in präsynaptischen Neuronen überwiegend aus Aminosäuren synthetisiert und in Vesikeln gespeichert werden. Die Ankunft eines Nervensignals bewirkt ihre Ausschüttung (Freisetzung) in den synaptischen Spalt und die Auslösung einer Reaktion an spezifischen postsynaptischen Rezeptoren (erregend oder hemmend). Neurotransmitter übertragen somit Signale und Informationen von einem Neuron auf das andere, wobei im menschlichen Gehirn ca. 10 Milliarden Neuronen über ca. 10^{14} Synapsen komplex miteinander verschaltet sind (Abb. 12). Je nach Rezeptortyp werden unterschiedliche Folgereaktionen ausgelöst, zum Teil wird ein weiteres postsynaptisches Signalweiterleitungssystem (second messenger; cAMP) aktiviert. Die Ausschüttung des Neurotransmitters wird über präsynaptische Rezeptoren (Autorezeptoren) im Sinne eines feed-back-Mechanismus gesteuert. Die Rezeptoren der Neurotransmitter unterliegen der funktionellen Anpas-

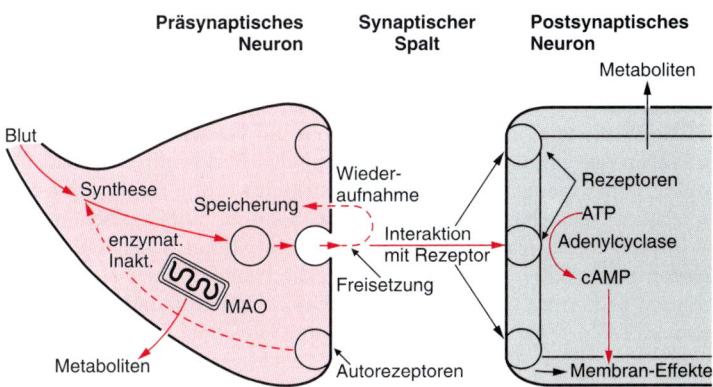

Abb. 12: Schematische Darstellung zur Neurotransmission

sung (Rezeptoradaptation); so bewirkt anhaltende Aktivierung in vielen Fällen Verminderung von Zahl und Empfindlichkeit der Rezeptoren («down-regulation»). Der verzögerte Wirkungseintritt von Antidepressiva wird mit diesem Adaptationsmechanismus in Verbindung gebracht. Die Inaktivierung/Elimination der Neurotransmitter aus dem synaptischen Spalt erfolgt durch Diffusion in den Interzellulärraum, Wiederaufnahme (re-uptake) in das präsynaptische Neuron sowie durch enzymatischen Abbau (Metabolisierung; z. B. durch Monoaminoxidasen).

Derzeit sind ca. 50 Neurotransmitter bekannt, folgende Neurotransmittersysteme sind am besten untersucht:

1. Katecholamine: Dopamin (DA), Noradrenalin (NA)
2. Serotonin (5-HT)   } biogene Amine
3. Histamin
4. Acetylcholin
5. Gamma-Aminobuttersäure (GABA)
6. Glutamat.

Aminerge Neuronensysteme machen ca. 10 % aller Neuronen aus, 5–10 % der Synapsen im Gehirn sind cholinerg. GABA ist der wichtigste hemmende Neurotransmitter (ca. 30 % der zerebralen Synapsen).

In den letzten Jahren wurden spezifische Rezeptor-(Sub-)Typen identifiziert, einige Neurotransmitter können mit verschiedenen Rezeptor-Typen reagieren. Tab. 6 gibt eine Übersicht über die wichtigsten Neurotransmitter, ihre Hauptfunktionen und die Hauptwirkung von Psychopharmaka auf Neurotransmitter. Die wichtigsten Angriffspunkte von Psychopharmaka und die Zielwirkungen der einzelnen Substanzklassen werden im speziellen Teil beschrieben.

Jüngst wurden spezifische Transporter für die verschiedenen Neurotransmittersysteme identifiziert und molekular charakterisiert («Neurotransporter» z. B. für GABA, NA, 5-HT und DA).

Die Wirkung eines Psychopharmakons auf verschiedene Rezeptoren ist nicht nur für das pharmakodynamische Wirkprofil entscheidend, sondern bestimmt auch sein Nebenwirkungs-Profil. So bewirkt beispielsweise eine Hemmung des Acetylcholinrezeptors (anticholinerge Wirkung) durch trizyklische Antidepressiva Mundtrockenheit, Obstipation oder Akkommodationsstörung, die Hemmung des Histaminrezeptors Sedierung und Gewichtszunahme, die Hemmung von Alpha-Rezeptoren orthostatische Hypotonie und Schwindel.

Synthese und Abbauprodukte der wichtigsten Neurotransmitter Dopamin, Noradrenalin und Serotonin sind schematisch in Abb. 13 dargestellt.

Tabelle 6: Wichtige Neurotransmitter, Hauptfunktionen und Wirkung von Psychopharmaka

Neurotransmitter	Rezeptortypen	Beeinflußte Hauptfunktionen	Hauptwirkung von Psychopharmaka	
Noradrenalin (NA)	$\alpha_{1,2}$ $\beta_{1,2,3}$	Aufmerksamkeit, Angst, Stimmung	Antidepressiva	noradrenerg
Serotonin (5-HT)	5-HT$_{1A, B, C, D, E}$ 5-HT$_2$ 5-HT$_3$, 5-HT$_4$	Schlaf, Stimmung, Impulskontrolle, Appetit, Schmerz, Angst	Antidepressiva	serotonerg 5-HT$_{1A}$Agonisten
Dopamin (DA)	D_1 D_2 D_3 D_4 D_5	Psychomotorik	Neuroleptika	DA-Rezeptorblockade
			Parkinsonmittel Psychostimulantien	dopaminerg dopaminerg
Acetylcholin (Ach)	M_1 M_2 N	Gedächtnis, Lernen	Anticholinergika	
Gamma-Amino-Buttersäure (GABA)	GABA$_{A, B}$	Psychomotorik	Benzodiazepine	GABAerg
Histamin	H_1 H_2	(Re-)Aktivität	Antihistaminika	
Glutamat	NMDA u.a.	Psychomotorik	Memantin	Glutamat-Antagonist
Opioide	μ, δ, ε, χ	Schmerz		
Adenosin	A_1 $A_{2A, B}$	Aktivität	Coffein	Adenosin-Antagonist

COMT = Catechol-0-Methyltransferase
DA = Dopamin
DHPG = 3,4-Dihydroxyphenyläthylenglykol
DOPAC = 3,4-Dihydroxyphenylessigsäure
5-HT = 5-Hydroxytryptamin (Serotonin)
5-HTP = 5-Hydroxytryptophan
5-HIES = 5-Hydroxyindolessigsäure
HVS = 4-Hydroxy-3-Methoxyphenylessigsäure
(Homovanillinsäure)
MHPG = 3-Methoxy-4-Hydroxyphenylglykol
NA = Noradrenalin

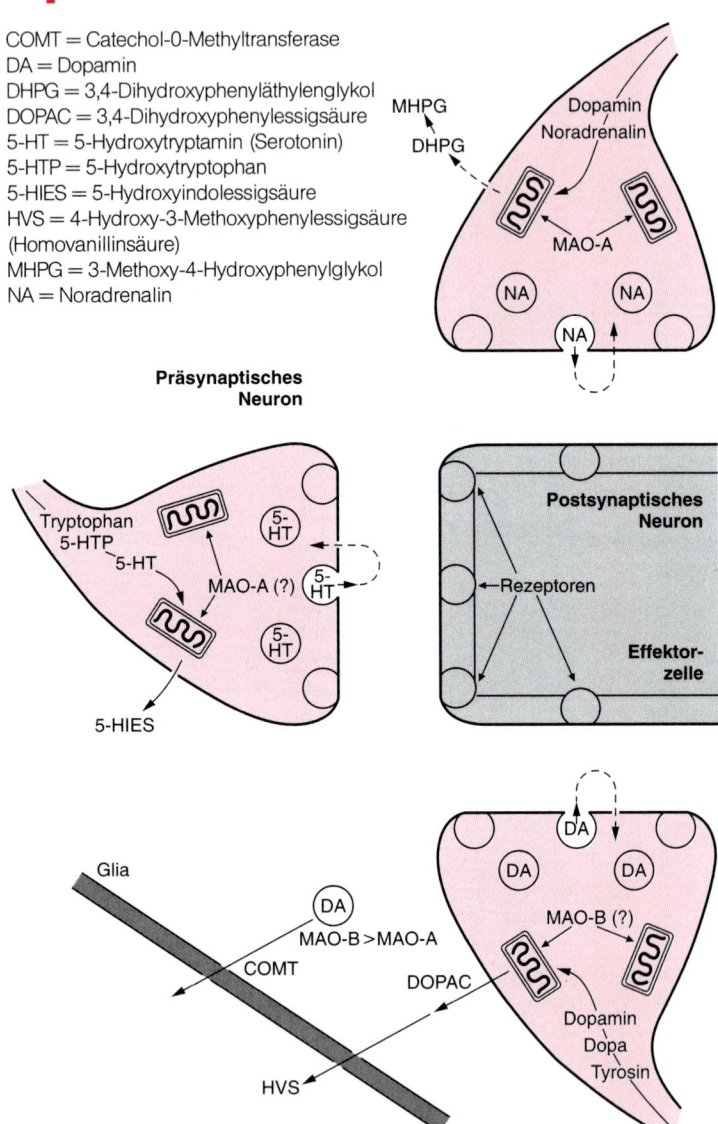

Abb. 13: Synthese und Abbau der wichtigsten Neurotransmitter

Die Beobachtung psychotroper Effekte von Pharmaka führte zu der Hypothese, daß Störungen der chemischen Neurotransmission für die Ätiopathogenese psychischer Störungen von Bedeutung sein müßten: Unter Reserpin, welches die präsynaptischen Noradrenalin-Vesikel entspeichert, wurden unter Langzeitbehandlung – ebenso wie unter dem Betarezeptorenblocker Propranolol – pharmakogene Depressionen beobachtet, was zur Formulierung der *Katecholamin- (Noradrenalin-) und später Serotonin-Mangelhypothese der Depression* führte. Klinische Beobachtung offenbarte empirisch die antidepressive Wirksamkeit von Imipramin; Untersuchungen zum Wirkungsmechanismus zeigten, daß Imipramin durch Blockade der Wiederaufnahme das Angebot von Noradrenalin im synaptischen Spalt und am Rezeptor erhöht. Gleichfalls empirisch wurde eine Stimmungsverbesserung und Aktivierung bei der Behandlung von Tuberkulosekranken mit Iproniazid beobachtet; Untersuchungen zum Wirkungsmechanismus zeigten, daß Iproniazid durch Hemmung des Enzyms Monoaminoxidase die Verfügbarkeit von Noradrenalin erhöht (Noradrenalin-Mangelhypothese der Depression). Die Formulierung der *Dopamin-Hypothese* der Schizophrenie geht auf Befunde zurück, die bei verschiedenen antipsychotisch wirksamen Substanzen immer eine Dopamin-Rezeptorblockade als gemeinsamen Wirkmechanismus ergaben. Bestätigt wurde diese Annahme durch die Psychose-induzierende Wirkung des dopaminerg wirksamen Amphetamins. Während die Dopamin-Hypothese die akute Schizophrenie mit einer Überaktivität des Neurotransmitters Dopamin erklärt, postuliert die neuere Glutamat-Hypothese eine verminderte glutamaterge Aktivität. Beide Hypothesen lassen sich zwanglos mit der neuronalen Verschaltung der Basalganglien vereinbaren.

In den letzten Jahren wurde es mittels histochemischer und immunozytochemischer Techniken möglich, Neurotransmitter und ihre Bahnen zu lokalisieren. Im Zentrum des noradrenergen Neuronensystems steht der Locus coeruleus, das serotonerge Neuronensystem nimmt seinen Ausgang von den Raphe-Kernen des Mittelhirns. Die Bahnen dieser Neuronensysteme projizieren diffus zum Neocortex, den Basalganglien und zu limbischen Strukturen. Das cholinerge System umfaßt basale Kerngebiete im Vorderhirn wie den Nucleus Basalis Meynert, von wo aus der gesamte Cortex innerviert wird. Das dopaminerge System gliedert sich in 3 bzw. 4 größere Bahngruppen:
– das von der Substantia nigra ausgehende nigrostriatale System ①
– das mesolimbisch/mesolimbokortikale System ②, ②a, ②b
– das tuberoinfundibuläre/tubero-hypophysäre System ③ sowie
– das mesothalamische Dopaminsystem ④ (siehe Abb. 14).

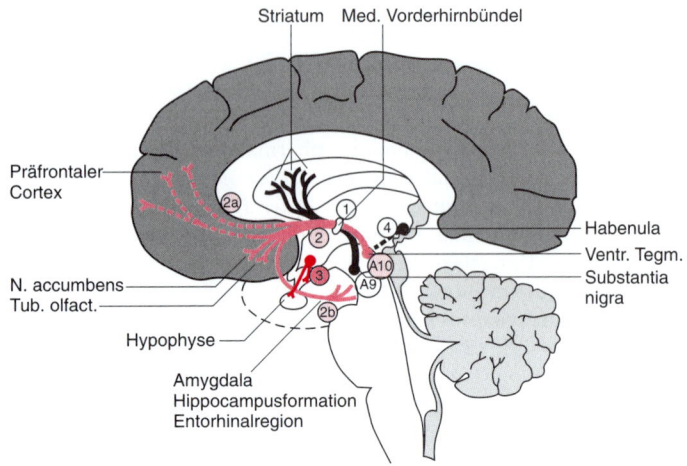

Striatum   Med. Vorderhirnbündel

Präfrontaler Cortex

N. accumbens
Tub. olfact.

Hypophyse

Amygdala
Hippocampusformation
Entorhinalregion

Habenula
Ventr. Tegm.
Substantia nigra

1 = Nigrostriatales Dopaminsystem, 2 = Mesolimbokortikales Dopaminsystem
(2a = mesokortikales Dopaminsystem, 2b = mesolimbisches Dopaminsystem),
3 = Tuberoinfundibuläres-/tuberohypophysäres Dopaminsystem,
4 = Mesothalamisches Dopaminsystem
Tub. olfact. = Tuberculum olfactorium, Ventr. Tegm. = Area tegmentalis ventralis

Abb. 14: Dopaminerge (Haupt-)Bahnen des menschlichen Gehirns

Da das nigrostriatale System für die Kontrolle motorischer Funktionen mitverantwortlich ist, werden die extrapyramidal-motorischen Nebenwirkungen von Neuroleptika der Blockade von Dopaminrezeptoren in diesem System zugeschrieben. Dem gegenüber wird das mesolimbische System als der Hauptwirkort der klinisch-antipsychotischen Wirkung der Neuroleptika angesehen. Neuroendokrine und vegetative Wirkungen bzw. Nebenwirkungen von Neuroleptika werden vorwiegend über das tuberoinfundibuläre System vermittelt. Ziel der psychopharmakologischen Forschung ist es deshalb, Neuroleptika mit möglichst selektiver Wirkung auf das mesolimbische Dopaminsystem zu entwikkeln.

Befunde der letzten Jahre deuten darauf hin, daß nicht Mangel oder Überschuß einzelner Neurotransmitter für die Entstehung psychotischer Erkrankungen entscheidend sind, sondern eine Störung homöostatischer Regulationsmechanismen im Sinne einer kybernetischen Instabilität (Dysbalance) zwischen verschiedenen Überträgersystemen

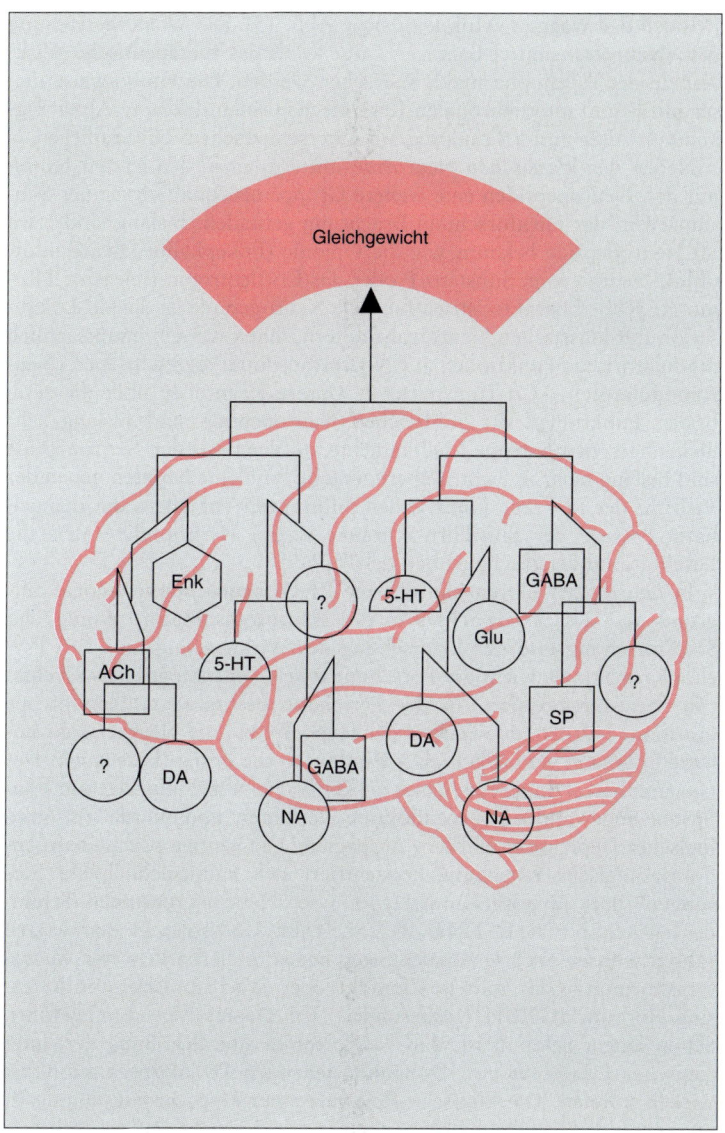

Abb. 15: Modell der Waage: Neurotransmitter-Balance

[Modell der Waage («Mobile»), siehe Abb. 15]. Die Wiederherstellung der «Neurotransmitter-Balance» kann so als das therapeutische Wirkprinzip der Psychopharmaka angesehen werden. Die Homöostase dieser intra- und interneuronalen Regelmechanismen dürfte in Abhängigkeit von Alter und Erkrankung auf unterschiedlichem Niveau liegen.

Neben den klassischen Neurotransmittern hat in den letzten Jahren mit den **Neuropeptiden** eine weitere Gruppe neuronal wirksamer Substanzen in der Hirnforschung Beachtung gefunden. Bislang sind etwa 80 Neuropeptide bekannt wie die Opioide (Enkephaline, Beta-Endorphin), Neurotensin, Substanz P oder das Corticotropin-Releasing Hormon (CRH). Charakteristisch für viele Neuropeptide ist die Co-Lokalisation mit klassischen Neurotransmittern, ihnen werden hauptsächlich modulatorische Funktionen auf Neurotransmitter zugeschrieben (Neuromodulatoren, «Co-Transmitter»). Unsere Kenntnisse über die zerebralen Funktionen der zahlreichen Neuropeptide sind bislang sehr lückenhaft, psychotrope Medikamente auf der Basis der Neuropeptide sind bislang nicht in Sicht. Experimentelle Probleme bereiten neben der Vielzahl der in Frage kommenden Substanzen vor allem die mangelhafte Passage der Blut-Hirn-Schranke wegen Hydrophilie sowie die Labilität und der rasche Abbau der Peptide.

In den letzten Jahren hat sich die **Psychoneuroendokrinologie** aufgrund des Wissenszuwachses in der Neurotransmitterforschung, der Streßforschung und der Erforschung des Wirkmechanismus von Psychopharmaka als wichtiger Forschungszweig der biologischen Psychiatrie herauskristallisiert. In der Peripherie bestimmbare glandotrope Hormone wurden als «Fenster der Hypophyse», die Neuroendokrinologie insgesamt schließlich als «Window to the brain» bezeichnet. Der Dexamethason-Suppressionstest (DST) war eine zeitlang das am häufigsten angewandte neuroendokrine Verfahren und wurde als «biologischer Depressionsmarker» propagiert. Die heutige psychoneuroendokrinologische Forschung konzentriert sich hauptsächlich auf Störungen der Hypothalamus-Hypophysen-Nebennierenrinden-/Schilddrüsen-Achse (CRH, TRH; ACTH, TSH, Cortisol). In den letzten Jahren wurden auch Untersuchungen zur Stimulierbarkeit von Wachstumshormon (GH) mittels Clonidin oder Wachstumshormon-Releasing-Hormon (GHRH) insbesondere bei Depressiven durchgeführt. Schon länger bekannt ist, daß Neuroleptika eine Erhöhung der unter tonischer Inhibition von Dopamin stehenden Prolaktinsekretion bewirken können. Die klinische Relevanz einer Hyperprolaktinämie ist aber noch nicht völlig geklärt.

Literatur

Beckmann, H., Osterheider, M. (Hrsg) (1991): Neurotransmitter und psychische Erkrankungen. Springer, Heidelberg

Birkmayer, W., Riederer, P. (1986): Neurotransmitter und menschliches Verhalten. Springer, Wien

Carlsson, A. (1978): Antipsychotic drugs, neurotransmitters, and schizophrenia. Am. J. Psychiatry 135: 164–173

Fritze, J. Deckert, J., Lanczik, M. et al. (1992): Zum Stand der Amin-Hypothese depressiver Erkrankungen. Nervenarzt 63: 3–13

Gehirn und Nervensystem (1988): Spektrum d. Wiss., Heidelberg

Koella, W. P. (1989): Anatomische, physiologische und pharmakologische Aspekte der zentralen Neurotransmitter-Systeme. In: Koella, W. P. (Hrsg.): Psychopharmaka. Physiologische, pharmakologische und pharmakokinetische Grundlagen für ihre klinische Anwendung. G. Fischer, Stuttgart

Lesch, K.-P., Beckmann, H. (1993): Neurotransporter: Neue Aspekte zum Wirkmechanismus psychotroper Substanzen. Nervenarzt 64: 75–79

Müller, W. E. (1987): Neurobiochemie der Neuroleptika. In: Pichot, P., Müller, H. J. (Hrsg.): Neuroleptika. Rückschau 1952–1986. Künftige Entwicklungen. Springer, Heidelberg

Nemeroff, C. B., Loosen, P. T. (eds.) (1987): Handbook of clinical psychoneuroendocrinology. Guilford, New York

Riederer, P. (1988): Funktionelles Ungleichgewicht im zentralen Nervensystem als Grundlage affektiver Erkrankungen. In: Beckmann, H., Laux, G. (Hrsg.): Biologische Psychatrie. Synopsis 1986/87. Springer, Heidelberg

Schmidt, W. J. (1994) Biologische Grundlagen und Forschungsansätze bei Psychosen. Sandorama 3: 3–7

Siever, L. J., Davis, K. L. (1985): Overview: Toward a dysregulation hypothesis of depression. Am. J. Psychiatry. 142: 1017–1031

Snyder, S. H. (1988): Chemie der Psyche. Drogenwirkungen im Gehirn. Spektrum d. Wiss., Heidelberg

Willner, P. (1985): Depression. A psychobiological synthesis. Wiley, New York

6 | Methodik

6.1 Experimentelle Psychopharmakologie (Tierexperimente, Pharmako-EEG, Pharmakopsychologie)

In der Psychopharmakologie kommt **Tierexperimenten** eine wichtige Bedeutung zu (Präklinische Prüfphase O). Diese liegt einerseits im Bereich des «Screenings» psychotroper Substanzen (pharmakodynamische Wirkung, Pharmakokinetik), andererseits in Untersuchungen zur Verträglichkeit (Vitalfunktionen) und (chronischer) Toxizität (Teratogenität, Mutagenität). Für die biochemische Grundlagenforschung, Rezeptorbindungsstudien und direkte Untersuchungen am Hirngewebe sind Tierversuche unverzichtbar. Allerdings kommt Tierexperimenten hinsichtlich der Vorhersage der therapeutischen Wirksamkeit beim Menschen nur ein begrenzter Aussagewert zu, insbesondere existieren keine zuverlässigen tierexperimentellen Modelle für psychiatrische Krankheiten. Beispielsweise ist «Angst» als menschliche Empfindung im Tierversuch nicht direkt meßbar, sondern nur im Humanversuch beschreibbar.

Zur Erfassung zentralnervöser Wirkqualitäten werden üblicherweise folgende Parameter geprüft:
- Spontanverhalten (Motorik, Aktivität)
- Lern- und Streßverhalten (konditioniertes Fluchtverhalten, Separationsmodell, Konflikttests, gelernte Hilflosigkeit durch unkontrollierbare Stressoren, «behavioral despair»)
- Vegetative Reaktionen
- Pharmakainduziertes Verhalten (Reserpin-Antagonismus, Potenzierung von Katecholaminwirkungen, Amphetamin-/Apomorphin-Antagonismus)
- Neurophysiologische und biochemische Veränderungen.

Typische Wirkungen der einzelnen Psychopharmaka-Substanzklassen im Tierexperiment sind in den entsprechenden Kapiteln (Tranquilizer, Antidepressiva, Neuroleptika) dargestellt.

Durch die Entwicklung computer-assistierter, quantitativer Analyse-

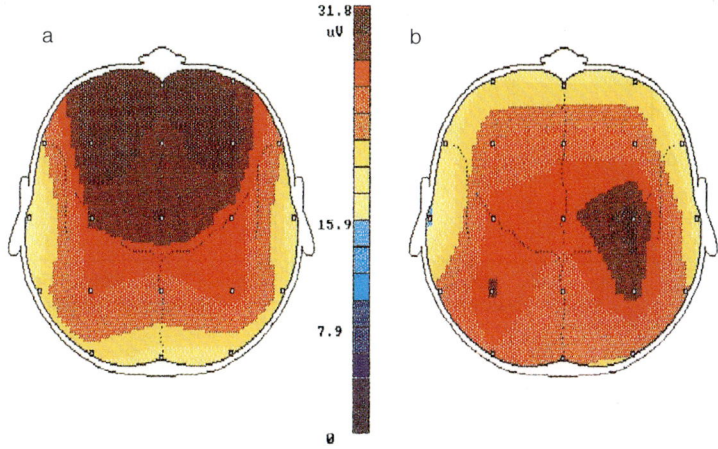

Abb. 16 a) und b): Topographisches EEG («Brain-mapping») bei Überdosierung mit Clorazepat: Frontal hohe Amplitude im Beta-Band (a), deutlicher Rückgang nach Gabe des spezifischen Benzodiazepin-Antagonisten Flumazenil (b) (nach Maurer und Dierks 1990)

verfahren erlangte das EEG in den letzten Jahren an Bedeutung für die Therapieforschung. Mittels des «Pharmako-EEGs» kann festgestellt werden, ob, wie, wann und in welchem Dosierungsbereich Psychopharmaka zentralnervöse, psycho/neurotrope Wirkeigenschaften besitzen. Das topographische EEG («brain-mapping») registriert mit ca. 20 Elektroden die elektrische Aktivität cortikaler Neurone und ermöglicht eine landkartenartige Darstellung der Verteilung verschiedener EEG-Frequenzen und Amplituden. Auf diese Weise lassen sich pharmakodynamische Wirkungen von Psychopharmaka, die nicht unbedingt mit pharmakokinetischen Parametern (Plasmaspiegel) übereinstimmen müssen, verifizieren (siehe Abb. 16 a und b). Neben sedierenden versus aktivierenden Wirkungen können aufgrund signifikanter und systematischer Veränderungen der Topogramme einzelner EEG-Variablen substanztypische Muster (sog. Pharmako-EEG-Profile) für Klassen und Gruppen von Psychopharmaka erstellt werden. So bewirken sedierende Neuroleptika eine Zunahme im Delta-Theta-Bereich, Benzodiazepin-Tranquilizer eine Zunahme im Beta-Bereich, Nootropika eine Zunahme der Alpha- und Betaleistung (siehe Abb. 17). Auf diese Art und

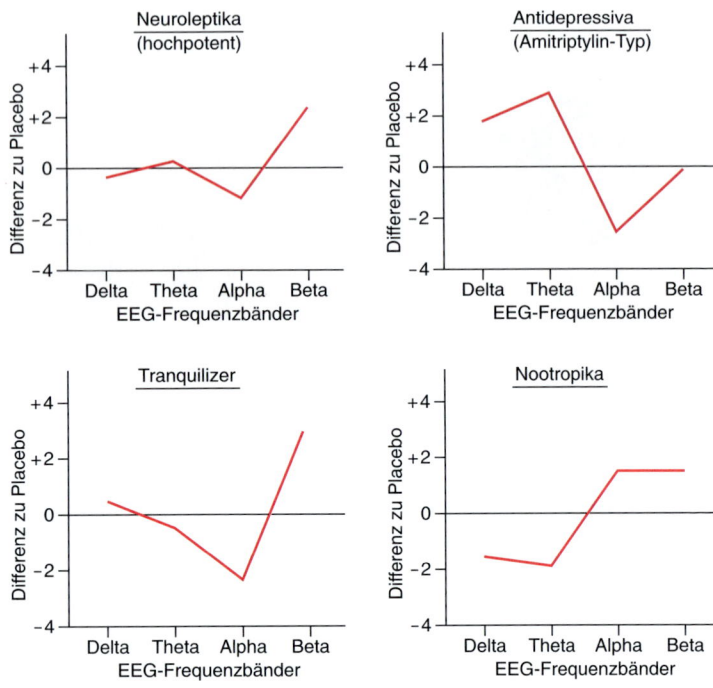

Abb. 17: Pharmako-EEG-Profile (modifiziert nach Saletu 1987)

Weise können in kontrollierten Studien wichtige Aussagen über die zerebrale Bioverfügbarkeit und die zentrale Wirksamkeit von Psychopharmaka gemacht werden. Von besonderem Interesse sind *ereigniskorrelierte (evozierte) Potentiale*, da sie zentralnervöse Phänomene im Zeitbereich von Millisekunden darstellen und so einen Indikator für sich abspielende kognitive Prozesse sein können. Neuere Befunde sprechen dafür, daß evozierte Potentiale als Prädiktoren der Psychopharmaka-Response (z. B. auf eine Behandlung mit Lithium oder Psychostimulantien) geeignet sein können.

Neue *bildgebende Verfahren* wie die Single Photon Emission Computer Tomography (SPECT) und die Positron Emission Tomography (PET) ermöglichen spezifische topographische Bindungs- und Verteilungsstudien von Psychopharmaka in vivo beim Patienten.

Zur Beurteilung von Hypnotika dienen Schlaflabor-Untersuchungen mit polygraphischer Registrierung von EEG, EMG, Elektrookulogramm, EKG und Atmung. Der Schlaf zeigt ein typisches Profil mit charakteristischen Schlafstadien und einem Wechsel zwischen orthodoxem Schlaf (4 Stadien) und paradoxem oder REM (Rapid Eye Movement)-Schlaf. Ungefähr 70 Minuten nach dem Einschlafen kommt es zur ersten REM-Phase, die durch schnelle Augenbewegungen, Träume, Beschleunigung von Puls und Atmung sowie hohe Weckschwelle charakterisiert ist. Diese REM-Perioden dauern ca. 20

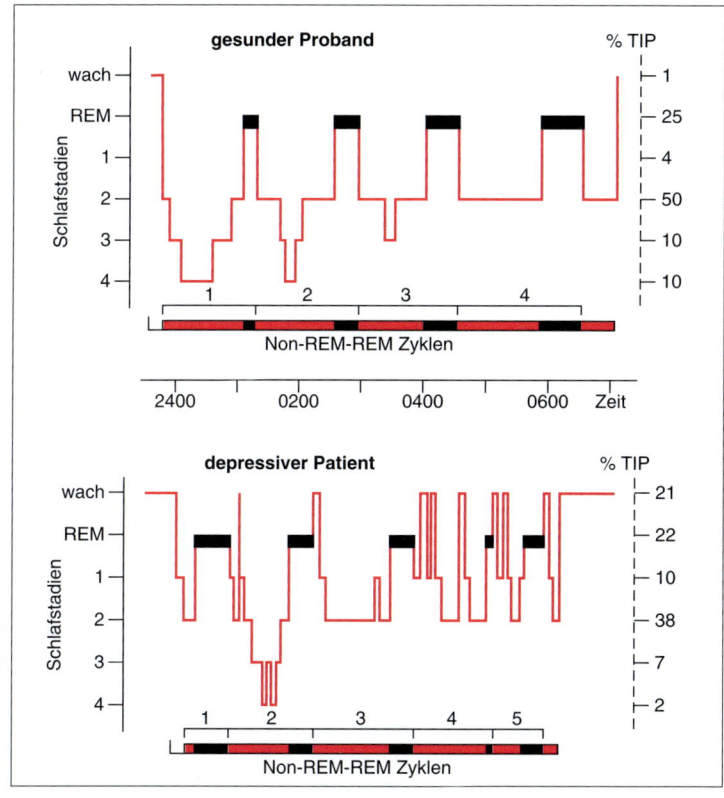

Abb. 18: Schlafprofil mit typischen Schlafstadien beim Gesunden und beim Depressiven

Minuten und wiederholen sich ca. 5mal pro Nacht (s. Abb. 18). Das Schlafmuster ist altersabhängig und wird durch Psychopharmaka in unterschiedlichem Maße beeinflußt (vgl. Kapitel Hypnotika). Der Schlaf unterliegt komplexen Regulationen und stellt einen aktiven Mechanismus mit über endogene «Zeitgeber» gesteuerten chronobiologischen Rhythmen dar.

Die Untersuchung der Wirkungen von Psychopharmaka auf gesunde Probanden wird als **Pharmakopsychologie** bezeichnet, die auf Kraepelin zurückgeht. Die angewandte Pharmakopsychologie befaßt sich mit der Beschreibung und Vorhersage pharmakainduzierter psychischer Wirkungen und spielt eine wichtige Rolle bei der Entwicklung geeigneter Prüfmethoden (Meßinstrumente, Prüfanordnungen). Zu letzteren gehören die Untersuchung der Wirkung von Schein-Substanzen (Placebos) und Suggestiveffekten sowie die der Wechselwirkungen zwischen pharmakologischen und nicht-pharmakologischen Faktoren. Methodisch können subjektive von objektiven Wirkungen unterschieden werden. Erstere werden zumeist mittels Symptomlisten oder Eigenschaftswörterlisten erfaßt, letztere mittels Leistungstests oder psychophysiologischen Meßverfahren. Hierbei werden vor allem Vigilanz, Konzentration, Lern- und Gedächtnisfunktionen, kognitive Prozesse, Wahrnehmungsfunktionen sowie die (Psycho-)Motorik untersucht. Zu den psychophysiologischen Verfahren gehören beispielsweise die Messung des Hautwiderstandes, der Pupillenaktivität, Reaktionszeit-Messungen, Augenfolgebewegungen oder die Bestimmung der Flimmerverschmelzungsfrequenz. Es wird vermutet, daß die psychische Wirkung eines Pharmakons ein Endresultat des Zusammenwirkens von somatischen und psychischen Faktoren ist. Letzteren wird u. a. durch die Erfassung von Persönlichkeitszügen (z. B. Intro-/Extraversion, emotionale Labilität/Stabilität) sowie von Verarbeitungsprozessen Rechnung getragen. Problematisch bleibt die Frage, inwieweit Ergebnisse von (zumeist hochselektierten) Probanden-Versuchen auf psychisch Kranke übertragen werden können.

6.2 Klinische Prüfung, Wirksamkeitsnachweis (Effizienz)

Die Suche nach neuen Psychopharmaka liegt weitgehend in den Händen pharmazeutischer Firmen, die klinische Prüfung neuer Substanzen am kranken Menschen wird von Ärzten in Klinik und Praxis durchgeführt. Da eine große Zahl von Psychopharmaka verfügbar ist, wird immer wieder die Frage gestellt, ob wirklich Bedarf an weiteren psy-

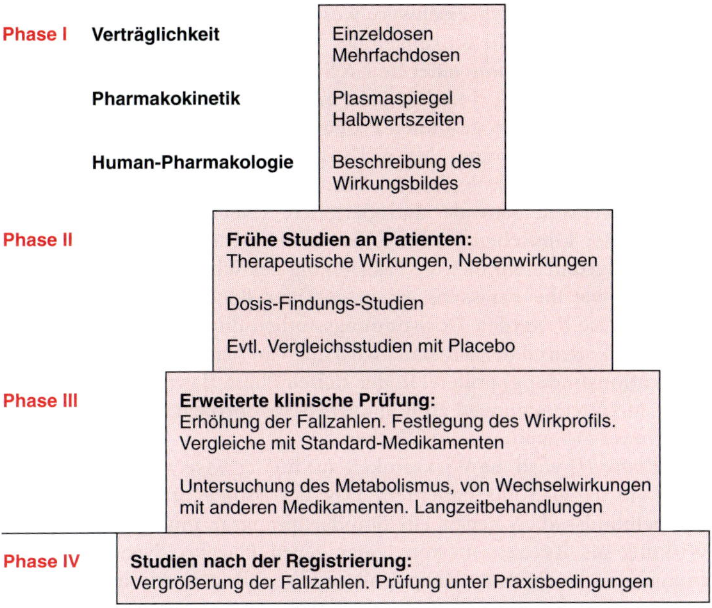

Phase I	Verträglichkeit	Einzeldosen Mehrfachdosen
	Pharmakokinetik	Plasmaspiegel Halbwertszeiten
	Human-Pharmakologie	Beschreibung des Wirkungsbildes

Phase II

Frühe Studien an Patienten:
Therapeutische Wirkungen, Nebenwirkungen

Dosis-Findungs-Studien

Evtl. Vergleichsstudien mit Placebo

Phase III

Erweiterte klinische Prüfung:
Erhöhung der Fallzahlen. Festlegung des Wirkprofils.
Vergleiche mit Standard-Medikamenten

Untersuchung des Metabolismus, von Wechselwirkungen
mit anderen Medikamenten. Langzeitbehandlungen

Phase IV

Studien nach der Registrierung:
Vergrößerung der Fallzahlen. Prüfung unter Praxisbedingungen

Abb. 19: Phasen der klinischen Prüfung von Psychopharmaka (nach Spiegel 1988)

chotropen Substanzen besteht. Dies ist unbedingt zu bejahen. Die derzeit verfügbaren Psychopharmaka zeigen bei (nur) etwa 70 % der Patienten positive Behandlungsergebnisse, beispielsweise zur Therapie primärer Demenzen sind bislang keine wirksamen Pharmaka bekannt. Gravierende Nebenwirkungen wie extrapyramidal-motorische Symptome oder ein Abhängigkeitspotential müssen als erhebliche Nachteile bislang verfügbarer Psychopharmaka angesehen werden. Fortschritte durch die Entwicklung von Psychopharmaka mit neuartigen Wirkmechanismen sind deshalb dringend erforderlich, zusätzlich muß der heuristische Wert psychopharmakologischer Forschung für die Entwicklung von Modellvorstellungen zur Ätiopathogenese psychischer Störungen erwähnt werden.

Vor der klinischen Prüfung wird eine neue Verbindung in der sog. *präklinischen Phase* untersucht. Diese Untersuchungen umfassen pharmakologische und toxikologische Tierversuche, die im Falle der Psychopharmaka dadurch erschwert werden, daß keine adäquaten Tiermodelle für psychische Störungen des Menschen existieren.

Die *klinische Prüfung* einer neuen Substanz geht in mehreren Stufen vor sich (siehe Abb. 19) und beginnt in *Phase I* mit einer Untersuchung der Verträglichkeit an gesunden Probanden nach Einmalgabe und wiederholter Verabreichung. Nach Durchführung pharmakokinetischer und humanpharmakologischer Untersuchungen [Wirkungsqualität, Wirkungsverlauf, zentrale und periphere (Neben-)Wirkungen] folgt *Phase II* der klinischen Prüfung, der klinisch-therapeutische Versuch. Im Vordergrund steht hier die Feststellung der Wirksamkeit des Arzneimittels sowie die Erfassung unerwünschter Begleitwirkungen. In der *frühen* Phase II werden Dosisfindungsstudien durchgeführt, das therapeutische Potential der Substanz wird auch an heterogenen Stichproben (Indikationsfindung) eruiert. In der *späten* Phase II erfolgen Vergleichsgruppen-Untersuchungen an homogenen Stichproben meist in vorgegebener fixer Dosis über ca. 4 Wochen.

In *Phase III* wird die Wirksamkeit auf breiter Basis untersucht, in der Regel an 1000–5000 Patienten. Das bevorzugte Studiendesign sind Doppelblindstudien gegen ein Standardpräparat mit nachgewiesener Wirkung als Referenzsubstanz oder gegen Placebo. Neben Untersuchungen an bestimmten Zielpopulationen (z. B. geriatrische Patienten) werden Interaktionsstudien durchgeführt. Auch Langzeitstudien (Behandlung von mindestens 100 Patienten über 1 Jahr) fallen in diese Phase. Häufig erfolgt die Prüfung multizentrisch, was methodische Probleme mit sich bringt (Patientenauswahl, Übereinstimmung der Beurteiler). Der Einsatz placebo-kontrollierter Studien ist umstritten: Viele Untersucher und Behörden lehnen diese aus ethischen Gründen ab, andererseits besteht die Gefahr, daß nicht oder nur gering wirksame Medikamente zur Zulassung gelangen. Besonders erwähnt werden muß hier der sog. **Beta-Fehler** (Fehler 1. Ordnung): zu geringe Fallzahl und/oder zu hohe Varianz bedingen das Vortäuschen gleicher Wirksamkeit (kein statistisch signifikanter Unterschied trotz geringerer Wirksamkeit der Prüfsubstanz).

Leider weisen viele Therapiestudien hinsichtlich ihrer Aussagefähigkeit Mängel auf. Der kritische Leser klinischer Therapiestudien sollte deshalb sein Augenmerk auf die Fallzahl, die Vergleichbarkeit der Behandlungsgruppen, auf Vorbehandlung und Begleittherapie sowie eine ausreichend hohe Dosierung der Vergleichssubstanz richten. Es muß betont werden, daß es keinen idealen klinischen Versuchsplan gibt. Aus methodischen Gründen werden prospektive und experimentelle Untersuchungsverfahren bevorzugt, jedoch können auch retrospektive Daten, Einzelfallanalysen und nicht-experimentelle Verfahren wertvolle Informationen liefern (vgl. Drug monitoring). Doppelblind-studien werden überwiegend als Kontrollgruppenvergleich parallelisiert oder gekreuzt (cross-over) durchgeführt. Außerdem kommt der intra-individuelle Vergleich (z. B. ABAB Design) zur Anwendung.

Wesentlich ist die Erfassung und Beachtung von Rahmenbedingun-gen und möglichen Störfaktoren. Zu diesen zählen u. a. Persönlich-keitsfaktoren, Therapie-«Setting» (Behandlungsmilieu) und «life events». Zu den methodisch-ethischen Problemen gehören wash-out Bedingung, zugelassene Co-Medikation, Erwartungshaltung von Pa-tient und Untersucher, Beobachtungs- und Strukturgleichheit sowie statistische Auswertungsprobleme (z. B. Mittelwerts-Nivellierung, zu-fallsbedingte Signifikanzen durch multiple Testung).

Nach Abschluß der Phase III kann die Zulassung beim Bundes-institut für Arzneimittel und Medizinprodukte (BfArM), früher Bun-desgesundheitsamt (BGA) beantragt werden. Auch danach sind zur weiteren Erforschung des Medikamentenprofils Studien notwendig und gefordert. Die *Phase IV* dient der Kontrolle der Anwendung unter Routine-/Praxis-Bedingungen (Anwendungsüberwachungsphase). In den vorangegangenen Phasen wurde das Präparat unter bestimmten Ein- und Ausschlußkriterien an speziell ausgewählten Patienten ge-prüft. Multimorbide Patienten und Kombinationsbehandlungen sind in der Regel von solchen Studien ausgeschlossen. Diese Patienten, die Wirksamkeit und Verträglichkeit bei Langzeitanwendung, ein mögli-ches Suchtpotential sowie mögliche Wirkung bei anderen Indikationen stehen im Vordergrund dieser Prüfungsphase unter Praxisbedingun-gen.

Daneben ist es nach der Zulassung auch möglich, mit sog. *Anwen-dungsbeobachtungen* (AWB) und durch das Spontanerfassungssystem zusätzlich Informationen bei der indikationsgemäßen und routinemä-ßigen Anwendung einer neuen Substanz zu sammeln. Im Gegensatz zur klinischen Prüfung werden Anwendungsbeobachtungen unter naturali-stischen ärztlichen Routinebedingungen, also in der unbeeinflußten therapeutischen Realität, durchgeführt. Um einen Mißbrauch als «Marketinginstrument» zu verhindern, sollten auch AWBs entspre-chende methodische Qualitätsstandards erfüllen und z. B. einen Beob-achtungsplan beinhalten.

Mittels «Drug-Monitoring» (Arzneimittelüberwachung) sollen insbe-sondere sehr seltene, aber u. U. gravierende Nebenwirkungen, Lang-zeiteffekte, Interaktionen und mißbräuchliche Anwendung systema-tisch erfaßt werden (s. Kap. I. 9).

Tabelle 7: Protokoll eines klinischen Versuchs (nach Spiegel 1988, 1995)

1. Angaben über das Versuchspräparat
   Chemie, Pharmakologie, Toxikologie
   Ergebnisse vorausgehender Studien am Menschen

2. Zielsetzung der Studie
   Pharmakologische Hypothese(n)
   Fragen, die beantwortet werden sollen

3. Auswahl der Patienten
   Alter, Geschlecht, Diagnosen, Zielsymptome
   Ausschlußgründe, Begleitkrankheiten, Kontraindikationen
   Zugelassene und nicht erlaubte Begleitmedikamente

4. Versuchsaufbau
   Art des Versuchs (offen, doppelblind), Vergleichsbehandlungen
   Zeitliches Raster der Kontrolluntersuchungen: Klinische Beurteilung,
   psychometrische Tests, medizinische Untersuchungen

5. Untersuchte Parameter
   Rating Scales, Testverfahren
   Medizinische Parameter, Laboruntersuchungen, Spezialverfahren

6. Medikamente und Dosierungen
   Dosierungen, Verabreichungsart und -intervall, Steigerung der Dosis,
   maximale Dosen, maximale Verabreichungsdauer
   Angaben über Placebo und/oder Vergleichspräparate

7. Dokumentation
   Dokumentation der Befunde, Darstellung und Auswertung der Ergebnisse,
   Berichterstattung

8. Verhalten in Notsituationen
   Bei Unwirksamkeit des Versuchspräparats, bei Nebenwirkungen
   Angabe eines Antidots (falls bekannt)

9. Statistische Gesichtspunkte
   Schätzung des Stichproben-Umfangs
   Vorgesehene Auswertungsverfahren

10. Ethische Gesichtspunkte
    Information der Patienten
    Ethisches Komitee

Die Durchführung von klinischen Arzneimittelprüfungen ist von juristischer Seite durch das Arzneimittelgesetz (AMG) im Detail geregelt, die ethischen Kernfragen sind in der Deklaration von Helsinki niedergelegt (siehe Anhang). Seit 1992 gelten EU-weit die Richtlinien der ordnungsgemäßen klinischen Prüfung («Good clinical practice»-GCP). Die Prüfung noch nicht im Handel befindlicher Substanzen ist behördlich meldepflichtig. Beim BfArM (ehem. BGA) müssen vor Beginn der klinischen Prüfung die experimentell gewonnenen pharmakologisch-toxikologischen Daten hinterlegt werden. Die eigentliche Überwachung der Prüfungen erfolgt dann durch die jeweils zuständigen Landesbehörden. Leiter der Prüfung muß ein Arzt sein, der mindestens eine 2jährige Erfahrung in der klinischen Prüfung von Arzneimitteln nachweisen kann. Der Prüfplan muß detailliert Auskunft geben über die Zielsetzung der Prüfung, über Ein- und Ausschlußkriterien sowie über die Meßinstrumente, mit denen die Wirkungen und Nebenwirkungen dokumentiert werden (siehe Tab. 7). Probanden und Patienten sind über die Inhalte der Prüfung aufzuklären, die Einverständniserklärung muß schriftlich oder mündlich in Gegenwart eines namentlich aufzuführenden Zeugen erfolgen. Für die Teilnehmer ist eine spezielle Versicherung abzuschließen, gefordert wird außerdem die Hinzuziehung einer unabhängigen Ethik-Kommission.

6.3 Psychopathometrie

Grundvoraussetzung zur Beurteilung der Effizienz psychopharmakologischer Therapien ist die Erfassung der klinisch bedeutsamen Symptome, insbesondere der nicht zeitstabilen Merkmale (krankheitsbedingte, nicht persönlichkeitsgebundene Symptome). Im Unterschied zu anderen klinischen Disziplinen verfügt die Psychiatrie gegenwärtig noch nicht über genügend aussagesichere laborchemische, pathophysiologische, neurobiochemische oder bildgebende Meßmethoden. Die psychiatrische Befunderhebung stützt sich vorrangig auf Methoden der Psychopathologie. Wissenschaftlichen Anforderungen wird dieses Verfahren allerdings nur in begrenztem Maße gerecht, hierzu bedarf es der Anwendung messender Testverfahren, durch die psychopathologische Phänomene «objektivier»-, vergleich-, nachprüf- und statistisch auswertbar werden. Die Methode der Untersuchung psychischer Auffälligkeiten mittels messender Testverfahren wird als Psychopathometrie bezeichnet; zur Anwendung kommen sog. *Beurteilungs- oder Schätzskalen*. Hinsichtlich der Standardisierung nehmen diese Beurteilungsskalen eine Mittelstellung zwischen der freien klinischen Beurteilung (psychischer Befund) und den objektiven Tests ein.

Die Beurteilungsskalen können sich auf einen Aspekt der Psychopathologie beziehen, z. B. Angst, Depression oder auch den gesamten psychischen Status. Es werden jeweils einzelne Items mit zugehörigen Beurteilungskategorien (Schweregrad der Ausprägung) vorgegeben und mittels eines standardisierten Auswertungsmodus ein Wert errechnet, der den Gesamtschweregrad der Erkrankung ausdrückt.

Es können Fremd- und Selbstbeurteilungsskalen unterschieden werden. Tab. 8 gibt eine Übersicht der wichtigsten und im Rahmen von Prüfstudien häufig eingesetzten Beurteilungsskalen.

Bei den **Fremdbeurteilungsskalen** wird die Beurteilung in der Regel durch Ärzte, Psychologen oder das Pflegepersonal vorgenommen. Erhoben wird der Befund meist anhand einer halbstrukturierten psychiatrischen Exploration möglichst durch 2 erfahrene, unabhängige Kliniker.

Folgende Fremdbeurteilungsskalen kommen häufig zur Anwendung:

1. BPRS (Brief Psychiatric Rating Scale) Die Skala besteht aus insgesamt 18 Items, in denen verschiedene Symptomenkomplexe anhand einer 7stufigen Skala von «nicht vorhanden» bis «extrem stark» ausgeprägt beurteilt werden. Die BPRS wird vorwiegend bei schizophrenen Patienten eingesetzt, es können 5 Subskalen gebildet werden: Angst/Depression; Anergie; Denkstörung; Aktivierung; Feindseligkeit/Mißtrauen.

2. HAMA (Hamilton Anxiety Scale) Die Skala umfaßt 14 Symptomgruppen, die sich auf psychische und somatische Auswirkungen der Angst beziehen. Die einzelnen Symptome werden nach 5 möglichen Ausprägungsgraden beurteilt, es können die Faktoren somatische und psychische Angst gebildet werden.

3. HAMD (Hamilton Depression Scale) Die Skala ist bei Erwachsenen mit depressiver Symptomatologie indiziert. Sie besteht aus 17 bzw. 21 Items, von denen 9 mit einer 5stufigen Skala bewertet werden, eines mit einer 4stufigen und 11 mit einer 3stufigen. Das Interview sollte gewöhnlich 30 Minuten betragen, Meßwiederholungen werden in der Regel in 7tägigen Abständen vorgenommen, wobei Fragen nach Änderungen des Zustandes seit dem letzten Interview vermieden werden sollen. Faktorenbildungen («depressive Hemmung», «depressive Agi-

Tabelle 8: Übersicht wichtiger Beurteilungsskalen (mod. nach CIPS 1996)

		Anwendungsbereich	Aufbau
1. Fremdbeurteilungsskalen			
BPRS	(Brief Psychiatric Rating Scale)	vorwiegend bei schizophrenen Patienten	18 Items
HAMA	(Hamilton Anxiety Scale)	Angstzustände, generalisierte Angststörung	14 Items
HAMD	(Hamilton Depression Scale)	depressive Symptomatik	21 (17) Items
MADR	(Montgomery-Asberg-Depressions-Rating-Scale)	depressive Symptomatik	10 Items
CGI	(Clinical Global Impressions)	Nutzen-Risiko-Bewertung bei medikamentöser Behandlung	3 Items kein Summenscore
SCAG	(Sandoz Clinical Assessment Geriatric Scale)	Geriatrische Patienten (Demenzen, organ. Psychosyndrome)	18 Items + Gesamteindruck
FSUCL	(Fischer Somatische Symptome oder Unerwünschte Effekte Check List)	Erfassung somatischer Symptome sowie von Nebenwirkungen bei medikamentöser Behandlung	26 Symptome (Schweregrad und Zusammenhang mit Therapie)
2. Selbstbeurteilungsskalen			
Bf-S	(Befindlichkeits-Skala)	Erfassung der momentanen Beeinträchtigung des subjektiven Wohlbefindens	28 Gegensatzpaare
B-L	(Beschwerdenliste)	Erfassung der subjektiven Beeinträchtigung durch körperliche und Allgemeinbeschwerden	24 Items
EWL	(Eigenschaftswörterliste)	mehrdimensionale Erfassung des aktuellen Befindens	60 Adjektive
SAS	(Self Rating Anxiety-Scale)	Angstsymptome	20 Items

Tabelle 8: Fortsetzung

SDS	(Self Rating Depression Scale)	depressive Symptomatik	20 Items
STAI	(State-Trait-Anxiety Inventory)	Erfassung von Zustandsangst und allgemeiner Ängstlichkeit	20 Items, 2 Skalenformen

tiertheit», «Angst», «somatische Beschwerden», «Schlafstörungen») sind möglich.

4. MADR (Montgomery-Asberg-Depressions-Rating-Scale)
Diese Skala wird ebenfalls bei Erwachsenen mit depressiver Symptomatologie eingesetzt. Sie besteht aus 10 Items mit einer jeweils 7stufigen Skala, wodurch der Schweregrad einzelner Symptome und Veränderungen während der Behandlung sehr differenziert bewertet werden können.

5. CGI (Clinical Global Impressions) Die CGI wird zur Nutzen-Risiko-Beurteilung bei der medikamentösen Behandlung psychisch Kranker eingesetzt. Die Skala besteht aus 3 Items, beurteilt werden in jeweils 7stufiger Ausprägung der Schweregrad der Krankheit, die Gesamtbeurteilung der Zustandsänderung sowie die therapeutische Wirksamkeit und Nebenwirkungen. Die Items werden jeweils getrennt ausgewertet.

6. SCAG (Sandoz Clinical Assessment Geriatric Scale)
Diese Skala wird bei geriatrischen Patienten eingesetzt; Hauptindikationen sind Demenz und psychoorganische Syndrome. Die SCAG umfaßt 18 fest vorgegebene Items in 7 Schweregraden, läßt Raum zur Dokumentation zusätzlich vorhandener Symptome und berücksichtigt einen übergreifenden Gesamteindruck des Untersuchers. Die praktische Durchführung beinhaltet ein Interview mit dem Patienten sowie mit dem Pflegepersonal, das den Patienten betreut.

7. FSUCL (Fischer Somatische Symptome oder Unerwünschte Effekte Check List) In dieser Skala werden 26 häufige somatische Symptome nach ihrem Schweregrad (von «nicht vorhanden» bis «sehr stark») und mögliche Zusammenhänge mit der durchgeführten Therapie erfaßt. Daneben besteht die Möglichkeit, nicht aufgelistete Symptome anzugeben. Des weiteren werden Blutdruck, Puls (im Liegen und Stehen), Körpergewicht sowie Maßnahmen gegen unerwünschte Effekte dokumentiert.

Bei den **Selbstbeurteilungsskalen** können absichtliche oder unabsichtliche Verfälschungstendenzen sowie krankheitsbedingte Verzerrungen von Nachteil sein.
Wichtige Selbstbeurteilungsskalen sind:

1. Bf-S (Befindlichkeits-Skala)
Diese in Parallelformen vorliegende Skala erfaßt die momentane Beeinträchtigung des subjektiven Wohlbefindens und umfaßt den gesamten Bereich normaler und pathologischer Befindlichkeitsveränderungen; ist speziell für Verlaufsbeschreibungen bei häufig zu wiederholenden Testungen konzipiert. Die Skala umfaßt 28 Gegensatzpaare von Eigenschaftswörtern.

2. B-L (Beschwerden-Liste)
Sie erfaßt das Ausmaß subjektiver Beeinträchtigung durch körperliche und Allgemeinbeschwerden. Die Beschwerden-Liste liegt in Parallelformen mit je 24 Items vor.

3. EWL (Eigenschaftswörterliste)
Sie dient der mehrdimensionalen Erfassung des aktuellen Befindens und erlaubt die Erstellung von Befindlichkeitsprofilen. Die Liste besteht aus 60 Adjektiven, jeweils 4 Adjektive bilden einen Subtest. 15 Subtests lassen sich interpretativ zu den 6 Bereichen leistungsbezogene Aktivität, allgemeine Desaktivität, Extraversion/Introversion, allgemeines Wohlbehagen, emotionale Gereiztheit und Angst/Deprimiertheit zusammenfassen.

4. SAS (Self Rating Anxiety Scale)
Die SAS wird bei Patienten mit Angstsymptomen angewendet, sie besteht aus 20 Items, von denen 5 die psychischen Symptome der Angst messen und 15 die somatischen. Meßwiederholungen können in wöchentlichen Abständen vorgenommen werden.

5. SDS (Self Rating Depression Scale)
Es handelt sich um eine Skala zur Selbstbewertung depressiver Symptome. Sie besteht aus 20 Items, von denen 10 typisch depressive Symptome beschreiben, die anderen 10 Erlebnis- und Verhaltensweisen, die bei depressiven Patienten häufig gestört sind. Vorgegeben

werden 4 Ausprägungsgrade, Meßwiederholungen sind im Abstand von 7 Tagen durchführbar.

6. STAI (State-Trait-Anxiety Inventory)
Inventar zur Erfassung der Zustandsangst (Skalenform X 1) bzw. zur Messung der allgemeinen Ängstlichkeit (Skalenform X 2). Beide Skalenformen enthalten 20 Items, Skalenform X 1 eignet sich für Verlaufsbeschreibungen (Meßwiederholung).

Neben der Dokumentation psychopathologischer Auffälligkeiten im Rahmen allgemeiner klinischer Fragestellungen oder spezieller Forschungsstrategien spielen diese Skalen besonders bei Medikamentenprüfstudien eine Rolle. Veränderungen der Einzel- und Summenscores während einer Behandlung dienen als Maß für die Wirksamkeit der eingesetzten Substanz in einer speziellen Indikation. Die hier vorgestellten Skalen stellen lediglich eine Auswahl dar, eine Übersicht findet sich im CIPS-Manual (Internationale Skalen für Psychiatrie).

6.4 Placebo- und Compliance-Problematik

Nach Schätzungen von Pharmakologen sind ca. 30 % aller von Ärzten verschriebenen Medikamente Placebos. Stellt dies nun eine (vorsätzliche?) Täuschung unter Ausnutzung des Vertrauens des Patienten dar oder ist es die bewußte Wahl einer «besonderen» Therapieform?

Was ist überhaupt ein Placebo? Dieser lateinische Begriff bedeutet «ich werde gefallen» und ist das Anfangswort eines Psalmverses, in welchem ein Geretteter und Genesener Hoffnung auf Hilfe und Heil zum Ausdruck bringt. Im Mittelalter mieteten sich reiche Leute Trauerfrauen, die religiöse Texte und u. a. auch den genannten Psalmvers «Placebo domino» sangen; aus dem Stichwort der Hoffnung wurde ein Stichwort für Ersatz und Vertretung. Diese Bedeutung wurde in medizinische Zusammenhänge übertragen: Placebos enthalten im Gegensatz zum Verumpräparat keine spezifisch auf den Organismus wirkende Substanz, sind pharmakologisch inert, sehen aber dem wirksamen «Original» täuschend ähnlich. Die Absicht der Placebo-Gabe liegt darin, «dem Patienten das zufriedene Gefühl zu vermitteln, daß etwas für ihn getan wird». Es kann zwischen «reinen, echten» Placebos und «unreinen» sog. Pseudo-Placebos unterschieden werden. Die erstgenannten enthalten ausschließlich neutrale Substanzen wie Milchzucker oder isotonische Kochsalzlösung und kommen außerhalb der Klinik relativ selten zum Einsatz. Wesentlich häufiger ist die Verwendung von sog. **Pseudo-Placebos;** hierzu gehören zum einen Präparate, die für die entsprechende Indikation keine Wirksamkeit besitzen (z. B. Vitamine, sog. Geriatrika); dazu zu rechnen sind wahrscheinlich auch viele homöopathische Mittel und Phytotherapeutika. Zum anderen gehören hierzu pharmakologisch nachweisbar wirksame, aber zu niedrig dosierte Mittel.

Während die Verschreibung sog. «echter» Placebos immer in voller Absicht zur Erreichung eines bestimmten therapeutischen Zieles geschieht, kann die Gabe von Pseudo-Placebos wissentlich («ut aliquid fiat»; Umgehung der Patientenaufklärung) oder unwissentlich (Unterdosierung) vorgenommen werden.

Es ist heute unbestritten, daß der Glaube an die Heilkraft eines Mittels oder Verfahrens ungeachtet der tatsächlichen Wirksamkeit zum Therapieerfolg führen kann («powerful placebo»). Bei psychischen Erkrankungen werden Placebo-Responseraten von 25–50 % angegeben, aber auch bei somatischen Erkrankungen sind überaus positive Placebowirkungen beschrieben.

Für den Placeboeffekt sind immer einige Voraussetzungen nötig. Zum einen muß die Atmosphäre, das Umfeld des therapeutischen Handelns stimmen («Aura curae»). Hierzu gehören u. a. eine intensive Beschäftigung mit dem Patienten, z. B. auch die Verabreichung des «Medikaments» als Infusion oder Injektion. Zum anderen kommt der Persönlichkeit des Therapeuten («Droge Arzt») für das erforderliche Vertrauen des Patienten entscheidende Bedeutung zu. Placeboeffekte hängen auch stark von den Erwartungen des Patienten ab, die von eigenen früheren Erfahrungen geprägt sein können. Eine Erwartungshaltung von Patient und/oder Arzt kann auch Nebenwirkungen unter Placebotherapie provozieren. Diese sind stark von den Rahmenbedingungen der therapeutischen Situation abhängig (Häufigkeit und Intensität der Befragung; Beipackzettel). In Tab. 9 sind Faktoren, die das Ausmaß der Placebowirkung beeinflussen können, aufgeführt.

Prinzipiell ist jeder Mensch unter bestimmten Umständen placebosensibel. Es gibt keinen typischen «Placebo-Responder». Beim Einsatz von Placebos muß zwischen dem Praxis- und Anwendungsbereich sowie dem Forschungsbereich unterschieden werden:

Im *Praxis- und Anwendungsbereich* steht der Therapeut häufig vor einem Dilemma: Soll er die Erwartungen des Patienten enttäuschen, die Folgen einer Nicht-Behandlung oder auch z. B. erhebliche Verum-Nebenwirkungen in Kauf nehmen, oder soll er eine Verum-Behandlung vortäuschen, um so dem Patienten doch ein gewisses Maß an Hilfe

Tabelle 9: Faktoren, die das Ausmaß der Placebowirkung beeinflussen (nach Bodem 1994)

Form, Größe, Applikation
Kapsel > Tabletten
Anzahl und Größe: Wirkung ↑
intravenös > peroral

Farbe und Verpackung
weiß: analgetisch bis neutral
blau: tranquilisierend
rot, gelb: stimulierend
braun-orange, rot-orange, pink: Wirkungszunahme

Wirkstärke und -dauer (bei Konditionierung)
vergleichbar mit Verum
Eintritt der Wirkung schneller als bei Verum
  («sofort» wirksame Kopfschmerztabletten)
«Tachyphylaxie» bei fehlender positiver Erfahrung oder fehlender
  unkonditionierter Verstärkung durch Verum
Wirkverstärkung durch positive Erfahrung oder unkonditionierter
  Verstärkung durch Verum

zukommen zu lassen? Hier gibt es sicherlich einige Indikationen, die einen Placeboeinsatz rechtfertigen können (Hypochondrie, chronische Schlafstörung, Demenz). Tatsächlich werden Placebos aber häufig auch bei Simulanten, Nörglern und anderen schwierigen Patienten eingesetzt; dies muß als mißbräuchliche Anwendung («Nocebo») bezeichnet werden. Placebos sollten im Praxisbereich nur in Einzelfällen eingesetzt werden; die Gefahr des Vertrauensschwundes beim Patienten und in der Öffentlichkeit verdient besondere Beachtung.

Vom juristischen Standpunkt aus ist eine Placebo-Behandlung vertretbar, wenn erfahrungsgemäß ein Placebo-Effekt zu erwarten ist, also Aussicht auf Erfolg besteht und die Nichtgabe der pharmakologisch als wirksam angesehenen Substanz ärztlich vertretbar erscheint. Der Makel einer «Täuschung des Patienten» darf bei den o. g. Indikationen nach dem Prinzip «primum nil nocere» als das geringere Übel angesehen werden, Hauptziel ist und bleibt die Besserung oder Heilung. Unzulässig ist die Placebo-Gabe in jedem Falle bei dringlichen Indikationen, schließlich muß die «Therapie» abgebrochen werden, wenn sie sich als wirkungslos erweist oder sich der Zustand des Patienten verschlechtert.

Der Einsatz in der klinischen Forschung ist der zweite große Anwendungsbereich von Placebos. Bekanntlich setzt sich der Erfolg einer medikamentösen Therapie aus 3 Komponenten zusammen: Dem natürlichen Verlauf der Erkrankung, dem Placeboeffekt und der Wirkung einer spezifischen Substanz. Um die Effektivität einer Verumbehandlung kritisch beurteilen zu können, ist es daher in vielen Fällen notwendig, einen Vergleich zur Placebobehandlung zu erstellen. Die Forschung befindet sich hier in dem Dilemma, daß einerseits Medikamente zugelassen werden, die in ihrer Wirkung nicht über die von Placebos hinausgehen (Kostenfaktor, Effektivität), andererseits stellt sich die Frage, ob es ethisch gerechtfertigt ist, Patienten über die einzunehmende Substanz zu täuschen und ihnen eine wirksame Behandlung vorzuenthalten. Sicherlich ist aus ethischen Gründen der Einsatz von Placebos bei gravierenden psychischen Erkrankungen wie endogene Depression mit Suizidalität, für die es eine bewährte Therapie gibt, nicht zu rechtfertigen. Vielmehr sollen die Patienten einer Kontrollgruppe die bestmögliche Behandlung erfahren.

Die Frage der Aufklärung des Patienten über die Zuordnung zur Placebogruppe wird unterschiedlich gesehen und gehandhabt. Eine «totale Aufklärung» würde den Placebo-Effekt unwirksam machen und den Versuch ad absurdum führen. Ein Teil der Juristen vertritt die Meinung, daß über die Zuweisung zu den jeweiligen Gruppen nicht aufgeklärt werden muß, wenn in der Placebogruppe ein therapeutischer Effekt ebenso naheliegend ist wie für die Verum-Gruppe.

Jeder ärztlichen Therapie kommt ein mehr oder weniger großer Anteil der sog. Placebowirkung zu, weil Medizin nicht kausalmechanistisch ablaufen kann. Es lassen sich Situationen denken, in denen der Arzt durch eine Placebogabe eine therapeutische Beziehung beginnt.

Der Placeboeffekt ist sicherlich nicht nur eine Störvariable, die man vom Verum-Effekt subtrahieren muß, um die eigentliche Wirkung zu bekommen, sondern gerade in Psychiatrie und Psychotherapie ein oftmals erwünschter Effekt, der aber eine kritische Auseinandersetzung mit den jeweiligen juristischen und ethischen Aspekten verlangt.

Die Interaktion des Therapeuten mit dem Patienten ist – wie bereits ausgeführt – ein wichtiger Teilaspekt für die Wirkung eines Placebos. Gleiches gilt für den zweiten großen Problemkreis, die «**Compliance**». Compliance wird als Bereitschaft, Mitarbeit, «Mitmachen» des Patienten bei therapeutischen Maßnahmen definiert. Sie beinhaltet die Frage, warum Patienten beispielsweise ihre Medikation nicht regelmäßig einnehmen und welche Gründe zu dieser Non-Compliance führen. Es kann aber auch umgekehrt gefragt werden, warum Patienten ihre Medikation überhaupt einnehmen und wenn, warum regelmäßig, d. h. welche Gründe zu einer guten Compliance führen.

Nach vorliegenden Schätzungen halten bis zu 50 % aller Patienten ihre Therapieverordnungen nicht ein. Im Bereich der Psychiatrie kommt der Compliance-Problematik insbesondere in der Langzeitbehandlung endogener Psychosen besondere Bedeutung zu (Rezidivprophylaxe mit Lithium bzw. Neuroleptika). Bei diesen Krankheiten finden sich häufig mangelnde Krankheitseinsicht, geringe Therapiemotivation, reduzierte Realitätskontrolle und soziale Stigmatisierung durch auffällige Nebenwirkungen der Medikation (z. B. extrapyramidal-motorische Symptome).

Compliance sollte nicht nur patientenbezogen, aus der Arztperspektive, gesehen werden, sondern ebenso aus der Patientenperspektive. Es liegt hier ein sehr komplexes Zusammenspiel von Arzt – Medikament – Patient und sozialen Faktoren vor.

Untersuchungen zur **Messung der Compliance** sind problematisch; zur Kontrolle der Einnahmezuverlässigkeit können objektive versus subjektive bzw. direkte versus indirekte Methoden unterschieden werden. Zu den direkten bzw. objektiven Meßmethoden gehören hauptsächlich Blutspiegelbestimmung und Nachweis des Arzneimittels im Urin, zu den subjektiven oder indirekten Methoden Patientenbefragung, Tablettenzählung, Kontrollkarten und Überwachung durch eine Aufsichtsperson. Die meisten Ärzte überschätzen die Compliance ihrer Patienten und können sie nur unzuverlässig voraussagen. Die medizinischen und ökonomischen Folgen einer Non-Compliance sind immens.

Die wichtigsten Determinanten für die Compliance sind in Tab. 10a dargestellt.

Die Untersuchung über eventuelle Bedingungsfaktoren für Non-Compliance hat erstaunlich wenig verläßliche und konsistente Resultate erbracht. Tab. 10b gibt einen Überblick über relativ sichere Compliance-mindernde Faktoren und entsprechende Maßnahmen zur Förderung der Compliance.

Generell kann man sagen, daß es keinen komplianten oder noncomplianten Patiententyp gibt. Ältere Frauen scheinen eher zur Compliantengruppe, jüngere Männer eher zur Non-Compliantengruppe zu gehören. Leidensdruck kann sich unterschiedlich auswirken, so führt eine Häufung von Symptomen zur Abnahme der Compliance, während Einschränkungen im Leistungsvermögen eine Zunahme bewirken. Die Empathie des Arztes übt einen positiven Einfluß aus, ebenso wie vertieftes Wissen des Patienten über seine Krankheit. Neuere Untersu-

Tabelle 10 a: Compliance-Faktoren

Patient	Medikament	Arzt	Sonstiges
Alter	Anzahl	Persönlichkeits-struktur	Allg. präventive Aufklärungsarbeit
Geschlecht	Dosierung	Rezeptiermodus	«Modetrends»
Persönlichkeits-struktur	Beipackzettel	Aufklärungsarbeit	Beratung in der Apotheke
Krankheitsbild/ Leidensdruck	Nebenwirkungen	Therapiekontrolle	Teilinformation u. Verunsicherung durch Laien-presse
Erwartungen	Wirksamkeit		Rückrufe von Medikamenten
soziale Situation	Farbe/Größe/Form/ Geschmack		

chungen an schizophrenen Patienten zeigten, daß compliante Patienten sich von non-complianten vor allem durch die Zahl subjektiv erlebter positiver Arzneimittelwirkungen unterscheiden. Compliante Patienten scheinen eine positive Behandlungsorientierung (höheres Maß positiver Erwartungen an die Behandlung) aufzuweisen, subjektiv erlebte negative Arzneimittelwirkungen scheinen weniger relevant zu sein.

Die jeweilige soziale Situation besitzt für die Therapietreue psychiatrischer Patienten spezielle Bedeutung. Besonders deutlich wurde der Einfluß von (Familien-)Angehörigen im Rahmen der Neuroleptikatherapie Schizophrener: Patienten aus Familien mit emotionalem Üb) engagement, besitzergreifendem Wohlwollen oder aggressiver Kritik («high expressed emotions») weisen geringere Compliance auf.

Die Zahl der einzunehmenden Medikamente sowie unübersichtliche Dosierungsschemata korrelieren eindeutig mit Minderung der Compliance. Auch kann als erwiesen gelten, daß nicht wenige Patienten durch eine aus juristischen Gründen erfolgende Auflistung sämtlicher möglicher Nebenwirkungen im Beipackzettel abgeschreckt werden. Sinnvollerweise wäre eine Trennung zwischen wissenschaftlichen Fachinformationen für Ärzte und Apotheker und verständlichen, relevante und wahrscheinliche Nebenwirkungen beschreibenden Beipackzetteln

Tabelle 10 b: Einzelfaktoren der Compliance

Compliance-mindernde Faktoren	Compliance-fördernde Faktoren
aufwendiges Therapieschema (viele Tabletten, häufige Einnahmen pro Tag)	Vereinfachung des Therapieschemas (Depotpräparate, 1 × tägl.-Gabe, Komb.-Präp.) schriftliche **und** mündliche Instruktionen
Dauer der Therapie	Remotivation spätestens nach 3 Wochen; Reinstruktion spätestens nach 8 Wochen
ungenügende ärztliche Betreuung (schlechte Information des Patienten, lange Wartezeiten, unzureichende Nachkontrollen)	regelmäßige Nachkontrollen, kurze Wartezeiten, Therapiegruppen
gegenseitiges Mißtrauen von Arzt und Patient	«offenes, positives» Auftreten des Arztes gegenüber dem Patienten
erforderliche Änderung von Lebensgewohnheiten	Einbeziehung der Familie (z.B. bei diätetischen Maßnahmen)
unstabile familiäre Verhältnisse, nichtkooperative Angehörige	Information/Aufklärung der Angehörigen (insb. bei psych. Erkrankungen)
psych. Erkrankungen (insb. Schizophrenie)	Information/Aufklärung der Angehörigen (insb. bei psych. Erkrankungen)
mangelndes Krankheitsbewußtsein	Aufklärung des Patienten, «realistische» Einschätzung der Krankheit
«Wohlbefinden» während der Therapie	Information des Patienten über erforderliche weitere Behandlung trotz Besserung der Symptome
«abschreckende» Beipackzettel	Packungsbeilage erläutern, sachliche Beratung in der Apotheke
Nebenwirkungen des Medikaments	rechtzeitiges Reagieren, evtl. Umsetzen des Medikaments
Ausbleiben einer Arzneiwirkung	rechtzeitiges Reagieren, evtl. Umsetzen des Medikaments
unsympathische Farbe, schlechter Geschmack des Medikaments	geeignete Präparateauswahl
Verunsicherung durch Medien	

für den Patienten anzustreben. Es ist unerläßlich, den Patienten *vor* einer Therapie über die wichtigsten zu erwartenden Nebenwirkungen, auch über die Wirklatenz z. B. eines Antidepressivums, aufzuklären.

Pikant und interessant sind die Ergebnisse einer Studie aus dem Jahr 1992. Hierbei wurde für den Zeitraum eines Monats das Gesamtvolumen der in der Stadt Essen an Apotheken zur Entsorgung zurückgegebenen Arzneimittel erfaßt und ausgewertet. Compliance-relevante Erkenntnisse zeigten sich u. a. bei den Rücklaufzahlen für Psychopharmaka. Der zweite Platz in der Rangliste der vollen, in den Müll gelangten Packungen dokumentiert, daß bei Psychopharmaka, die in der Verordnungshäufigkeit an 4. Stelle stehen, überproportional oft ganz von einer Einnahme abgesehen wird. Bei einem Vergleich der Verordnungszahlen und des Arzneimittelrücklaufs finden sich Nootropika und Antidepressiva wesentlich häufiger im Müll als es ihren Verschreibungsdaten entspricht. Dies wird der mangelhaften bis fehlenden Wirksamkeit bzw. bei den Antidepressiva dem ausgeprägten Nebenwirkungen zugeschrieben. Umgekehrt verhält es sich interessanterweise bei den Benzodiazepinen, die 41,5 % der Verordnungen ausmachen, jedoch nur 23 % der entsorgten vollen Packungen stellen. Ein Ergebnis, das angesichts des Mißbrauchsvolumens bei Benzodiazepinen nicht unerwartet ist.

Die Compliance kann offenbar auch durch Farbe, Größe, Form oder Geschmack eines Medikamentes beeinflußt werden.

Hinsichtlich der Arztvariablen scheint neben dem Faktor Zufriedenheit des Patienten von Wichtigkeit, daß der Arzt mit Empathie und emotionaler Wertschätzung auf den Patienten zugeht («Droge Arzt») und den Patienten durch die Anforderungen der Behandlung nicht überfordert. Wichtig sind hier verständliche «Patienten-Sprache», einfache Dosierungsschemata sowie «kleine Therapieschritte». Eine gleichzeitige Änderung komplexer Verhaltensweisen (Diät, Rauchen, Trinkgewohnheiten, Aktivierung, Sport, nüchtern/während/nach den Mahlzeiten einzunehmende Medikamente) stellt fast immer eine Überforderung des Patienten dar.

Die Interaktion Patient – Arzt wird selbstverständlich auch durch «die Öffentlichkeit», insbesondere die Massenmedien, beeinflußt.

Abschließend sei darauf hingewiesen, daß eine aktive Beteiligung des Patienten an seiner Behandlung auch ein wichtiges Korrektiv ärztlicher Verordnungen darstellt. So kann eine sog. «intelligente Non-Compliance» statt einer Verschlechterung gelegentlich sogar eine Optimierung der Behandlung bedeuten. Das Compliance-Problem ist stets der Gefahr moralisierender Bewertungen ausgesetzt, Ärzte sollten Non-Compliance auch zur selbstkritischen Hinterfragung des eigenen Verhaltens nutzen.

Vermehrt beachtet wurde in den letzten Jahren die sog. **Therapeuten-Compliance**. Hierunter wird eine etwaige Diskrepanz zwischen faktischem Therapieverhalten des Arztes und therapeutischem Standard verstanden. So kann es z. B. bei der Therapie mit Psychopharmaka durch Unterschätzung des Rezidivrisikos bzw. Überschätzung von Nebenwirkungszahlen zu einer nicht gerechtfertigten Dosisreduzierung oder sogar zum Absetzen einer notwendigen Medikation kommen. In neuerer Zeit sind auch Beeinflussungen durch ökonomische und gesundheitspolitische Maßnahmen hinsichtlich z. B. des Arzneimittelbudgets und ihre möglichen Implikationen auf das Verschreibungsverhalten der Ärzte nicht zu vernachlässigen. Bestimmte auf dem Markt befindliche Listen verstärken den Trend zum Präparatewechsel und hin zur «Billigmedizin», bei der der Preis das wichtigste Kriterium der Verordnung ist.

Literatur

Bäuml, J., Kissling, W., Meurer, C. et al. (1991): Informationszentrierte Angehörigengruppen zur Complianceverbesserung bei schizophrenen Patienten. Psychiat. Prax. 18: 48–54

Bech, P., Kastrup, M., Rafaelsen, O. J. (1991): Minikompendium psychiatrischer Ratingskalen. Springer, Heidelberg

Beecher, H. K. (1955): The powerful placebo. JAMA 159: 1602–1606

Blanz, M. (1990): Ethische und rechtliche Aspekte des Placeboeinsatzes in Forschung und Praxis. Fortschr. Neurol. Psychiat. 58: 167–174

Bodem, S. H. (1994): Bedeutung der Placebowirkung in der praktischen Arzneitherapie. Pharm. Zeitg. 139: 4493–4503

CIPS Collegium Internationale Psychiatriae Scalarum (Hrsg.) (1996): Internationale Skalen für Psychiatrie. Beltz, Göttingen

Cromie, B. W. (1963): The feet clay of the double-blind trial. Lancet ii: 994–997

Ebert, D., Feistel, H., Barocka, A. (1991): SPECT und PET in psychiatrischer Forschung und Klinik. Ein kritischer Überblick. Nervenheilkunde 10: 183–187, 237–240

Grünwald, F., Kasper, S., Biersack, H.-J., Möller, H.-J. (eds.) (1995): Brain SPECT imaging in psychiatry. De Gruyter, Berlin New York

Heeke, A., Günther, J. (1992): Arzneimittel im Müll. Dtsch. Apoth. Ztg. 133: 4331–4337

Hegerl, U. (1989): Psychopharmaka und kortikale evozierte Potentiale. Fortschr. Neurol. Psychiat. 57: 267–280

Helmchen, H. (1978): Ethische und juristische Probleme der ersten klinischen Prüfung von Psychopharmaka. Arznm.-Forsch. 28: 1253–1256

Helmchen, H. (1992): Ethische Aspekte der Pharmakopsychiatrie. In: Riederer, P., Laux, G., Pöldinger, W. (Hrsg.) Neuro-Psychopharmaka Band 1. Springer, Wien

Helmchen, H., Hippius, H., Müller-Oerlinghausen, B., Rüther, E. (1985): Arzneimittelüberwachung in der Psychiatrie. Nervenarzt 56: 12–18

Hindmarch, I., Aufdembrinke, B., Ott, H. (eds.) (1988): Psychopharmacology and reaction time. Wiley, London

Hippius, H., Überla, K., Laakmann, G., Hasford, J. (1986): Das Placebo-Problem. G. Fischer, Stuttgart

Illhardt, F. J. (1988): Plazebo und Ethik. Z. Allg. Med. 64: 279–283

Janke, W. (1981): Probleme pharmakopsychologischer Forschung. In: Rey, E. R. (Hrsg.) Aktuelle Psychiatrie Band 2 Klinische Psychologie. G. Fischer, Stuttgart

Kleinsorge, H. (1985): Arzneimittelforschung an gesunden Probanden. Klinikarzt 14: 878–883

Kleinsorge, H. (1987): Arzneimittelprüfung an Patienten. Klinikarzt 16: 644–648

Kreck, C., Saller, R. (1994): Strukturen der Arzneimittelprüfung. Internist. Prax. 34: 397–402

Küppers, H. (1988): Leitfaden der Arzneimittelprüfung am Menschen. G. Fischer, Stuttgart

Laakmann, G., Blaschke, D. (1988): Studiengruppe – Psychopharmaka in der ärztlichen Praxis. Münch. med. Wschr. 130: 583–586

Linden, M. (1987): Negative versus positive Therapieerwartungen und Compliance vs. Non-Compliance. Psychiat. Prax. 14: 132–136

Linden, M. (1987): Phase-IV-Forschung. Antidepressiva in der Nervenarztpraxis. Springer, Heidelberg

Linden, M. (1989): Die Phase IV der Therapie-Evaluation. Nervenarzt 60: 453–461

Maier, W., Benkert, O. (1987): Methodenkritik des Wirksamkeitsnachweises antidepressiver Pharmakotherapie. Nervenarzt 58: 595–602

Maurer, K., Dierks, T., Laux, G., Rupprecht, R., Ihl, R. (1988): Topographic mapping of EEG and auditory evoked P 300 in neuropsychopharmacology (Topographic pharmaco-EEG and pharmaco-AEP 300) Pharmacopsychiat. 21: 338–342

Meyer, K. A., Kindli, R. (1989): Placebos und Nozebos. Therap. Umschau 46: 544–554

Möller, H. J. (1994): Problematik von Spontanerfassungssystemen. Psychopharmakotherapie 1: 31–32

Möller, H. J., Benkert, O. (1980): Methoden und Probleme der Beurteilung der Effektivität psycho-pharmakologischer und psychologischer Therapieverfahren. In: Biefang, S. (Hrsg.) Evaluationsforschung in der Psychiatrie: Fragestellungen und Methoden. Enke, Stuttgart

Möller, H. J., v. Zerssen, D. (1986): Diagnostik von Depression und Angst mit standardisierten Beurteilungsverfahren. In: Helmchen, H., Linden, M. (Hrsg.): Die Differenzierung von Angst und Depression. Springer, Heidelberg

Müller-Oerlinghausen, B., Herrmann, W. M. (1981): Anleitung zur klinischen Prüfung von Psychopharmaka. Reimer, Berlin

Saletu, B., Anderer, P. (1989): EEG-Mapping in der psychiatrischen Diagnose- und Therapieforschung. In: Saletu, B. (Hrsg.) Biologische Psychiatrie. Thieme, Stuttgart

Schäfer, H., Victor, N., Michaelis, J. (1993): Erforschung von Nutzen und Risiken zugelassener Arzneimittel: Eine ärztliche Aufgabe. Dt. Ärztebl. 90: 846–852

Sedvall, G. (1994): Bildgebende Verfahren in der Psychiatrie – Ausblick. Fortschr. Neurol. Psychiat. 62: 39–43

Spiegel, R. (1988, 1995[2]): Einführung in die Psychopharmakologie. Huber, Bern

Stieglitz, R. D. (1988): Klinische Selbst- und Fremdbeurteilungsverfahren. Diagnostica 34: 28–57

Stieglitz, R. D., Baumann, U. (Hrsg.) (1994): Psychodiagnostik psychischer Störungen. Enke, Stuttgart

Turnheim, K. (1987): Plazebo als unspezifischer Behandlungsfaktor. Wien. Klin. Wschr. 99: 705–710

Walter-Sack, J. (1989): Die Arzneimittelsicherheit. Klin. Wochenschr. 67: 1015–1019

Weber, E., Gundert-Remy, U., Schrey, A. (1977): Patienten-compliance. Witzstrock, Baden-Baden

Witte, P. U., Schenk, J. Schwarz, J. A., Kori-Lindner, C. (Hrsg.) (1995) Ordnungsgemäße klinische Prüfung. E. Habrich, Berlin

Witter, F. W. (1988): Compliance. In: Huppmann, G., Wilker, F. W. (Hrsg.) Medizinische Psychologie. Urban & Schwarzenberg, München

Woggon, B. (1986): Aussagekraft von klinischen Studien. Schweiz. Arch. Neurol. Psychiat. 137: 135–141

7 Psychiatrische Krankheitslehre

Die heute international verwendeten Klassifikationssysteme psychischer Störungen haben ihre Wurzeln in der zu Beginn des 20. Jahrhunderts begründeten Krankheitslehre, die drei Großgruppen von psychischen Krankheiten unterscheidet:
1. Körperlich begründbare (organische, symptomatische, exogene) Psychosen
2. Sog. endogene Psychosen
3. Sog. abnorme Variationen seelischen Wesens.

Die Konzepte der psychiatrischen Krankheitslehre wurden in den letzten Jahren deutlich umstrukturiert; jeder, der gegenwärtig versucht, sich hier einzuarbeiten, begegnet einer Fülle unterschiedlicher und auf den ersten Blick z. T. auch verwirrender Klassifikationssysteme.

Mit Konzipierung der 10. Revision der ICD wurde mit zahlreichen psychiatrischen Traditionen gebrochen und die Krankheitslehre auf eine neue Basis gestellt. Da diese Neuordnung internationale Verbindlichkeit besitzt und u. a. auch ab 1997 als Grundlage zur Codierung gegenüber den Krankenkassen dienen wird, sollen im folgenden zunächst einige Grundlagen des Aufbaus dieser «modernen» Krankheitslehre dargestellt werden.

Bereits bei der Nomenklatur gibt es eine bedeutsame Änderung dahingehend, daß jetzt nur noch von «Störungen» und nicht mehr von «Krankheiten» gesprochen wird und klassische Begriffe der Psychiatrie wie «Psychose» und «Neurose» im wesentlichen nicht mehr verwendet werden. Viele der Störungen werden jetzt operationalisiert, d. h. es werden genaue Kriterien dafür angegeben, wann eine bestimmte Diagnose gestellt werden darf bzw. gestellt werden muß. Stärker als in den vorangegangenen Versionen der ICD spielen hier zeitliche Kriterien eine Rolle, ebenso wie der Schweregrad der Störungen.

Unterschieden werden nunmehr 9 Hauptgruppen von Störungen, die von F 0 bis F 9 durchnumeriert sind (Tab. 11 gibt eine Übersicht). Mit weiteren fortlaufenden Nummern werden dann Untergruppen abgegrenzt, die wiederum nach verschiedenen Aspekten weiter unterteilt werden. Im Anhang ist die vollständige Klassifikation aufgeführt.

Da gegenwärtig jedoch im Klinik- und Praxisalltag im wesentlichen

Tabelle 11: Klassifikation nach ICD-10; Liste der zweistelligen Kategorien, F0–F9

F0	organische einschließlich symptomatischer psychischer Störungen
F1	psychische und Verhaltensstörungen durch psychotrope Substanzen
F2	Schizophrenie, schizotype und wahnhafte Störungen
F3	affektive Störungen
F4	neurotische-, Belastungs- und somatoforme Störungen
F5	Verhaltensauffälligkeiten mit körperlichen Störungen und Faktoren
F6	Persönlichkeits- und Verhaltensstörungen
F7	Intelligenzminderung
F8	Entwicklungsstörungen
F9	Verhaltens- und emotionale Störungen mit Beginn in der Kindheit und Jugend
F99	nicht näher bezeichnete psychische Störungen

noch die alten Krankheitsbezeichnungen verwendet werden, und auch der praktische Teil dieses Buches diese noch bevorzugt nennt, soll ein kurzer Rückblick auf die alten Klassifikationen gegeben werden.

Als *körperlich begründbare Psychosen* werden die Psychosen bezeichnet, bei denen bestimmte Symptome als Folge einer definierten Hirnerkrankung (z. B. degenerative, entzündliche oder raumfordernde Hirnerkrankungen) auftreten oder bei denen eine hirnbeteiligende Krankheit (z. B. Infektionen, Herz-Kreislaufstörungen) nachweisbar ist. Als Untergruppen werden die häufig reversiblen *akuten Formen* mit verschiedenen Prädilektionstypen wie Verwirrtheitszustand oder Delir von den *chronischen Formen* (hirnorganische Psychosyndrome, Demenzen) abgegrenzt.

Psychopathologisch stehen Störungen von Bewußtsein, Orientierung und Gedächtnis im Vordergrund.

Als **endogene Psychosen** werden traditionell diejenigen Psychosen bezeichnet, bei denen eine organische Gehirnerkrankung postuliert wird, die aber bisher noch nicht nachgewiesen ist. Im Vordergrund der Symptomatik stehen hier Störungen des Denkens, der Affektivität sowie Sinnestäuschungen. Unterschieden werden die Hauptgruppen schizophrene und affektive Psychosen sowie – neben schizoaffektiven – reaktive Psychosen und paranoide Syndrome. Der Mangel an gesicherten organischen Befunden hat bis in die Gegenwart eine teilweise tiefe Kluft zwischen Vertretern der biologischen Psychiatrie und denen einer «psychodynamisch» orientierten (Sozial-) Psychiatrie geschaffen. Letztere vertreten den Standpunkt, daß diese Störungen vorwiegend psychosozial bedingt seien und deshalb primär psycho- und soziotherapeutisch behandelt werden müßten. Durch die in den letzten Jahren gewonnenen neurophysiologischen, biochemischen und pathoanatomischen Befunde sowie nicht zuletzt auch durch die Ergebnisse der Psychopharmakologie liegen zwischenzeitlich jedoch genügend Hinweise vor, die das Postulat der klassischen Psychiatrie erhärten, daß es sich bei den endogenen Psychosen um echte Erkrankungen des ZNS handelt, auch wenn der letztlich schlüssige Beweis noch fehlt.

In der 3. Gruppe, den **abnormen Variationen seelischen Wesens**, werden sehr heterogene psychische Krankheiten zusammengefaßt, deren Gemeinsamkeit eigentlich nur darin besteht, daß es sich nicht um Psychosen handelt. Hierzu zählen Neurosen, Persönlichkeitsstörungen, abnorme Erlebnisreaktionen und -entwicklungen, Sexualdeviationen, die verschiedenen Formen der Sucht sowie Minderbegabungen. Auch hier haben Ergebnisse und Befunde der biologisch-psychiatrischen Forschung in den letzten Jahren zunehmend zu Hinweisen geführt, daß bei diesen Krankheiten biologische Faktoren beteiligt, wenn nicht gar ausschlaggebend sind.

Eine wesentliche Bedeutung für die Weiterentwicklung der ICD hatte das in den USA entwickelte DSM-III (Diagnostic and Statistical Manual of Mental Disorders) von 1980, in der deutschen Übersetzung: Diagnostisches und statistisches Manual psychischer Störungen von 1984, erlangt. Hier findet sich bereits das Konzept der Operationalisierung, wobei auch Faktoren wie Alter, Dauer der Krankheit und diagnostische Sicherheit berücksichtigt werden. Eine weitere entscheidende Differenz zur ICD besteht darin, daß in diesem Manual eine multiaxiale Beurteilung vorgenommen wird, d. h. ein Fall wird auf verschiedenen Achsen eingestuft, die sich auf unterschiedliche «Klassen» von Informationen beziehen.

DSM-III besteht aus 5 Achsen: In Achse I werden alle klinischen Syndrome eingeordnet außer den Persönlichkeits- und spezifischen Entwicklungsstörungen, die auf Achse II vermerkt werden. Der Hauptgrund dieser Abgrenzung liegt darin, daß evtl. vorbestehende Störungen in die Beurteilung miteingehen sollen, auch wenn sie bei der aktuellen Symptomatik nicht im Vordergrund stehen. So kann z. B. bei

einem Patienten mit einer seit Jahren bestehenden Persönlichkeitsstörung akut eine depressive Symptomatik auftreten.

Achse III klassifiziert körperliche Störungen und Zustände, wobei es
keine Rolle spielt, ob ein Zusammenhang mit den auf Achse I und II
beschriebenen Störungen besteht. Diese ersten 3 Achsen ergeben die
offizielle diagnostische Einordnung. Achse IV und V dienen mehr for-
schungsorientierten Fragestellungen: Auf Achse IV wird die Schwere
der psychosozialen Belastungsfaktoren angegeben, auf Achse V das
höchste Niveau der sozialen Anpassung im letzten Jahr.

1987 wurde eine revidierte Fassung (DSM-III-R) entwickelt, seit
1994 existiert DSM-IV. Gründe für neue, aktualisierte Fassungen sind
u. a. dadurch gegeben, daß z. T. neue Krankheitsursachen entdeckt
werden, neue Krankheitsbilder abgegrenzt werden können und Forschungsergebnisse dazu beitragen, bereits bekannte Krankheitsbilder
im neuen Licht zu sehen.

Dies soll anhand einiger aktueller Beispiele kurz skizziert werden:
Bei den körperlich begründbaren Psychosen wurden in den letzten Jahren
neue, bis dahin unbekannte Ursachen und Krankheitsbilder gefunden – so
etwa die durch Aids bedingte Enzephalopathie oder auch sog. substanzinduzierte Psychosen durch neue, in der Regel synthetische Drogen.
Bei den endogenen Psychosen wird zwar das Modell der Trennung zwischen
Schizophrenien und affektiven Psychosen weltweit noch favorisiert, doch bereitet die Einordnung der Gruppe der schizoaffektiven Psychosen klassifikato-
rische Schwierigkeiten. Nennt ICD-9 und auch ICD-10 sie als Untergruppe der
Schizophrenien, so werden sie in den letzten Jahren zunehmend als den
affektiven Psychosen nahestehend oder als eigene Krankheitseinheit angesehen.
Auch bei der Gruppe der «abnormen Variationen seelischen Wesens» zeigen
sich viele Veränderungen; unter anderem werden «neue Krankheitsbilder» wie
etwa die Panikerkrankung oder die Bulimie abgegrenzt.

Angesichts der häufig multifaktoriellen Bedingtheit psychischer Störungen und der vielfältigen Schwierigkeiten bei der nosologischen Zuordnung wurde in den letzten Jahren verstärkt auf die Möglichkeit der
syndromalen Beschreibung zurückgegriffen (**Syndromlehre**). Dies ist
besonders aus pharmakotherapeutischer Sicht von Interesse, da Psychopharmaka ja lediglich bestimmte Zielsymptome und keine Krankheiten beeinflussen. Dies hat zu einer Erweiterung des Indikationsspek-
trums verschiedener Psychopharmakagruppen geführt: so zeigen z. B.
Antidepressiva gute Wirksamkeit auch bei bestimmten Angsterkrankungen (Phobie, Panik), bei Zwangssyndromen oder bei Bulimie. Nicht
übersehen werden darf bei einer syndromorientierten Auswahl eines

bestimmten Medikamentes jedoch, daß ein Syndrom unspezifisch ist und bei mehreren, deutlich voneinander verschiedenen Krankheitsbildern auftreten kann. Das Erfassen eines vorliegenden Syndroms anhand der spontanen Mitteilung eines Patienten darf deshalb nicht dazu verleiten, die Eruierung sonstiger Symptome zu unterlassen, da ansonsten möglicherweise andere krankheitsrelevante Symptome übersehen werden. Besonders deutlich wird dies oft bei der Einordnung depressiver Syndrome.

Im folgenden sollen einige der wichtigsten Syndrome kurz charakterisiert werden:

1. Depressives Syndrom
Im Vordergrund stehen eine traurig-gedrückte Stimmungslage bis hin zur Unfähigkeit Gefühle zu empfinden, Mangel an Interesse, Freudlosigkeit, vegetative Störungen (Appetit, Schlaf, Libido), Denkhemmung, Grübeln, Antriebsstörungen, körperliche Mißempfindungen und Suizidalität.

2. Manisches Syndrom
Leitsymptome sind eine euphorische oder dysphorisch-gereizte Stimmungslage, Antriebssteigerung, gehobenes Selbstwertgefühl, vermehrte Geldausgabe, Größenideen, reduziertes Schlafbedürfnis, Umtriebigkeit, Enthemmung, Rededrang und Ideenflucht.

3. Paranoid-halluzinatorisches Syndrom
Zu diesem Syndrom gehören Wahnideen, Halluzinationen, Gedankenausbreitung, -entzug oder -eingebung.

4. Katatones Syndrom
Am wichtigsten sind motorische Symptome wie Stupor oder Erregung, Bewegungs- und Haltungsstereotypien, Echolalie, Echopraxie, Manierismen.

5. Hypochondrisches Syndrom
Leitsymptome sind eine ausgeprägte Sorge um den eigenen Körper und seine Funktionsabläufe, starke Selbstbeobachtung und Krankheitsbefürchtungen, eine ängstlich-klagsam-jammrige Stimmungslage.

6. Angstsyndrom
Zu diesem Syndrom gehören in erster Linie diffuse oder situationsbezogene Ängste verbunden mit vegetativer Hyperaktivität.

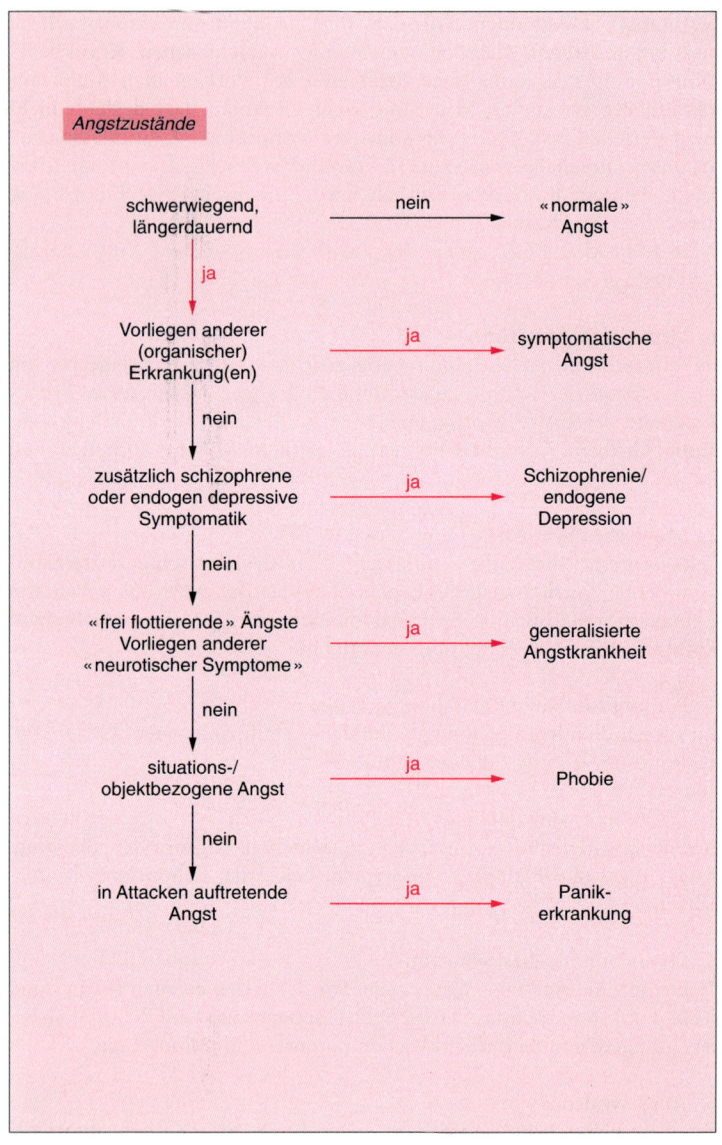

Abb. 20a: Entscheidungsbaum «Angst» (modifiziert nach Strian 1984)

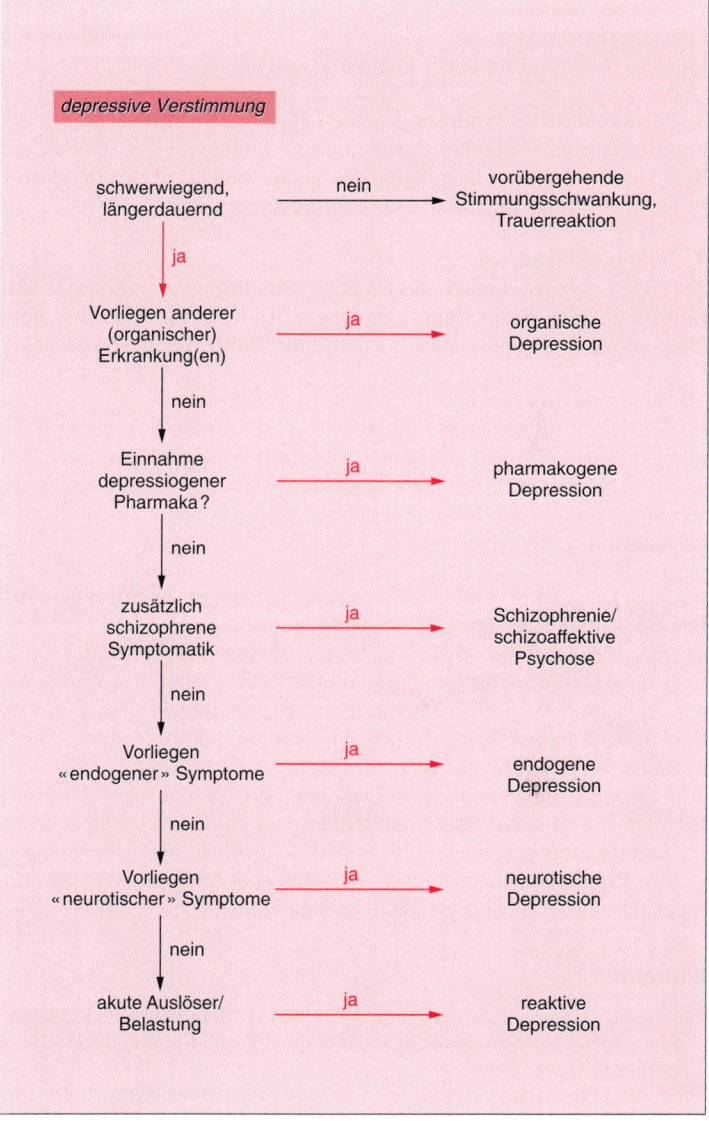

Abb. 20 b: Entscheidungsbaum «Depression» (modifiziert nach Linden 1984)

7. Zwangssyndrom

Leitsymptome sind ständig wiederholte, als sinnlos und quälend empfundene Gedanken und/oder Handlungen.

8. Hirnorganisches Syndrom

Im Vordergrund steht die Einschränkung kognitiver Funktionen mit Reduzierung der Denkleistungen, des Gedächtnisses, der Aufmerksamkeit und Konzentration sowie Orientierungsstörungen.

9. Delirantes Syndrom

Zu diesem Syndrom gehören Orientierungsstörungen, motorische Unruhe, vegetative Entgleisung (Schwitzen, Tremor, Tachykardie), optische, taktile und szenische Halluzinationen, Nesteln und Verwirrtheit.

10. Konversionssyndrom

Im Vordergrund stehen hier funktionelle motorische Störungen (Lähmungen) oder sensorisch/sensible Ausfälle (psychogene Blindheit, Anästhesie, Schmerzen), die zumeist demonstrativ-appellativ dargeboten werden, symbolische Bedeutung haben und mit sekundärem Krankheitsgewinn einhergehen.

Für die Diagnostik sind neben dem aktuellen psychopathologischen Befund weitere Parameter von Bedeutung, insbesondere der körperlich-neurologische Befund sowie Ergebnisse laborchemischer und apparativer Zusatzuntersuchungen (z. B. bildgebende Verfahren). Primat hat der Ausschluß körperlich begründbarer Erkrankungen. Zur Differentialdiagnose haben sich für den Kliniker sog. Entscheidungsbäume bewährt (s. Abb. 20 a und b).

Ergänzend muß erwähnt werden, daß die «endgültige» Diagnose häufig nicht im Querschnitt, sondern erst durch den Krankheitsverlauf im Längsschnitt gestellt werden kann. Schließlich sind Übergänge in andere Krankheitsbilder möglich, die auch eine Änderung der (Psychopharmako-)Therapie erforderlich machen können.

Literatur

Dilling, H., Mombour, W., Schmidt, M. H. (1991): Internationale Klassifikation psychischer Störungen. ICD-10 Kapitel V (F) Klinisch-diagnostische Leitlinien. Huber, Bern.

DSM-IV (1996): Diagnostische Kriterien und Differentialdiagnosen des Diagnostischen und Statistischen Manuals Psychischer Störungen. Beltz, Weinheim.

Gebhardt, R., Pietzcker, A., Freudenthal, K., Langer, C. (1981): Die Bildung von Syndromen im AMP-System. Arch. Psychiatr. Nervenkr. 231: 93–109

Huber, G. (1995): Psychiatrie. Schattauer, Stuttgart.

Kind, H. (1984): Psychiatrische Untersuchung. Springer, Heidelberg.

Kisker, K. P., Lauter, H., Meyer, J. E., Müller, C., Strömgren, E. (Hrsg.) (1986–1989): Psychiatrie der Gegenwart. 9 Bände. Springer, Heidelberg.

Linden, M. (1984): Differentialdiagnose der Depressionen. Münch. med. Wschr. 126: 70–72

Markgraf, J., Schneider, S., Ehlers, A. (Hrsg.) (1994): DIPS Diagnostisches Interview bei psychischen Störungen. Springer, Heidelberg.

Markgraf, J. (1994): MINI-DIPS Diagnostisches Kurz-Interview bei psychischen Störungen. Springer, Heidelberg.

Möller, H.-J., Laux, G., Deister, A. (1996): Psychiatrie. Duale Reihe. Hippokrates, Stuttgart.

Payk, T. T. (1988): Checkliste Psychiatrie. Thieme, Stuttgart.

Strian, F. (1984): Differentialdiagnose klinischer Angstsyndrome. Münch. med. Wschr. 126: 1001–1003.

Tölle, R. (1994): Psychiatrie. Springer, Heidelberg.

8 Grundzüge der Pharmakokinetik

Seit der Einführung des Begriffs «Pharmakokinetik» in die wissenschaftliche Terminologie 1953 durch F. H. Dost hat sich dieses Teilgebiet der Pharmakologie zu einem wichtigen Bestandteil moderner Arzneimitteltherapie entwickelt. Die Kenntnis pharmakokinetischer Daten ist hilfreich bei der Beantwortung der Frage, welche Dosis man in welchem Abstand benötigt, um bei einem Patienten eine bestimmte, therapeutisch wirksame Konzentration eines Medikamentes zu erreichen. Definitionsgemäß beschreibt die Pharmakokinetik alle das Schicksal eines Stoffes im Organismus betreffenden Vorgänge, man kann sie auch als Lehre vom zeitlichen Verlauf der Blutplasmaspiegel der Pharmaka bezeichnen. Für die meisten Arzneimittel existiert eine Beziehung zwischen ihrer Konzentration im Blut und der klinischen Wirkung; die eigentliche Relevanz kommt jedoch der in vivo schwer bestimmbaren Medikamentenkonzentration am Zielorgan (Rezeptor, Gewebe) zu. Eine optimale Pharmakotherapie setzt neben Kenntnissen der Pharmakokinetik die Berücksichtigung pharmakodynamischer Effekte voraus. Im folgenden sollen die wichtigsten grundlegenden Prinzipien und Kenngrößen der Pharmakokinetik skizziert werden, ohne das Verständnis durch die Angabe mathematischer Formeln zu komplizieren (Tab. 12).

Das Verhalten eines Arzneimittels im Organismus wird durch die drei Parameter Absorption/Resorption, Distribution/Verteilung und Elimination/Ausscheidung determiniert (siehe Abb. 21). Für das Ausmaß der **Absorption** eines Medikamentes ist sein Verteilungskoeffizient wichtig; zunehmende Lipophilie beispielsweise bedingt raschere Diffusion durch Plasma- und Zellmembranen, also auch durch die Blut-Hirn-Schranke. Unmittelbar nach der Absorption eines Arzneimittels beginnt seine **Distribution** in die verschiedenen Kompartimente des Körpers (Blutplasma-, Interstitial-, Intrazellulärraum). Das sog. Verteilungsvolumen ist eine kinetische Rechengröße, die als Faktor zur Berechnung der Pharmakonmenge M im Körper aus der Plasmakonzentration C im Blutplasma dient. Je größer das Verteilungsvolumen ist, um so größer ist auch der Anteil des Arzneistoffes, der sich außerhalb des Plasmaraumes befindet. Die **Elimination/Ausscheidung** wird

Tabelle 12: Pharmakokinetische Kenngrößen

Absorption:	Aufnahme eines aus der Arzneiform freigesetzten und durch die Gewebs- und Gefäßmembranen diffundierten Arzneistoffes in den Blutkreislauf (auch Resorption genannt)
Bioverfügbarkeit:	Ausmaß und Geschwindigkeit des Erscheinens eines Wirkstoffes aus einer galenischen Form im großen Kreislauf/Wirkort
Clearance:	Summe aller Eliminationsvorgänge aus dem Organismus für einen Arzneistoff, ausgedrückt in Volumen pro Zeit
Elimination:	Summe aller Vorgänge, die zu einer Abnahme der Konzentration des Arzneistoffes im Organismus führen. Wichtigste Kenngröße dafür ist die Eliminationshalbwertszeit
Halbwertszeit	Zeitspanne, in der die Menge des Pharmakons im Organismus um die Hälfte abnimmt (besser Eliminationshalbwertszeit genannt)
Metabolismus:	Umwandlung von Arzneistoffen im Organismus – vorwiegend in der Leber – zu besser ausscheidbaren Substanzen
Steady state:	Fließgleichgewicht, das sich bei Mehrfach-Dosierung eines Wirkstoffes einstellt und den Gleichgewichtszustand zwischen pro Zeiteinheit absorbierter und eliminierter Arzneistoffmenge beschreibt
Verteilungsvolumen:	Fiktive Meßgröße, die anzeigen soll, wie stark sich ein Pharmakon vom Blutplasma in die Gewebe verteilt hat

durch hepatische und renale Prozesse gesteuert, dabei kommt der Metabolisierung der Arzneistoffe zu wasserlöslichen, renal ausscheidbaren Substanzen durch Leberenzyme große Bedeutung zu. Man unterscheidet 2 Phasen der Metabolisierung: Einmal sog. Phase-I-Prozesse (Oxidation, Reduktion, Hydrolyse) die nicht selten zu pharmakologisch aktiven Metaboliten führen. In den Phase-II-Prozessen (häufig Konjugation mit Glucuronsäure) entstehen biologisch inaktive, wasserlösliche Produkte. Eine Metabolisierung bei der ersten Leberpassage

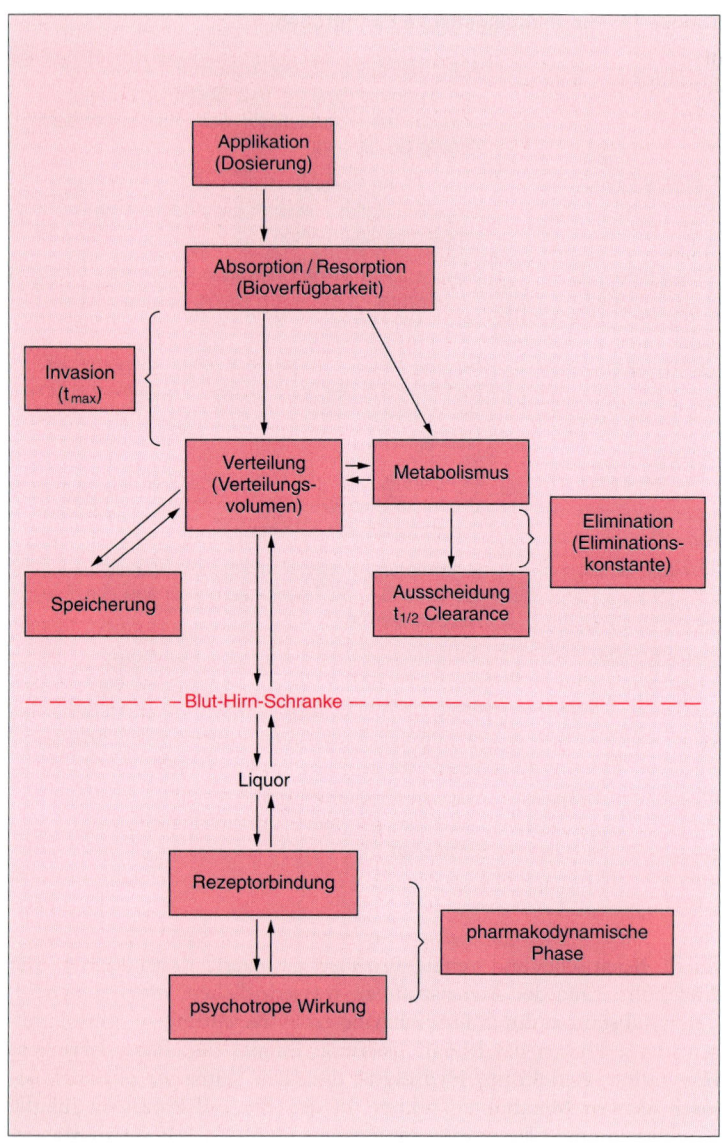

Abb. 21: Kinetikparameter

wird als First-Pass-Effekt bezeichnet. Es muß erwähnt werden, daß vor allem bei oraler oder intramuskulärer Gabe Invasion und Elimination simultan ablaufen und nicht streng nacheinander erfolgen.

Die beiden wichtigsten Kenngrößen der Pharmakon-Elimination sind die Eliminationshalbwertszeit und die Clearance. Die Halbwertszeit $t_{1/2}$ ist eine für ein bestimmtes Arzneimittel charakteristische, dosisunabhängige Größe und kann bei Menschen zwischen Minuten und Tagen variieren. Die Halbwertszeit eines Arzneistoffes nimmt zu, wenn seine Clearance abnimmt und umgekehrt. Clearance und Eliminationsgeschwindigkeit bzw. Halbwertszeit sind über das Verteilungsvolumen durch eine pharmakokinetische Formel miteinander verknüpft. Aus praktischen Gründen wird zur Erfassung von Eliminationsvorgängen in der Regel die Halbwertszeit angegeben; dies setzt allerdings voraus, daß der Ausscheidungsprozeß einer Kinetik erster Ordnung folgt, d. h. die pro Zeiteinheit eliminierte Menge proportional zur Plasmakonzentration ist.

Die Halbwertszeit gibt wichtige Informationen zur Wirkdauer eines Arzneimittels und zur Abschätzung des geeigneten Dosierungsintervalls. Bei Mehrfachdosierung wird nach etwa 4–5 Halbwertszeiten eine Plateaukonzentration, der steady state erreicht. Ist das Dosierungsintervall kürzer als die Halbwertszeit, tritt Kumulation auf. Nach Absetzen dauert es in der Regel 2–3 Halbwertszeiten, bis der pharmakodynamische Effekt abgeklungen ist.

Die geschilderten Prozesse wie Absorption, Distribution und Elimination lassen sich anhand von Plasmakonzentrations-Zeitkurven, sog. Plasmaspiegelkurven darstellen (siehe Abb. 22). Hierbei wird der therapeutische Effekt limitiert durch die zu überschreitende Minimalkonzentration (MIC) einerseits und die maximale, toxische Grenze andererseits. Blutspiegelkurven stellen das wichtigste Hilfsmittel zur Bestimmung der Bioverfügbarkeit dar, die im direkten Bezug zur Fläche unter der Plasmaspiegelkurve steht (AUC, area under the curve). Bei vollständiger Resorption ist der AUC-Wert nach i. v. und oraler Gabe gleich, die absolute Bioverfügbarkeit beträgt 100 %. Unvollständige Magen-Darm-Resorption und first pass-Effekte bedingen in der Regel, daß die orale Bioverfügbarkeit unter 100 % liegt.

Dem Themenkreis «Bioverfügbarkeit» wurde in letzter Zeit durch die zunehmende Verordnung von Generika vermehrt Beachtung geschenkt. Es muß konstatiert werden, daß nicht nur der chemische Wirkstoff, sondern den Arzneistoff oder die Arzneiform betreffende physikalisch-chemische Faktoren (Hilfsstoffe) für die Bioverfügbarkeit von Bedeutung sind. Generika werden bislang aufgrund vorliegender

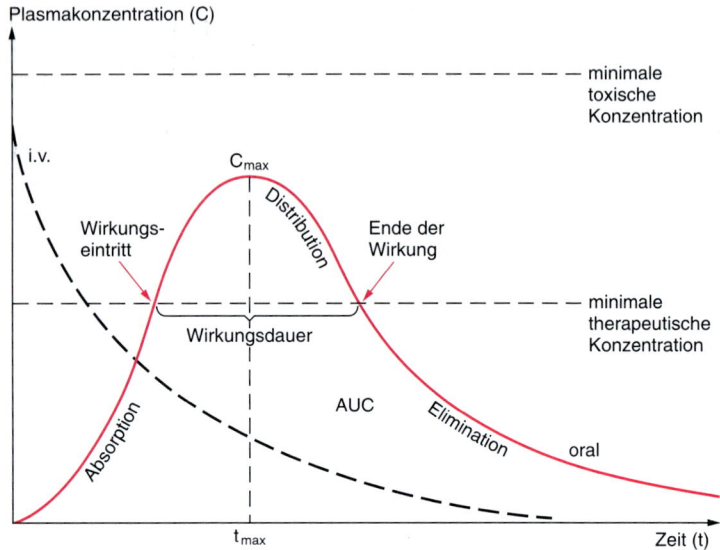

Abb. 22: Plasmaspiegelkurve

toxikologischer und klinischer Studien des Originalpräparates zugelassen; es muß gefordert werden, daß diese Substanzen dem Originalpräparat tatsächlich in sämtlichen Punkten bioäquivalent sind.

Zur Beurteilung der Bioäquivalenz dienen neben der bereits erwähnten Fläche unter der Kurve (AUC) die beiden Parameter C_{max} und t_{max} (siehe Abb. 22). C_{max} entspricht der Höhe der maximalen Serumkonzentration und ist ein Maß für die Wirkungsintensität, t_{max} stellt die Zeit bis zum Erreichen des maximalen Serumspiegels dar. Nachahmerpräparate sind mit dem Originalpräparat bioäquivalent, wenn sie bezüglich AUC-Wert, C_{max} und t_{max} identisch sind bzw. in zugelassenen Bereichen von 75 %/ 125 % liegen. Bioverfügbarkeitsuntersuchungen sind besonders bei Präparaten mit steiler Dosis-Wirkungskurve, nichtlinearer Pharmakokinetik, schlechter Löslichkeit und besonderer Galenik wichtig. Laut BGA gehören folgende Psychopharmaka zu den Arzneistoffen mit problematischer Bioverfügbarkeit: Amitriptylin, Carbamazepin, Clomipramin und Fluphenazin.

Pharmakokinetische Untersuchungen werden in der Regel an gesunden (jungen) Probanden durchgeführt und können bereits bei dieser

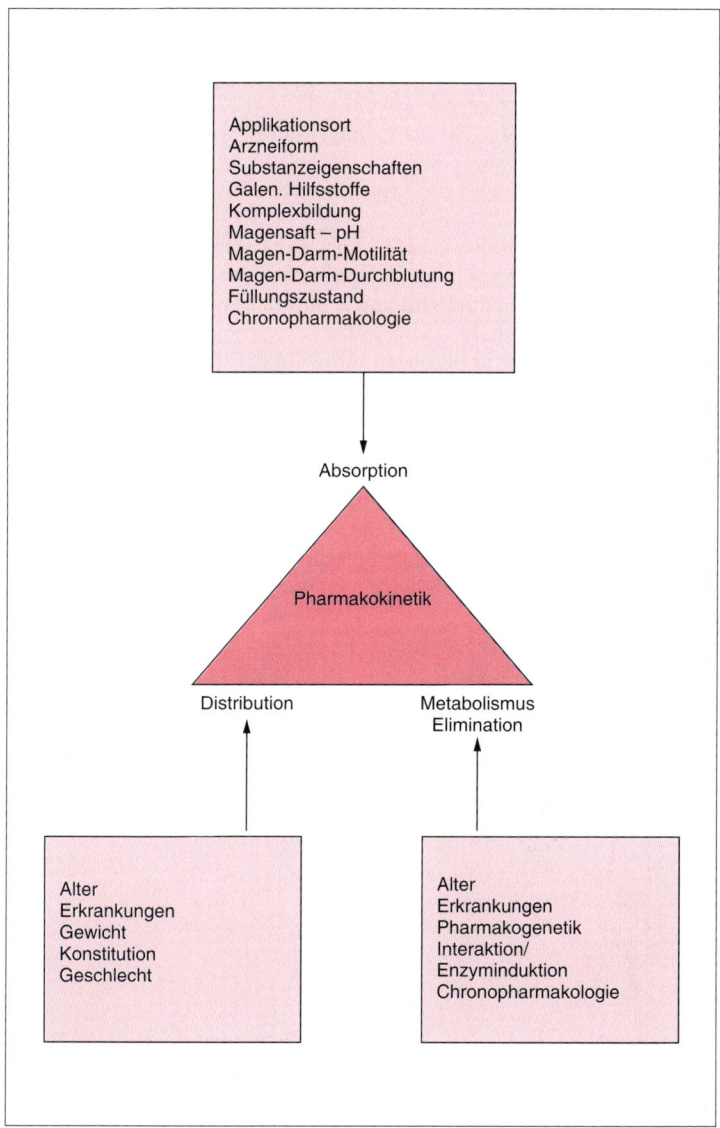

Abb. 23: Einflußfaktoren der Pharmakokinetik

Population stark variieren. Mögliche Faktoren, die pharmakokinetische Parameter beeinflussen können, sind in Abb. 23 zusammengefaßt.

Im einzelnen seien folgende erwähnt:

– Mit steigendem pH-Wert des Magensaftes werden basische Substanzen schlechter absorbiert.

– Durch Mahlzeiten wird die Absorption von Psychopharmaka verzögert.

– Im höheren Lebensalter werden Pharmaka verzögert eliminiert. Bei Frauen weisen insbesondere lipophile Substanzen wie Psychopharmaka größere Verteilungsvolumina und damit verlängerte Eliminationszeiten auf.

– Leber- und Nierenerkrankungen führen in der Regel zu einer erheblichen Verminderung der Ausscheidungskapazität mit erhöhten Plasmakonzentrationen und Kumulationsgefahr.

Von den möglichen pharmakokinetischen **Arzneimittelinteraktionen** seien Komplexbildungen mit Antacida und Enzyminduktionen durch Barbiturate, Antiepileptika, orale Kontrazeptiva und Cimetidin erwähnt (s. Kap. 9).

Die **Pharmakogenetik** beschäftigt sich mit dem Einfluß genetischer Faktoren auf die Arzneimittelwirkung. Wie Untersuchungen mit Mar-

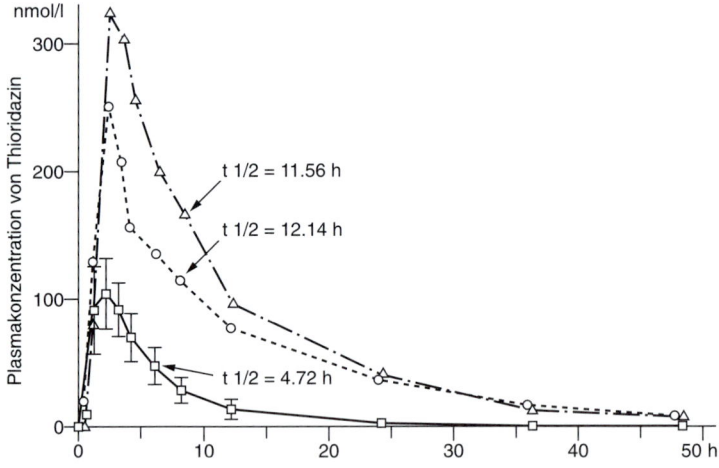

Abb. 24: Plasmakonzentrationen von Thioridazin bei «normal/rapid» (□) und bei «langsam/poor» (○, △) Metabolisierern (nach v. Bahr et al. 1989)

kierungssubstanzen (sog. Debrisoquin-Test, Hydroxylase-Typisierung) zeigen konnten, weisen ca. 4–10 % der Bevölkerung genetisch determinierte Enzymvariationen auf. Über eine veränderte hepatische Biotransformation bauen diese Personen bestimmte Medikamente langsamer ab (sog. «poor metabolizer»); dies äußert sich klinisch zumeist durch das Auftreten gravierender Nebenwirkungen infolge toxischer Plasmaspiegel unter Standard-Dosen (vgl. Abb. 24).

Ein relativ junges Teilgebiet der Pharmakologie ist die **Chronopharmakologie**, die sich mit zirkadianen Rhythmen bei der Arzneimitteltherapie beschäftigt. Seit längerem ist bekannt, daß die meisten physiologischen Prozesse wie z. B. Temperaturregelung, Organdurchblutung, Hormonausschüttung einem Biorhythmus unterliegen und von einer «inneren Uhr» gesteuert werden. Auch Arzneimittel können hinsichtlich ihrer Pharmakokinetik ausgeprägte Tagesrhythmen aufweisen. Bei der Gabe von Cortisonpräparaten wird dieser Tatsache durch die morgendliche Gabe schon weithin Rechnung getragen. Im Bereich der Psychopharmaka stehen diesbezügliche Untersuchungen am Anfang; Diazepam scheint nach morgendlicher Einnahme deutlich höhere Blutspiegel als nach abendlicher Einnahme aufzuweisen. Auch für Amitriptylin, Haloperidol, Lithium und Carbamazepin werden zirkadiane Rhythmen diskutiert.

Für die Kliniker stellt sich vorrangig die Frage der praktisch-therapeutischen Bedeutung des umfangreichen pharmakokinetischen Datenmaterials. Im Zentrum steht die Frage einer Korrelation zwischen **Blutspiegel** und klinischer Wirkung. Zum jetzigen Zeitpunkt lassen sich für die meisten Psychopharmaka keine therapeutischen Bereiche der Serumkonzentration definieren, die interindividuelle Varianz der Serumspiegel kann bis zum Faktor 10 differieren. Von den zahlreichen, bislang ungelösten methodischen Problemen seien erwähnt: Homogenität der Stichproben, Meßmethodik, Metabolite, Reliabilität und Validität klinischer Parameter.

Mittlerweile liegt ein Konsensuspapier namhafter Fachleute zur Plasmaspiegelbestimmung von Psychopharmaka vor. So sollte u. a. die Blutabnahme morgens vor der nächsten Dosis, ca. 12 Stunden nach der letzten Einnahme erfolgen, wobei unbedingt steady-state-Bedingungen vorliegen müssen, d. h. ca. vier bis fünf Halbwertszeiten sollten vergangen sein. Als Abnahmezeitpunkte werden empfohlen: 1. Wert nach ca. 1 Woche, 2. Wert nach 2 bis 3 Wochen, 3. Wert unter Erhaltungsdosis bzw. vor Entlassung. Bei Depotneuroleptika muß grundsätzlich vor der nächsten Dosis gemessen werden.

Die meisten Psychopharmaka sind als ZNS-gängige Substanzen aus-

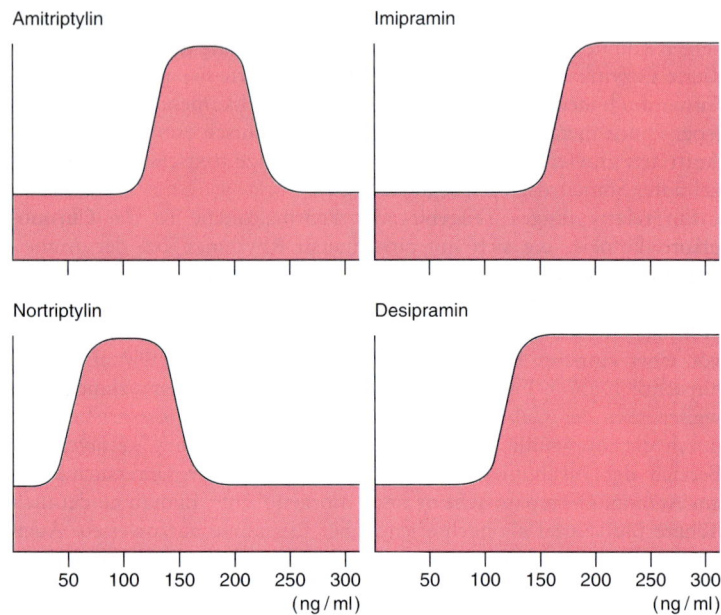

Abb. 25: Zusammenhang zwischen therapeutischer Wirkung und Plasmakonzentrationen von Antidepressiva

gesprochen lipophil, weisen also gute Resorption, hohe Plasmaproteinbindung, Elimination überwiegend durch Metabolisierung, Bildung aktiver Metabolite und eingeschränkte Bioverfügbarkeit infolge firstpass-Effekt auf.

Für die Gruppe der **Neuroleptika** ist eine Beziehung zwischen Plasmaspiegel und klinischer Wirkung bislang nicht verifiziert. Die Untersuchungen werden hier zusätzlich durch die hohe Non-Compliance-Rate Psychosekranker erschwert. Für die Substanzen Chlorpromazin, Clozapin, Fluphenazin, Perphenazin, Perazin, Tiotixen und Haloperidol wurden Beziehungen zwischen Plasmaspiegeln und therapeutischen bzw. toxischen Effekten beschrieben (therapeutische Schwellenkonzentrationen, ineffektive oder toxische Grenzkonzentrationen). Zum jetzigen Zeitpunkt läßt sich für die Neuroleptika keine generelle Empfehlung zur routinemäßigen Blutspiegelbestimmung geben, allerdings kann bei ausbleibendem Therapieerfolg (Non-Response) eine

Plasmaspiegelmessung – insbesondere bei den genannten Substanzen – erwogen werden.

Ähnliches gilt im Prinzip auch für die Gruppe der **Antidepressiva.** Für einige Antidepressiva ließ sich jedoch zeigen, daß oberhalb einer Grenzkonzentration der therapeutische Erfolg wahrscheinlicher wird. Für Nortriptylin und Amitriptylin wurde ein sog. therapeutisches Fenster definiert bei Plasmakonzentrationen von 50–150 bzw. 80–200 ng/ml. Für Imipramin und Desipramin werden 200 bzw. 100 ng/ml als erforderliche Mindestplasmakonzentrationen angegeben (s. Abb. 25).

Benzodiazepine besitzen zwar ein einheitliches pharmakodynamisches Wirkspektrum, unterscheiden sich aber beträchtlich hinsichtlich ihrer pharmakokinetischen Eigenschaften. Als lipophile Substanzen mit geringem first-pass-Effekt werden sie in der Regel schnell absorbiert, sie weisen eine hohe Bioverfügbarkeit auf. Ausnahmen sind die Substanzen Oxazepam und Prazepam mit einem relativ langsamen Wirkungseintritt (siehe Kapitel Benzodiazepin-Tranquilizer). Bei der Metabolisierung wird die Mehrzahl auf oxidativem Wege zu aktiven Metaboliten umgewandelt. Oxazepam, Lorazepam, Lormetazepam und Temazepam werden durch Glucuronierung verstoffwechselt und besitzen deshalb eine altersunabhängige Pharmakokinetik.

In praxi wird die routinemäßige Bestimmung von Psychopharmaka in Plasma und Urin bei Verdacht auf Drogen- bzw. Medikamentenabhängigkeit sowie im Rahmen von Intoxikationen durchgeführt.

Zur Optimierung der therapeutischen und Minimierung unerwünschter und toxischer Effekte dürfte das «**Therapeutische Drug Monitoring**» von Psychopharmaka mit Verbesserungen der Analysemethodik (ähnlich wie bei Antiepileptika) künftig an Bedeutung gewinnen.

Literatur

Baumann, P. (1992): Allgemeine Grundlagen der Pharmakokinetik. Therapeutisches Drug Monitoring. Pharmakogenetik. In: Riederer, P., Laux, G., Pöldinger, W. (Hrsg.) Neuro-Psychopharmaka Bd. 1. Springer, Wien.

Dahl, S. G. (1990): Pharmakokinetik der Neuroleptika. In: Müller-Oerlinghausen, B., Möller, H. J., Rüther, E. (Hrsg.) Thioxanthene in der neuroleptischen Behandlung. Springer, Heidelberg.

Fichtl, B., Forth, W. (1987): Pharmakokinetik ohne Mathematik. Dt. Ärztebl. 84: 122–124.

Forth, W., Henschler, D., Rummel, W. (Hrsg.) (1987): Allgemeine und spezielle Pharmakologie und Toxikologie. Bibl. Institut, Mannheim.

Gröning, R. (1989): Bioverfügbarkeit und Bioäquivalenz. Dtsch. Apoth. Ztg. 129: 116–119.

Hiemke, C. (1995): Therapeutisches Drug Monitoring von Antidepressiva und Neuroleptika. Psychopharmakotherapie 2: 21–23

Laux, G., Riederer, P. (Hrsg.) (1992): Plasmaspiegelbestimmung von Psychopharmaka: Therapeutisches Drug-Monitoring. Wiss. Verlagsgesell., Stuttgart.

Pöch, G., Juan, H. (1990): Wirkungen von Pharmaka. Thieme, Stuttgart.

Raaflaub, J. (1986): Pharmakokinetik. Editiones Roche, Basel.

Schwabe, U. (1988): Zur Frage der Bioäquivalenz von Generika. Internist. 29: 147–159.

Wetzel, H. (1995): Klinische Beurteilung von Antidepressiva- und Neuroleptikaspiegeln. Psychopharmakotherapie 2: 131–134.

9 Nebenwirkungen, Psychopharmakainduzierte Notfälle, Interaktionen

Das Phänomen Nebenwirkungen eines Arzneimittels ist eng mit den Hauptwirkungen verknüpft. Will man mit Hilfe eines Medikamentes bestimmte pathologische Zustände verbessern oder beseitigen, so muß in der Regel mit Wirkungen **neben** der Hauptwirkung gerechnet werden. Generell kann man dabei zwischen erwünschten und unerwünschten Nebenwirkungen unterscheiden. So ist z. B. die durch Antihistaminika verursachte Sedierung bei der Verwendung einer solchen Substanz als Hypnotikum sicherlich eine erwünschte (Neben-)Wirkung, während sie bei einem antiemetischen Einsatz eher als störend empfunden wird. Diese Abhängigkeit der Definition dessen, was eine Haupt- und was eine Nebenwirkung ist von der jeweiligen Indikationsstellung, führte dazu, daß heute mehr und mehr der allgemeine Begriff «Nebenwirkungen» verlassen wird und gezielter von **unerwünschten Arzneimittelwirkungen** (UAW) gesprochen wird. Nach einer Definition der WHO handelt es sich bei einer unerwünschten Arzneimittelwirkung um jede schädliche, unbeabsichtigte Reaktion, die bei Dosierung von Arzneimitteln auftritt, wie sie für die Prophylaxe, Diagnose und Therapie üblich ist.

Häufig nicht einfach – dies gilt in besonderem Maße auch für Psychopharmaka – ist die Entscheidung, ob eine beobachtete unerwünschte Arzneimittelwirkung kausal auf ein eingenommenes Medikament zurückzuführen ist oder ob nicht andere Ursachen dafür verantwortlich zu machen sind. Für eine Koinzidenz spricht einmal der zeitliche Zusammenhang zwischen Verabreichung des Medikamentes und Auftreten der UAW unter besonderer Berücksichtigung der Dosierung (z. B. Auftreten der Störung nach Dosiserhöhung, insbesondere auch der weitere Verlauf der beobachteten Störung nach Absetzen der Arzneimittel). Zum anderen bietet eine positive Reexposition, d. h. Wiederauftreten der gleichen Störung nach erneuter Verabreichung des angeschuldigten Medikamentes – soweit man dieses Vorgehen von der Schwere der Nebenwirkung her ethisch überhaupt vertreten kann –, ein besonders stichhaltiges Argument. Schwierigkeiten bereitet auch, solche unerwünschten Wirkungen zu erkennen, die in ihrem Erscheinungsbild nicht zu bisher bekannten oder erwarteten UAW passen oder die von der Krankheitssymptomatik nicht sicher zu unterscheiden sind.

Es ist bekannt, daß bei der Entstehung unerwünschter Arzneimittelwirkungen eine Vielzahl von Faktoren beteiligt sein kann. Abb. 26 zeigt dieses multifaktorielle Geschehen am Beispiel einer unerwünschten psychotropen Wirkung. Hierbei können neben medikamentenspezifischen Parametern wie Substanzeigenschaften, Dosierung, Behandlungsdauer und Wechselwirkungen auch individuelle Faktoren eine Rolle spielen. Gerade ältere Menschen und Kinder reagieren häufig empfindlicher auf Medikamente. Darüber hinaus hat insbesondere die Placeboforschung Erkenntnisse darüber geliefert, daß Persönlichkeitsmerkmale (z. B. emotional labile oder neurotische Personen), medikamentöse Vorerfahrungen und Erwartungshaltungen von Arzt und Patient das Auftreten unerwünschter Wirkungen beeinflussen. Auch die Schwere einer Erkrankung und die Tatsache, ob die Behandlung ambulant oder stationär stattfindet, sind UAW-bestimmende Faktoren.

Schließlich ist die **Häufigkeit** der UAW davon abhängig, ob nur spontane Äußerungen des Patienten erfaßt werden oder dieser befragt wird und wie diese Befragung durchgeführt wird. Bei der Einschätzung und Interpretation der Häufigkeit von UAW ist es wichtig, den in der Umgangssprache gebräuchlichen Begriffen «häufig, gelegentlich und selten» die entsprechenden Zahlen zugrunde zu legen. So entspricht dem Umgangssprachlichen «häufig» eine Größenordnung von 0,5 bis 5 UAW pro 100 Fälle, «gelegentlich» entspricht etwa 1 UAW auf 100 bis 10 000 Fälle und «selten» 1 UAW auf 10 000 bis 500 000 Fälle.

Erst die genaue Kenntnis unerwünschter Arzneimittelwirkungen nach Art, Häufigkeit und Schwere ermöglicht es, bei einem Medikament das therapeutische Risiko gegen das Krankheitsrisiko abzuwägen. Diese Nutzen-Risiko-Bewertung sollte vor jeder Arzneiverordnung erfolgen. Dem Patienten muß deutlich gemacht werden, daß die Einnahme von Medikamenten mit der Akzeptanz gewisser Risiken einhergeht. Eine unbefangene Nutzen-Risiko-Gegenüberstellung führt dabei weniger zur Erzeugung von Ängsten als vielmehr zur Beseitigung von Verunsicherungen, die durch Überschätzung der Eintrittswahrscheinlichkeit von im Beipackzettel genannten Nebenwirkungen oder durch Sensationsmeldungen über Einzelfälle schwerer UAW in den Medien hervorgerufen werden. Letztlich sollte für den Patienten der zu erwartende, durch Wirksamkeitsnachweis belegte, Nutzen eines Medikamentes so erwünscht sein, daß er die sehr unwahrscheinliche, aber doch vorhandene Möglichkeit einer Schädigung in Kauf nimmt. Diese Ab-

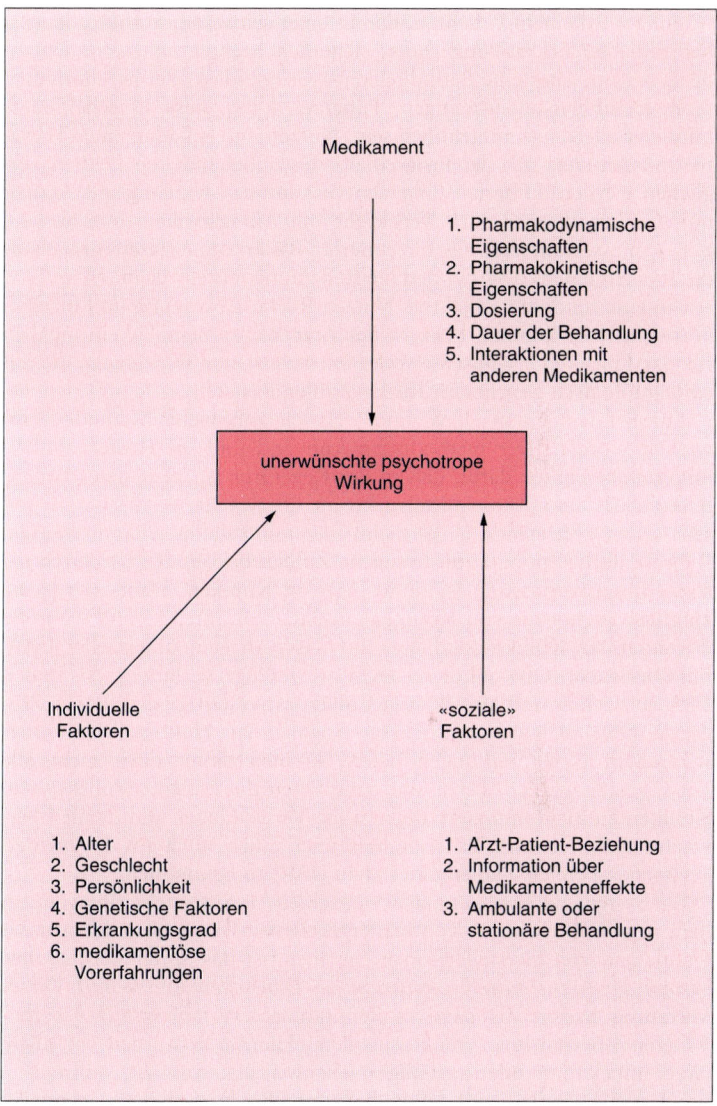

Abb. 26: Multifaktorielle Ätiologie unerwünschter psychotroper Wirkung (modifiziert nach Grohmann et al. 1987)

wägung wird einem Patienten, der an einer schweren, mitunter lebensbedrohlichen Erkrankung leidet, sicherlich leichter fallen, als jemandem, der nur über eine Befindlichkeitsstörung klagt. Bei psychotischen (z. B. krankheitsuneinsichtigen) Patienten kann diese Entscheidungsfähigkeit allerdings aufgehoben sein. Nutzen und Schaden einer Therapie müssen stets mit der Progredienz des unbehandelten Leidens verglichen werden. Hilfreich für einen vernünftigen Umgang mit Arzneimittelrisiken können auch Vergleiche mit Alltagsrisiken sein. So sind z. B. gemessen am freiwillig akzeptierten Risiko des Zigarettenrauchens die Risiken einer UAW bei den meisten Arzneimitteln klein.

Um eine fundierte, objektive Nutzen-Risiko-Abwägung im Einzelfall vornehmen zu können, braucht der Arzt Wahrscheinlichkeitsangaben für das Eintreten erwünschter oder unerwünschter Wirkungen, die auf epidemiologisch gesicherten Risiko-Zahlen basieren.

Zur Erfassung von UAW sind weltweit zahlreiche Methoden entwickelt worden. Der methodische Aufwand und die Kosten sind limitierender Faktor dafür, daß in der Regel nur ein begrenztes Patientenkollektiv und Arzneimittelspektrum überwacht werden kann und sehr selten auftretende UAW nicht oder nur zufällig erkannt werden. Repräsentative, populationsbezogene Zahlen bekommt man durch die sog. «Intensiverfassung (-monitoring)» in Kliniken. Dabei wird eine zufällige Stichprobe von Krankenhauspatienten intensiv und während des gesamten Klinikaufenthaltes auf das Auftreten potentieller UAW hin überwacht. Obwohl dieses recht aufwendige Verfahren, das in den USA entwickelt und als «Boston Collaborative Drug Surveillance Program» bekannt wurde, uns genaue Angaben zur Häufigkeit von unerwünschten Nebenwirkungen liefert, können damit doch nicht alle UAW erfaßt werden. Dazu sind zum einen die Patientenkollektive in Kliniken zu klein und zum anderen die Verweildauer und damit Überwachungszeit zu kurz. Es ist deshalb unerläßlich, auch aus dem niedergelassenen Bereich Zahlenmaterial zu UAW zu bekommen.

Ein System zur Erfassung unerwünschter Arzneimittelwirkungen, bei dem sowohl Meldungen von niedergelassenen Ärzten als auch aus der Klinik und von Herstellerfirmen eingehen, ist das *Spontanerfassungssystem der Arzneimittelkommission der Deutschen Ärzteschaft*. Dieses Verfahren basiert als passives Spontanmeldeverfahren auf der freiwilligen Übermittlung von Kasuistiken. Hierdurch werden vor allem neue, unbekannte oder auffällige Nebenwirkungen erfaßt, während in der Regel «banale» und schon bekannte Reaktionen nicht gemeldet werden. Mit knapp 20 % aller Nennungen stehen (nach den Überempfindlichkeitsreaktionen) ZNS- bzw. psychiatrische Reaktionen an

2. Stelle der von Ärzten gemeldeten Nebenwirkungen. Bedeutung hat die Spontanerfassung vor allem als Früherfassungssystem und zur Hypothesen-Generierung; exakte Aussagen zur Häufigkeit von UAW sind daraus nicht abzuleiten. Mittlerweile gibt es Arbeitsgruppen, die ein intensiviertes Spontanerfassungssystem, wie es in der Klinik üblich ist, auch im ambulanten Bereich anwenden. Daneben gibt es die vom Arzneimittelgesetz vorgeschriebenen sog. Phase-IV-Studien, in denen vom Hersteller neuer Arzneimittel nach deren Zulassung die UAW-Erfassung auf breiter Ebene verlangt wird.

Für den Bereich der Psychiatrie gab es seit 1978 die Arbeitsgruppe «Arzneimittel-Überwachung in der Psychiatrie» (AMÜP). Nach Erstellung der entsprechenden einheitlichen Methodik wurden von 1979 bis 1989 systematisch und standardisiert unerwünschte Arzneimittelwirkungen bei N = 15264 stationären psychiatrischen Patienten in verschiedenen Universitätskliniken erfaßt. Die Wahrscheinlichkeit einer ursächlichen Beziehung zwischen Medikation und beobachteten Phänomenen wird dabei in drei Stufen als «möglich», «wahrscheinlich» oder «sicher» bestimmt. Des weiteren wird die Schwere der UAW nach ihrer Bedeutung für die weitere Behandlung des Patienten gleichfalls in drei Stufen eingeteilt. Beim leichtesten Grad 1 führt die beobachtete UAW zu keiner Änderung der Medikation, Grad 2 bedeutet eine Dosisreduktion und/oder eine Zusatzmedikation zur Behandlung der UAW. Der stärkste Schweregrad einer UAW, Grad 3, liegt dann vor, wenn die UAW zum Absetzen der angeschuldigten Medikation führt. Das vom Bundesgesundheitsamt unterstützte AMÜP-Projekt stellte ein wichtiges Element der Qualitätskontrolle psychiatrischer Pharmakotherapie dar und förderte durch sein epidemiologisch gesichertes Zahlenmaterial eine rationale Nutzen-Risiko-Abwägung für Psychopharmaka.

Das AMÜP-Projekt wird neuerdings durch ein weiteres UAW-Erfassungssystem, Arzneimittelsicherheit in der Psychiatrie (AMSP), ergänzt.

In der AMÜP-Untersuchung wurden bei 59 % aller neuroleptikabehandelten Patienten in der Intensiverfassung unerwünschte Arzneimittelwirkungen erfaßt. Bei 9 % der Patienten wurden Neuroleptika wegen einer UAW abgesetzt und bei 1,4 % handelte es sich um eine als bedrohlich bewertete UAW. Tabelle 13a zeigt den Unterschied in den Nebenwirkungen zwischen Haloperidol, als Vertreter der Klasse der starken Neuroleptika, und Perazin, das den mittelstarken Substanzen zuzurechnen ist. Um die Bedeutung von UAW für die klinische Behandlung zu beurteilen, sind auch die Raten an therapierelevanten UAW aufgeführt.

Tabelle 13 a: Intensiverfassung: Häufigste UAW unter Neuroleptika (NL) insgesamt, Haloperidol und Perazin (nach AMÜP 1994)

	NL gesamt (N = 754) %	%	Haloperidol (N = 395) %	%	Perazin (N = 340) %	%
EPMS	34,7	29,6	55,9	48,6	14,4	9,7
Parkinsonoid	17,5	14,5	29,8	27,5	4,0	3,2
Frühdyskinesie	13,4	12,7	23,5	22,0	3,5	3,2
Akathisie	11,1	9,4	16,7	14,4	2,9	2,4
Tremor	10,6	6,1	13,7	8,6	7,4	2,9
Psychische Störung	25,3	13,4	20,8	10,9	22,4	9,7
Müdigkeit	21,2	9,5	17,2	7,6	15,3	5,6
Andere neurol. Störung	16,7	4,0	16,5	4,1	12,6	1,5
EEG-Veränderung	12,0	1,3	10,8	1,3	8,8	0,2
Akkommodationsst.	4,8	0,8	5,6	1,0	3,8	0,6
Herz-Kreislauf-Störung	13,7	7,3	8,6	3,8	12,9	7,1
Hypotone Störung	9,8	5,8	6,9	3,5	10,1	6,5
Leberwerterhöhung	13,0	2,1	7,6	0,5	14,1	2,4
Verdauungstrakt-UAW	11,4	3,7	3,5	0,5	8,8	1,8
Mundtrockenheit	5,6	0,8	3,0	0,3	6,2	0,6

Farbdruck: mit therapeutischen Konsequenzen.
Normaldruck: alle Stufen.

Unerwünschte Arzneimittelwirkungen wurden bei 52 % der mit Antidepressiva behandelten Patienten erfaßt, bei 21,5 % hatten diese therapeutische Konsequenzen und führten bei knapp 8 % der Patienten zum Absetzen. Als «bedrohlich» wurden UAW bei knapp 2 % der Patienten beurteilt.

Die in Tabelle 13 b aufgeführten wichtigsten Nebenwirkungen der Antidepressiva werden auch für die beiden Einzelsubstanzen Amitriptylin und Clomipramin, als Repräsentanten der Untergruppen der sedierenden und nichtsedierenden Antidepressiva, aufgeschlüsselt.

Insgesamt gilt, daß Neuroleptika und Antidepressiva die beiden Psychopharmakagruppen mit den höchsten UAW-Raten sind, während Lithiumsalze, Antiparkinsonmittel und insbesondere Benzodiazepine nur selten für UAW verantwortlich gemacht wurden. Bei den therapierelevanten UAW, wie sie in der Intensiverfassung registriert wurden,

Tabelle 13 b: Intensiverfassung: Häufigste UAW unter Antidepressiva (AD) insgesamt, Trizyklischen Antidepressiva/Maprotilin (TZA-M), Amitriptylin und Clomipramin (nach AMÜP 1994)

	AD (N = 646) %	%	TZA-M (N = 610) %	%	Ami. (N = 287) %	%	Clomi. (N = 108) %	%
Verdauungstr. UAW	23,5	3,7	24,4	3,0	25,1	2,1	29,6	7,4
Mundtrockenheit	21,2	1,2	22,3	1,3	24,7	2,1	23,1	1,9
Neurologische UAW	19,7	5,2	20,3	5,3	18,1	4,9	35,1	10,2
Tremor	10,4	3,4	10,8	3,6	9,1	2,8	23,1	9,3
Akkommod. Störung	6,5	0,8	6,9	0,8	4,5	1,0	15,7	1,9
EEG-Veränderung	6,0	0,8	6,1	0,6	7,8	1,0	5,8	0
Herz-Kreislauf-UAW	14,2	7,7	14,3	7,4	12,2	5,6	25,9	14,8
Hypotone Störung	11,2	8,0	10,0	6,8	8,4	4,9	18,1	13,9
Tachykardie	2,3	0	2,3	0,2	0,7	0,3	5,6	0
Psychische Störung	13,9	6,8	12,8	5,6	8,7	3,1	19,4	12,9
Müdigkeit	7,3	1,2	7,4	7,4	5,2	0,7	5,6	1,9
Unruhe	5,3	3,8	3,4	3,2	0,6	1,0	14,0	10,2
Leberwerterhöhung	13,8	1,9	13,8	1,8	9,4	1,0	7,4	1,9

Farbdruck: therapierelevante UAW.
Normaldruck: alle Stufen.

sind Neuroleptika deutlich häufiger beteiligt als Antidepressiva. Dagegen kommen Absetz-UAW und bedrohliche UAW bei diesen beiden Psychopharmakagruppen in etwa gleicher Häufigkeit vor.

Psychopharmaka-induzierte Notfälle

Diese Notfälle treten relativ selten auf. Es ist jedoch unerläßlich mit den Ursachen, Symptomatiken und geeigneten Gegenmaßnahmen vertraut zu sein, um diesen bedrohlichen Situationen wirkungsvoll begegnen zu können. Gründe für Zwischenfälle im Zusammenhang mit Psychopharmaka können unerwünschte Arzneimittelwirkungen, Überdosierungen und Intoxikationen, Medikamenten-Wechselwirkungen und Absetz (Entzugs-)phänomene sein.

Aussagekräftiges Zahlenmaterial zu bedrohlichen Nebenwirkungen unter Psychopharmaka lieferte uns das AMÜP-Projekt. Insgesamt traten in der Intensiverfassung bei 1,8 % der Patienten bedrohliche Nebenwirkungen auf. Die am häufigsten genannten deliranten Syndrome ereigneten sich bevorzugt bei Neuroleptika mit sedierenden und anticholinergen Eigenschaften und bei Antidepressiva mit starker anticholinerger Wirkkomponente. Vor allem die Kombination mehrerer anticholinerg wirksamer Substanzen scheint ein besonders hoher Risikofaktor zu sein. Die am zweithäufigsten genannten zerebralen Krampfanfälle wurden sowohl mit hochpotenten als niederpotenten Neuroleptika und Antidepressiva in Zusammenhang gebracht. Überwiegend waren es jedoch Substanzen mit ausgeprägter anticholinerger Wirkung. Auch die pharmakogenen Depressionen wurden relativ häufig beobachtet. Die Schwierigkeit ihrer Bewertung und Differenzierung vom krankheitsbedingten Verlauf zeigte sich darin, daß diese Nebenwirkung eher als «möglich» denn als «wahrscheinlich» eingeschätzt wurde. Schwere extrapyramidale Störungen traten erwartungsgemäß vor allem bei hochpotenten Neuroleptika auf. Subileus als bedrohliche gastrointestinale Nebenwirkung war ausschließlich Psychopharmaka mit anticholinerger Komponente wie z. B. Levomepromazin, Clozapin und Amitriptylin zuzuschreiben. Blutbildschäden äußerten sich in Form von schweren Leukopenien und Agranulozytosen; es waren sowohl Neuroleptika als auch Antidepressiva involviert. Dieser Befund bestätigt, daß bei beiden Substanzgruppen regelmäßig das weiße Blutbild zu überwachen ist. Zentrale Regulationsstörungen mit Hyperthermie und Kreislaufdysregulation waren auf die Kombinationsbehandlung von MAO-Hemmern mit trizyklischen Antidepressiva zurückzuführen. Sowohl unter Lithium als auch unter Antidepressiva traten bedrohliche Arrhythmien auf. Für diese und die weiteren kardialen Nebenwirkungen gilt, daß es sich in der Regel um ältere Patienten (> 60 Jahre) mit bereits bestehender kardialer Vorschädigung handelte. Weitere als bedrohlich eingestufte Nebenwirkungen betrafen das maligne neuroleptische Syndrom, Harnsperre, Bewußtseinstrübung, toxische Hepatitis bzw. Cholestase und Ateminsuffizienz (s. Tab. 13 a und b).

Überdosierungen und Intoxikationen

durch Psychopharmaka sind häufiger als vielfach vermutet wird. Nach Schweizer Zahlen sind Psychopharmaka an ca. 20 % der medikamentösen Vergiftungen beteiligt. Besondere Beachtung wegen ihrer

Toxizität verdienen Antidepressiva und Lithium. So beträgt z. B. der Anteil schwerer und tödlicher Fälle bei Vergiftungen durch Psychopharmaka allgemein ca. 9 %, während er für Antidepressiva 19 % erreicht. Bei *Antidepressiva-Intoxikationen* zeigen sich ZNS-Störungen mit Verwirrtheit, Halluzinationen und raschem Übergang in Koma mit Krämpfen vom Grand mal-Typ. Anticholinerge Effekte äußern sich u. a. in Mundtrockenheit, Harnverhalten und Ileus. Besonders gefährlich sind die kardiotoxischen Effekte wie ventrikuläre Tachykardien, Erregungsbildungs- und Reizleitungsstörungen. Bei Vergiftungen sind Plasmaspiegel ab 1000 ng/ml bei den meisten Antidepressiva mit kardiotoxischen Erscheinungen verbunden. Das therapeutische Vorgehen beinhaltet die primäre Giftentfernung (Magenspülung, Kohle, Laxans) sowie die Aufrechterhaltung der Vitalfunktionen (Hämoperfusion und Dialyse sind wegen des großen Verteilungsvolumens nicht effektiv). Bei Konvulsionen können Diazepam oder Phenytoin, gegen Herzrhythmusstörungen Phenytoin und Bikarbonat gegeben werden. Antidot gegen die anticholinergen Nebenwirkungen ist Physostigmin. Nach Durchführung des Physostigmin-Tests werden bei Erwachsenen initial 2 mg Physostigmin verabreicht. Evtl. kann dieses Vorgehen bei deutlich nachlassender Antidot-Wirkung wiederholt werden (Cave vagalreflektorische Zwischenfälle; Gegenmittel ist Atropin in gewichtsmäßig gleichhoher Dosis).

Hinsichtlich der Toxizität und damit der Arzneimittelsicherheit weisen die neueren Antidepressiva im Vergleich zu den eben geschilderten Überdosierungseffekten trizyklischer Antidepressiva erhebliche Vorteile auf. Citalopram, Fluoxetin, Fluvoxamin, Mianserin, Paroxetin, Trazodon, Venlafaxin und Moclobemid können als vergleichsweise sichere Antidepressiva gelten.

Intoxikationen mit Lithiumsalzen sind aufgrund der engen therapeutischen Breite dieser Substanzen nicht selten. Es besteht keine enge Beziehung zwischen der Höhe der Lithium-Serumkonzentration und dem Ausmaß und der Gefährlichkeit der Vergiftung. Auch bei Spiegeln, die noch im Bereich der oberen therapeutischen Grenz-Konzentration liegen (ca. 1,2 bis 1,4 mmol/l), können – nicht selten gerade bei alten Menschen – bereits Intoxikationssymptome beobachtet werden.

Generell muß ab 1,5 mmol/l mit einer erhöhten Nebenwirkungsrate gerechnet werden, ab etwa 2 mmol/l bestehen ernste Vergiftungserscheinungen, ab etwa 3,5 mmol/l droht Lebensgefahr. Neben einer zu hohen Zufuhr von Lithium in z. B. suizidaler Absicht können sämtliche Zustände, die mit einer Dehydratation einhergehen, eine Lithiumintoxikation induzieren. Der durch die Dehydratation bedingte Natriumverlust führt zu einer erhöhten Lithiumabsorption, d. h. die Lithium-Clearance sinkt.

Intoxikationen äußern sich in gastrointestinalen Symptomen (z. B. Erbrechen, Diarrhoe und Durstgefühl), ZNS-Nebenwirkungen (u. a. Benommenheit, Tremor, Schwindel, Dysarthrie, Ataxie und epileptische Anfälle), kardialen und renalen Schädigungen. Sicherste und effektivste Behandlungsmethode (bei entsprechendem klin. Bild ab etwa 2 mmol/l) ist die Hämodialyse.

Vergiftungen durch Carbamazepin sind durch die typische anticholinerge Symptomatik gekennzeichnet. Therapeutisch stehen primäre Giftentfernung, Beatmung (bei Atemdepression) und vorsichtige Gabe von Diazepam bei Krämpfen im Vordergrund. Als Antidot gegen die anticholinergen (Neben-)Wirkungen steht Physostigmin zur Verfügung.

Bei *Neuroleptika* imponieren vor allem zwei Intoxikationssyndrome: Zum einen – in erster Linie bei hochpotenten Neuroleptika – ein hyperkinetisch-dystones Syndrom, zum anderen anticholinerge und kardiovaskuläre Störungen, mit denen eher bei niederpotenten Substanzen zu rechnen ist. Symptomatik und Therapie ähneln derjenigen der Antidepressiva, d. h. Antidot ist hier wiederum Physostigmin. Emetische Maßnahmen sind bei Neuroleptika unwirksam, da diese Medikamente einen ausgeprägten Apomorphin-Antagonismus besitzen. Auch Hämoperfusion und Dialyse sind wegen des hohen Verteilungsvolumens keine effektiven Maßnahmen.

Intoxikationen mit Hypnotika und Tranquilizern müssen differenziert gesehen werden. Barbiturate und Meprobamat sind Substanzen mit hoher Toxizität, was mit ein Grund dafür ist, diese Medikamente nicht mehr zu empfehlen. Auch Antihistaminika-Überdosierungen können gefährlich verlaufen, insbesondere bei Kindern. Da periphere und zentrale anticholinerge Wirkungen zu verzeichnen sind, sind hier wiederum Beatmung, Giftentfernung, antikonvulsive Therapie und Physostigmin als therapeutische Maßnahmen zu nennen. Überdosierungen von Benzodiazepinen verlaufen in der Regel gutartig und ohne größere Probleme. In erster Linie tritt eine Depression des ZNS mit Somnolenz und Benommenheit auf, in schweren Fällen kommt es zu tiefem Koma mit ausgeprägtem Blutdruckabfall. Therapeutisch empfiehlt sich die primäre Giftentfernung (Magenspülung bzw. Emesis, Kohle und Laxans), Volumenersatz bei Blutdruckabfall sowie der Benzodiazepin-Antagonist Flumazenil (auch zur Differentialdiagnose – Ausschluß einer anderweitigen Intoxikation).

Interaktionen

Notfälle infolge von Wechselwirkungen zwischen Medikamenten sind außer bei der Lithiumtherapie vor allem bei einer Behandlung mit MAO-Hemmern zu beachten. Lithium-Interaktionen betreffen vorrangig Kombinationen mit natriuretisch wirkenden Diuretika, da hierdurch mit einer Verminderung der renalen Lithium-Clearance zu rechnen ist. Zur Gefährlichkeit der gleichzeitigen Gabe von MAO-Hemmern und trizyklischen Antidepressiva lieferte uns das AMÜP-Projekt genauere Zahlen. Es zeigte sich, daß bei der Kombination von Tranylcypromin mit Amitriptylin keine vermehrten unerwünschten Wirkungen auftraten, erheblich erhöht war jedoch die Inzidenz gravierender Nebenwirkungen bei gleichzeitiger Gabe von Clomipramin.

Psychopharmaka werden häufig mit anderen Medikamenten kombiniert, wobei es zu einer gegenseitigen Beeinflussung der Arzneistoffe kommen kann. Derartige Wechselwirkungen können sowohl positiver Art, d. h. therapeutisch nützlich, als auch negativ sein. Im heutigen Sprachgebrauch versteht man unter Wechselwirkungen allerdings nur noch unerwünschte Interaktionen. Diese können eine unzureichende Arzneimittelwirkung durch Abschwächung und Verkürzung der Wirkdauer oder auch Intoxikationen durch verstärkte und verlängerte Effekte zur Folge haben. Die Arzneistoffinteraktionen lassen sich in pharmakodynamische, pharmakokinetische und physikalisch-chemische Wechselwirkungen unterteilen. Unter *pharmakodynamischen Interaktionen* versteht man in der Regel synergistische oder antagonistische Effekte an einem Rezeptor, Erfolgsorgan oder einem Regelkreis. Hierzu gehört z. B. die synergistische Wirkung von MAO-Hemmern und Sympathomimetika auf den Blutdruck oder der Antagonismus des Benzodiazepin-Antagonisten Flumazenil am Benzodiazepin-Rezeptor. *Pharmakokinetische Wechselwirkungen* können sämtliche kinetische Phasen beeinflussen, also Resorption/Absorption, Verteilung, Biotransformation und Ausscheidung. Häufig sind sie wesentlich schwieriger als pharmakodynamische Interaktionen vorhersehbar, da individuelle Faktoren hier eine große Rolle spielen. Enzyminhibitoren wie z. B. Cimetidin oder auch Induktoren wie die Barbiturate seien als Beispiel für eine veränderte Metabolisierung genannt. Die Wechselwirkung von Lithium und Diuretika ist gleichfalls pharmakokinetischer Natur und betrifft geänderte Eliminationsverhältnisse. *Physikalische und chemische Interaktionen* sind zum einen die auch als Antidottherapie genutzte physikalische Absorption von vielen Arzneistoffen an Aktivkohle, zum anderen die chemische Inaktivierung durch Bildung von unlöslichen Komplexen mit Chelatbildnern wie z. B. Tetracycline mit Calcium- oder Eisensalzen.

In der Literatur ist eine Vielzahl von Wechselwirkungen z. T. als Einzelfallbeobachtungen belegt; dabei ist die klinische Relevanz vieler Interaktionen unbedeutend, theoretischer Natur oder zumindest umstritten.

In Tab. 14 werden Psychopharmaka-Wechselwirkungen von klinischer Bedeutung und Vorschläge um ihnen zu begegnen dargestellt.

Tabelle 14: Wichtige Interaktionen

Wechselwirkung mit	Klin. Effekte	Procedere
Antidepressiva, trizyklische:		
Typ-I-Antiarrhythmika	verlängerte Überleitungszeiten im EKG. Cave AV-Block!	Kombination meiden
Anticholinergika (z.B. Parkinsonmittel, Antihistaminika, Antiemetika, Neuroleptika)	Verstärkung der anticholinergen Effekte (z.B. Darm-Blasen-Atonie, Delir v.a. bei geriatrischen Patienten	bes. Beachtung entsprechender Nebenwirkungen, evtl. nichttrizykl. Antidepressiva einsetzen bzw. Dosis reduzieren
Antihypertonika (Guanethidin, Clonidin, Reserpin, Alphamethyldopa)	Abschwächung der antihypertensiven Wirkung	als Alternative Antihypertonika, Betablocker o. Dihydralazin einsetzen
Antikoagulantien	Verstärkung der gerinnungshemmenden Wirkung, Blutungsgefahr	engmaschige Quick-Wert-Bestimmung u. evtl. Dosisreduktion des Antikoagulans
MAO-Hemmer, nichtselektive, irreversible (Tranylcypromin)	Blutdruckschwankungen, Serotonin-Syndrom (Erregung, Fieber, Tremor, Muskelrigidität bis Koma)	Kombination unter streng stationären Bedingungen möglich (außer Clomipramin)
Sympathomimetika (Adrenalin, Noradrenalin u. entsprechende Lokalanaesthetika-Kombinationen)	Verstärkung der blutdrucksteigernden Wirkung, Tachykardie	Bei Asthma: Beta-Sympathomimetika. Bei art. Hypotonie: Dihydroergotamin. Zur Lokalanaesthesie: Felypressin

Tabelle 14: Wichtige Interaktionen. Fortsetzung

Wechselwirkung mit	Klin. Effekte	Procedere
Zentraldämpfende Pharmaka u. Alkohol, Antihistaminika, Barbiturate, Benzodiazepine, Hypnotika, Neuroleptika	Verstärkte Sedierung/ ZNS-Dämpfung	ggf. Dosisanpassung Alkohol meiden

Plasmaspiegel erhöht durch Cimetidin, Östrogene, Neuroleptika, Phenytoin und Serotonin-selektive Antidepressiva; Plasmaspiegel erniedrigt durch Barbiturate, Carbamazepin, Kaffee, Tee und Rauchen

Antidepressiva, serotonin-selektive:

Antikoagulantien	erhöhte Plasmaspiegel des Antikoagulans, Blutungsgefahr	Prothrombinzeit engmaschig überwachen
Betablocker	erhöhte Betablocker-Plasmaspiegel	evtl. Dosisreduktion
Carbamazepin	erhöhte Carbamazepin-Plasmaspiegel	Carbamazepinspiegel überwachen; ggf. Dosisanpassung
Lithium	erhöhte Lithium-Plasmaspiegel	Lithiumspiegel überwachen; ggf. Lithiumdosis verringern
MAO-Hemmer, irreversible und reversible	Unruhe, Schlaflosigkeit, Erbrechen, «Serotoninsyndrom»	Kombination kontraindiziert bzw. nicht empfohlen
Neuroleptika	erhöhte Neuroleptika-Plasmaspiegel	evtl. Dosisanpassung, bzw. Antidepressivawechsel auf z.B. trizykl. Antidepressiva
Sumatriptan	verstärkte serotonerge Wirkung	Kombination meiden

Plasmaspiegel erhöht durch Cimetidin; erniedrigt durch Barbiturate und Phenytoin

Tabelle 14: Wichtige Interaktionen. Fortsetzung

Wechselwirkung mit	Klin. Effekte	Procedere
MAO-Hemmer, reversible (Moclobemid):		
Antidepressiva, trizyklische	bei antriebssteigernden Substanzen Unruhe und Erregung möglich. Cave Serotonin-Syndrom bei Kombination mit Clomipramin!	Kombination mit eher aktivierenden Substanzen wie Desipramin oder Nortriptylin meiden. Kombination mit Clomipramin kontraindiziert! Gemeinsame Gabe mit eher sedierenden Substanzen wie z.B. Amitriptylin, Doxepin oder Maprotilin möglich
Antidepressiva, serotoninselektive	Erregung, Blutdruckanstieg	Kombination nicht empfohlen. Umstellung ohne Karenzzeit möglich (Moclobemid-Initialdosis nicht höher als 300 mg/die)
Cimetidin	erhöhte Plasmaspiegel von Moclobemid	Moclobemid-Dosis reduzieren
Dextromethorphan	Erregung, Blutdruckanstieg	Kombination meiden
MAO-Hemmer, irreversible	Erregung, Blutdruckanstieg	Kombination kontraindiziert!
Pethidin	Erregung, Blutdruckanstieg	Absetzen von Moclobemid 24 h vor Eingriff
Selegilin	erhöhte Tyraminsensitivität. Erregung, Unruhe	Kombination meiden; wenn unumgänglich, dann Diätrestriktionen einhalten
Sympathomimetika	Blutdruckanstieg	Kombination meiden

Tabelle 14: Wichtige Interaktionen. Fortsetzung

Wechselwirkung mit	Klin. Effekte	Procedere
MAO-Hemmer, irreversible (Tranylcypromin):		
Antidepressiva, trizyklische	Erregung, Blutdruckanstieg, Delir	Kombination (mit Ausnahme von Clomipramin) unter streng stationären Bedingungen möglich
Antidepressiva, serotonin-selektive	Erregung, Blutdruckanstieg, Delir, Serotoninsyndrom	Kontraindiziert!
Antidiabetika	Hypoglykämien	Häufigere Blutzuckerkontrollen
Buspiron	Blutdruckanstieg	Kombination meiden
Levodopa	Blutdruckanstieg	Kontraindiziert!
Pethidin	Erregung, Blutdruckanstieg, Koma	Kontraindiziert!
Selegilin	Blutdruckanstieg	Kombination meiden
Sympathomimetika (auch Amphetamine, Appetitzügler, abschwellende Augen- u. Nasentropfen)	Plötzlicher Blutdruckanstieg	Kontraindiziert! (Ausnahme: kleine Mengen von Adrenalin in Lokalanästhetika)
Lithium:		
ACE-Hemmer (z.B. Captopril)	verminderte Lithiumausscheidung Lithiumspiegel erhöht	evtl. Lithium-Dosis-Reduktion
Antiphlogistika, nichtsteroidale (z.B. Indometacin, Diclofenac u.a.)	Lithiumspiegel erhöht	ASS verwenden (scheint keinen Einfluß auf Li-Clearance zu besitzen)
Diuretika (Thiazid-Diuretika)	verminderte Lithiumausscheidung	Lithium-Dosis reduzieren
Muskelrelaxantien	verstärkte muskelrelaxierende Wirkung	Lithium vor Operationen und Narkosen absetzen

Tabelle 14: Wichtige Interaktionen. Fortsetzung

Wechselwirkung mit	Klin. Effekte	Procedere
Neuroleptika	evtl. erhöhte Neurotoxizität	Kombination durchaus sinnvoll, z.B. bei Manien, jedoch möglichst meiden bei Hochdosis-Neuroleptika-Therapie, bei älteren Patienten und Patienten mit hirnorganischen Störungen
Phenytoin	evtl. erhöhte Neurotoxizität	Lithium-Dosis evtl. reduzieren
Thyreostatika, Jodsalz	Hypothyreose	Kombination meiden ansonsten L-Thyroxin-Gabe

Carbamazepin:

Antikoagulantien, orale	Wirkungsminderung des Antikoagulans	evtl. Dosissteigerung des Antikoagulans
Calciumantagonisten (Verapamil, Diltiazem)	erhöhte Carbamazepin-Plasmaspiegel	evtl. Carbamazepin-Dosis reduzieren
Cimetidin	erhöhte Carbamazepin-Plasmaspiegel	Ranitidin o. Famotidin verwenden
Danazol	erhöhte Carbamazepin, Plasmaspiegel	evtl. Carbamazepin-Dosis reduzieren
Dextropropoxyphen	erhöhte Carbamazepin-Plasmaspiegel	alternativ ASS verwenden
Erythromycin	erhöhte Carbamazepin-Plasmaspiegel	evtl. Carbamazepin-Dosis reduzieren
Isoniazid	erhöhte Carbamazepin-Plasmaspiegel	evtl. Carbamazepin-Dosis reduzieren
Kontrazeptiva, orale	Wirkungsminderung des Kontrazeptivums	ggf. zusätzliche kontrazeptive Maßnahmen zu empfehlen

Tabelle 14: Wichtige Interaktionen. Fortsetzung

Wechselwirkung mit	Klin. Effekte	Procedere
Neuroleptika	evtl. erhöhte Neurotoxizität	Vermeidung der Kombination bei Hochdosis-Neuroleptika-Therapie, bei älteren Patienten und bei Patienten mit hirnorganischen Störungen

Neuroleptika:

Adsorbentien (Antacida, med. Kohle, Tee, Kaffee)	Wirkungsabschwächung der Neuroleptika	zeitlicher Abstand von 1–2 Stunden zur Neuroleptika-Gabe, ggf. parenterale Applikation der Neuroleptika
Anticholinergika (Parkinsonmittel wie z.B. Biperiden; Antidepressiva)	Verstärkung der anticholinergen Effekte, Delirprovokation, Ileus-Gefahr, bes. in Komb. mit nieder- u. mittelpotenten Neuroleptika	eher mit hochpotenten Neuroleptika kombinieren
Antihypertonika	Blutdrucksenkung verstärkt	Blutdrucküberwachung
Betablocker	evtl. hypotensive Krisen	Blutdrucküberwachung
Carbamazepin	evtl. erhöhte Neurotoxizität	s. Carbamazepin
Parkinsonmittel wie Dopaminagonisten (z.B. Levodopa, Bromocriptin, Amantadin, Lisurid)	gegenseitige Wirkungsminderung	Kombination meiden. Bei L-Dopa-Psychosen eher niederpotente Neuroleptika einsetzen
Antiemetische Dopaminantagonisten (z.B. Metoclopramid, Alizaprid, Bromoprid)	extrapyramidale Nebenwirkungen evtl. verstärkt	geringer ZNS-gängige Substanzen wie Domperidon oder Cisaprid verwenden
Guanethidin	verminderte Blutdrucksenkung	Kombination meiden
Lithium	evtl. erhöhte Neurotoxizität	s. Lithium

Tabelle 14: Wichtige Interaktionen. Fortsetzung

Wechselwirkung mit	Klin. Effekte	Procedere
Zentraldämpfende Pharmaka und Alkohol (Antidepressiva, Antihistaminika, Barbiturate, Benzodiazepine, Hypnotika)	verstärkte Sedierung/ ZNS-Dämpfung	ggf. Dosisanpassung Alkohol meiden
Plasmaspiegel erhöht durch Antidepressiva, erniedrigt durch Barbiturate, Chloralhydrat und Rauchen		

Benzodiazepine:

Cimetidin	verlängerte Eliminationsdauer der Benzodiazepine	Ranitidin o. Famotidin bzw. Oxazepam o. Lorazepam verwenden
Cisaprid	Verstärkung der sedierenden Wirkung	evtl. Dosisanpassung
Digoxin	verlängerte Eliminationsdauer der Benzodiazepine	evtl. Digoxindosis reduzieren
Kontrazeptiva, orale	verlängerte Eliminationsdauer der Benzodiazepine	evtl. Dosis des Benzodiazepins reduzieren
Muskelrelaxantien	muskelrelaxierende Wirkung verstärkt	Kombination meiden
Omeprazol	verlängerte Eliminationsdauer der Benzodiazepine	evtl. Dosisanpassung
Zentraldämpfende Pharmaka u. Alkohol (Antidepressiva, Antihistaminika, Barbiturate, Hypnotika, Neuroleptika)	verstärkte Sedierung/ ZNS-Dämpfung	Kombination meiden bzw. Dosis anpassen. Kein Alkohol

Literatur

Albrecht, J. (1987): Notfall: Lithium-Intoxikation. Münch. med. Wschr. 129: 180–181.

Ammon, H. P. T. (Hrsg.) (1991³): Arzneimittelneben- und wechselwirkungen. Wiss. Verlagsgesellschaft, Stuttgart.

Bürke, H. (1985): Drug monitoring in psychiatric outpatient treatment. Pharmacopsychiat. 18: 42–43.

Clozapine (Leponex®/Clozaril®) (1989): Scientific update meeting. Psychopharmacology 99: 1–127.

De Jonghe, F., Swinkels, J. A. (1992): The safety of antidepressants. Drugs 41 (Suppl. 2): 40–47.

Dingemanse, J. (1993): An update of recent moclobemide interaction data. Int. Clin. Psychopharmacology. 7: 167–180.

Greil, W., Grohmann, R., Hippius, H. (1988): Psychopharmaka-induzierte Notfälle. Münch. med. Wschr. 130: 525–528.

Grohmann, R., Rüther, E., Schmidt, L. G. (1994): Unerwünschte Wirkungen von Neuroleptika in der Routinebehandlung. Erfahrungen aus dem AMÜP-Projekt. Psychopharmakotherapie 1: 40–49.

Grohmann, R., Rüther, E., Schmidt, L. G. (Hrsg.) (1994): Unerwünschte Wirkungen von Psychopharmaka. Ergebnisse der AMÜP-Studie. Springer, Heidelberg.

Grohmann, R., Ströbel, Ch., Rüther, E. et al. (1993): Adverse psychic reactions to psychotropic drugs – A report from the AMÜP study. Pharmacopsychiat 26: 84–93.

Helmchen, H., Hippius, H., Müller-Oerlinghausen, B., Rüther, E. (1985): Arzneimittelüberwachung in der Psychiatrie. Nervenarzt 56: 12–18.

Hinterhuber, H., Schubert, H., Kulhanek, F. (Hrsg.) (1986): Seiteneffekte und Störwirkungen der Psychopharmaka. Schattauer, Stuttgart.

Koberstein, B., Balzer, K., Eikmeier, G. et al. (1989): Malignes neuroleptisches Syndrom. Dtsch. med. Wschr. 114: 718–721.

Linde, O. K. (1994): Antidepressiva und Schwarztee – Über eine absorptionskinetisch relevante Interaktion. Psycho 20: 233–235.

Perry, P. J., Alexander, B., Liskow, B. J. (1988): Psychotropic drug handbook. Whitney, Cincinnati.

Schmidt, L. G. (1987): Ambulante Behandlung mit Psychopharmaka. Unerwünschte Arzneimittelwirkungen. Münch. med. Wschr. 129: 166–169.

Schmidt, L. G., Schüssler, G., Linden, M., Müller-Oerlinghausen, B. (1985): Unerwünschte Arzneimittelwirkungen von Psychopharmaka in der nervenärztlichen Praxis. Nervenarzt 56: 19–24.

Scholz, W. (1993): Arzneimittelwechselwirkungen. Scholz-Liste. Thieme, Stuttgart.

Sieberns, S. (1990): Neuroleptika-Interaktionen mit anderen Arzneimitteln. In: Müller-Oerlinghausen, B., Möller, H. J., Rüther, E. (Hrsg.): Thioxanthene in der neuroleptischen Behandlung. Springer, Heidelberg.

Spieß-Kiefer, C., Grohmann, R. (1987): Psychopharmaka-induzierte Blutbild-veränderungen. Münch. med. Wschr. 129: 173–175.

Spieß-Kiefer, C., Grohmann, R., Schmidt, L. G., Rüther, E. (1988): Severe and life-threatening adverse reactions to psychotropic drugs. Pharmacopsychiat. 21: 290–292.

Tollefson, G. D. (1993): Adverse drug reactions/interactions in maintenance therapy. J. Clin. Psychiatry 54 (Suppl. 8): 48–58.

Tornatore, F. L., Sramek, J. J., Okeya, B. L., Pi, E. H. (1991): Unerwünschte Wirkungen von Psychopharmaka. Thieme, Stuttgart.

Velvart, J., Schlatter, I., Gossweiler, B. (1986): Vergiftungen durch Psycho-pharmaka. Therap. Umschau 43: 278–286.

Victor, N. (1990): Nutzen-Risiko-Bewertung von Arzneimitteln. Dt. Ärztebl. 87: 741–748.

Weber, E. (Hrsg.) (1988[2]): Taschenbuch der unerwünschten Arzneiwirkungen. G. Fischer, Stuttgart.

10 | Notwendige Kontrolluntersuchungen

Prinzipiell dürfen keine Psychopharmaka ohne regelmäßige ärztliche Kontrolle verordnet werden. **Vor Beginn einer Therapie** sollte nach Möglichkeit eine umfassende Untersuchung stattfinden, die im körperlichen Status auch Puls und Blutdruck sowie ein EKG und ein EEG beinhalten sollten. Laborchemisch sollten das Blutbild, die Leber- und Nierenwerte sowie die Schilddrüsenwerte erfaßt werden; bei Frauen in gebärfähigem Alter empfiehlt sich die Durchführung eines Schwangerschaftstests.

Unter der fortlaufenden Therapie sind folgende Kontrolluntersuchungen bei den einzelnen Substanzgruppen notwendig (Abb. 27).

Während einer Behandlung mit **Antidepressiva** sind regelmäßig Blutbildkontrollen anfangs 14tägig, dann viertel- bis halbjährlich notwendig, im Falle von Mianserin wöchentlich. Blutdruck und Puls sollten wegen der blutdrucksenkenden Wirkung (orthostatische Hypotonie) regelmäßig überprüft werden. Bei älteren Patienten sowie Patienten mit kardiovaskulären Erkrankungen sollten EKG-Kontrollen in viertel- bis halbjährlichen Abständen durchgeführt werden. Das EEG muß bei Patienten mit hirnorganischen Störungen unter einer Antidepressiva-Therapie regelmäßig kontrolliert werden.

Unter einer Therapie mit **trizyklischen Neuroleptika** ist eine laufende Kontrolle des Blutbildes notwendig, da Leukopenien, Agranulozytosen, Thrombopenien, Eosinophilie und Panzytopenie vorkommen können. Es wird empfohlen, besonders in den ersten 3–4 Behandlungsmonaten die Leukozyten wöchentlich zu überprüfen; dies dürfte unter ambulanten Bedingungen in der Praxis nicht immer realisierbar sein. Entscheidend ist, bei Auftreten von Fieber, Halsschmerzen, Angina, Mundschleimhautentzündungen und grippeähnlichen Symptomen sofortige Blutbildkontrollen durchzuführen. Bei schnellem Absinken der Leukozytenzahl unter Werte von $3000/mm^3$ sind trizyklische Neuroleptika sofort abzusetzen. Für **nicht-trizyklische Neuroleptika** (Butyrophenone) werden monatliche Blutbildkontrollen empfohlen, für das atypische Neuroleptikum Clozapin gelten besondere Auflagen.

Unter Tranquilizern und Hypnotika vom **Benzodiazepin**-Typ sind keine Labor-Kontrolluntersuchungen erforderlich.

Wochen	1	2	3	4	5	6	7	8	9	10	11	12	14	16	20	24
Neuroleptika	(BB)	BB L RR	(BB)	BB N,L RR EKG EEG	(BB)	BB RR	(BB)	BB L RR	(BB)	BB RR	(BB)	BB N,L RR EKG EEG	(BB)	BB RR	BB RR	BB N,L RR EKG EEG
Antidepressiva	(BB)	BB L RR	(BB)	BB N,L RR EKG EEG	(BB)	BB RR	(BB)	BB L RR	(BB)	BB RR	(BB)	BB N,L RR EKG EEG	(BB)	BB RR	BB RR	BB N,L RR EKG EEG
Lithium		N RR			BB,N L,S RR EKG EEG			N S RR				N,BB L,S RR EKG EEG				N,BB L,S RR EKG EEG
Carbamazepin	BB	BB EKG RR		BB N,L EKG EEG RR		BB		BB L EKG EEG RR		BB		BB N,L EKG EEG RR		BB	BB	BB N EKG EEG RR

BB = Blutbild, (BB) = Unter trizykl. Neuroleptika, Clozapin und Mianserin, N = Nierenwerte (Harnstoff, Kreatin), L = Leberwerte (Transaminasen) S = Schilddrüsenwerte, RR = Blutdruck, Puls, EKG = Elektrokardiogramm, EEG = Elektroenzephalogramm

Abb. 27: Erforderliche Kontrolluntersuchungen unter Psychopharmakotherapie

Vor und während einer Behandlung mit **Lithium** sind die im speziellen Kapitel dargestellten Befunde zu erheben bzw. zu kontrollieren (siehe Seite 253). Der Lithium-Plasmaspiegel muß in regelmäßigen Abständen zusammen mit den Nieren- und Schilddrüsenparametern kontrolliert werden, wobei besonderes Augenmerk auf mögliche Interaktionen mit anderen Pharmaka, Diäten und Lebensgewohnheiten zu richten ist (siehe Lithium-Kapitel).

Durch Verfeinerung der laborchemischen Untersuchungsmethoden ist seit einigen Jahren die *Plasma-/Serumkonzentrationsbestimmung von Psychopharmaka* möglich. Eine routinemäßige Bestimmung der Blutspiegel ist wegen des hohen methodischen Aufwandes derzeit noch zu zeitintensiv und kostenaufwendig. Als Indikationen für eine Plasmaspiegel-Bestimmung können gelten:

1. «Therapieresistenz» («Non-Responder»)
2. Verdacht auf Non-Compliance
3. Gravierende/unerwartete Nebenwirkungen (Intoxikation, Kumulation, «poor metabolizer»?).

Die Zusammenhänge zwischen Serumspiegel und therapeutischer Wirkung sind – außer bei Lithium – derzeit noch nicht ausreichend untersucht, für einige Antidepressiva und Neuroleptika scheint es aber einen gewissen Zusammenhang zwischen beiden Größen zu geben. Die Bandbreite optimal wirksamer Blutspiegel wird als «therapeutisches Fenster» bezeichnet.

Literatur

Benkert, O., Hippius, H. (1995): Psychiatrische Pharmakotherapie. Springer, Heidelberg

Möller, H. J., Meier, K., Wernicke, T. (1988): Empirical investigation on the risk of agranulocytosis/leucopenia under medication with antidepressants. Pharmacopsychiat. 21: 304–305.

Spieß-Kiefer, C., Grohmann, R. (1987): Psychopharmaka-induzierte Blutbildveränderungen. Münch. Med. Wschr. 129: 173–175.

Wahlländer, B. (1992): Leukopenie und Agranulozytose. In: Naber, D., Müller-Spahn, F. (Hrsg.): Clozapin. Schattauer, Stuttgart. S. 147–153.

11 | Abusus, Abhängigkeit, Absetzsyndrome

Mißbrauch und Abhängigkeit von Substanzen, die auf das seelische und körperliche Wohlbefinden einwirken, stellen ein immer größer werdendes medizinisches, volkswirtschaftliches und sozial-hygienisches Problem dar. Zu den Gebräuchlichsten und gesellschaftlich am meisten Akzeptierten zählen seit Jahrzehnten Nikotin und Alkohol. Neben dem Konsum dieser frei zugänglichen «Genußmittel» werden seit Jahren auch Medikamente mißbräuchlich zur Erzielung eines «gesteigerten Lebensgefühls» eingesetzt. Die Zahl der Medikamentenabhängigen in der Bundesrepublik Deutschland wird auf ca. 1 Million geschätzt. Soziodemographisch zeigt sich ein deutliches Überwiegen der Frauen, betroffen sind hauptsächlich die Altersgruppen zwischen 30 und 50 Jahren. Die Definition von Abusus und Abhängigkeit nach der WHO gibt Tab. 15 wieder.

Tab. 16 zeigt eine Übersicht der Substanzen mit Suchtpotential und die Hauptgruppen der Mißbraucher nach pharmakologischer und WHO-Einteilung.

Die am häufigsten mißbräuchlich verwendeten Arzneimittel sind in Tab. 17 wiedergegeben.

Tabelle 15: Nomenklatur/Definition von Abusus und Abhängigkeit (WHO)

Abusus (Mißbrauch):	Eigenmächtige Einnahme bei fehlender medizin. Indikation oder Einnahme untherapeutischer Dosen (beinhaltet eine Wertung!)
Psychische Abhängigkeit:	Übermäßiges Verlangen («Gier nach dem Stoff, Betteln», Beschaffung über Dritte) Lust-Erzeugung/Unlust-Vermeidung
Physische Abhängigkeit (Sucht):	Toleranz (Dosissteigerung) Entzugssymptome (Neurobiolog. Adaptationsvorgänge)

Tabelle 16: Arzneimittel mit Suchtpotential und Hauptgruppen der Miß-braucher nach pharmakologisch/medizinischer und WHO-Einteilung (DHS 1983)

Wirkgruppen Pharmakologisch/medizinische Einteilung	Vornehmlich mißbraucht von *)			WHO-Einteilung
	A	M	D	
A. Betäubungsmittel, Narkotika, Opiate, Analgetika/Antitussiva		×	××	1. Opiat-Typ
B. Andere Schmerzmittel, «kleine» Analgetika	×	×		
C. Schlafmittel; Sedativa/Hypnotika	×	××	×	2. Barbiturat/ Alkohol-Typ
D. Lösungsmittel und Alkohole Äthylalkohol, alkoholhaltige Arzneimittel	××	×		
Schnüffelstoffe			×	
E. Beruhigungsmittel, Tranquilizer	×	××	×	
F. Stimulantien, Psychoanaleptika Amphetamin-artige Anorektika Sympathomimetika	×	××		3. Amphetamin/ Khat-Typ
G. Lokalanästhetika			×	4. Kokain-Typ
–. (THC-Derivate)			×	5. Cannabis-Typ
H. Halluzinogene, Halluzinogenoide Anticholinergika Asthmamittel Parkinsonmittel Andere Halluzinogene		×	×	6. Halluzinogen- Typ
I. Verschiedene Wirkgruppen Laxantien		×		
Kortikosteroide		×		
Ätherische Öle, Campher			×	
J. «Genußmittel», Nikotin, Coffein	×	×	×	

*) A = Alkoholkranke, M = Medikamentenabhängige, D = Drogenabhängige

Tabelle 17: Mißbrauchte Pharmaka

Rezeptpflichtig	Selbstmedikation
Analgetika	Analgetika
Hypnotika	Appetitzügler
Tranquilizer	Laxantien
Clomethiazol (Distraneurin®)	«Stärkungs- und Beruhigungselixiere»
Stimulantien	«Geriatrika»
Antitussiva (Codein)	Antihistaminika

Auch nach dem Phenacetin-Verbot ist gewohnheitsmäßiger Analgetika-Gebrauch in der deutschen Bevölkerung weit verbreitet, wie epidemiologische Untersuchungen jüngst zeigten. Etwa 10 % aller Dialyse-Patienten weisen eine Analgetika-Nephropathie auf.

Aus der Gruppe der Psychopharmaka besitzen sämtliche *Neuroleptika und Antidepressiva* sowie *Lithium und Beta-Blocker kein Abhängigkeitspotential*, Benzodiazepin-Tranquilizern, Hypnotika, Psychostimulantien und Clomethiazol kommt jedoch zweifelsohne ein solches zu.

Der Einsatz sedierender Antidepressiva bei Suchtkranken sollte aber ärztlich genau überwacht werden, da sich jüngst Anhaltspunkte ergaben, daß Antidepressiva extrem selten von Medikamentenabhängigen zusammen mit Alkohol oder Benzodiazepinen (Polytoxikomanie) zur Überbrückung von Entzugssymptomen mißbräuchlich verwendet werden.

Da **Tranquilizer** mit weitem Abstand die meistverordneten Psychopharmaka sind, wurde das Problem des Tranquilizer-Mißbrauches in den letzten Jahren in Fach- und Laienpresse sehr viel diskutiert. In den 70er Jahren wurden diese Präparate in unkritisch-verharmlosender Art und Weise verordnet, Anfang der 80er Jahre schwang das Pendel insbesondere auf Druck der Massenmedien und Warnhinweisen von Psychopharmakologen und Pharmakopsychiatern in die gegenteilige Richtung. Zum Teil in unsachlich-übertriebener, puristisch-ideologischer Weise wurden diese Medikamente als Suchtmittel verketzert ohne Aufzeigen realistischer Alternativen. Fälschlicherweise wurde eine Mißbrauchsgefahr global von allen Psychopharmaka behauptet. Inzwischen scheint sich eine adäquatere Beurteilung durchzusetzen: Tranqui-

lizer besitzen ein Abhängigkeitsrisiko, im Vergleich zum Alkoholmißbrauch sowie in Relation zur Anwendungshäufigkeit ist jedoch echte
Sucht selten, meist handelt es sich um Patienten, die primär alkohol-
oder drogenabhängig waren oder sind (sog. «Umsteiger»). Wesentlich
häufiger ist allerdings die regelmäßige Einnahme von Tranquilizern in
therapeutischen Dosen (Langzeitkonsum). Auch bei einer solchen
«Niedrigdosis-Abhängigkeit» sind Phänomene der psychischen und
physischen Gewöhnung zu beobachten (siehe Kapitel Tranquilizer).

Die möglichen Ursachen für die häufige Verschreibung und Einnahme von Tranquilizern sind komplex; Abb. 28 gibt das Bedingungsgefüge des Medikamentenmißbrauchs schematisch wieder.

Unter den **Entstehungsbedingungen** spielen die sog. innere und äußere Griffnähe, Einstellungen («Recht auf Wohlbefinden»), Streßfakto-
ren, Lernmechanismen, Persönlichkeitsfaktoren, aber auch iatrogene
Aspekte eine wichtige Rolle («Wunschverschreibung», leichtfertige
Langzeit-Verordnung von Schmerz- und Rheumamitteln, Tranquilizern
und Hypnotika). Als zugrundeliegender Mechanismus kann der
Wunsch nach gesteigertem Wohlbefinden (aktiv gesuchte Euphorisie-
rung, «Drug-Seeking Behaviour») bzw. die Vermeidung von Unbehag-
lichkeit bei Nichteinnahme angesehen werden. Analgetika werden zur
Entaktualisierung von Schmerzerleben sowie zur Harmonisierung der

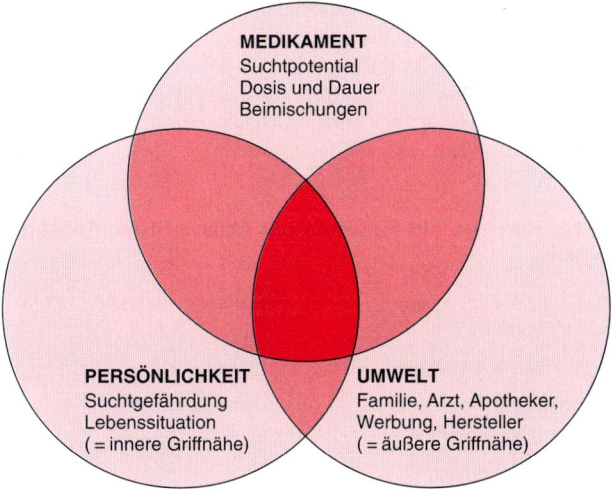

Abb. 28: Bedingungsgefüge des Medikamentenmißbrauchs (DHS 1983)

Schmerzverarbeitung eingenommen; erst jüngst erfolgte (erfreulicherweise) die Einschränkung der Zulassung von Mischpräparaten. Weitere Faktoren stellen die Beseitigung unlustbetonter Affekte (Verstimmung, Gereiztheit), der Wunsch nach Stimulation oder auch nach Beruhigung dar. Als Motive lassen sich bei den meisten Patienten Schlafstörungen, Schmerzzustände, Partnerprobleme, berufliche Überlastung oder auch Wunsch nach Gewichtsreduktion ausmachen. Von der Wiederherstellung gestörter Befindlichkeit bis zur gezielten Befindlichkeitsmanipulation ist der Weg meist kurz. Nicht wenige Autoren sehen den Mißbrauch psychotroper Substanzen aus sozialmedizinischer und anthropologischer Perspektive als Krise menschlicher Verarbeitungsfähigkeit angesichts rapider gesellschaftlicher Struktur-, Norm- und WertsystemVeränderungen. Dieser epochale Prozeß sei durch das Unvermögen zahlreicher Menschen gekennzeichnet, die mit der Industrialisierung, Urbanisierung und Technokratisierung der Lebensformen verbundenen Veränderungen gesellschaftlicher Strukturen und Wertordnungen, ökologischen Balancestörungen und individuellen Anpassungserfordernissen («Zeitalter des Funktionierens», «Diktat der Uhr») geistig, ethisch und psychophysisch zu bewältigen.

Ein Grundproblem der Abhängigkeits-Diskussion, das oft zu vielen Mißverständnissen führt, ist außerdem die unscharfe Definition der Begriffe «Mißbrauch», «Abhängigkeit» und «Sucht» und ihr wechselweiser Gebrauch. Aus wissenschaftlicher Sicht beinhalten diese Worte in erheblichem Maße eine Wertung.

Im Gegensatz zur Alkoholkrankheit verläuft die Medikamentenabhängigkeit lange Zeit als «stumme» und damit heimliche Sucht. Folgende mögliche Indikatoren lassen sich als *Hinweise auf Abusus-Patienten* aufführen (Tab. 18):

Tabelle 18: Hinweise auf Patienten mit Abusus-Risiko/Abhängigkeitsproblematik

* Häufiger Arztwechsel bzw. Parallelkonsultationen	* ↓ Leistung, Fehlzeiten, Unfälle
* «Wunschverschreibungen»	* Optimierung gestörter Befindlichkeit
* Regelmäßige Einnahme freiverkäufl. Medikamente	* Dosis-Steigerung
* Geringe Frustrationstoleranz, Ich-Labilität	* Entzugserscheinungen

Bei der klinischen Untersuchung fallen unter Umständen neben pathologischen Laborwerten (Gamma-GT, Transaminasen, Elektrolyte) ein blaßfahles Hautkolorit mit bräunlicher Pigmentierung, Nervosität, dysphorische Gereiztheit, Konzentrationsstörungen sowie «psychoorganische Voralterung» auf. Die Patienten selbst klagen über chronische Schlaflosigkeit, Schmerzen und verlangen steigende Dosen von «ihrem Präparat XY».

Epidemiologische Studien an stationär aufgenommenen Suchtkranken ergaben, daß 20 % der Alkoholiker und 45 % der Opiatabhängigen angaben, psychotrope Arzneimittel vor der Aufnahme eingenommen zu haben, wobei Frauen deutlich überwiegen. Unter Berücksichtigung der Urinnachweise hatten über 25 % der Alkoholiker und 31 % der Opiatabhängigen Benzodiazepine vor Klinikaufnahme eingenommen; bei 40–50 % der Opiatabhängigen sprach Anamnese oder Nachweis für die Einnahme von Barbituraten!

Das Auftreten von **Entzugssymptomen** stellt ein häufiges und wichtiges klinisches Erkennungszeichen dar. Die für Benzodiazepine typischen Entzugssymptome sind im Kapitel Tranquilizer (Seite 163) beschrieben.

Erst in den letzten Jahren fanden **Absetzsyndrome** nach Beendigung einer Therapie mit Antidepressiva, Neuroleptika und Lithium Beachtung. So sind nach Absetzen von **Antidepressiva** gastrointestinale Beschwerden, generelles körperliches Unbehagen, Schlafstörungen, Angstsyndrome, Agitiertheit, Reizbarkeit sowie hypomane Syndrome beobachtet worden. Gleichfalls wurde eine Häufung depressiver Rezidive in den ersten Wochen nach dem Absetzen von Antidepressiva beschrieben. Die Absetzsymptome treten üblicherweise einige Tage nach dem Absetzen auf, Voraussetzung scheint zu sein, daß die Patienten mindestens 6–8 Wochen mit einem Antidepressivum behandelt wurden.

Nach Absetzen von **Neuroleptika** können ähnliche Beschwerden auftreten; nach Absetzen hochpotenter Neuroleptika kann es zu «Absetz-Dyskinesien», möglicherweise auch zu psychotischen Rezidiven («Absetzpsychosen») kommen.

Das abrupte Absetzen einer **Lithium**-Langzeitbehandlung kann zu «Absetzrezidiven» innerhalb von 2 Wochen führen. Als leichtere Störungen nach abruptem Absetzen von Lithium wurden Stimmungsschwankungen, Reizbarkeit, Ängstlichkeit und Schlafstörungen beobachtet. Diese Symptome verschwanden spontan nach wenigen Tagen.

Literatur

Arnold, W., Poser, W. E., Möller, M. R. (Hrsg.) (1988): Suchtkrankheiten. Springer, Heidelberg.

Deutsche Hauptstelle gegen die Suchtgefahren (DHS) (Hrsg.) (1983): Medikamentenabhängigkeit. Hamm.

Greil, W., Schmidt, S. T. (1988): Absetzsyndrome bei Antidepressiva, Neuroleptika und Lithium. Münch. med. Wschr. 130: 704–707.

Laux, G. (1990): Medikamentenabhängigkeit. Therapiewoche 40: 3530–3537

Laux, G., König, W. (1985): Benzodiazepine-Langzeiteinnahme oder Abusus. Dtsch. med. Wschr. 110: 1285–1290.

Mohr, T., Küster, G., de Vries, I. X. et al. (1990): Epidemiologische Untersuchungen zur Häufigkeit des Analgetika-Abusus. Dtsch. med. Wschr. 115: 129–132.

Müller-Oerlinghausen, B. (1986): Prescription and misuse of benzodiazepines in the Federal Republic of Germany. Pharmacopsychiat. 19: 8–13.

Poser, S., Poser, W. (1996) Medikamente: Mißbrauch und Abhängigkeit. Thieme, Stuttgart.

Poser, W., Poser, S. (1986): Abusus und Abhängigkeit von Benzodiazepinen. Internist 27: 738–745.

Schmidt, L. G., Grohmann, R., Müller-Oerlinghausen, B., Poser, W., Rüther, E., Wolf, B. (1990): Mißbrauch von Antidepressiva bei Suchtkranken. Dt. Ärztebl. 87: 92–96.

Schmidt, L. G., Müller-Oerlinghausen, B., Schlünder, M., Seidel, M., Platz, W. E. (1987): Benzodiazepine und Barbiturate bei chronischen Alkoholikern und Opiatabhängigen. Dtsch. med. Wschr. 112: 1849–1854.

Sieb, J., Laux, G. (1995): Abusus und Abhängigkeit von Benzodiazepinen. In: Riederer, P., Laux, G., Pöldinger, W. (Hrsg.): Neuro-Psychopharmaka. Bd. 2. Springer, Wien.

Wolf, B. (1985): Medikamentenmißbrauch schnell erkannt. Diagnostik 18: 19–21.

12 | Psychopharmaka und Lebensqualität

Psychopharmaka zeigen neben den gewünschten Wirkungen auf gestörte zentralnervöse Funktionen auch eine Reihe unerwünschter Begleitwirkungen wie z. B. Beeinträchtigung von Reaktionsvermögen, Aufmerksamkeit und Konzentration. Derartige Nebenwirkungen können den Patienten in seinen gewohnten Alltagstätigkeiten beeinträchtigen.

Einige der wesentlich betroffenen Bereiche sollen im folgenden dargestellt werden.

Fahrsicherheit

In unserer Gesellschaft kommt dem Individualverkehr und damit der **Fahrerlaubnis** ein eminent hoher Stellenwert zu. Nicht selten können Arzt, Tagesklinik, Arbeitsplatz und soziokulturelle Veranstaltungen zumutbar nur mit dem eigenen Kraftfahrzeug aufgesucht werden. Gleichzeitig stellen Tempo und Dichte des Verkehrs immer höhere Anforderungen an den Fahrer, und es findet sich eine statistisch signifikante Häufung von schuldhaft verursachten Verkehrsunfällen bei Fahrern mit positivem Nachweis von Alkohol oder der Kombination von Alkohol und Arzneimitteln. Unter den verkehrsmedizinisch relevanten Arzneimitteln nehmen Psychopharmaka eine Spitzenstellung ein. Im Initialstadium einer Psychopharmaka-Behandlung sollte der Patient deshalb vorübergehend auf die Führung seines Kraftfahrzeuges verzichten und die Wiederbenutzung des Kfz frühestens nach einer 5–14tägigen Medikamentenadaptationsphase nach Rücksprache mit dem behandelnden Arzt wieder aufnehmen. Besonders zu achten ist auf verkehrsrelevante Nebenwirkungen wie Sedierung oder Akkommodationsstörungen, als Hauptrisikofaktor ist die Kombination von Psychopharmaka mit Alkohol anzusehen.

Bei **Tranquilizern und Hypnotika** sind das Ausmaß der Sedierung sowie die Halbwertszeit der Substanz als entscheidende Faktoren anzusehen. So kann beispielsweise die zu späte abendliche Einnahme eines Hypnotikums mit langer Halbwertszeit eine deutliche Tagesrestwirkung (Hang-over) mit Vigilanzbeeinträchtigung bewirken.

Zu Beginn einer Behandlung mit **Antidepressiva** ist bei hoher Initialdosis, bei Infusionstherapie sowie bei stark sedierenden Antidepressiva vom Lenken eines Kfz abzuraten. Neuere Untersuchungen zeigen, daß im Vergleich zu trizyklischen Antidepressiva Moclobemid, Paroxetin, Citalopram, Venlafaxin und Fluoxetin die Fahrsicherheit nicht beeinträchtigen und für diese Substanzen der «Standard-Hinweis für Verkehrsteilnehmer» in der Fach- und Gebrauchsinformation nicht zutrifft. Zu Beginn einer Behandlung mit **Neuroleptika** besteht in der Regel keine Fahrtauglichkeit, später ist eine Erhaltungsmedikation in der Regel kein Grund die Fahreignung zu verneinen.

Die Fähigkeit zum Führen von Kraftfahrzeugen ist im allgemeinen durch eine Lithium-Prophylaxe nicht vermindert.

Entscheidender als die Psychopharmaka-Therapie per se ist das *Vorliegen gravierender psychiatrischer Erkrankungen*: Bei floriden endogenen oder exogenen Psychosen ist ebenso wie bei Suchtkrankheiten der Patient zur Führung von Kraftfahrzeugen aller Klassen ungeeignet. Nach abgeklungener Psychose kann in der Regel von einer wiederhergestellten Fahrtauglichkeit ausgegangen werden. Nicht die Dosierung entscheidet über die Fahreignung, sondern die *individuell* unterschiedlichen Funktionsbeeinträchtigungen, deren Relevanz für die Kraftfahreignung im Einzelfall genau abzuschätzen ist. Die tatsächliche krankheitsbedingte Gefährdung des Straßenverkehrs durch psychisch Kranke ist relativ selten, das Risiko kann allerdings – abgesehen von gravierenden psychiatrischen Symptomen – durch die Behandlung mit sedierenden Psychopharmaka erhöht sein.

Der Arzt muß den Patienten auf die Gefahren der Beeinträchtigung der Verkehrssicherheit infolge möglicher reduzierter Reaktions- und Wahrnehmungsfähigkeit hinweisen, insbesondere auch auf eventuelle Wechselwirkungen mit anderen (Psycho-)Pharmaka und Alkohol. Die selbstkritische Einsichts- und Kooperationsfähigkeit des Patienten stellt den entscheidenden Beurteilungsfaktor dar, bei uneinsichtigen Patienten muß der Arzt im Einzelfall abwägen, ob er unter Berufung auf seine Schweigepflicht von Schritten wie einer Meldung absieht oder einen rechtfertigenden Notstand annimmt.

Sonstige alltagsrelevante Beeinträchtigungen

Bei **Neuroleptika und Antidepressiva** sind besonders Wirkungen auf die **Kreislaufregulation** zu beobachten. Deshalb muß vor größeren körperlichen Anstrengungen und insbesondere bei älteren Patienten vor abruptem Lagewechsel gewarnt werden. Die Beeinträchtigung des **Sehver-**

mögens in Form von Akkommodationsstörungen kann das Lesen erschweren, in der Regel kommt es im Laufe der Behandlung durch Gegenregulationen und Dosisanpassung zu einem Nachlassen dieser Begleitwirkung. Neuroleptika vom Typ der Phenothiazine, aber auch Hypericin können zu einer **Photosensibilisierung** führen, eine starke Sonnenexposition sollte deshalb vermieden werden.

Tranquilizer und Hypnotika können durch übermäßige Sedierung bzw. Tagesrestwirkung Konzentration und Aufmerksamkeit beeinträchtigen.

Alle Psychopharmaka können als unerwünschte Nebenwirkungen **sexuelle Störungen** verursachen. Beeinträchtigungen der Libido, Erektions- u. Ejakulationsstörungen, Anorgasmie und Impotenz werden sowohl bei Neuroleptika, Antidepressiva als auch bei Lithium und seltener bei Benzodiazepinen beobachtet. Als Ursache scheinen antialpha-adrenerge und anticholinerge Effekte verantwortlich zu sein; die Mechanismen bei Libidoverlust sind ungeklärt. Phenothiazine und insbesondere Thioridazin sowie trizyklische Antidepressiva werden in diesem Zusammenhang häufiger genannt als die anderen Gruppen. Therapeutisch kann eine Dosisreduzierung versucht werden, oftmals ist jedoch der Wechsel auf eine andere Substanz notwendig. Das Antidepressivum Trazodon verursachte in mehreren Fällen Priapismus, der eine ernsthafte Nebenwirkung darstellt und vereinzelt auch chirurgische Interventionen erforderlich machte. Der dopaminantagonistische Effekt der Neuroleptika, insb. von Sulpirid, führt zu verstärkter Prolaktinausschüttung. Dies kann sexuelle Störungen wie z. B. Amenorrhoe, Galaktorrhoe und Gynäkomastie zur Folge haben.

Die Beratung über mögliche Auswirkungen auf die Lebensführung sollte jedoch nicht nur unter dem Gesichtspunkt einer vorgesehenen Psychopharmakotherapie erfolgen, sie sollte auch einbeziehen, ob nicht schon bereits durch eine geänderte Lebensführung Symptome zum Abklingen gebracht werden können. Symptome wie Schlafstörungen, Nervosität, Angst oder innere Spannung können durch mangelnde «Lebenspsychohygiene» bedingt sein und durch Genußmittel wie Kaffee, Nikotin und Alkohol verstärkt werden. Fälschlicherweise wird nicht selten bei Auftreten derartiger Symptome vermehrt zu Genußmitteln gegriffen.

Schließlich sei noch auf krankheitsbedingte Auswirkungen auf die Lebensführung hingewiesen: Schwer depressive Patienten bedürfen beispielsweise initial der Entlastung und dürfen nicht überfordert werden. Gut gemeinte, aber schädliche «Ablenkungsversuche» durch Angehörige (Urlaubsreise, Tanzabend, Theaterbesuch) können im Einzelfall eine Depression eher verstärken. Während bei Patienten mit neurotischen und psychosomatischen Störungen sportliche Aktivität in der Regel günstig ist, kann bei Patienten mit (chronischen) schizophrenen Psychosen forcierte Aktivierung zu einer Exazerbation der Psychose führen. Vor einem therapeutischen Überengagement ist deshalb die konsiliarische Abstimmung mit einem Fachkollegen anzuraten.

Ernährung (Diätetik), Genußmittel

Auf den Konsum der Genußmittel *Nikotin und Alkohol* sollte während einer Behandlung mit Psychopharmaka vollständig verzichtet, der Konsum von Tee, Kaffee und koffeinhaltigen Getränken in der Regel eingeschränkt werden. Hierfür spielen nicht nur allgemeinmedizinische Überlegungen eine Rolle sondern auch pharmakologische Gesichtspunkte. So führt Alkohol zu einer Potenzierung der Wirkung von Psychopharmaka, Nikotin zu einer Verminderung. Coffeinhaltige Ge-

Tabelle 19: Diät unter Therapie mit irreversiblen MAO-Hemmern (modifiziert nach Jenike 1984)

Regel: Keine tyraminreichen Nahrungsmittel	
Nicht erlaubt sind:	– gereifter, stark fermentierter Käse in jeglicher Form (auch Pizza, Fondue, Salat-Dressings)
	– alle fermentierte oder nicht frische Speisen (Corned Beef, Salami, Gepökeltes)
	– Hülsen von Saubohnen
	– Fleisch- und Hefeextrakte
	– Überreife oder getrocknete Früchte (Feigen, Rosinen, Bananen)
	– Leber und Leberwurst
	– saure Sahne in größeren Mengen
	– Rotwein, Sherry, Wermut, mehr als 1/4 l Bier/Tag
Erlaubt sind:	– Frischkäse, Joghurt in geringen Mengen
	– Backwaren auf Hefebasis
	– frische Früchte, außer Ananas und Avokados

tränke können Angst und innere Unruhe erzeugen bzw. verstärken, Kaffee, Tee und andere gerbstoffhaltige Zubereitungen (z. B. Antidiarrhoika) können mit Neuroleptika und Antidepressiva interagieren und zu deren Wirkungsabschwächung führen.

Unter diätetischen Gesichtspunkten ist zu berücksichtigen, daß während einer Lithium-Behandlung eine kochsalzarme Diät und Abmagerungskuren kontraindiziert sind.

Neuroleptika, Lithium und viele Antidepressiva können bei längerer Einnahme zu deutlicher *Gewichtszunahme* führen. Den Patienten ist deshalb eine kalorienbewußte Ernährung anzuraten. Serotonin-selektive Antidepressiva und Moclobemid verhalten sich demgegenüber gewichtsneutral bzw. können sogar zur Gewichtsabnahme führen.

Während der Behandlung mit *nichtreversiblen MAO-Hemmern* (Tranylcypromin) muß der Patient auf *tyraminhaltige Nahrungsmittel* verzichten. Tab. 19 gibt eine Übersicht, welche Nahrungsmittel größere Mengen an blutdrucksteigernden Aminen enthalten und deshalb wegen der Gefahr von Blutdruckkrisen zu vermeiden sind.

Literatur

Baier, D., Phillip, M. (1994): Die Beeinflussung sexueller Funktionen durch Antidepressiva. Fortschr. Neurol. Psychiatr. 62: 14–21

Bergener, M., Friedel, B. (Hrsg.) (1987): Psychopharmaka und Fahrtüchtigkeit. Stand des Wissens und offene Probleme. Pmi-Verl., Frankfurt.

Gitlin, M. J. (1994): Psychotropic medication, and their effects on sexual function: Diagnosis, biology, and treatment approaches. J. Clin. Psychiatry. 55: 406–413

Haring, C., Baier, D., Herberg, K.-W. (1995) Verkehrstüchtigkeit unter Moclobemid. Münch. med. Wschr. 137: 217–222

Helmer, R., Montag, G. (1985): Medikamentengebrauch von Verkehrsteilnehmern. Diagnostik 18: 22–29

Herberg, K.-W. (1994): Antidepressiva und Verkehrssicherheit. Fortschr. Neurol. Psychiat. 62 (Sonderheft 1): 24–28

Hobi, V. (1992): Psychopharmaka und Fahrtauglichkeit. In: Riederer, P., Laux, G., Pöldinger, W. (Hrsg.) Neuro-Psychopharmaka Bd. 1. Springer, Wien.

Jenike, M. A. (1984): The use of monoamine oxidase inhibitors in the treatment of elderly depressed patients. J. Am. Geriatr. Soc. 32: 571–575.

Kauert, G. (1987): Psychopharmaka im Straßenverkehr. Med. Welt 37: 243–245.

Krüger, H.-P., Kohnen, R., Schöch, H. (Hrsg.) (1995): Medikamente im Straßenverkehr. G. Fischer, Stuttgart

Laux, G. (1981): Beurteilung der Fahrtauglichkeit durch den Arzt. Z. Allg. Med. 57: 1533–1542.

Laux, G. (1993): Alltagsrelevante Vigilanzbeeinträchtigung und Psychophar-maka. In: Möller, H.-J., Przuntek, H. (Hrsg.) Therapie im Grenzgebiet von Psychiatrie und Neurologie. Springer, Heidelberg

Laux, G. (1995): Psychomotorische Leistungsparameter und deren Beein-flussung während der Langzeitbehandlung unter besonderer Berücksichti-gung von Fahrtauglichkeitsaspekten. In: Möller, H.-J., Staab, H.-J. (Hrsg.) Langzeitbehandlung mit Psychopharmaka. Thieme, Stuttgart

Lewrenz, H., Friedel, B. (1992): Krankheit und Kraftverkehr. Gutachten des gemeinsamen Beirats für Verkehrsmedizin beim Bundesminister für Verkehr und beim Bundesminister für Jugend, Familie und Gesundheit. 4. Aufl. Schriftenreihe Bundesminister für Verkehr. Heft 67, Bonn

Müller-Spahn, F., Bondy, B. (1985): Psychopharmaka und Verkehrssicherheit. Diagnostik 18: 11–16

Nedopil, N. (1985): Der psychisch kranke Verkehrsteilnehmer. Meldung an den TÜV? Münch. med. Wschr. 127: 237–238.

13 | Psychopharmaka und Schwangerschaft

Spätestens seit Anfang der 60er Jahre ist durch die Contergan®-Katastrophe auch der Bevölkerung die mögliche teratogene Wirkung von Medikamenten bekannt. Dennoch scheint eine gewisse Unbekümmertheit im Umgang mit Pharmaka während der Schwangerschaft vorzuherrschen, wie Erhebungen der letzten Jahre zeigen. Neben Laxantien und Antiemetika ist auch die Einnahme von Analgetika und Tranquilizern relativ häufig.

Bis zum jetzigen Zeitpunkt liegen nur wenige Daten über die Zusammenhänge zwischen Einnahme von Psychopharmaka in der Schwangerschaft und Mißbildungen vor. Toxische Einwirkungen in den ersten beiden Wochen nach der Konzeption (Blastogenese) bleiben offenbar ohne Folgen oder führen zum Fruchttod. Die Zeit der höchsten Empfindlichkeit gegenüber teratogenen Noxen beginnt in der 3. Woche und endet mit Abschluß der Organbildungsphase nach etwa 10–12 Wochen (Embryonalphase). In der Zeit danach bis zur Geburt (Fetalphase) kann in erster Linie das Wachstum beeinträchtigt werden; das ZNS bleibt bis zur Ausreifung des Cortex post partum beeinflußbar.

Zur Überprüfung der Frage, ob und in welchem Ausmaß Medikamente keimschädigend wirken, stehen verschiedene Methoden zur Verfügung (epidemiologische Studien, prospektive Langzeitstudien, retrospektive Krankenblattuntersuchungen, Einzelfallstudien, sog. Register). Selbstverständlich ist die Untersuchung auf Teratogenität auch Bestandteil präklinischer Tierversuche.

Praktisch alle Psychopharmaka sind plazentagängig. Bisher vorliegende prospektive Untersuchungen haben aus der engeren Gruppe der Psychopharmaka lediglich für **Lithium** einen eindeutigen Nachweis teratogener Wirkungen erbracht (erhöhte Inzidenz kardiovaskulärer Mißbildungen). Unter Carbamazepin scheint ein erhöhtes Risiko für das Entstehen von Spina bifida zu bestehen.

Neuroleptika vom Phenothiazin-Typ werden in der Schwangerschaft als relativ sicher angesehen, nach Behandlung mit Haloperidol wurde vereinzelt über Extremitäten-Mißbildungen berichtet, ohne daß dies statistisch hinreichend belegt ist. Ähnliches gilt für **Antidepressiva**.

Neben der Problematik über mögliche Pharmaka-induzierte Fehl-bildungen erscheint auch die Frage von Bedeutung, ob Medikamente evtl. Einflüsse darauf haben können, daß es bei Kindern, die intrauterin bestimmten Medikamenten ausgesetzt waren, im späteren Leben zu Entwicklungs- und Verhaltensstörungen kommen kann (Verhaltenste-ratologie). Umfassende und aussagefähige Daten hierzu liegen gegen-wärtig allerdings noch nicht vor.

Trotz dieser bisher nur bei wenigen Substanzen erbrachten Nach-weise einer Teratogenität ist gegenüber einer Verordnung während der Schwangerschaft große Zurückhaltung angezeigt. Um mögliche Risiken zu begrenzen, erscheint es besonders wichtig, folgende Punkte zu be-rücksichtigen:

– Bei Frauen im gebärfähigen Alter vor Verordnung eines Psycho-pharmakons durch Befragung bzw. Test eine Gravidität ausschlie-ßen.

– Möglichst Verzicht auf Psychopharmaka im ersten Trimenon. Nach dem ersten Trimenon sollte nur dann behandelt werden, wenn die bestehende Erkrankung der Frau selbst ein Risiko für das Kind darstellt. Bei der Auswahl des Präparates sollte auf ein Medikament zurückgegriffen werden, von dem langjährige Erfahrungswerte vor-liegen. Die Dosis sollte so gering wie möglich gewählt werden, die Notwendigkeit der Fortführung der Therapie immer wieder über-prüft werden.

– Eine Woche vor der Geburt sollte die Psychopharmaka-Therapie ausschleichend beendet bzw. unterbrochen werden. Die Fähigkeit des Neugeborenen, Substanzen zu metabolisieren und zu eliminieren, ist in den ersten Lebenstagen nur unvollständig ausgebildet; es kann zum Auftreten toxischer Symptome oder zu Entzugserscheinungen kommen. Bekannt ist dies insbesondere bei Neugeborenen von Müt-tern, die vor oder unter der Geburt mit Benzodiazepinen behandelt wurden; hier kann ein sog. Floppy infant-Syndrom mit Muskel-schwäche und Atemstörungen auftreten.

Da fast alle Psychopharmaka in die Muttermilch übergehen, ist Ab-stillen in der Regel zu empfehlen. Tab. 20 gibt einige Anhaltspunkte dafür, welche Psychopharmaka am ehesten während der Stillzeit ver-ordnet werden können.

Eine weitere Problematik kann dann auftreten, wenn während einer Langzeittherapie mit Psychopharmaka Kinderwunsch besteht. Hier muß zunächst sorgfältig abgewogen werden, ob die Therapie ohne Risiko des Wiederauftretens der Erkrankung beendet werden kann. Ist dies anzunehmen, wird die Medikation zunächst langsam ausschlei-

Tabelle 20: Psychopharmaka in der Stillzeit

Stoffklasse	Stillen möglich (relativ niedriges Risiko, jedoch genaue Beobachtung des Kindes auf mögliche Nebenwirkungen)	Stillen möglich (jedoch strenge Indikationsstellung, da erhöhtes Risiko auf Nebenwirkungen beim Kind)	Stillen nicht empfohlen bzw. kontraindiziert
Neuroleptika	Thioxanthene wie z.B. Chlorprothixen (Truxal®) Flupentixol (Fluanxol®)/in niedriger Dosierung < 2 mg/die	Phenothiazine wie z.B. Promazin (Protactyl®) Promethazin (Atosil®) Fluphenazin (Dapotum®, Lyogen®) Thioridazin (Melleri®) Butyrophenone wie z.B. Haloperidol (Haldol®)	Clozapin (Leponex®) Risperidon (Risperdal®) Sulpirid (Dogmatil®)
Antidepressiva	Amitriptylin (Saroten®) Imipramin (Tofranil®) Nortriptylin (Nortrilen®) Mianserin (Tolvin®) Trazodon (Thombran®) Moclobemid (Aurorix®) Fluvoxamin (Fevarin®) Paroxetin (Seroxat®, Tagonis®)	Clomipramin (Anafranil®) Dosulepin (Idom®) Tranylcypromin (Jatrosom® N)	Citalopram (Cipramil®) Doxepin (Aponal®) Fluoxetin (Fluctin®) Maprotilin (Ludiomil®) Mirtazapin (Remergil®) Venlafaxin (Trevilor®)
Phasenprophylaktika	Carbamazepin (Tegretal®, Timonil®)		Lithium

Tabelle 20: Fortsetzung

Stoffklasse	Stillen möglich (relativ niedriges Risiko, jedoch genaue Beobachtung des Kindes auf mögliche Nebenwirkungen)	Stillen möglich (jedoch strenge Indikationsstellung, da erhöhtes Risiko auf Nebenwirkungen beim Kind)	Stillen nicht empfohlen bzw. kontraindiziert
Tranquilizer und Hypnotika	Benzodiazepine allgemein, jedoch nur bei niedriger Dosierung und kurzfristiger oder gelegentlicher Gabe)	Benzodiazepine mit kurzer Halbwertszeit und ohne aktive Metaboliten (höher dosiert bzw. bei längerfristiger Gabe) wie z.B. Lormetazepam (Noctamid®) Temazepam (Remestan®) Oxazepam (Adumbran®)	Benzodiazepine mit langer Halbwertszeit und/oder aktiven Metaboliten (höher dosiert bzw. bei längerfristiger Gabe) wie z.B. Diazepam (Valium®) Clobazam (Frisium®) Dikaliumclorazepat (Tranxilium®) Nitrazepam (Mogadan®)
	bei kurzfristiger oder gelegentlicher Gabe: Chloralhydrat (Chloraldurat®) Zolpidem (Stilnox®) Zopiclon (Ximovan®)		Buspiron (Bespar®)

chend abgesetzt und anschließend ein «Sicherheitsintervall» eingehalten. Eine genetische Beratung kann sinnvoll sein.

Zusammenfassend kann gesagt werden, daß ein eindeutiger Nachweis teratogener Wirkungen bislang nur für Lithium, nicht für Neuroleptika, Antidepressiva, Benzodiazepine und Clomethiazol erbracht worden ist. Trotzdem sollten diese Psychopharmaka nur bei sehr strenger Indikation nach sorgfältiger Nutzen-Risiko-Abwägung Schwangeren verordnet werden, im ersten Trimenon möglichst gar nicht.

Literatur

Ananth, J. (1993): Lithium during pregnancy and lactation. Lithium 4: 231–237

Buist, A., Norman, TR., Dennerstein, L. (1990): Breastfeeding and the use of psychotropic medication: a review. J. Affect. Disord. 19: 197–206

Elia, J., Katz, I. R., Simpson, G. M. (1987) Teratogenicity of psychotherapeutic medications. Psychopharmacol Bull 23: 531–486

Loudon, JB. (1987) Prescribing in pregnancy: psychotropic drugs. Br. Med. J. 294: 167–169

Rosa, F. W. (1991): Spina bifida in infants of woman treated with carbamazepine during pregnancy. N. Engl. J. Med. 324: 674–677.

Stevens, I., Gaertner, H. J. (1993) Schwangerschaft und Psychopharmaka. In: Möller, H. J., Przuntek, H (Hrsg.) Therapie im Grenzgebiet von Psychiatrie und Neurologie. Springer, Berlin/Heidelberg.

Thiels, C. (1987): Pharmacotherapy of psychiatric disorder in pregnancy and during breastfeeding: A review. Pharmacopsychiat. 20: 133–146.

Thiels, C. (1992): Psychopharmaka in der Schwangerschaft und Stillzeit. In: Riederer, P., Laux, G., Pöldinger, W. (Hrsg.) Neuro-Psychopharmaka. Band 1: Allgemeine Grundlagen der Pharmakopsychiatrie. Springer, Wien.

Thoma, H., Wolfersdorf, M. G. (1988): Psychopharmaka in Schwangerschaft und Stillzeit. Fortschr. Med. 106: 309–315.

14 Psychopharmakotherapie bei Kindern und Jugendlichen

Die Häufigkeit psychischer Störungen bei Kindern und Jugendlichen wird je nach definitorischer Abgrenzung und Schweregrad zwischen 2 und 30 % angegeben. «Verhaltensstörungen» werden in der Bundesrepublik Deutschland bei 10–13 % der Kinder beobachtet, die Rate behandlungsbedürftiger psychisch kranker Kinder und Jugendlicher wird mit ca. 5 % angegeben. Zu den häufigsten Symptomen gehören Tics, Enuresis, Eßstörungen, spezifische emotionale Störungen sowie Störungen des Sozialverhaltens.

Nach lange geübter Zurückhaltung werden Psychopharmaka in den letzten Jahren auch Kindern und Jugendlichen verordnet. Hierzu muß gesagt werden, daß als unverzichtbare Vorbedingung eine exakte diagnostische Abklärung der psychischen Störung des Kindes erfolgen muß. In fast allen Fällen sind Psychopharmaka nur als additives Therapie-Verfahren anzusehen. Die Behandlung mit Psychopharmaka im Kindes- und Jugendalter weist einige Besonderheiten auf:

Es ist eine enge Zusammenarbeit, eine Kooperation («therapeutisches Bündnis») mit den Bezugspersonen (Eltern, Erzieher) herzustellen. Es ist keineswegs selbstverständlich, daß Arzt und Eltern immer gleiche Behandlungsziele haben; Kinder können «Symptomträger» ihrer Eltern sein. Der (erhoffte) positive Effekt des Medikamentes ist andererseits möglicherweise nicht nur für das Verhalten des Kindes günstig, sondern führt indirekt auch zu einer günstigeren Einstellung und Haltung der Eltern zum Kind. Grundsätzlich zu beachten ist die adäquate Dosierung (Unterschiede zum Erwachsenen-Organismus), die nach Milligramm pro Kilogramm Körpergewicht oder nach der Körperoberfläche erfolgen sollte. Nie sollte mehr als *ein* Psychopharmakon verabreicht werden. Der junge Patient und die Eltern sollten ausführlich über Ziel und Zweck sowie über den Stellenwert der psychopharmakologischen Behandlung informiert werden; über möglicherweise auftretende Nebenwirkungen muß hinreichend aufgeklärt werden.

Die Vorzüge einer medikamentösen Behandlung sind:
– rasche Verfügbarkeit,
– leichte Durchführbarkeit ohne zusätzlichen Aufwand sowie

– relativ geringe Kosten.

Diese Vorzüge werden zu entscheidenden Nachteilen, wenn keine ausreichende Indikation für eine medikamentöse Behandlung vorliegt, die Dosierung falsch ist oder gravierende Nebenwirkungen auftreten. Sorgfältige psychopharmakologische Kenntnisse, speziell für die Anwendung bei Kindern und Jugendlichen, sind also vonnöten.

Verordnet werden Psychopharmaka bei Kindern und Jugendlichen hauptsächlich bei

– psychotischen Erkrankungen (diese kommen bei Kindern relativ selten, erst bei Jugendlichen häufiger vor)
– frühkindlichen Hirnschädigungen
– hyperaktiven, hyperkinetischen Kindern
– Enuresis
– Tics
– Gilles-de la-Tourette-Syndrom (Vokaltics)
– Mutismus
– apathischen und
– retardierten Kindern
– depressiven Erkrankungen

Als Psychopharmaka-Substanzklassen werden wie im Erwachsenenalter Neuroleptika, Tranquilizer und Antidepressiva eingesetzt. Letztere finden als Sonderindikation bei der Behandlung hyperaktiver Kinder und Enuresis Anwendung. Eine Sonderstellung nehmen Psychostimulantien ein, sie können bei hyperaktiven Kindern eingesetzt werden ohne Gefahr der Entwicklung einer Medikamentenabhängigkeit.

Ein nicht zu unterschätzender Anteil psychisch gestörter Kinder ist durch den kombinierten Einsatz nicht-medikamentöser (psychagogischer, psychotherapeutischer, familientherapeutischer) und medikamentöser Therapien wesentlich effektiver zu behandeln als durch eine einseitige ausschließlich medikamentöse oder dogmatische nichtmedikamentöse Behandlung.

Jüngst wurde in den Massenmedien über eine Übermedikation mit Psychopharmaka bei Kindern berichtet. Wissenschaftlich-empirisch fundierte Daten widerlegen dies und zeigen, daß unter den verordneten Psychopharmaka Phytotherapeutika und Homöopathika einen hohen Stellenwert einnehmen, ca. 80 % der Antidepressiva zur Behandlung der Enuresis verabreicht werden, «Neuroleptika» wie Promethazin (Atosil®) vor allem bei nichtpsychiatrischen Indikationen wie Asthma bronchiale, spastische Bronchitis, Allergie, Pruritus und Kinetosen verordnet werden, Benzodiazepine und Barbiturate vor allem bei Fieberkrämpfen. Etwa 1 von 10 000 Kindern wird wegen eines hyperkinetischen Syndroms mit Stimulantien behandelt, in den USA liegt die Verordnungshäufigkeit 100–300mal höher.

Im Vergleich zu Erwachsenen kommen Psychopharmaka für die Behandlung psychischer Störungen bei Kindern und Jugendlichen seltener in Betracht; Psychopharmaka sollten möglichst nicht vor dem Schulalter verordnet werden.

Literatur

Elliger, T. J., Nissen, G. (1989): Psychopharmaka für Kinder und Jugendliche. Dt. Ärztebl. 86: 2697–2700.

Martinius, J. (1996): Psychopharmaka im Kindes- und Jugendalter. Dt. Ärztebl. 93: 465–468.

Nissen, G., Eggers, C., Martinius, J. (1984): Kinder- und jugendpsychiatrische Pharmakotherapie. Springer, Heidelberg.

Schmidt, M., Blanz, B. (1996): Psychopharmakotherapie im Kindesalter. Enke, Stuttgart.

15 | Psychopharmakotherapie im höheren Lebensalter

Die Psychopharmakotherapie im höheren Lebensalter gewinnt zunehmend an Bedeutung: Ca. 15 % der Bevölkerung sind älter als 65 Jahre, etwa 1/4 der über 65jährigen ist psychisch krank, sie verursachen über 50 % der Arzneikosten. 1989 gab es mehr als 10 Millionen Arzt-Patienten-Kontakte in bundesdeutschen Praxen mit der Diagnose «Hirngefäß-Krankheiten». Als Alterskrankheiten liegen am häufigsten Hirnabbauprozesse (Demenzen), Verwirrtheitszustände und Depressionen vor. Patienten im höheren Lebensalter weisen einige Besonderheiten auf, die auch für die psychopharmakologische Behandlung von Bedeutung sind:

Altersbedingt kommt es zu Veränderungen von Pharmakokinetik und Pharmakodynamik (siehe Tab. 21).

Die neurobiologische Altersforschung hat gezeigt, daß es zu quantitativ erfaßbaren Gehirnveränderungen im Alter kommt (Verringerung des Gehirngewichtes, Abnahme der Neuronen und der Gehirndurchblutung, Verminderung der Neurotransmitter). Neben psychosozialen Faktoren sind diese körperlichen Faktoren für die geänderte Wirkungsweise von Psychopharmaka beim alten Menschen von entscheidender Bedeutung.

Praktisch hat dies zur Folge, daß Medikamente bei Patienten im höheren Lebensalter generell niedriger dosiert werden müssen (Ausnahme:

Tabelle 21: Altersbedingte Veränderungen von Pharmakokinetik und Pharmakodynamik

- Beeinträchtigung der Ösophaguspassage (bettlägrig!)
- verringerte Resorption aus dem Magen-Darm-Trakt
- veränderte Eiweißbindung
- verminderte Körperflüssigkeit/Dehydratation
- veränderte Verstoffwechselung
- verringerte Elimination
- Neurotransmitterverarmung
- eingeengte Regulationsbreite versch. Organsysteme (Adaptation, Kompensation)

sehr schlechte Resorption aus dem Magen-Darmtrakt), daß mit einem verzögerten Einsetzen der gewünschten Medikamentenwirkung in vielen Fällen gerechnet werden muß, und daß eine erhöhte Nebenwirkungs-Empfindlichkeit besteht. Insbesondere Arzneimittel mit anticholinergen Haupt- oder Nebenwirkungen sollten bei alten Menschen nur zurückhaltend eingesetzt werden. Häufig wird nicht berücksichtigt, daß es bei Patienten mit gestörter cholinerger Neurotransmission, wie sie beim Morbus Alzheimer vorliegt, durch die Verabreichung anticholinerger Substanzen sowohl zu einer Verstärkung der Demenz als auch zu deliranten Zustandsbildern kommen kann. Tabelle 22 zeigt eine Auswahl an Medikamenten mit anticholinerger Haupt- oder Nebenwirkung.

Von grundlegender Bedeutung ist – auch im Hinblick auf die Einnahmezuverlässigkeit – das Aufstellen einfacher, übersichtlicher Medikamentenverordnungspläne, die die «Vergeßlichkeit» älterer Menschen berücksichtigen. Auch die Darreichungsformen müssen auf den Alterspatienten abgestimmt sein (unpraktische Tropfen-Verordnung bei Patienten mit Händetremor!)

Hauptindikationen der Psychopharmaka bei Alterspatienten sind:
- körperlich begründbare Psychosen (Verwirrheitszustände, Wahnerkrankungen, Unruhezustände): organische Psychosyndrome
- ängstlich-unruhige bzw. gehemmte Depressionen (Alters-/Involutionsdepressionen)
- (nicht körperlich begründbare) paranoide Syndrome
- Erregungszustände unterschiedlicher Genese
- behandlungsbedürftige Schlafstörungen.

Neben der Verordnung möglichst gut verträglicher, nebenwirkungsarmer Psychopharmaka in niedrigstmöglicher Dosierung, spielen die Behandlung körperlicher Grunderkrankungen, die Gestaltung des Tagesablaufes mit Beachtung der lebenssituativen Gegebenheiten sowie psychosoziale Maßnahmen eine wichtige Rolle.

In der Regel bedingt die vorliegende Multimorbidität eine Polypharmakotherapie, nicht selten auch eine Polypragmasie. Dadurch erhöht sich in Koppelung mit der altersbedingt eingeengten Regulationsbreite der verschiedenen Organsysteme das Risiko von Arzneimittelinteraktionen, zusätzlich ergeben sich Compliance-Probleme (zuverlässige, regelmäßige Medikamenteneinnahme). Für die Praxis ist deshalb ein genauer Therapieplan mit übersichtlichen Dosierungsschemata (Dosettpackungen) sowie die Hilfestellung durch informierte Drittpersonen von Bedeutung. Beim Alterspatienten kommt nicht-medikamentösen Behandlungsmaßnahmen wie ausreichender Flüssigkeits-

Tabelle 22: Arzneimittel mit anticholinergen Haupt- oder Nebenwirkungen

Stoffklasse	Wirkstoff	Handelsname (Auswahl)
Antiallergika	Alimemazin Clemastin Dimetinden Hydroxyzin	Theralene® Tavegil® Fenistil® Atarax®
Antiarrhythmika	Chinidin Disopyramid	Chinidin-Duriles® Norpace®, Rythmodul®
Antidepressiva	Amitriptylin Doxepin	Saroten® Aponal®
Antiemetika	Dimenhydrinat Meclozin Promethazin Scopolamin	Vomex A® Bonamine®, Peremesin® Atosil® Scopoderm®
Antihistaminika	s. Antiallergika, Antiemetika, Hypnotika, Sedativa	
Hypnotika, Sedativa	Diphenhydramin Doxylamin Promethazin (antihistaminerge Substanzen wie z.B. Diphenhydramin sind auch in zahlreichen Husten- u. Grippe- mitteln enthalten)	Dormutil N®, Halbmond® Gittalun®, Mereprine® Atosil®
Magen-Darm-Mittel	Atropin Butylscopolamin Pirenzepin	Atropinum sulfuricum® Buscopan® Gastrozepin®
Neuroleptika	Chlorprothixen Clozapin Levomepromazin Promazin Thioridazin	Truxal® Leponex® Neurocil® Protactyl® Melleril®
Parkinsonmittel	Biperiden Bornaprin Metixen Trihexyphenidyl	Akineton® Sormodren® Tremarit® Artane®

zufuhr, Ballaststoffen, Vermeidung von Immobilisation ein großer Stellenwert zu.

Literatur

Bergener, M., Hesse, C. (1987): Grundprinzipien der Psychopharmako-Therapie im Alter. Psycho 13: 578–586.

Estler, C. G. (1987): Arzneimittel im Alter. Wiss. Verlagsgesellschaft, Stuttgart.

Förstl, H. (1996): Lehrbuch der Gerontopsychiatrie. Enke, Stuttgart.

Hornung, W. P. (1994): Psychopharmaka im Alter. Dt. Ärztebl. 91: 1804–1806.

16 | Kombinationstherapie mit Psychopharmaka

Die Anwendung einer kombinierten Psychopharmakotherapie wird sowohl von niedergelassenen Ärzten als auch von Klinikern häufig praktiziert. Eine Untersuchung an einer psychiatrischen Klinik ergab, daß bei 63 % aller Behandlungen eine kombinierte Psychopharmakotherapie (im Durchschnitt 2,7 Psychopharmaka) angewandt wurde. In einer Erhebung bei Allgemeinärzten wurden 78 % der Patienten mit der Diagnose neurotische Depression kombiniert mit Antidepressiva und Benzodiazepinen behandelt.

Ganz allgemein zielt eine Mehrfachmedikation auf rascheren Wirkungseintritt, Verstärkung bzw. Verbreiterung therapeutischer oder prophylaktischer Wirkungen und/oder auf Abschwächung von Nebenwirkungen. Eine rational begründete Mehrfachmedikation sollte und kann also der Optimierung einer Therapie dienen, aus pharmakologischer Sicht empfiehlt sich jedoch in Anbetracht möglicher Arzneimittelwechselwirkungen (siehe Kapitel 9) Zurückhaltung mit Mehrfachkombinationen. Da sich der Einsatz von Psychopharmaka primär an Zielsymptomen orientiert, ist allerdings in Anbetracht der Heterogenität psychiatrischer Krankheitsbilder eine Kombinationsbehandlung mit verschiedenen Psychopharmaka in vielen Fällen unumgänglich. Dem kritischen Pharmakopsychiater stellt sich dabei immer wieder die Frage, ob nicht ungenügende Diagnostik für die geübte Polypharmazie mitverantwortlich zu machen ist.

Folgende Psychopharmaka-Kombinationen können als sinnvoll angesehen werden:

1. *Antidepressivum + Tranquilizer* (Benzodiazepin oder schwachpotentes Neuroleptikum)

Die Wirklatenz der Antidepressiva macht angesichts der rasch zu behandelnden Symptome Schlafstörung, Unruhe, Angst, Suizidalität die initiale Kombinationstherapie akuter Depressionen häufig erforderlich.

2. *Hochpotentes Neuroleptikum + schwachpotentes Neuroleptikum oder Benzodiazepin*

In der Initialphase einer Psychosenbehandlung ist diese Kombination nicht selten notwendig, um antipsychotische und sedierende Wirkeffekte zu erreichen.

3. *Neuroleptikum + Antidepressivum*

Diese sog. Zweizügeltherapie kann bei schizoaffektiven Psychosen sowie psychotischen Depressionen indiziert sein, niedrig dosiert auch bei «Angstdepressionen».

4. *Rezidivprophylaktikum (Lithium/Carbamazepin) + Antidepressivum oder Neuroleptikum.*

Außer in der Einstellungsphase können Patienten mit manisch-depressiver Erkrankung bei akuter Dekompensation (vorübergehend) zusätzlich zum Rezidivprophylaktikum mit einem Antidepressivum oder Neuroleptikum (Depression/Manie) behandelt werden.

5. *Neuroleptikum + Carbamazepin*

In der Akutbehandlung von Manien können Neuroleptika durch die Gabe von Carbamazepin eingespart werden.

Diskutabel ist die Kombination von Clomethiazol und Haloperidol und/oder Diazepam in der Delir-Behandlung.

In Einzelfällen kann die morgendliche Applikation eines aktivierenden und die abendliche Applikation eines sedierenden Antidepressivums sinnvoll sein. In der Behandlung sog. therapieresistenter Depressionen kommen verschiedene Kombinationstherapien zum Einsatz (vgl. Kapitel III.1). Als fixe Kombination ist ein Antidepressivum + Benzodiazepin-Tranquilizer (Limbatril®) im Handel. Diese wird aus Gründen der Compliance häufig verordnet, sollte aber nur zeitlich befristet in der Akutbehandlung eingesetzt werden. Nicht selten von Nachteil ist, daß die Dosisrelation beider Medikamente nicht variiert werden kann und z. T. unausgewogen ist.

Literatur

Franczek, E., Beckmann, H. (1990): Kombinationsbehandlung bei Therapie mit Neuroleptika – Polypragmasie oder Notwendigkeit? In: Heinrich, K. (Hrsg.) Leitlinien neuroleptischer Therapie. Springer, Heidelberg.

Grohmann, R., Strauß, A., Gehr, C. et al. (1980): Zur Praxis der klinischen Therapie mit Psychopharmaka. Retrospektive Untersuchung der Verordnungsgewohnheiten in einer Psychiatrischen Universitätsklinik. Pharmacopsychiat. 13: 1–19.

Klein, H. E., Rüther, E., Staedt, J. (1992): Kombinierte Psychopharmakotherapie. In: Riederer, P., Laux, G., Pöldinger, W. (Hrsg.) Neuro-Psychopharmaka Band 1. Springer, Wien.

Laux, G., König, W., Pfaff, G. et al. (1986): Kombinierte Psychopharmakotherapie endogener Depressionen. Fortschr. Med. 104: 511–516.

Tegeler, J. (1985): Psychopharmaka-Kombinationen. Polypragmasie oder Notwendigkeit? Münch. med. Wschr. 127: 539–541.

17 | Kombinierte Pharmako- und Psychotherapie

Basierend auf der zumeist multifaktoriellen Bedingtheit psychischer Erkrankungen herrscht heute in der Psychiatrie ein mehrdimensionaler Therapieansatz vor: somatotherapeutische, psychotherapeutische und soziotherapeutische Behandlungsfaktoren werden gemeinsam und gleichzeitig berücksichtigt. Unter einer Kombinationsbehandlung wird die gleichzeitige Anwendung zweier definierter Therapieverfahren mit dem Ziel einer größeren therapeutischen Effektivität verstanden. Bei der Kombination von Pharmakotherapie und Psychotherapie läßt sich eine initiale Begleit-Medikation während des Beginns einer Psychotherapie von einer passageren Begleit-Medikation im Verlauf einer Psychotherapie sowie eine zeitweilige Psychotherapie im Verlaufe einer Langzeitmedikation unterscheiden.

Als «**Psychotherapie**» werden Verfahren zur Behandlung kranker Menschen mit psychologischen Mitteln bezeichnet. Zahlreiche Definitionsversuche lassen sich dahingehend zusammenfassen, daß Psychotherapie die Behandlung emotionaler Probleme mit psychologischen Mitteln ist, wobei ein dafür ausgebildeter Therapeut spezifische, wissenschaftlich begründete Techniken einsetzt, um bestehende Symptome zu bessern, gestörte Verhaltensweisen zu modifizieren und die Reifung und Entwicklung der Person zu fördern. Hierbei bilden die Sprache und die emotionale Beziehung zwischen Therapeut und Patient die Basis aller psychologischen Methoden. Psychotherapie ist nicht einfach die menschliche Zuwendung zu einem Leidenden.

Es lassen sich Einzel-, Paar-, Familien- und Gruppen-Therapie unterscheiden, inhaltlich können stützende (supportive) sog. einsichtsorientierten Verfahren bzw. sog. zudeckende (übende) «aufdeckender» (konfliktzentrierter) Psychotherapie gegenübergestellt werden. Des weiteren kann eine Fokal-Kurzpsychotherapie von einer Langzeitpsychotherapie unterschieden werden. Als methodenorientierte Verfahren haben die psychoanalytische Psychotherapie, die Verhaltenstherapie und die klientzentrierte Gesprächspsychotherapie die größte Bedeutung erlangt.

Das (beratende) ärztliche Gespräch kennt keine eigentliche Methodik; Erfahrung, Intuition und Persönlichkeit des jeweiligen Arztes prägen es in besonderer Weise. In dieser Gesprächsform kann wichtige, erste psychotherapeutische Arbeit geleistet werden, wenn der Arzt sich bemüht, Konflikte des Patienten zu verstehen, sie zu verbalisieren und mit dem Patienten eine gemeinsame Konfliktlösung zu erarbeiten. Zu einem psychotherapeutischen Basisverhalten gehören positive Wertschätzung und emotionale Wärme, Empathie und Echtheit im Verhalten des Therapeuten.

Sog. psychogene Erkrankungen (Neurosen, psychosomatische Störungen) treten typischerweise in Konfliktsituationen und unter psychosozialem Streß auf, so daß psychologische (psychodynamische und lerntheoretische) Erklärungsmodelle Psychotherapie als (einzig) adäquate Behandlungsmethode nahelegen. Dem einseitigen Postulat einer Psychogenie wurden in den letzten Jahren psychobiologische Ansätze gegenübergestellt wie die der experimentellen Streßforschung und der empirisch fundierten «Verhaltensmedizin». Biologische Untersuchungsbefunde z. B. bei Patienten mit Phobien, Panik- oder Zwangserkrankungen haben zu neuen Klassifikationen neurotischer Störungen geführt (DSM-IV, ICD-10), in den USA gar zur Abschaffung des theoriebelasteten Neurosebegriffes. Zu einer weiteren ideologischen Verhärtung der Fronten Pharmakotherapie versus Psychotherapie kam es durch empirische Daten der Evaluationsforschung, in denen die Besserungsraten psychotherapeutischer Behandlung oft nur bei 50 % lagen und die Bedeutung methodenunabhängiger sog. unspezifischer Faktoren (Zuwendung) hervorgehoben wurde. Katamnesedaten führten zu einer Ernüchterung in der Einschätzung der Effizienz von Psychotherapie, die weiterhin nicht selten durch Exklusivität und Versorgungsferne belastet ist.

Bei der in Deutschland derzeit vorherrschenden negativen Bewertung von Psychopharmaka insbesondere in der Therapie «psychogener Störungen» muß neben den skizzierten kritischen Bemerkungen zur «Psychotherapie» (Definitionsproblem, unspezifische Wirkung, Effektivität, Selektionsmechanismen, Ablehn- und Abbruchsquoten) ergänzend bemerkt werden, daß nur in seltenen Fällen eine isolierte Pharmakotherapie erfolgt. Diese ist vielmehr zumindest in ein unspezifisches psychotherapeutisch-psychoagogisches Setting eingebettet. Zunehmend ist ein Paradigmawandel eingetreten dergestalt, daß Psychotherapie und Psychopharmakotherapie nicht als prinzipielle Gegensätze angesehen werden, sondern diese therapeutischen Möglichkeiten – je nach Einzelfall, Krankheitsstadium, Verfügbarkeit und Praktikabilität – ausgewählt, gewichtet oder zeitlich versetzt eingesetzt werden.

Mögliche Interferenzen zwischen Pharmako- und Psychotherapie sind in Abb. 29 dargestellt:

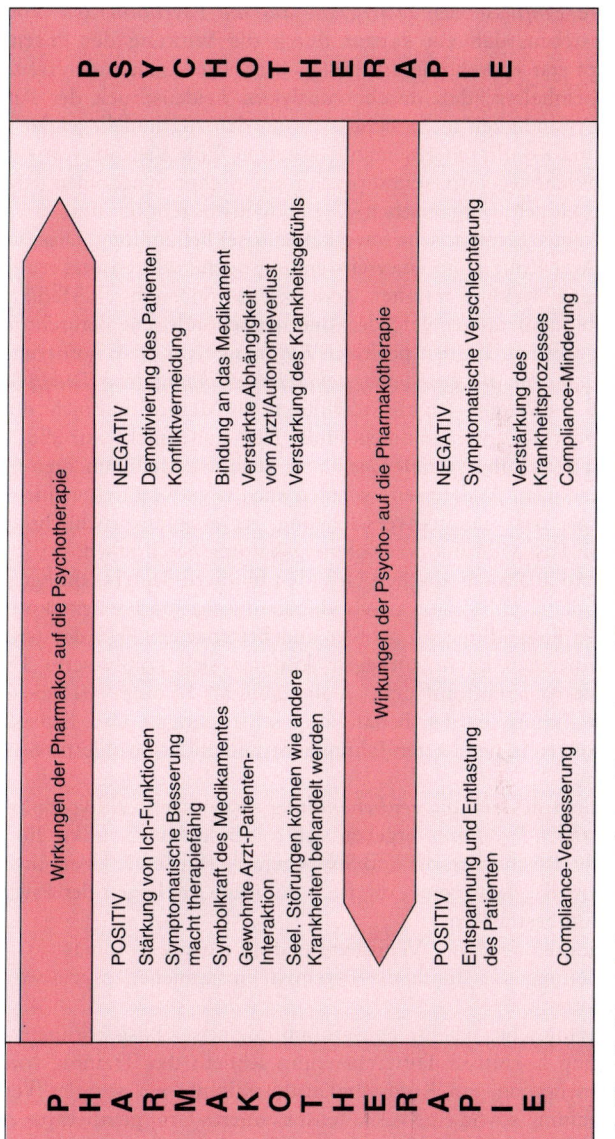

Abb. 29: Mögliche Interferenzen zwischen Pharmako- und Psychotherapie (modifiziert nach Weissman 1978, Karasu 1982)

Positive *Einflüsse der Pharmako- auf die Psychotherapie* können darin bestehen, daß ein Patient durch die Wirkung der Pharmaka überhaupt erst «psychotherapiefähig» wird. Dies kann andererseits die Gefahr beinhalten, daß durch reduzierten Leidensdruck der Patient keine Notwendigkeit mehr sieht, sich mit den zugrundeliegenden Problemen und Konflikten auseinanderzusetzen. Eine Vielzahl von Patienten mit psychovegetativen und psychosomatischen Syndromen neigt zu einer einseitigen «organischen» Krankheitskonzeption und erwartet eine medizinisch-somatische (medikamentöse) Behandlung. Diese traditionelle Arzt-Rolle kann einerseits entängstigend wirken und magisch-symbolische Wirkung entfalten, andererseits können durch Medikation überhöhte Erwartungen gefördert und hypochondrische Befürchtungen verstärkt werden. Zu den positiven *Einflüssen eines psychotherapeutischen Vorgehens auf eine vorbestehende medikamentöse Therapie* gehört, daß der Patient sich als Individuum, als Mensch und nicht nur als Patient oder Fall angenommen fühlt. Dies kann nicht nur die Arzt-Patienten-Beziehung vertiefen, sondern auch die Medikamenten-Compliance erhöhen. Andererseits wurden auch negative Effekte einer Psychotherapie wie Symptomverschärfung, regressiv-ansprüchliches Verhalten mit Passivität und Verwöhnungshaltung beschrieben.

Während aus methodischen Gründen fundierte Untersuchungen zur Effizienz der Kombination psychotherapeutischer und pharmakotherapeutischer Behandlung im großen und heterogenen Feld der psychogenen Störungen kaum vorliegen, konnten sich kombinierte Therapieansätze basierend auf dem «Vulnerabilitäts-Konzept» (Disposition zur Erkrankung) in der Behandlung schizophrener und depressiver Erkrankungen in den letzten Jahren aufgrund gut kontrollierter Studien etablieren:

Vor allem in der *Langzeitbehandlung* sowie der Rezidivprophylaxe *schizophrener Psychosen* ergeben sich folgende Ansatzpunkte für eine zusätzliche Psychotherapie und Soziotherapie (fließende Übergänge):

1. Neurotische Symptome, die nach völligem Abklingen der Psychose das Bild bestimmen
2. Psychotherapeutische Verarbeitung des Psychose-Traumas
3. Bearbeitung der durch die Psychose entstandenen psychosozialen Probleme
4. Psychologisches Therapieprogramm kognitiver Basisstörungen. Ein Training kognitiver Differenzierung schließt das Training sozialer Wahrnehmung, ein Kommunikationstraining, ein soziales Verhaltenstraining sowie eine verhaltensorientierte Gruppentherapie ein.
5. Familientherapie bei Formen gestörter Kommunikation und pathologischem intrafamiliärem Klima

6. Gruppentherapie zur Vermittlung von Gemeinschaftsgefühl und Geborgenheit sowie der Vermeidung von Isolierungs- und Rückzugstendenzen.

All diesen Ansätzen gemeinsam ist der Aufbau sozialer Kompetenz durch soziale Realitäts-Trainingsprogramme sowie die Förderung kognitiver und sozialer Bewältigungsstrategien. Die symptomatische Wirkung der Neuroleptika wird so durch Therapieprogramme der psychosozialen Anpassung ergänzt. Klar strukturierte, gestufte Programme zur Vermittlung familienbezogener und sozialer Bewältigungsstrategien, die die Vermittlung funktionaler Fertigkeiten betonen, haben sich als wichtige Ergänzung der psychopharmakologischen Behandlung schizophrener Psychosen erwiesen. In mehreren Untersuchungen ist eine Überlegenheit der kombinierten Behandlungsmethodik gegenüber den Einzelkomponenten Pharmakotherapie, Soziotherapie und Psychotherapie nachgewiesen worden. Als sinnvolle Ergänzung haben sich des weiteren ein sog. Medikamenten-Management-Training (vgl. Compliance-Problem) sowie Angehörigen-Therapiegruppen erwiesen.

Bei der *Behandlung von Depressionen* wurde insbesondere die Kombination von kognitiver Verhaltenstherapie mit Antidepressiva systematisch untersucht. Hierbei zeigte sich, daß Verhaltenstherapiepatienten besonders einen Anstieg befriedigender Aktivitäten aufweisen; auch gibt es Hinweise auf eine rezidivprophylaktische Wirksamkeit kognitiver Verhaltenstherapie und eine höhere Rückfallquote nach alleiniger medikamentöser Therapie. Interessanterweise fanden sich Rezidive bei endogenen Depressionen trotz Lithium-Prophylaxe ganz überwiegend bei Patienten, bei denen psychodynamische Auslöser vor der Erkrankung nachweisbar waren.

Zu erwähnen ist, daß im Gegensatz zur rein medikamentösen Behandlung der eigentliche Psychotherapie-Effekt offenbar erst nach mehreren Jahren erkennbar wird.

Der wissenschaftliche Wirksamkeitsnachweis anderer, nichtärztlicher Therapieformen wie Beschäftigungstherapie, Musik-, Reit- und Sporttherapie ist bislang nicht eindeutig erbracht.

Literatur

Bozok, B., Bühler, K. E. (1988): Wirkfaktoren der Psychotherapie – spezifische und unspezifische Einflüsse. Fortschr. Neurol. Psychiat. 56: 119–132.

Bender, W. (1988): Psychotherapie schizophrener Patienten. In: Bender, W., Dencker, S. J., Kulhanek, F. (Hrsg.) Schizophrene Erkrankungen. Vieweg, Braunschweig.

Helmchen, H., Linden, M., Rüger, U. (Hrsg.) (1982): Psychotherapie in der Psychiatrie. Springer, Heidelberg.

Karasu, P. D. (1982): Psychotherapy and pharmacotherapy: Toward an integrative model. Am. J. Psychiatry 139: 1102–1113.

Kind, H. (1982): Psychotherapie und Psychotherapeuten. Thieme, Stuttgart.

Laux, G. (1989): Psychopharmakotherapie neurotischer Störungen. In: Saletu, B. (Hrsg.) Biologische Psychiatrie. Thieme, Stuttgart.

Laux, G. (1992): Psychopharmaka und Psychotherapie. In: Riederer, P., Laux, G., Pöldinger, W. (Hrsg.) Neuro-Psychopharmaka. Ein Therapie-Handbuch. Band 1. Springer, Wien.

Perry, S. (1990): Combining antidepressants and psychotherapy: Rationale and strategies. J. Clin. Psychiatry 51 (suppl.): 16–20.

Reimer, F. (1975): Der Psychotherapie-Defekt. Nervenarzt 46: 214–215.

Weissman, M. M. (1978): Psychotherapy and its relevance to the pharmacotherapy of affective disorders: From ideology to evidence. In: Lipton, M. A., DiMascio, A., Killam, K. F. (eds). Psychopharmacology: A Generation of Progress. Raven, New York.

18 | Ethische und juristische Aspekte

In den vorangegangenen Abschnitten wurde gezeigt, daß der richtige Umgang mit Psychopharmaka an die Kenntnis vieler, recht unterschiedlicher Fakten gebunden ist und daß hierbei auch nicht pharmakologische Aspekte berücksichtigt werden müssen. Zum Abschluß des allgemeinen Teils sollten zwei wichtige Gesichtspunkte, die in verschiedenen Abschnitten bereits gestreift wurden, nochmals im Zusammenhang dargestellt werden: Die Frage des in erheblichem Maße vom «Zeitgeist» abhängigen ethischen Umgangs mit Psychopharmaka und das Problem möglicher juristischer Implikationen.

Das Verhältnis von **Ethik** und Psychiatrie ist bestimmt durch die Frage, welche Wertvorstellungen den Psychiater bei Entscheidungen für seinen Patienten leiten, vor allem dann, wenn eine Entscheidung mit fachlichen Argumenten allein nicht ausreichend zu begründen ist und wenn verschiedene Wertvorstellungen oder Normen tangiert sind. In einem weiteren Sinn ist damit auch das Menschenbild angesprochen, das den Umgang des Psychiaters mit dem psychisch Kranken prägt.

Krankheitsbedingter Freiheitsverlust konfrontiert den Psychiater mit dem Problem der Übernahme von Verantwortung für den psychisch Kranken (äußerer und innerer Freiheitsverlust).

Wie kaum eine andere medizinische Disziplin ist die Psychiatrie historisch negativ belastet, und bis in die Gegenwart werden ihr und dem Psychiater großes Mißtrauen entgegengebracht. Immer wieder finden sich Negativmeldungen in den Medien über vermeintliche Zwangseinweisungen und -behandlungen von Gesunden und über repressive Methoden in den Kliniken.

Medizinrechtliche Fragen im Bereich der Pharmakopsychiatrie umfassen hauptsächlich folgende Themenkreise: Einwilligung und Aufklärung sowie ärztliche Zwangsmaßnahmen während der Unterbringung.

Eine zentrale Frage der psychiatrischen Pharmakotherapie ist die *Einwilligung nach Aufklärung* («informierte Einwilligung» oder «informed consent»). Hier wird der Konflikt zwischen Heilauftrag des Arztes und Selbstbestimmungsrecht des Patienten besonders deutlich. Rechtswirksam ist die Einwilligung nur, wenn sie nach entsprechender Aufklärung des Patienten gegeben wurde, der Patient einwilligungsfähig ist und sich ohne Zwang freiwillig entscheiden kann. Aufklärung des Patienten ist ein Element der Behandlung und damit des Arzt-Patienten-Verhältnisses und bedarf eines Ermessungsspielraumes, dessen Grenzen von der «herrschenden Meinung» abhängen. Der Arzt muß die individuelle Situation des Patienten berücksichtigen, sein Auffassungs- und Einsichtsvermögen ebenso wie seine Belastbarkeit und sich davon überzeugen, daß die Aufklärung verstanden wurde. Je risikoreicher und je weniger dringlich die Maßnahme ist, um so umfangreicher muß aufgeklärt werden.

Vor Beginn einer Behandlung mit Psychopharmaka sollte der Patient über Notwendigkeit, Indikation und Vorgehensweise und Nebenwirkungen informiert werden. Das Ausmaß der Aufklärung hängt unter anderem von der Einsichtsfähigkeit und dem anzunehmenden Wissensstand des Patienten sowie davon ab, inwieweit es sich um eine übliche, routinemäßige Therapie handelt. Das Aufklärungsgespräch mit dem Patienten und dessen Einverständnis zur Behandlung sollte in der Krankenakte vermerkt werden. Ein schriftliches Einverständnis ist allerdings nur dann erforderlich, wenn die vorgeschlagene Therapie deutlich von der allgemein üblichen abweicht oder umstritten ist.

In der **Dokumentation** der Psychopharmakotherapie sollten vor allem zu finden sein: Psychopharmaka-Vormedikation, Indikation der aktuellen psychopharmakologischen Therapie, bei stationärer Therapie tägliche Dokumentation der verabreichten Präparate inklusive Dosierung und Verabreichungsform, bei ambulanter Therapie erfolgt diese Dokumentation bei jeder Konsultation. Während stationärer Therapie zumindest wöchentliche Dokumentation des psychopathologischen Befundes, bei ambulanter Behandlung zu jedem Termin. Das Auftreten unerwünschter Arzneimittelwirkungen muß entsprechend dokumentiert, eine Änderung der Medikation begründet werden.

Ausgehend von der Selbstbestimmungs- und Willensfreiheit auch schwer psychisch Kranker wird von manchen Kreisen eine Psychopharmaka-Therapie grundsätzlich und dogmatisch als unzulässige Fremdbestimmung abgelehnt. Demgegenüber muß gesagt werden, daß es bei psychotischen Krankheitsbildern nicht nur ethisch vertretbar, sondern oft unabdingbar ist mit Psychopharmaka zu behandeln. Ethisch vertretbar scheint es, eine gestufte Aufklärung vorzunehmen, die nicht nur den jeweiligen Zustand des Patienten berücksichtigt, sondern auch in Abhängigkeit von der zu erwartenden Dauer der Behandlung durchgeführt werden sollte. So erscheint es vertretbar, Nebenwirkungsprobleme, die bei einer Langzeitbehandlung entstehen können, erst dann zu diskutieren, wenn eine solche notwendig wird.

Ganz andere Fragen stellen sich, wenn ein offensichtlich Kranker eine Behandlung ablehnt. Der Gesetzgeber sieht nur in solchen Fällen Zwangsmaßnahmen vor, in denen der Punkt «Gefährlichkeit» erfüllt ist – sei es in Form von Selbstgefährdung (Suizidgefahr) oder von Fremdgefährdung. Geregelt sind diese Belange in den Unterbringungsgesetzen der einzelnen Bundesländer. Eine Krankheit selbst wird nicht als ausreichender Grund für eine Behandlung gegen den Willen angesehen. Die Unterbringungsgesetze sehen auch vor, daß der (untergebrachte) Patient ein Recht auf Behandlung hat, d. h. aufgrund der bei der jeweiligen Krankheit vorliegenden Indikation kann und soll eine medikamentöse Behandlung durchgeführt werden.

Am 1. 1. 1992 trat das neue Betreuungsgesetz in Kraft, durch das die alte Regelung der Entmündigung aufgehoben wurde. Ziel war es, ein modernes juristisches Konzept vorzulegen, durch das psychisch Kranke nicht mehr wie zuvor vollständig «bevormundet» werden können, sondern eine Reihe von Eigenständigkeiten behalten; u. a. sollte dadurch – was in diesem Zusammenhang von Interesse ist – auch der Umgang mit der medikamentösen Behandlung transparenter werden. Obwohl dieses Gesetz vom Konzept her einen bedeutenden Fortschritt darstellt, bringt es leider – zumindest in der Anfangsphase – einige praktische Schwierigkeiten mit sich: Das Gesetz soll beispielsweise Bewohner von Heimen dadurch besser schützen, indem es fordert, daß alle medizinischen Maßnahmen juristisch auf ihre Notwendigkeit hin überprüft werden (z. B. Medikamenteneinnahme); erst nach Einholung von Sachverständigen-Gutachten werden nunmehr solche Maßnahmen genehmigt bzw. abgelehnt. Als bedeutsamer Nachteil kann sich hier erweisen, daß jeweils nur ganz eng definierte Maßnahmen genehmigt werden, z. B. 3×1 Tablette eines bestimmten Medikamentes; die Flexibilität der Behandlung (Erhöhung wenn erforderlich) wird jedoch stark eingeengt, da für Änderungen erneut ein juristisches Verfahren eingeleitet werden muß. Es bleibt abzuwarten, wie sich die Praktikabilität des neuen Betreuungsrechts in den nächsten Jahren zeigen wird.

Patientenbezogene Forschung im Rahmen klinischer Prüfstudien setzt eine individuelle Nutzen-Risiko-Abwägung nach vorausgegangener Beratung durch eine Ethik-Kommission und die strikte Einhaltung gesetzlicher Vorschriften (AMG) und ethischer Konventionen (Deklaration von Helsinki, s. Anhang) voraus. Die freiwillige, jederzeit widerrufbare Einwilligung des Patienten erfolgt nach informierter Aufklärung (informed consent) schriftlich oder mündlich unter Zeugen. In der klinischen Therapieforschung ergeben sich spezielle Probleme aus der Aufklärung über die Anwendung von Placebos sowie über die Randomisierung (Zufallszuteilung).

Literatur

Helle, J. (1991): Das neue Betreuungsrecht. Dt. Ärztebl. 88: 2638–2642.

Helmchen, H. (1986): Ethische Fragen in der Psychiatrie. In: Kisker, K. P., Lauter, H., Meyer, J. E., Müller, C., Strömgen, E. (Hrsg.): Psychiatrie der Gegenwart Band II. Springer, Heidelberg.

Helmchen, H. (1978): Ethische und juristische Probleme der ersten klinischen Prüfung von Psychopharmaka. Arznm.-Forsch. 28: 1253–1256.

Helmchen, H. (1992): Ethische Aspekte der Pharmakopsychiatrie. In: Riederer, P., Laux, G., Pöldinger, W. (Hrsg.) Neuro-Psychopharmaka Band 1. Springer, Wien.

Helmchen, H., Lauter, H. (1995): Dürfen Ärzte mit Demenzkranken forschen? Thieme, Stuttgart.

Helmchen, H., Müller-Oerlinghausen, B. (Hrsg.) (1978): Psychiatrische Therapieforschung. Ethische und juristische Probleme. Springer, Heidelberg.

Nedopil, N. (1996): Forensische Psychiatrie. Klinik, Begutachtung und Behandlung zwischen Psychiatrie und Recht. Thieme, Stuttgart.

Payk, T. R. (Hrsg.) (1996): Perspektiven psychiatrischer Ethik. Thieme, Stuttgart.

Pöldinger, W., Wagner, W. (Hrsg.) (1991): Ethik in der Psychiatrie. Springer, Heidelberg.

Wömper, H. B., Kinzler, E. (1987): Schwierige Patienten. Grundriß des Medizinrechts für Ärzte und Heilberufe mit besonderer Berücksichtigung des psychisch auffälligen Patienten. Perimed, Erlangen.

19 | «10 Gebote» für den richtigen Umgang mit Psychopharmaka

1. Psychopharmaka nur dann, wenn eine gezielte Indikation besteht *(Erkrankung)*. Zuerst sorgfältige Untersuchung und Diagnosestellung (zugrundeliegende Ursachen).
2. Medikamentöse Vorbehandlungen eruieren, Suchtanamnese abklären.
3. Adäquate Wahl des Psychopharmakons nach Wirkprofil unter Berücksichtigung möglicher Interaktionen und Nebenwirkungen sowie Kontraindikationen.
4. Dosierung in der Regel einschleichend und *individuell*. Keine Verschreibung größerer Mengen während der Akuterkrankung. Dosisanpassung bei Alterspatienten.
5. Bei Tranquilizern und Hypnotika Dosierung möglichst niedrig aber ausreichend; frühestmögliche, langsame Dosisreduktion mit Übergang auf diskontinuierliche Gabe (Bedarfsmedikation).
6. Exakte Aufklärung und Information des Patienten über Wirkung und mögliche Nebenwirkungen sowie Wechselwirkungen mit anderen Medikamenten, insbesondere mit Alkohol (möglichst meiden).
7. Längerfristige Kombination mehrerer Psychopharmaka möglichst vermeiden.
8. Persönliche Verordnung mit Verlaufskontrollen (Dosisanpassung). Aufbau einer tragfähigen Arzt-Patient-Beziehung (compliance).
9. Gesamtbehandlungsplan erstellen, der auch andere Therapieformen umfaßt (ärztl. Gespräch, Psychotherapie, physikal. Maßnahmen).
10. Bei Langzeit-Medikation Kooperation mit Facharzt (Indikationsstellung, Dosierung, Behandlungsdauer). Gesonderte Aufklärung über mögliche Nebenwirkungen bei Langzeitmedikation (Spätdyskinesien). «Paß» für Lithium- und Depot-Neuroleptika führen. Beendigung der Behandlung grundsätzlich durch langsam *ausschleichende* Dosisreduktion.

II Spezieller Teil

1 | Tranquilizer

1.1 Definition

Unter dem Begriff **Tranquillantien** (engl. minor tranquilizer) werden Psychopharmaka zusammengefaßt, die zur Behandlung von Angst- und Spannungszuständen verwendet werden (lat. tranquillare = beruhigen). Sie werden auch als Ataraktika (gr. ataraktos = ausgeglichen) oder gebräuchlicher als **Anxiolytika** (lat. = angstlösend) bezeichnet.

Als klinischen Tranquilizer-Effekt bezeichnet man die angstlösenden, beruhigenden und emotional entspannenden Wirkungen. Diese zeigen neben den eigentlichen Tranquillantien auch niedrig dosierte Neuroleptika, sedierende Antidepressiva und z. T. auch Betarezeptoren-blocker, weshalb der Begriff Anxiolytika statt Tranquilizer nicht voll befriedigen kann. Charakteristisch für Tranquilizer im engeren Sinne ist, daß diese keinen Einfluß auf psychotische Symptome (keine antipsychotische Wirkung) besitzen. Der alte Begriff **Psychosedativum** basiert darauf, daß Hypnotika in niedrigerer Dosis ähnlich wie Tranquilizer wirken. Es bestehen – dosisabhängig – fließende Übergänge zwischen Tranquilizern und Hypnotika.

1.2 Einteilung

Tranquilizer können nach der chemischen Struktur sowie nach dem praktisch-klinischen Wirkprofil eingeteilt werden.

Nach der *chemischen Struktur* kann man folgende Gruppen unterscheiden:
1. **Benzodiazepine**
2. **niedrig dosierte Neuroleptika**
3. **trizyklische und chemisch andersartige Tranquilizer**
4. **Beta-Rezeptoren-Blocker**
5. **Phytotherapeutika (pflanzliche Sedativa)**

Die eigentliche «Tranquilizer-Ära» begann mit den **Benzodiazepinen**, die dank ihrer pharmakologischen Vorzüge bis heute den ersten Rang unter den Tranquillantien einnehmen.

In niedriger Dosierung (unterhalb der sogenannten neuroleptischen Schwelle) können auch **Neuroleptika** aufgrund ihrer dämpfenden, affektiv-entspannenden Wirkung als Tranquilizer eingesetzt werden (vgl. engl. major tranquilizer). Vorteilhaft ist hier das fehlende Abhängigkeitspotential und die Möglichkeit der Verabreichung als Depot-Spritze, nachteilig die deutlich höhere Nebenwirkungsrate (vgl. Kapitel 5).

Trizyklische Tranquilizer stellen den Übergang zu den Antidepressiva dar [Opipramol (Insidon®)]. In den letzten Jahren sind **chemisch andersartige Tranquilizer** (oft als Nicht-Benzodiazepin-, Nicht-Barbiturat-Tranquilizer beschrieben) in den Handel gekommen (z. B. Buspiron). Die bisherigen Erfahrungen zeigten, daß die Substanz offenbar keine entscheidenden Vorteile gegenüber den Benzodiazepinen zu besitzen scheint. Insbesondere mit Benzodiazepinen vorbehandelte Patienten sprechen bei einer Umstellung nur unzureichend auf Buspiron an.

Wenn bei einem Angst-Syndrom körperliche Beschwerden im Vordergrund stehen, so bieten sich **Beta-Blocker** als Alternative zu den Benzodiazepinen an.

Meprobamat sollte ebenso wie Barbiturate u. a. aufgrund ungünstiger Wechselwirkungen mit anderen Medikamenten sowie wegen ihres Mißbrauchspotentials und ihrer Toxizität heute nicht mehr zur Anwendung kommen.

Bei leichteren Symptomen kann zunächst ein Versuch mit **Phytotherapeutika** [pflanzliche Sedativa (Baldrian, Hopfen)] gemacht werden.

1.3 Benzodiazepin-Tranquilizer

Benzodiazepine nehmen dank ihrer pharmakologischen Vorzüge heute den ersten Rang unter den Tranquillantien ein. Sie stehen fast synonym für den Begriff Tranquilizer. Benzodiazepin-Tranquilizer sind die mit weitem Abstand am häufigsten verordneten Psychopharmaka.

1.3.1 Einteilung

Chemisch werden 1,4-, 1,5-Benzodiazepine sowie modifizierte Benzodiazepine *(Thieno-Diazepine* und *Triazolo-Benzodiazepine)* unterschieden (Abb. 30). Diese Einteilung beruht auf der aus der Strukturformel ersichtlichen unterschiedlichen Stellung des Stickstoff-Atoms bzw. Modifikationen an der Ringstruktur. Bis heute ist unklar, ob und inwieweit die chemischen Strukturunterschiede der Benzodiazepine von praktisch-klinischer Bedeutung sind.

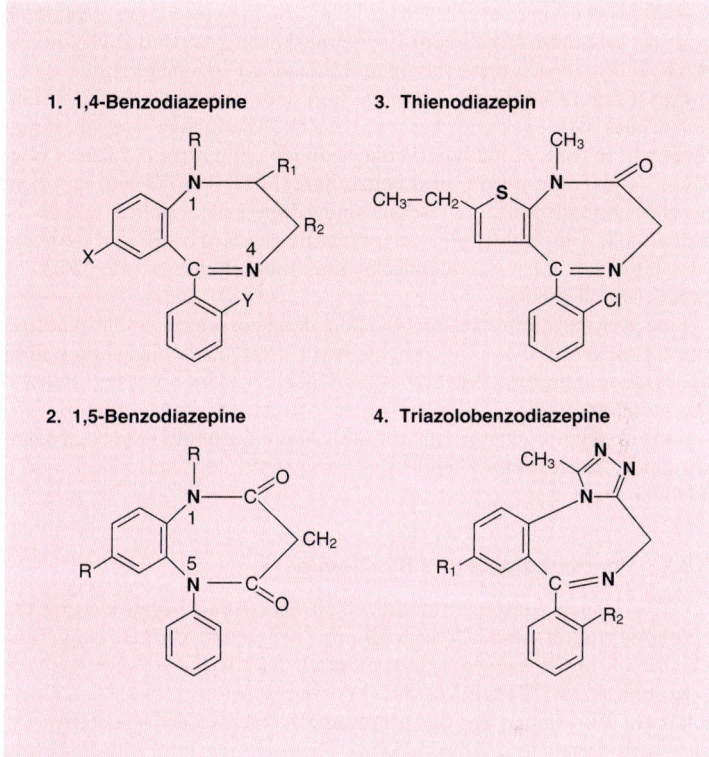

Abb. 30: Strukturformeln von Benzodiazepinen

Benzodiazepin-Tranquilizer können nach ihrem *klinischen Wirkprofil*, nach dem Ausmaß ihrer sedierend-dämpfenden, muskelrelaxierenden, antiepileptischen und angstlösenden Wirkung eingeteilt werden. So besitzen manche Benzodiazepine eine relativ geringe sedierende Wirkung (z. B. *Clobazam, Clotiazepam*), bei anderen ist die Sedierung stark ausgeprägt (z. B. *Diazepam*). Das Ausmaß der Dämpfung ist hierbei von der einzelnen Substanz, insbesondere aber auch von der Dosierung abhängig. Viele Tranquilizer wirken in höherer Dosierung schlafanstoßend; manche Benzodiazepine sind deshalb als reine Hypnotika im Handel. Da bei einigen Benzodiazepinen die antikonvulsive Wirkung stark ausgeprägt ist (z. B. *Diazepam, Clonazepam*), finden sie (auch) Anwendung in der Behandlung von Epilepsien. Bei *Diazepam* und insbesondere *Tetrazepam* ist die muskelentspannende Wirkung so stark, daß man sich diese therapeutisch zunutze machen kann.

Für jeden Benzodiazepin-Tranquilizer läßt sich ein relativ charakteristisches Wirkspektrum beschreiben. Die Übergänge sind allerdings fließend, so daß Einteilungsversuche nach «Tagestranquilizer» oder «Breitband-Tranquilizer» und Benzodiazepin-Hypnotika nur als orientierende Anhaltspunkte zu sehen sind. Zum Teil bestehen erhebliche individuelle Unterschiede in der psychotropen Reaktion. Am deutlichsten läßt sich die antiepileptische und muskelrelaxierende Wirkung experimentell verifizieren.

Eine weitere Einteilungsmöglichkeit der Benzodiazepin-Tranquilizer besteht aufgrund ihrer z. T. erheblichen Unterschiede hinsichtlich ihrer *pharmakokinetischen Eigenschaften.* Diese betreffen vor allem Resorptionsgeschwindigkeit, Eliminationshalbwertszeit sowie Metabolisierung (Entstehung aktiver Metabolite). Vereinfachend lassen sich kurzwirkende, mittellangwirkende und langwirkende Tranquilizer unterscheiden (Tab. 23).

1.3.2 Pharmakologie und Biochemie

Im **Tierversuch** führen Tranquilizer zu Sedierung, Verminderung der Spontanaktivität und Unterdrückung bedingter Vermeidungs- und Fluchtreaktionen; sie verhindern spontane oder induzierte Aggressivität («Konflikttests»). Benzodiazepine besitzen starke antikonvulsive Eigenschaften; Wirkungen auf das autonome Nervensystem (vegetative Reaktionen) treten im Unterschied zu Neuroleptika und Antidepressiva nicht auf.

Bei **gesunden Probanden** treten Entspannung, Müdigkeit, Verschlechterung von intellektuellen und motorischen Leistungen (z. B. verlängerte Reaktionszeit) sowie anterograde Amnesie auf. «Angst» als menschliche Empfindung ist im Tierversuch nicht direkt meßbar, nur im Humanversuch beschreibbar. Erwähnt werden muß, daß die Wirkungen von Benzodiazepinen deutlich situationsabhängig sind und je nach Persönlichkeitsstruktur (Intro-/Extraversion, emotionale Stabilität) unterschiedlich sein können.

Die **pharmakologischen Eigenschaften** der Benzodiazepine und die daraus ableitbaren therapeutischen Einsatzmöglichkeiten sind in Tab. 24 zusammengefaßt.

Die anxiolytische, sedierende, antikonvulsive und muskelrelaxierende Wirkung ist bei einzelnen Benzodiazepinen z. T. unterschiedlich

Tabelle 23: Einteilung der Benzodiazepine nach Halbwertszeiten ($t_{1/2}$)

	Freiname	Präparat
kurzwirkend $t_{1/2} < 5$ Std.	Brotizolam	Lendormin®
	Midazolam	Dormicum®
	Triazolam	Halcion®
mittellangwirkend $t_{1/2}$ 5–24 Std.	Alprazolam	Tafil® u.a.
	Bromazepam	Lexotanil® u.a.
	Clotiazepam	Trecalmo®
	Flunitrazepam	Rohypnol® u.a.
	Loprazolam	Sonin®
	Lorazepam	Tavor® u.a.
	Lormetazepam	Noctamid® u.a.
	Metaclazepam	Talis®
	Nitrazepam	Mogadan® u.a.
	Oxazepam	Adumbran®, Praxiten® u.a.
	Temazepam	Planum®, Remestan® u.a.
langwirkend $t_{1/2} > 24$ Std.	Chlordiazepoxid	Librium® u.a.
	Clobazam	Frisium®
	Diazepam	Valium® u.a.
	Dikaliumclorazepat	Tranxilium®
	Flurazepam	Dalmadorm® u.a.
	Medazepam	Rudotel®
	Nordazepam	Tranxilium N®
	Prazepam	Demetrin® u.a.

ausgeprägt. Sehr häufig ist es eine Frage der Dosierung, welche Wirkung im Vordergrund steht.

Während alle Benzodiazepine ein relativ einheitliches pharmakologisches Profil aufweisen, bestehen erhebliche **pharmakokinetische Unterschiede** zwischen einzelnen Substanzen. So werden z. B. Diazepam und Clorazepat rasch resorbiert, Oxazepam und Prazepam langsam.

Hinsichtlich der Metabolisierung (Verstoffwechslung) ist insbesondere die Entstehung von pharmakologisch aktiven Metaboliten von Bedeutung. Einige Benzodiazepine sind sog. Präkursoren (Pro-drugs), d. h. sie werden – nach unterschiedlicher Zeit und z. T. inkonstant – erst zur wirksamen Benzodiazepinform (Desmethyldiazepam/Nordiazepam) umgewandelt (siehe Abb. 31). Benzodiazepine, die einem oxidativen Abbau unterliegen (Demethylierung, Dealkylierung, Hydroxylierung), werden bei Leberfunktionsstörungen sowie bei älteren Menschen langsamer metabolisiert und ausgeschieden. Demgegenüber wer-

Tabelle 24: Die pharmakologischen Eigenschaften der Benzodiazepine (nach Müller 1988)

Pharmakologische Eigenschaften	Therapeutischer Einsatz	Unerwünschte Wirkungen
Sedativ, hypnotisch	– Schlafstörungen – Prämedikation in der Anästhesie	– Tagessedation – Tagesschläfrigkeit – eingeschränkte Aufmerksamkeit
Antikonvulsiv	– zentral ausgelöste Krampfzustände – Epilepsie	
Amnestisch	– verschiedene Anwendungen in der Anästhesie	– Amnesie (anterograd)
Zentral muskelrelaxierend	– zentrale Spastik – Muskelverspannungen – Tetanus	– Muskelschwäche – Ataxie – Gangstörungen – Atemdepression
Anxiolytisch	– Angst- und Spannungszustände verschiedener Genese	– Gleichgültigkeit – Realitätsflucht

Alle hier beschriebenen Wirkungen und Nebenwirkungen werden über einen Angriff an zentralen Benzodiazepinrezeptoren ausgelöst und können daher durch einen Bezodiazepinrezeptorantagonisten (z.B. Flumazenil) terminiert werden.

den Lorazepam, Lormetazepam, Oxazepam und Temazepam über nichtoxidative Phase-II-Reaktionen (Glukuronidierung, Reduktion) metabolisiert und in ihrer Biotransformation durch die genannten Faktoren kaum beeinflußt.

Hinsichtlich der Umsetzung der unterschiedlichen Pharmakokinetik von Benzodiazepinen in die klinische Praxis ist allerdings darauf hinzuweisen, daß für die Wirkung der Substanzen die Konzentration am Wirkort (Benzodiazepin-Rezeptor) entscheidend ist und daher Plasmaspiegel nur indirekte Parameter darstellen. So können Wirkungen am Benzodiazepin-Rezeptor (siehe unten) nachweisbare Plasmaspiegel weit überdauern und zu klinisch-pharmakodynamischen Effekten führen.

Die höchste Rezeptor-Affinität weisen Lorazepam, Triazolam und Flunitrazepam auf, eine fast 100fach geringere Clobazam (s. Tab. 25).

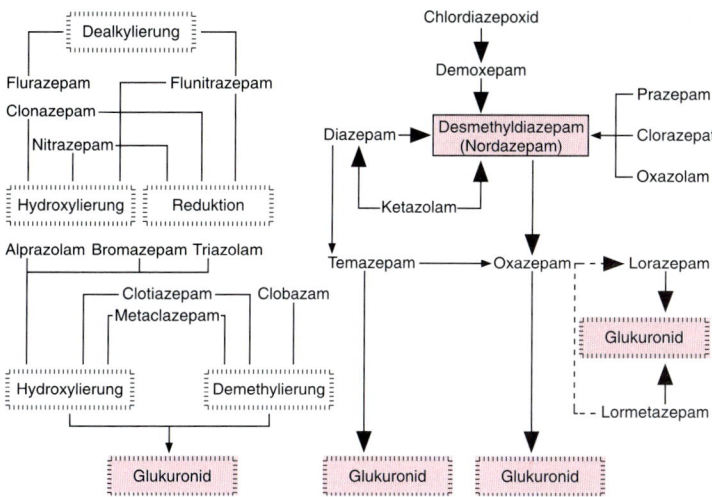

Abb. 31: Stoffwechselwege von Benzodiazepinen

Tabelle 25: Einteilung von Benzodiazepinen nach Wirkpotenz/Rezeptoraffinität (K_i)

	K_i
Lorazepam	1,5
Triazolam	2
Lormetazepam	2,5
Flunitrazepam	3
Alprazolam	4
Diazepam	10
Flurazepam	16
Bromazepam, Clorazepat, Temazepam, Oxazepam	30–50
Clobazam	170
Prazepam	300

Es muß hinzugefügt werden, daß die in der Literatur zu findenden Halbwertszeiten Mittelwerte mit z. T. erheblichen interindividuellen Streuungen darstellen. Ebenso besteht zwischen Halbwertszeit und klinischer Wirkdauer keine direkte Korrelation. So ist neben den genannten Parametern auch das Verteilungsvolumen einer Substanz sehr wichtig. Faßt man die Interpretation der verschiedenen pharmakokinetischen Daten zusammen, so läßt sich folgendes feststellen:

Je kürzer die Halbwertszeit und je weniger aktive Metaboliten, desto besser ist die Steuerbarkeit einer Tranquilizer-Medikation. Je länger die Halbwertszeit, desto mehr ist die Gefahr des «hang over», der Nachwirkung und der Kumulation zu beachten. Je kürzer die Halbwertszeit, desto mehr besteht die Möglichkeit eines «Rebound-Phänomens» (Verschlechterung nach Absetzen) und desto weniger konstant ist die Wirkung. Deswegen greift man heute eher zu einer mittellang wirksamen Substanz mit wenigen oder gar keinen aktiven Metaboliten.

Obwohl Benzodiazepine seit einem Vierteljahrhundert verwendet werden und heute weltweit zu den am häufigsten verordneten Medikamenten gehören, blieb der *molekulare Wirkmechanismus*, der auf neuronaler Ebene für die pharmakologischen, aber auch klinischen Wirkungen der Benzodiazepine verantwortlich ist, lange Zeit unklar. Erst 1977 erreichte man entscheidende Fortschritte durch die Entdeckung spezifischer *Benzodiazepin-Rezeptoren*. Es zeigte sich, daß die Affinität verschiedener Benzodiazepine für diese spezifischen Bindungsstellen im Großen und Ganzen mit der pharmakologischen Potenz korreliert. Da auch Nicht-Benzodiazepine an Benzodiazepin-Rezeptoren binden, wurde jüngst die Bezeichnung ω-Rezeptoren vorgeschlagen.

Die *neuropharmakologische Wirkungsweise* der Benzodiazepine stellt man sich so vor, daß diese Substanzen die hemmende Funktion *GABA*erger Neurone verstärken, indem sie mit spezifischen Benzodiazepin-Rezeptoren in Interaktion treten. Die Benzodiazepin-Rezeptoren bilden mit den postsynaptischen *GABA*-Rezeptoren eine funktionelle Einheit: werden diese Benzodiazepin-Rezeptoren von ihren Agonisten – den Benzodiazepinen – besetzt, kommt es zu einer verbesserten Koppelung zwischen dem *GABA*-Rezeptor und dem Chloridionen-Kanal. Dies führt zu einer zusätzlichen Öffnung der durch *GABA* gesteuerten Chloridkanäle und damit zu einer verstärkten Hemmung am Neuron (Abb. 32).

Interessant ist die Frage, weshalb im Organismus spezifische Benzodiazepin-Rezeptoren existieren. Es liegt nahe anzunehmen, daß es – ähnlich wie beim Opiat-Rezeptor die Endorphine – auch physiologische, endogene Liganden zentraler Benzodiazepin-Rezeptoren gibt. Neuere Untersuchungen ergaben erste Nachweise Benzodiazepin-artiger Substanzen pflanzlicher Herkunft im Hirn und Blut von Mensch und Säugetier (konserviert vor der ersten Chemosynthese eines Benzodiazepins). So wurde u. a. ein Vorkommen von Benzodiazepinen in chemisch unbehandelten Kartoffeln nachgewiesen.

In den letzten Jahren ist es gelungen, Benzodiazepin-Rezeptorantagonisten zu entwickeln. Diese Stoffe binden mit hoher Affinität an den Rezeptor, haben

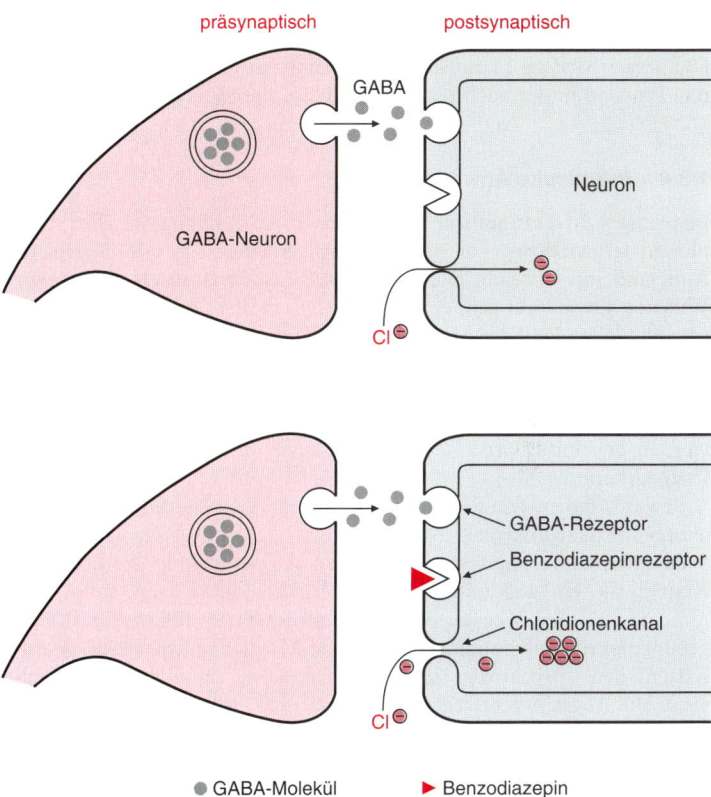

● GABA-Molekül   ▶ Benzodiazepin

Abb. 32: Wirkmechanismus von Benzodiazepinen

jedoch keine intrinsische Aktivität und können in kürzester Zeit die Benzodiazepinwirkung aufheben (antagonisieren). Flumazenil (Anexate®), der erste Wirkstoff dieser Klasse, kann therapeutisch in der Anästhesie zur Terminierung der Wirkung von Benzodiazepinen eingesetzt werden. Intoxikationen mit Benzodiazepinen können mit Hilfe dieser Substanz rasch diagnostiziert und behandelt werden.

1.3.3 Übersichtstabellen

Die derzeit sich im Handel befindenden Tranquilizer vom Benzodiazepin-Typ sind in der nachfolgenden Tab. 26 dargestellt.

1.3.4 Praktische Anwendung

Benzodiapezin-Tranquilizer finden breite Anwendung in allen Disziplinen der Medizin, vor allem bei Allgemeinärzten und Internisten. Aufgrund ihres breiten Wirkungsspektrums, ihrer rasch einsetzenden Wirkung sowie ihrer großen Arzneimittelsicherheit werden diese Präparate im weiten Feld der psychogenen, psychoreaktiven Störungen eingesetzt. Zu diesen zählen Neurosen verschiedenster Art, psychosomatische Erkrankungen, funktionelle Störungen sowie abnorme Konflikt- und Erlebnisreaktionen. Manche Präparate aus dieser Substanzgruppe werden bei muskulären Verspannungszuständen verordnet, einige zur Prämedikation.

Bewährt haben sich Benzodiazepine auch in der Notfallmedizin (z. B. akuter Myokardinfarkt).

Als wichtigste Zielsymptome gelten Angstzustände. Pathologische Ängste, die ein adäquates Konfliktverhalten blockieren, können gemindert und der Weg zu einer Psychotherapie – falls erforderlich – geebnet werden. Tranquilizer bieten die Möglichkeit, psychovegetative Krisen, den «psychovegetativen Störkreis» zu durchbrechen (hierbei verstärkt Angst psychovegetative, somatische Störungen, die ihrerseits zu neuen Ängsten führen).

Hauptsächlich von Nervenärzten werden Benzodiazepine als Zusatzmedikamente bei depressiven Erkrankungen, zur symptomatischen Dämpfung bei Erregungszuständen sowie zur Behandlung von Entzugssyndromen und als Antiepileptika eingesetzt.

Die vom Patienten zumeist rasch empfundene spürbare Erleichterung von quälenden Symptomen kann jedoch Gefahren in sich bergen: Tranquilizer können bei manchen Patienten dazu führen, daß sie sich der Auseinandersetzung mit ihren Problemen nicht stellen, daß sie die Seele «wie in einer temperierten Glasglocke» vor Alltagsstreß medikamentös abschirmen. Beruhigungsmittel dürfen deshalb niemals das ärztliche Gespräch ersetzen.

Bei allen Patienten, die Benzodiazepine erhalten, ist es von vornherein notwendig, einen Gesamtbehandlungsplan zu erstellen, in welchem der Medikamente verordnende Arzt nicht als bloßer «Lebenserleichterer» fungieren darf. Die medikamentöse Therapie sollte nur kurz-

Tabelle 26: Derzeit in der Bundesrepublik Deutschland im Handel befindliche Benzodiazepine

Freiname	Handelsname*
Benzodiazepin-Tranquilizer	
Alprazolam	Tafil® u.a.
Bromazepam	Lexotanil® u.a.
Chlordiazepoxid	Librium® u.a.
Clobazam	Frisium®
Clotiazepam	Trecalmo®
Diazepam	Valium® u.a.
Dikaliumclorazepat	Tranxilium®
Lorazepam	Tavor® u.a.
Medazepam	Rudotel®
Metaclazepam	Talis®
Nordazepam	Tranxilium®N
Oxazepam	Adumbran® u.a.
Prazepam	Demetrin® u.a.
Benzodiazepin-Antiepileptika	
Clobazam	Frisium®
Clonazepam	Rivotril® u.a.
Diazepam	Valium® u.a.
Nitrazepam	Mogadan® u.a.
Benzodiazepin-Muskelrelaxantien	
Diazepam	Valium® u.a.
Tetrazepam	Musaril® u.a.
Benzodiazepin-Hypnotika	
Brotizolam	Lendormin®
Flunitrazepam	Rohypnol® u.a.
Flurazepam	Dalmadorm® u.a.
Loprazolam	Sonin®
Lormetazepam	Noctamid® u.a.
Nitrazepam	Mogadan® u.a.
Temazepam	Planum® u.a.
Triazolam	Halcion®
Benzodiazepin-Narkotikum	
Midazolam	Dormicum®

* Handelspräparate, die den Freinamen enthalten, sind nicht mit aufgeführt.
Es ist jeweils nur 1 Handelspräparat beispielhaft genannt.
Weitere Präparatenamen finden sich im Kap. 1.8 Einzelpräparate

zeitig erfolgen (in der Regel nicht länger als drei Monate). Der Patient darf mit dem Medikament nicht allein gelassen werden (Arzt-Patient-Beziehung: «Droge Arzt»).

Patienten mit einer Suchtanamnese sollten keine Benzodiazepin-Tranquilizer erhalten. Als medikamentöse Alternative bieten sich hier niedrigdosierte Neuroleptika, Antidepressiva oder Beta-Blocker an.

In vielen Fällen ist eine psychotherapeutische Behandlung, z. B. in Form einer Verhaltenstherapie (Erlernen problemlösender Verhaltensweisen) oder einer Gesprächspsychotherapie (Verbalisierung von Gefühlen), notwendig; zusätzlich haben sich außerdem Entspannungsverfahren wie das Autogene Training bewährt.

Nicht selten gelingt erst durch eine medikamentöse Behandlung und Unterstützung gerade beim Vorliegen schwerer pathologischer Angstzustände ein psychotherapeutischer Zugang. In Einzelfällen kann es auch notwendig sein, Benzodiazepine über längere Zeit zu verordnen, nämlich dann, wenn psychotherapeutische Interventionen (aus vielerlei Gründen) nicht möglich oder fehlgeschlagen sind. Bei engmaschiger ärztlicher Kontrolle und Führung ist dieses Vorgehen auch gerechtfertigt. Bei diesem Patientenkreis führt ein Absetzen der Tranquilizer-Medikation in der Regel zu psychophysischer Dekompensation. Allerdings sollte gerade bei längerfristigen Verordnungen immer wieder die Frage nach der diagnostischen Zuordnung des vorliegenden Krankheitsbildes gestellt werden. So treten z. B. Angstzustände oft im Rahmen depressiver Erkrankungen auf, die mit Antidepressiva behandelt werden sollten.

Üblicherweise werden Benzodiazepine in oral fester Form als Tabletten, Kapseln oder Dragees rezeptiert; einige Substanzen liegen in «Tabs»-Form vor, was eine individuelle Dosierung erleichtert. Besonders bei geriatrischen Patienten sowie in der Pädiatrie kann die Möglichkeit der oral flüssigen Applikation vorteilhaft sein; in dieser Darreichungsform verfügbar sind die Substanzen Diazepam (Valiquid®), Nitrazepam (Mogadan®), Nordazepam (Tranxilium N®) und Metaclazepam (Talis®).

Die neuentwickelte Expidet-Form (sich in Sekunden auf der Mundschleimhaut auflösende lyophylisierte Plättchen; Praxiten® Expidet, Tavor® Expidet) hat sich bei (geriatrischen) Patienten mit Schluckstörungen als vorteilhaft erwiesen.

Hauptsächlich in der Notfallmedizin werden Benzodiazepine parenteral appliziert; verfügbar sind Clorazepat (Tranxilium®), Diazepam (Valium® MM u. a.), Lorazepam (Tavor® u. a.), Lormetazepam (Noctamid®) sowie Flunitrazepam (Rohypnol® u. a.). Zur Akutbehandlung (kindlicher) zerebraler Krampfanfälle sind Diazepam und Oxazepam als Suppositorien (Rectiolen) verfügbar.

Die häufig praktizierte i. m.-Applikation von Diazepam (Valium®) ist nicht empfehlenswert, da hierbei niedrigere Plasmaspiegel als nach peroraler Applikation erreicht werden(!).

Bei nur unzureichender Symptomreduktion kann die Dosis innerhalb der ersten Behandlungswoche gesteigert werden, bei Besserung der Symptome wird eine allmähliche Dosisreduktion versucht.

Das Ansprechen innerhalb der ersten Behandlungswoche gilt als prädiktiv für den Therapieerfolg. Anzustreben ist eine intermittierende (Bedarfs-), keine kontinuierliche Medikation (Intervallbehandlung).

Im allgemeinen ist es innerhalb einiger Wochen möglich, die Pharmakotherapie zu beenden, was grundsätzlich langsam ausschleichend erfolgen sollte.

Bei der Behandlung von Alterspatienten mit Benzodiazepinen ist das erhöhte Kumulationsrisiko zu beachten.

Im Vergleich zu anderen Benzodiazepinen zeigen Flunitrazepam, Lorazepam, Lormetazepam, Oxazepam, Temazepam und Triazolam keine signifikante Verlängerung der Eliminationshalbwertszeit bei Leberfunktionsstörungen und älteren Menschen.

Klinisch-empirische **Äquivalenzdosen** von Benzodiazepinen im Vergleich zur Standardreferenzsubstanz Diazepam sind in Tab. 27 wiedergegeben.

Die unterschiedliche **Wirkungsdauer** verschiedener Benzodiazepine wird vor allem durch Unterschiede in der Eliminationshalbwertszeit, der Verteilung und der Verstoffwechslung (aktive Metabolite) bestimmt.

Die wenigen, klinisch relevanten **Interaktionen** sind in Tab. 14 (s. S. 102) dargestellt.

1.3.5 Nebenwirkungen und Gegenanzeigen

Benzodiazepine gehören zu den nebenwirkungsärmsten Medikamenten überhaupt, was sicherlich zu ihrer weiten Verbreitung beigetragen hat.

Vor allem zu Beginn der Behandlung kann es allerdings zu Müdigkeit, Schläfrigkeit, Konzentrationsminderung und Einschränkung der geistigen Leistungsfähigkeit kommen (s. Tab. 28).

Benommenheit, Schwindel, Koordinationsstörungen und Ataxie treten vor allem bei älteren Menschen auf (Gefahr von Schenkelhalsfrakturen durch Stürze!) und sind Zeichen relativer Überdosierung.

Tabelle 27: Pharmakologische und klinisch-empirische Äquivalenzdosen von Benzodiazepinen

Referenz: Diazepam (Valium® u.a.)	10 mg
Alprazolam (Tafil® u.a.)	1 mg
Bromazepam (Lexotanil® u.a.)	4,5 mg
Chlordiazepoxid (Librium® u.a.)	20 mg
Clobazam (Frisium®)	20 mg
Clorazepat (Tranxilium®)	15 mg
Clotiazepam (Trecalmo®)	10 mg
Lorazepam (Tavor® u.a.)	1–2 mg
Medazepam (Rudotel®)	20 mg
Metaclazepam (Talis®)	15 mg
Nordazepam (Tranxilium® N)	13 mg
Oxazepam (Adumbran® u.a.)	30 mg
Prazepam (Demetrin®)	20 mg
Brotizolam (Lendormin®)	0,25 mg
Flunitrazepam (Rohypnol® u.a.)	1 mg
Flurazepam (Dalmadorm® u.a.)	30 mg
Loprazolam (Sonin®)	1,5 mg
Lormetazepam (Noctamid® u.a.)	1 mg
Nitrazepam (Mogadan® u.a.)	5 mg
Temazepam (Remestan® u.a.)	20 mg
Triazolam (Halcion®)	0,25 mg

Bei Langzeitbehandlung und bei Gabe höherer Dosen wurden Artikulationsstörungen beobachtet. Bei manchen Benzodiazepinen sind amnestische Störungen beschrieben worden. Selten können Appetit- und Sexualstörungen vorkommen. Vor allem bei älteren Menschen kann es zu sogenannten paradoxen Reaktionen mit Erregungszuständen, feindseligem Verhalten und Schlaflosigkeit kommen. Eine starke anxiolytische Wirkung kann bei Langzeiteinnahme zu Gleichgültigkeit, Wurstigkeit, Realitätsflucht und Einschränkung der Kritikfähigkeit führen. Unter hohen Dosen bzw. nach abruptem Absetzen sind Delirien, zerebrale Krampfanfälle und psychotische Symptome möglich.

Wegen ihrer muskelrelaxierenden Wirkung dürfen Tranquilizer bei Myasthenia gravis nicht verwendet werden. Auch akute Alkohol-, Analgetika- und Psychopharmaka-Intoxikationen sind absolute **Gegenanzeigen** für Tranquilizer. Benzodiazepine sollten im ersten Trimenon, präpartal sowie in der Stillzeit nicht verordnet werden (Plazentagängig-

Tabelle 28 a: Unerwünschte Wirkungen von Benzodiazepinen

Nebenwirkungen (Sedierung, Hang-over)
Überdosierung (Ataxie, Apathie)
Paradoxwirkung (Erregung, Aggressivität)
Entzugssyndrome

Tabelle 28 b: Nebenwirkungen und Entzugserscheinungen unter Benzodiazepin-Tranquilizern

Nebenwirkungen	Entzugserscheinungen, -syndrome
– Sedierung, Konzentrationsminderung – Schwindel – Muskelschwäche – Artikulationsstörung – Appetit-/Sexualstörungen – Gedächtnisstörungen – Paradoxwirkung (Erregung, Unruhe) – «Maskierungseffekt», Realitätsflucht – «Bindung», psychische Abhängigkeit Bei Langzeiteinnahme: «Persönlichkeitswandel» (Gleichgültigkeit, Antriebsverlust) Dysphorisch-depressive Verstimmung selten: Sucht	– Rebound (Angst, Schlafstörungen) – leichte Syndrome: Vegetative Störungen (Tremor, Tachykardie, Schwitzen) – spezifische Syndrome: Sensor. Perzeptionsstörungen (Liftgefühl, Lichtempfindlichkeit, optische Verzerrungen), Depersonalisations-/Derealisationsphänomene (sex. Phantasien, gestörter Umweltbezug, Fahrigkeit, Zerstreutheit) – schwere Syndrome: Delir, zerebrale Krampfanfälle, Psychosen } nach hohen Dosen

keit, «floppy infant-Syndrom»). Leber- und Nierenerkrankungen erfordern eine Dosisanpassung, für Substanzen mit langer Halbwertszeit besteht erhöhte Kumulationsgefahr.

Auch bei Überdosierung weisen Benzodiazepine eine äußerst geringe Toxizität auf: wahrscheinlich ist es unmöglich, mit Benzodiazepinen allein Suizid zu verüben.

Beim Absetzen von Benzodiazepinen kommen vor allem vegetative Entzugssymptome als pathophysiologische Rebound-Phänomene vor. Letztere stellen ein (verstärktes) Wiederauftreten der ursprünglichen Symptome dar (siehe Abb. 33). Relativ Benzodiazepin-typisch sind gelegentlich länger persistierende sensorische Perzeptionsstörungen (siehe Tab. 28 b).

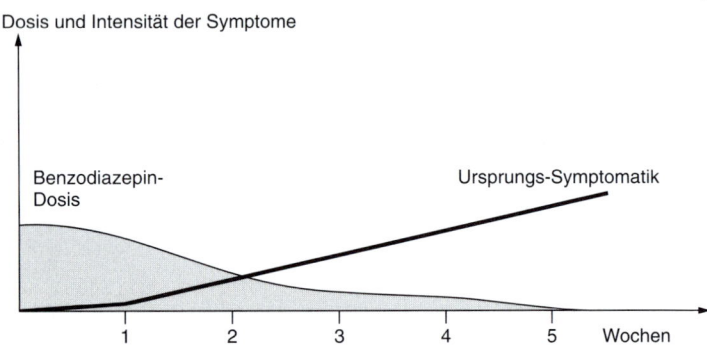

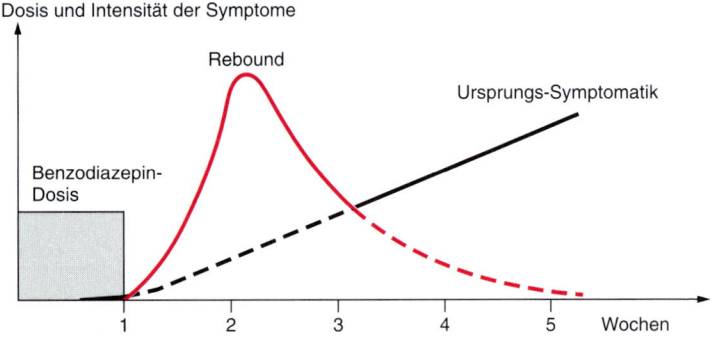

Abb. 33: Schema zum «Rebound» nach Absetzen von Benzodiazepinen

1.3.6 Langzeitverordnung, Abusus, Abhängigkeit

Epidemiologische Untersuchungen zeigten, daß 1–2 % der Erwachsenen täglich für mindestens 1 Jahr Benzodiazepine einnehmen. Generalisierte Angst- und Panikerkrankungen nehmen häufig einen chronischen Verlauf und führen zu einer erhöhten Inanspruchnahme medizinischer Hilfe mit häufig überflüssigen diagnostischen und therapeutischen Maßnahmen. Wenn das Tolerieren der Angst und ihrer körperlichen Korrelate nicht mehr zumutbar ist und psychologische oder verhaltensbezogene Maßnahmen nicht ausreichend oder schnell genug wirksam werden, kann der Einsatz von Psychopharmaka in der Angsttherapie sinnvoll sein. Die situationsadäquate Angst darf jedoch nicht Gegenstand einer medikamentösen Behandlung werden. Die Indikation zu einer gelegentlich notwendigen Langzeittherapie muß vom Psychiater gestellt werden. Der Patient muß darüber informiert werden, daß die Pharmakotherapie nur eine symptomsuppressive Behandlung ist, und daß alle Möglichkeiten von Alternativbehandlungen – wie Psychotherapie, Beratung oder auch nur Geduld – als Behandlungsalternativen in Erwägung gezogen werden sollten. Die Patienten müssen mit der niedrigstmöglichen Dosis und für die kürzestmögliche Zeit behandelt werden, bei Langzeittherapien muß in regelmäßigen Abständen eine Überprüfung der Behandlungsindikation erfolgen. Baldmöglichst ist an Stelle einer Dauermedikation wegen des geringeren Abhängigkeitsrisikos eine Intervallbehandlung anzustreben. Bei Patienten, die langfristig Benzodiazepine einnehmen, findet man das bei anderen Suchtmitteln (Alkohol, Kokain, Amphetamin oder Heroin) typische Suchtmittel-Suchverhalten selten. Nicht die zu häufige, die zu langdauernde Verordnung ist das Hauptproblem der Benzodiazepin-Tranquilizer-Verordnung.

Nach nur 4–8wöchiger Behandlung kann bei manchen Patienten Rebound-Angst beobachtet werden, wenn die Medikation abrupt abgesetzt wird (vgl. Abb. 33). Diese vor allem bei Substanzen mit kürzerer Halbwertszeit auftretende Rebound-Angst ist häufig von der ursprünglichen Angstsymptomatik nicht zu unterscheiden. Durch vorsichtiges Ausschleichen können die Rebound-Symptome meist vermieden werden, sie verschwinden in der Regel nach wenigen Tagen. Treten Angstsymptome auch nach einer Benzodiazepin-freien Periode von 1–2 Wochen wieder auf, muß von einem Rezidiv ausgegangen und eine Fortführung der Behandlung erwogen werden.

Um die zur Vermeidung von Entzugssymptomen erforderliche **langsame** Dosisreduktion zu ermöglichen, hat sich die Umstellung auf exakt dosierbare Tropfen bewährt. Die Reduktion der letzten 25 % benötigt erfahrungsgemäß am meisten Zeit. In manchen Fällen kann eine Vorbehandlung mit einem (sedierenden) Antidepressivum oder mit Carbamazepin sinnvoll sein.

Mißbrauch und Abhängigkeit von psychotropen Medikamenten stellen ein beträchtliches medizinisches, volkswirtschaftliches und sozialhygienisches Problem dar. Nach längerfristiger Einnahme von Benzodiazepin-Tranquilizern wurden *Abhängigkeitsentwicklungen*, nach abruptem Absetzen *Entzugserscheinungen* beschrieben. Diese Risiken drangen in den letzten Jahren verstärkt ins Bewußtsein der Ärzte und werden in Fach- und Laienpresse viel diskutiert. Exakte Daten über das Ausmaß des Mißbrauchs sind jedoch wegen der Schwierigkeiten der Datenerhebung bislang relativ spärlich und kontrovers. Dies dürfte u. a. damit zusammenhängen, daß die Termini «Abusus», «Mißbrauch» und «Abhängigkeit» unscharf sind und in erheblichem Ausmaß eine Wertung beinhalten.

Unter der Verordnung von Benzodiazepin-Tranquilizern steigt das Abhängigkeitsrisiko mit zunehmender Dauer der Einnahme und der Höhe der Dosierung. Die Verordnung dieser Substanzen an abhängigkeitsgefährdete Patienten ist obsolet.

Benzodiazepin-Tranquilizer werden relativ häufig über längere Zeit eingenommen.

Eigene Untersuchungen ergaben, daß 16,1 % der Patienten einer Nervenklinik bei Aufnahme Benzodiazepine länger als drei Monate eingenommen hatten. Fast die Hälfte dieser Patienten nahm Tranquilizer regelmäßig länger als fünf Jahre ein, Frauen der mittleren Altersgruppe und Neurosen waren deutlich überrepräsentiert. Die Dosis lag überwiegend innerhalb des therapeutischen Bereiches; echte isolierte Benzodiazepin-Abhängigkeiten mit Toleranzentwicklung waren selten.

Im Vergleich zum Alkoholmißbrauch sowie in Relation zur Anwendungshäufigkeit ist offenbar echte Sucht selten. Meist handelt es sich um Patienten, die primär alkohol- oder drogenabhängig waren oder sind (sogenannte Umsteiger). Unter Alkoholkranken findet sich ein relativ hoher Prozentsatz Benzodiazepin-Abhängiger.

Das Problem der Grenzziehung zwischen mißbräuchlicher und therapeutischer Langzeiteinnahme von Benzodiazepinen wird besonders deutlich in der in letzter Zeit in den Vordergrund getretenen Diskussion um Abhängigkeitsentwicklungen bei längerfristiger Einnahme therapeutischer Dosen (sogenannte *low dose dependence*, Niedrigdosis-Abhängigkeit), bei der ebenfalls Entzugssyndrome beschrieben wurden.

Die sog. *Niedrigdosis-Abhängigkeit* steht zahlenmäßig bei weitem im Vordergrund. Sie stellt den Arzt häufig vor sehr schwierige therapeutische Aufgaben (Behandlungsalternativen). Das Problem der Grenzziehung zwischen mißbräuchlicher und therapeutischer Langzeiteinnahme scheint lösbar durch eine klare Indikationsstellung unter Abwägung alternativer therapeutischer Möglichkeiten (niedrigdosierte Neuroleptika, Antidepressiva, Psychotherapie).

Entzugserscheinungen treten typischerweise bei Dosisreduktion oder Absetzen nach längerer Benzodiazepin-Medikation auf. Bei Substanzen mit längerer Halbwertszeit zeigen sich die Symptome nach mehrtägiger Latenz. Nach hohen Dosen und bei schlagartigem Absetzen können schwere Entzugserscheinungen wie zerebrale Krampfanfälle und Psychosen auftreten (Tab. 28 b S. 163).

Typisch ist die schnelle Besserung der Entzugssymptomatik nach erneuter Benzodiazepingabe.

Für die Praxis lassen sich folgende Leitsätze zur adäquaten Verordnung von Benzodiazepin-Tranquilizern aufstellen (Tab. 29).

Besondere Zurückhaltung in der Verordnung ist bei Personen mit geringer Frustrationstoleranz und Neigung zur Flucht vor der Konfrontation mit der (unangenehmen) Realität geboten.

Klare Indikationsstellung, zeitlich befristete Verordnung von Benzodiazepinen und Absetzversuche können dazu beitragen, den Kreis von Benzodiazepin-Langzeitkonsumenten zu reduzieren. In den letzten Jahren ist der Verbrauch an Benzodiazepinen in fast allen westlichen Ländern rückläufig. Tranquilizer werden auch von der Bevölkerung durchaus kritisch gesehen, normale Stimmungsschwankungen und Alltagsstreß rechtfertigen keine Einnahme bzw. Verordnung.

Tabelle 29: Leitsätze zur Langzeitverordnung von Benzodiazepinen

- Klare Indikationsstellung
- Patienten mit Abusus-Risiko ausschließen
- Zurückhaltung bei jüngeren Patienten
- Niedrigstmögliche Dosis
- Adäquates Wirkprofil (Pharmakokinetik)
- Möglichst individuelle Bedarfs-/Intervallmedikation
- Langsame Dosisreduktion, Absetzversuche

1.4 Niedrigdosierte Neuroleptika

In niedriger Dosierung (unterhalb der sogenannten neuroleptischen Schwelle) können auch *Neuroleptika* als Tranquilizer eingesetzt werden. Im Gegensatz zu Benzodiazepinen steht neurobiochemisch die Beeinflussung des Dopamin-, Noradrenalin-, Serotonin- und Histamin-Systems im Vordergrund, so daß ein völlig anderer Wirkungsmechanismus vorliegt. Tierexperimentell bewirken kleine Dosen von Neuroleptika eine Verhaltensaktivierung und resozialisierende Effekte. In klinischen Studien kam es unter einer Behandlung mit niedrigdosierten Neuroleptika zu deutlicher Reduzierung von Angst, Unruhe, Versagensgefühlen und funktionellen Organbeschwerden. Die Substanzen weisen eine deutliche Überlegenheit gegenüber Placebo auf (eine Placebowirkung wurde besonders bei der Injektionsbehandlung diskutiert).

In einigen Studien zeigten niedrigdosierte Depot-Neuroleptika sogar eine leichte Überlegenheit gegenüber Benzodiazepinen insbesondere hinsichtlich somatischer Angst. Tab. 30 gibt die derzeit verfügbaren niedrigdosierten Neuroleptika wieder.

Niedrigdosierte Neuroleptika als Tranquilizer (sogenannte Neurolept-Anxiolyse) bieten sich vor allem bei suchtgefährdeten Patienten

Tabelle 30: Niedrigdosierte Neuroleptika

Freiname	Handelsname z.B.	Ø Erwachsenen-Tagesdosis (mg)
Chlorprothixen	Truxal®	30–150
Flupentixol	Fluanxol®	1– 2
Levomepromazin	Neurocil®	25–100
Melperon	Eunerpan®	25–200
Perazin	Taxilan®	25–150
Promazin	Protactyl®	50–200
Promethazin	Atosil®	50–200
Prothipendyl	Dominal®	40–160
Sulpirid	Dogmatil®	100–300
Thioridazin	Melleril®	30–200
Trifluoperazin	Jatroneural®	2– 4
Depot		
Fluphenazindecanoat	Dapotum® D 2,5	1 Amp. 14tägig i.m. (2,5 mg)
Fluspirilen	Imap® 1,5 mg	1 Amp. 7tägig i.m.

aufgrund ihres fehlenden Abhängigkeitspotentials an. Als weitere Indikation sind paradoxe Reaktionen auf Benzodiazepine zu nennen. Auch bei Alterspatienten (hirnorganische Psychosyndrome) ist die therapeutische Wirksamkeit von Neuroleptika nicht selten der der Benzodiazepine überlegen. Gleiches gilt bei Vorliegen somatisierter Angstzustände und hypochondrischer Beschwerden. Als vorteilhaft wird außerdem die Möglichkeit der Steuerung der Therapie durch den Arzt in Form von 1–2wöchigen Depot-Injektionen angesehen, die gleichzeitig eine kontinuierliche Arzt-Patient-Beziehung sichern. Hierbei wird der Begriff Be-Handlung (Hand an den Patienten legen) in seiner ursprünglichen Bedeutung wieder lebendig, indem der Arzt dem Patienten die Injektion selbst verabreicht.

Dem steht gegenüber, daß Neuroleptika im Vergleich zu Benzodiazepinen grundsätzlich eine deutlich größere Toxizität aufweisen und deshalb eine Fülle von *Nebenwirkungen* möglich ist (s. Kap. 5).

Unter der Behandlung mit Neuroleptika sind daher in regelmäßigen Abständen Kontrollen von Blutbild, *EKG* und Hormonparametern (Prolaktin) erforderlich.

In den vorliegenden Untersuchungen waren als häufigste Nebenwirkungen Gewichtszunahme und Müdigkeit zu verzeichnen, als Hauptgefahr sind extrapyramidal-motorische Nebenwirkungen anzusehen. Es besteht die Gefahr der Entwicklung von Spätdyskinesien (extrapyramidal-motorische Bewegungsstörungen mit abnormen unwillkürlichen Bewegungen, vor allem im oralen und perioralen Bereich sowie an Extremitäten und Rumpf). Die Wahrscheinlichkeit dieser Störungen nimmt mit der Anwendungsdauer und der Gesamtmenge der Neuroleptika zu. Sie treten in der Regel erst nach mehrmonatiger Therapie auf, können auch erst nach Absetzen der Medikation bzw. nach Dosisreduktion manifest werden. Besonders gravierend ist, daß diese Spätdyskinesien häufig irreversibel und nicht behandelbar sind. Daten zur Häufigkeit von Spätdyskinesien unter Neurolept-Anxiolyse sind spärlich. Studien über einen Zeitraum von bis zu drei Monaten zeigten eine niedrige Rate extrapyramidal-motorischer Nebenwirkungen, die offenbar zumeist in der Initialphase der Behandlung bei besonders Neuroleptika-empfindlichen Patienten auftraten.

Es bedarf somit besonderer Sorgfalt bei der Früherkennung neuroleptischer extrapyramidal-motorischer Nebenwirkungen.

Zur Begrenzung der Gefahr einer Entwicklung von Spätdyskinesien sollten Neuroleptika möglichst niedrig dosiert und nur wenige Monate lang zum Einsatz kommen.

1.5 Trizyklische und chemisch andersartige Tranquilizer

Als den **trizyklischen Antidepressiva nahestehender Tranquilizer** befindet sich *Opipramol (Insidon®)* im Handel. Pharmakologisch zeigt diese ältere Substanz neben Histamineffekten eine Dopamin-Aufnahmehemmung und eine Herabsetzung der Empfindlichkeit von beta-adrenergen Rezeptoren. Klinisch besitzt Opipramol dementsprechend neben beruhigend-entspannenden und angstlösenden Wirkeigenschaften eine leicht antidepressive, stimmungsaufhellende Wirkung. Im Vergleich zu Benzodiazepin-Tranquilizern fehlt ein muskelrelaxierender sowie ein direkter hypnotischer Effekt. Ähnlich wie bei Antidepressiva ist der Wirkungseintritt nicht so rasch wie bei Benzodiazepinen (Wirklatenz); wie Antidepressiva scheint die Substanz auch kein Abhängigkeitspotential zu besitzen.

Die Erwachsenendosis beträgt 50–300 mg täglich in 2–3 Tagesdosen mit abendlichem Schwerpunkt.

Häufigste Nebenwirkungen sind Müdigkeit und Mundtrockenheit. Häufigkeit und Intensität vor allem anticholinerger Nebenwirkungen scheinen jedoch deutlich niedriger als bei den trizyklischen Antidepressiva zu sein. Unter der Therapie sind Blutbildkontrollen erforderlich; bei Engwinkelglaukom, Prostataadenom mit Restharnbildung sowie gleichzeitiger Verordnung von Anticholinergika sollte Opipramol mit Vorsicht angewendet werden.

Aus der Gruppe der **Antihistaminika** ist Hydroxyzin (Atarax®) als Tranquilizer im Handel. Diese ältere Substanz ist bei Prostataadenom mit Restharnbildung und Engwinkelglaukom kontraindiziert.

Zu den **chemisch andersartigen Tranquilizern** gehört *Buspiron (Bespar®)*. Diese Substanz besitzt keine antiepileptischen oder muskelrelaxierenden Wirkungen, bindet nicht an den Benzodiazepin-Rezeptor und hat auch keinen Einfluß auf das *GABA*erge Neurotransmittersystem. Neurobiochemisch wirkt Buspiron primär auf das dopaminerge System. Geringere Sedierung, fehlende Alkohol-Potenzierung und ein bislang nicht beobachtetes Abhängigkeitspotential werden als Vorteile dieser Substanz genannt. In einigen kontrollierten Studien zeigt sich jedoch, daß die anxiolytische Wirkpotenz Benzodiazepin-Tranquilizern gegenüber geringer ausgeprägt war und mit einem verzögerten Wirkungseintritt zu rechnen ist. Insbesondere mit Benzodiazepinen vorbehandelte Patienten scheinen wenig von einer Behandlung mit Buspiron zu profitieren.

Die übliche Dosierung beträgt 3×5 bis 3×10 mg täglich. Als typische Nebenwirkungen wurden Schlafstörungen, innere Unruhe, Schwindel und Kopfschmerzen beobachtet.

1.6 Betarezeptoren-Blocker

Betarezeptoren-blockierende Substanzen, kurz als Betablocker bezeichnet, zählen nicht zu den Psychopharmaka im engeren Sinne; ihre Hauptindikationen liegen im Bereich der Inneren Medizin, wo sie in der Behandlung der Hypertonie, der koronaren Herzkrankheit und bei bestimmten Herzrhythmusstörungen zu den häufig verordneten Substanzen zählen.

Der molekulare Wirkmechanismus der Betablocker beruht auf einer reversiblen Blockade der Katecholamin-Rezeptoren, wodurch am Herzen die positiv-inotrope und chronotrope Wirkung, an der glatten Muskulatur die erschlaffende Wirkung der Katecholamine aufgehoben wird. Abb. 34 zeigt eine schematische Darstellung des Wirkmechanismus.

Chemisch handelt es sich bei den Betablockern um Abkömmlinge bzw. Weiterentwicklungen des Dichlor-Isoprenalin, das strukturelle Ähnlichkeit mit den Katecholaminen aufweist.

Die Erforschung der Betarezeptoren hat gezeigt, daß mindestens 2 Typen – Beta 1 und Beta 2 – unterschieden werden können, die in einer bestimmten Verteilung an den einzelnen Organen vorkommen (am Herzen vorwiegend Beta 1, an Bronchien, Gefäßen und Uterus vorwiegend Beta 2). Dies war für die pharmakologische Weiterentwicklung der Betablocker von entscheidender Bedeutung, da durch relativ gezielte Blockade nur eines Rezeptorentyps unerwünschte Nebenwirkungen durch Hemmung der anderen Rezeptoren vermieden werden können (z. B. sog. Beta-1-selektive Betablocker). Die Unterscheidung Beta 1 selektive und nicht-Beta 1 selektive Substanzen hat sich beim Einsatz der Betablocker auch in der Neurologie und Psychiatrie bewährt, wobei zusätzlich noch lipo- bzw. hydrophile Eigenschaften ins Kalkül gezogen werden sollten, da hiervon die Pharmakokinetik entscheidend beeinflußt wird. Lipophile Betablocker werden schnell und nahezu vollständig resorbiert, unterliegen andererseits einem hohen first-pass-Effekt. Sie reichern sich im Gehirn stärker an und weisen in der Regel im Vergleich zu hydrophilen Substanzen eine kürzere Halbwertszeit auf.

Der Einsatz von Betablockern als Psychopharmaka wurde in den letzten 30 Jahren bei den verschiedensten psychiatrischen Krankheitsbildern erprobt, Standardtherapie wurden sie allerdings nur bei einigen Indikationen, insbesondere beim Einsatz als Tranquilizer, weshalb sie an dieser Stelle aufgeführt sind.

Die *wichtigste psychiatrische Indikation* ist das Vorliegen eines nicht-psychotischen Angstsyndroms mit im Vordergrund stehenden körperlichen Symptomen wie Tachykardie, Schwitzen, Tremor, Magen-Darm-

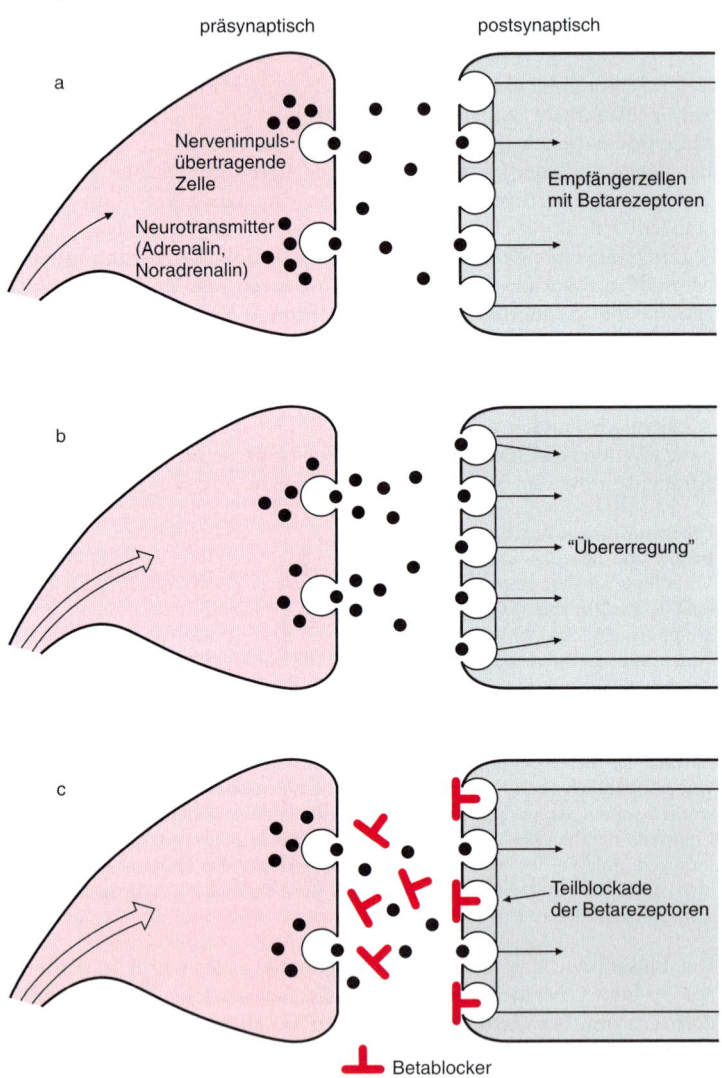

präsynaptisch   postsynaptisch

a

Nervenimpuls-
übertragende
Zelle

Neurotransmitter
(Adrenalin,
Noradrenalin)

Empfängerzellen
mit Betarezeptoren

b

"Übererregung"

c

Teilblockade
der Betarezeptoren

Betablocker

a = Normalzustand; b = Pathologischer Zustand der "Übererregung";
c = Zustand nach Einsatz von Beta-Blockern

Abb. 34: Schema zum Wirkmechanismus von Beta-Blockern

Beschwerden etc. Psychische Symptome der Angst, wie Nervosität, Reizbarkeit oder Ruhelosigkeit sprechen dagegen weniger gut auf Betablocker an. Vorteile der Behandlung mit Betablockern bei Angstsyndromen bestehen u. a. darin, daß sie weniger stark sedieren als Benzodiazepine oder Neuroleptika und im Unterschied zu den Benzodiazepinen kein Abhängigkeitspotential besitzen, was insbesondere bei Angstpatienten mit einer Suchtanamnese von Bedeutung ist.

Die anxiolytische Wirkung der Betablocker scheint vorwiegend auf einer peripheren Sympathikolyse zu beruhen, denn auch Substanzen ohne ZNS-Gängigkeit zeigen eine angstlösende Wirkung.

Sehr hilfreich sind Betablocker auch zur *Behandlung von Nebenwirkungen*, die durch Psychopharmaka auftreten können, so etwa bei der Tachykardie durch trizyklische Antidepressiva und beim lithiumbedingten Tremor. In beiden Fällen sollte allerdings zunächst versucht werden, durch Änderung der Medikation eine Besserung zu erzielen. Trizyklische Antidepressiva können evtl. durch neuartige Antidepressiva mit geringeren kardiovaskulären Nebenwirkungen ersetzt werden, die Lithiumdosis kann evtl. reduziert werden. Erst wenn diese Versuche fehlschlagen bzw. wenn sie aus therapeutischen Gründen nicht möglich sind, sollte ein Behandlungsversuch mit Betablockern unternommen werden.

In der **Neurologie** werden Betablocker zur Behandlung des essentiellen Tremors, des Parkinson-Tremors und zur Anfallsprophylaxe der Migräne verwendet.

Unter den **psychosomatischen Erkrankungen** sind das sog. hyperkinetische Herzsyndrom und andere funktionelle Herz-Kreislauf-Störungen als Indikation für Betablocker zu erwähnen. Da als Ursache eine periphere Überstimulation der Beta-Rezeptoren vermutet wird, liegt es auf der Hand, daß Betablocker wirksam sind. Prinzipiell lassen sich hier sowohl hydro- als auch lipophile Substanzen einsetzen.

Zuletzt sei auch noch auf eine nicht-psychiatrische Indikation hingewiesen: Erwartungs- und Sprechängste wie Prüfungsangst, Lampenfieber oder Flugangst («Streß-Angst») sprechen ebenfalls sehr gut auf Betablocker an; hier ist im Unterschied zu den oben genannten Krankheitsbildern die «Behandlung» aber meist nur in Form einer Einmalgabe durchzuführen. Es können sowohl nicht-Beta 1 selektive als auch Beta 1 selektive Betablocker zum Einsatz kommen.

Von den zahlreichen im Handel befindlichen Präparaten werden vor allem Propranolol (z. B. Dociton®) und Oxprenolol (Trasicor®) in der Psychiatrie eingesetzt. Die Dosierungen bei der Behandlung psychiatrischer Krankheitsbilder sind im allgemeinen niedriger als die internistischerseits üblichen. Die wichtigsten Nebenwirkungen der Betablocker sowie die Gegenanzeigen gibt Tab. 31 wieder.

Die Therapie mit Betablockern sollte einschleichend erfolgen; bei längerdauernder Behandlung kommt es zu einer Zunahme der Zahl der Betarezeptoren und einer vermehrten Noradrenalin-Freisetzung, wodurch beim abrupten Absetzen Rebound-Effekte auftreten können wie z. B. die Auslösung von Angina pectoris-Anfällen. Die Beendigung der Therapie soll deshalb immer langsam ausschleichend erfolgen. Die Rebound-Effekte beim Absetzen dürfen nicht mit Entzugserscheinungen bei Medikamentenabhängigkeit verwechselt werden: Abhängigkeitsentwicklungen sind bisher bei Betablockern nicht bekannt.

Tabelle 31: Nebenwirkungen und Gegenanzeigen von Beta-Blockern

1. Nebenwirkungen
   a) ZNS-Nebenwirkungen (besonders bei nicht-Beta-1 selektiven Substanzen):
      - Müdigkeit
      - Kopfschmerzen
      - Schwindel
      - Schlafstörungen
      - lebhafte Träume (Alpträume)
      - depressive Verstimmungen (?)

   b) Weitere Nebenwirkungen:
      - Magen-Darm-Störungen (Übelkeit, Durchfall, Obstipation)
      - allergische Hautreaktionen
      - Muskelkrämpfe/Zittern
      - Kribbeln und Kältegefühl in den Gliedmaßen
      - verminderter Tränenfluß (Kontaktlinsenträger!)
      - Verstärkung einer bestehenden Herzinsuffizienz
      - Verstärkung von peripheren Durchblutungsstörungen
      - Verschlechterung einer diabetischen Stoffwechsellage

2. Gegenanzeigen
      - dekompensierte Herzinsuffizienz
      - Bradykardie (Ruhe-Puls < 50)
      - AV-Block 2. und 3. Grades
      - akutes Kreislaufversagen/Schock
      - obstruktive Atemwegserkrankungen
      - schwere periphere Durchblutungsstörungen
      - metabolische Azidose

1.7 Phytotherapeutika

Phytotherapeutika haben schon seit Jahrhunderten einen hohen Stellenwert in der Volksmedizin. So finden heute noch mit Veratrum album (Nieswurz) oder Hyoscyamus (s. Kap. I.3) zwei pflanzliche Arzneimittel in der Homöopathie bei psychischen Erkrankungen Verwendung, die bereits im Altertum anerkannte «Psychopharmaka» waren. Gerade in jüngerer Zeit, wo häufig eine generelle Ablehnung chemischer Produkte zu beobachten ist, erleben pflanzliche Arzneimittel eine Renaissance. So hat sich die Anzahl der Verordnungen von pflanzlichen Psychopharmaka im Zeitraum von 1986 bis 1995 annähernd verdreifacht.

Phytotherapeutika, die bei psychischen Störungen zum Einsatz kommen, eignen sich vor allem zur Behandlung leichterer psychovegetativer und psychosomatischer Störungen. Gerade bei diesen Indikationen, bei denen Patienten häufig auf eine Medikation drängen, ist es wichtig, neben stark wirksamen Arzneimitteln auch auf eine Palette nebenwirkungsarmer Medikamente zurückgreifen zu können. In Tab. 32 wird ein Überblick über die wichtigsten derzeit als Tranquilizer oder Sedativa eingesetzten Phytotherapeutika gegeben.

Die wissenschaftliche Basis der Phytotherapeutika ist bis heute noch unzureichend. Es existiert zwar mittlerweile eine Anzahl Studien mit pflanzlichen Psychopharmaka, allerdings sind diese meistens methodisch unzureichend aufgebaut. Es können auch keine konkreten Dosierungsempfehlungen gegeben werden, da keinerlei Dosisfindungsstudien vorliegen. Des weiteren setzt sich die Mehrzahl der Phytotherapeutika nicht aus definierten Monosubstanzen, sondern aus einer Mischung verschiedener Einzelkomponenten zusammen. Diese Kombinationen und die häufig damit verbundene «Indikationslyrik» entbehren oftmals jeder rationalen Begründung. Darüber hinaus sind die Einzelbestandteile meist in Unterdosierung enthalten, so daß eine evtl. vorhandene pharmakodynamische Wirkkonzentration in der Regel gar nicht erreicht wird. Nicht umsonst sehen viele Wissenschaftler diese Präparate als (Pseudo-)Placebos an.

Begrüßenswert ist eine Standardisierung auf bekannte und wissenschaftlich untersuchte Inhaltsstoffe, die dann in pharmakologisch wirksamen Dosierungen angeboten werden. Leider trifft dies bisher nur für sehr wenige pflanzliche Arzneimittel zu.

So sind von der Kommission E beim früheren BGA Positiv-Monographien für eine Reihe von Phytopharmaka verabschiedet worden. Diese Monographien sind aufgrund neuerer pharmakologischer und klinischer Prüfungen sowie des Wissens aus der Erfahrungsheilkunde erar-

Tabelle 32: Phytotherapeutika

Bezeichnung	Herkunft	Inhaltsstoffe (Auswahl)	Handelsnamen (Auswahl)	Bemerkungen
Baldrian	Valeriana officinalis	äth. Öl, Valerensäure, Baldrinal	Baldrian-Phyton®, Sedalint® Baldrian, Valdispert®	zur Therapie von Einschlaf-störungen; Dosierung mind. 400–600 mg/Einzeldosis
Baldrian, mexikanisch bzw. indisch	Valeriana wallichii Valeriana mexicana	Valepotriate	Nervipan® Valmane®	als Tagessedativum; zur Thera-pie von Schlafstörungen weni-ger geeignet; Dosierung ca. 30–50 mg/Einzeldosis
Hafer	Avena sativa	Flavone	Requiesan® (Komb.-Präp.)	vom BGA wird die Wirksamkeit als nicht ausreichend belegt angesehen
Hopfen	Humulus lupulus	Bitterstoffe, Methylbutenol	Ardeysedon® (Komb-Präp.) Hovaletten® N (Komb.Präp.) Luvased® (Komb.-Präp.)	der sedierend wirkende Alko-hol Methylbutenol ist flüchtig und in Hopfenpräparaten nicht enthalten. Dosierung 40–50 mg/Einzeldosis
Ignatia	Ignatia amara	Strychnin, Brucin	Dormi-Gastreu® (Komb.-Präp.) Psychoneuroticum® (Komb.-Präp.)	findet in der Homöopathie Verwendung

Tabelle 32: Fortsetzung

Bezeichnung	Herkunft	Inhaltsstoffe (Auswahl)	Handelsnamen (Auswahl)	Bemerkungen
Johanniskraut	Hypericum perforatum	äth. Öl, Gerbstoffe, Hypericin, Xanthone, Hyperforin	Hyperforat®, Jarsin®, Helarium® Psychotonin M®, Remotiv®, Sedariston® (Komb.-Präp.)	Anwendung als «pflanzliches Antidepressivum»; Dosierung 200–300 mg Extrakt/Einzeldosis Wirksamkeit für leicht- bis mittelgradige Depressionen durch kontrollierte klinische Studien inzwischen belegt
Kava-Kava	Piper methysticum	Kavapyrone u.a. Kavain	Neuronika® Kavosporal® Kavasedon®, Laitan®	es sind sowohl Kava-Pflanzenextrakte als auch Präparate mit synth. rac. Kavain erhältlich; Wirksamkeit durch rel. große Zahl von Studien vergleichsweise gut belegt; als Phyto-Anxiolytikum bei nervösen Angst-, Spannungs- und Unruhezuständen; Dosierung 60–120 mg Kavapyrone bzw. 200–600 mg Kavain/die
Lavendel	Lavandula angustifolia	äth. Öl, Kumarine	in Arzneitees enthalten	sedierende Wirkung evtl. im Sinne einer Aromatherapie erklärbar

Tabelle 32: Fortsetzung

Bezeichnung	Herkunft	Inhaltsstoffe (Auswahl)	Handelsnamen (Auswahl)	Bemerkungen
Lerchensporn	Corydalis cava u. C. solida	Alkaloide z.B. Corydalin	Phythonoxon® (Komb.-Präp.)	cave Überdosierung bzw. Langzeitanwendung! Intoxikationsgefahr
Melisse	Melissa officinalis	äth. Öl, Gerbstoffe	Pascosedon® (Komb.-Präp.) Sedaselect® (Komb.-Präp.) Klosterfrau® Melissengeist (Komb.-Präp.)	bei alkoholhaltigen Zubereitungen Mißbrauchsgefahr. Dosierung 80–100 mg Trockenextrakt/Einzeldosis
Narde, indische	Nardostachys jatamansi	äth. Öl (Valeranon)	Salus Gutnacht Kräuterdragees (Komb.-Präp.)	gehört zur Familie der Baldriangewächse
Passionsblume	Passiflora incarnata	Flavone (Vitexin), Harmanalkaloide	Passiflora-Tropfen Curarina® Kytta-Sedativum® (Komb.-Präp.) Moradorm S® (Komb.-Präp.)	spasmolytische u. sedierende Eigenschaften werden postuliert. Dosierung 400–800 mg Trockenextrakt/die

beitet worden. Einschränkend muß allerdings erwähnt werden, daß bei der Prüfung der einzelnen Phytopharmaka durch die Kommission E nicht der hohe Maßstab z. B. hinsichtlich eines Wirksamkeitsnachweises angelegt wird, der sonst bei den anderen Kommissionen für Arzneistoffbeurteilungen üblich ist.

Bisher sind folgende pflanzlichen Psychopharmaka von der Kommission E mit einer Positiv-Monographie versehen worden: Baldrianwurzel, Hopfenzapfen, Johanniskraut, Kava-Kava-Wurzelstock, Lavendelblüten, Melissenblätter, Passionsblumenkraut sowie als Nootropikum Ginkgo biloba-Extrakt. Bei einer Verordnung sollte möglichst nur auf diese Stoffe zurückgegriffen werden.

Bei Baldrian ist eine Differenzierung in zumindest zwei Präparate-Haupttypen unerläßlich. Extrakte aus der europäischen Baldrianwurzel kommen vor allem als Sedativa und Hypnotika bei Einschlafstörungen zum Einsatz (s. S. 196). Im Gegensatz dazu scheinen die valepotriathaltigen Zubereitungen aus indischem oder mexikanischem Baldrian zur Behandlung von Schlafstörungen nicht ausreichend wirksam zu sein. Für die Valepotriate wurden im Tierversuch dämpfende Eigenschaften gefunden, die in einer Abnahme der Unruhe sowie der Angst und Aggressivität zum Ausdruck kamen. Valepotriathaltige Baldrianpräparate werden aus diesem Grund in erster Linie als Tagestranquilizer zur allgemeinen Beruhigung eingesetzt. Wichtig ist, daß ein ausreichend hoher Gehalt von ca. 30–50 mg Valepotriaten pro Einzeldosis vorliegt. Zur Problematik des genotoxischen Risikos bei Einnahme von Valepotriaten wird auf das Kapitel Hypnotika/Nebenwirkungen verwiesen.

Johanniskraut wird in der Volksmedizin schon seit langem gegen nervöse Unruhe und Schlafstörungen und äußerlich zur Wundbehandlung eingesetzt. In neuerer Zeit werden Johanniskraut-Präparate in zunehmendem Maße als Alternative zu gängigen synthetischen Präparaten bei leichten bis mittelschweren Depressionsformen verwendet. Die antidepressive Wirksamkeit konnte in mehreren kontrollierten bzw. doppelblinden Studien bei leichten bis mittelschweren, jedoch nicht bei schweren Depressionen nachgewiesen werden.

Als wirksames Prinzip wurde lange Zeit das photosensibilisierend wirkende Hypericin betrachtet. Neuere Untersuchungen konnten neben dem Hyperforin, einem Stoff, der strukturelle Verwandtschaft zu den Hopfeninhaltsstoffen besitzt, auch Flavonoide und die sog. Xanthone isolieren. In pharmakologischen Untersuchungen dieser Stoffe zeigten sich MAO-A-hemmende Wirkungen. Für Hypericin konnten diese Effekte nicht gefunden werden. Wahrscheinlich aber wird das chemische Wirkprinzip von Johanniskraut nicht einer einzigen Substanz zuzuschreiben sein, sondern vielmehr durch das Zusammenspiel verschiedenster Inhaltsstoffe im Sinne einer Polypharmakodynamik zustande kommen. Wichtig ist, daß die Präparate ausreichend hoch dosiert werden. Hierbei scheint für die antidepressive Wirksamkeit eher eine höhere Dosis des Gesamtextraktes als ein hoher Hypericingehalt entscheidend zu sein. Empfehlenswert sind Präparate, die als Wirkstoff pro Dosiseinheit mindestens 200 mg, besser 300 mg Hypericum-Extrakt enthalten. Das als «Hypericismus» aus der Tiermedizin bekannte Phänomen der Photosensibilisierung nach Johanniskrautanwendung ist bei den in der Humanmedizin verwendeten Dosierungen bisher nicht beobachtet worden. Nicht unerwähnt soll bleiben, daß Johanniskraut auch das als mutagen bekannte Flavonolderivat Quercetin enthält. Allerdings zeigte der Gesamtextrakt im gleichen Test keinerlei Mutagenität, so daß das «BGA» den Quercetingehalt von Johanniskrautpräparaten nicht als gesundheitliches Risiko einstuft.

Kavain ist der Inhaltsstoff des sog. Rauschpfeffers oder Kava-Kava, dessen Stammpflanze in Polynesien beheimatet ist. Die Eingeborenen machten sich die tranquillisierenden, entspannenden Eigenschaften dieses Stoffes durch Zerkauen der frischen Droge oder Herstellung eines Getränkes zunutze. Neben Kavain sind noch 5 weitere sog. Kavapyrone als wirksamkeitsbestimmende Bestandteile im Kavaextrakt enthalten. Die Inhaltsstoffe wirken im Tierversuch zentral muskelrelaxierend, antikonvulsiv und dämpfen, analog zu den Benzodiazepinen, die Erregbarkeit des limbischen Systems. Von den peripheren Effekten ist eine lokalanästhesierende Wirkung hervorzuheben. Die meisten im Handel befindlichen Kavapräparate enthalten den Kava-Extrakt; mittlerweile gibt es jedoch auch Produkte mit synthetischem racemischen Kavain. Die Anzahl der klinischen Studien mit racemischem Kavain übertrifft die der Untersuchungen mit Kava-Extrakt deutlich. Teilweise sind die Arbeiten auch placebo-kontrolliert, können allerdings strengen wissenschaftlichen Ansprüchen hinsichtlich der Diagnose-Einschlußkriterien nicht standhalten. Als Indikationen werden nervöse Angst-, Spannungs- und Unruhezustände sowie ängstlich getönte psychovegetative Syndrome genannt. Insbesondere für racemisches Kavain lassen hierbei die Vergleiche mit Placebo eine gewisse Wirksamkeit bei leichteren angstgetönten psychovegetativen Beschwerden als gesichert gelten; weitere Untersuchungen sind jedoch zur Erhärtung dieser Daten erforderlich.

Für die übrigen pflanzlichen Psychopharmaka liegen keine klinischen Prüfungen vor (s. Tab. 32). Häufig werden auch ihnen gewisse Tranquilizer-Wirkqualitäten zugeschrieben, wobei die Suggestiv-Komponente einen sicherlich nicht geringen Teil zu ihrer Wirkung beiträgt. Kann durch die Verwendung eines derartigen pflanzlichen Sedativums der Einsatz eines potenteren Arzneimittels mit stärkeren Nebenwirkungen eingespart werden, muß man auch diesen Medikamenten ihren Stellenwert in der Therapie zuerkennen.

Wenn man sich der Grenzen der pflanzlichen Arzneimittel bewußt ist, d. h. ihren Einsatz bei bedrohlichen Akuterkrankungen grundsätzlich ausschließt, dann besitzt man in ihnen eine Ergänzung der Psychopharmaka-Palette, nämlich Tranquilizer und Sedativa mit milder Wirkung, wenig bis gar keinen Nebenwirkungen und großer therapeutischer Breite.

1.8 Einzelpräparate (in alphabetischer Reihenfolge)

1. Benzodiazepine

ALPRAZOLAM	(Tafil®, Cassadan®, Xanax®, Esparon®)
Darreichungsformen:	Tbl. 0,25/0,5/1,0 mg
Substanzprofil:	Bislang einziges Triazolo-Benzodiazepin mit angstlösenden und leicht stimmungsaufhellenden Eigenschaften (reaktive/neurotische Depressionen). Auch bei Panikattacken einsetzbar. Eliminationshalbwertszeit: 12–15 h.
Dosierung:	0,5 bis 4 mg in 2–3 Tagesdosen

BROMAZEPAM	(Lexotanil®, Normoc®, durazanil®, Gityl®, Lexostad®, neo-OPT®, Bromazep®, Bromazanil®)
Darreichungsformen:	Tbl. 3/6 mg (tabs)
Substanzprofil:	Stark angstlösendes Benzodiazepin ohne langwirksame Abbauprodukte (Metaboliten). Eliminationshalbwertszeit: 15–28 h. Bei manchen Patienten leicht euphorisierend.
Dosierung:	3–6 mg am Abend; Höchstdosis sollte 12 mg nicht überschreiten.

CHLORDIAZEPOXID	(Librium®, Multum®, Radepur; Komb.: Limbatril®)
Darreichungsformen:	Tbl. 5/10/25 mg, Drg. 10 mg, tabs 25 mg
Substanzprofil:	Erstes Benzodiazepin; mehrere aktive Metaboliten mit langer Wirkung. Eliminationshalbwertszeit: 10–90 h.
Dosierung:	10–50 mg täglich, Einmalgabe möglich

CLOBAZAM | (Frisium®)
Darreichungsformen: | Tbl. 10 mg, tabs 20 mg
Substanzprofil: | Bislang einziges 1,5-Benzodiazepin, nur geringe Sedierung («Tages-Tranquilizer»). Besitzt auch antiepileptische Eigenschaften, fehlende amnestische Wirkung. Länger wirkender aktiver Hauptmetabolit, Eliminationshalbwertszeit: 18–80 h.
Dosierung: | 20–40 mg pro Tag

CLOTIAZEPAM | (Trecalmo®)
Darreichungsformen: | Tbl. 5/10 mg, Tabs 20 mg
Substanzprofil: | Thieno-Diazepin mit rascher Resorption, kurzer Wirkdauer und geringer Sedierung. Eliminationshalbwertszeit: 5–15 h.
Dosierung: | 5–30 mg pro Tag

DIAZEPAM | (Valium®, Diazemuls®, duradiazepam®, Faustan®, Lamra®, Stesolid®, Tiromne®, Tranquase®, Neurolytril®, Valiquid®, Valocordin®)
Darreichungsformen: | Tbl. 2/5/10 mg
| Tr. 30 = 1 ml = 10 mg
| Amp. 2 ml/10 mg
| Rectal tube 5/10 mg
| Supp. 5/10 mg
Substanzprofil: | Breitband-Benzodiazepin-Tranquilizer mit sedierend-angstlösender, muskelentspannender und antiepileptischer Wirkung. Schnelle Resorption. Langwirkender aktiver Metabolit; Eliminationshalbwertszeit: 24–80 h. Parenteral für Notfallmedizin.
Dosierung: | 5–20 mg, abendliche Einmalgabe möglich

DIKALIUM-CLORAZEPAT	(Tranxilium®)
Darreichungsformen:	Kps. 5/10/20 mg, Tabs 20 mg Tbl. 50 mg Amp. 50/100 mg
Substanzprofil:	«Pro-Drug» mit lang wirkenden aktiven Metaboliten; Eliminationshalbwertszeit: 25–80 h. Als Tropfinfusion für akute psychovegetative Krisen.
Dosierung:	10–50 mg tägl., abendl. Einmalgabe möglich

LORAZEPAM	(Tavor®, Pro Dorm®, Laubeel®, Punktyl®, Tolid®, Somagerol®, duralozam®)
Darreichungsformen:	Tbl. 0,5/1,0/2,5 mg und Tabs 2,0 mg Amp. 1 ml/2 mg (Tavor®) Expidet-Plättchen 1,0/2,5 mg
Substanzprofil:	Starkes, rasch wirkendes Anxiolytikum mit altersunabhängiger, durch Lebererkrankungen kaum beeinflußter Verstoffwechslung. Keine aktiven Metaboliten; Eliminationshalbwertszeit: 13–14 h. Ausgeprägte amnestische Wirkung. Wirkt bei manchen Patienten euphorisierend.
Dosierung:	0,5–2,5 mg in 2 bis 3 Tagesdosen; auch als Einmalgabe zur Schlafförderung. 1–2 Amp. i. m. od. i. v. (Verd. 1 : 1)

MEDAZEPAM	(Rudotel®)
Darreichungsformen:	Tbl. 10 mg
Substanzprofil:	«Pro-Drug» mit langwirkenden aktiven Metaboliten; Eliminationshalbwertszeit: 50–80 h.
Dosierung:	10–30 mg pro Tag

METACLAZEPAM	(Talis®)
Darreichungsformen:	Tbl. 10 mg Tr. 30 = 1 ml = 10 mg
Substanzprofil:	1,4 Benzodiazepin; Eliminationshalbwertszeit einschl. aktiver Metabolite 7–30 h. Keine Dosisanpassung bei Älteren und Leberkrankheiten erforderlich.
Dosierung:	5–30 mg pro Tag (abendl. Schwerpunkt)

NORDAZEPAM	(Tranxilium®N)
Darreichungsformen:	Tr. 24 = 5 mg
Substanzprofil:	Zentrales Abbauprodukt vieler Benzodiazepine mit langer Halbwertszeit; Eliminationshalbwertszeit: 50–90 h.
Dosierung:	2,5–15 mg, abendl. Einmaldosis möglich

OXAZEPAM	(Adumbran®, Antoderin®, Azutranquil®, durazepam®, Noctazepam®, Mirfudorm®, Praxiten®, Sigacalm®, Uskan®; Komb.: Persumbran®)
Darreichungsformen:	Kps. 30 mg Expidet-Plättchen 30 mg Tbl. 10/50 mg (z. T. auch 15/20 mg) Supp. 30 mg
Substanzprofil:	Bewährter «Standard-Tranquilizer» ohne aktive Abbauprodukte, langsame Resorption. Eliminationshalbwertszeit: 5–15 h.
Dosierung:	10–50 mg

PRAZEPAM	(Demetrin®, Mono-Demetrin®)
Darreichungsformen:	Tbl. 10/20 mg
Substanzprofil:	«Pro-Drug» mit langwirkenden aktiven Metaboliten. Eliminationshalbwertszeit: 50–90 h.
Dosierung:	20–40 mg; abendliche Einmalgabe möglich

TETRAZEPAM	(Musaril®, Mobiforton®, Musapam®, Rilex®, Tethexal®, Tetramdura®, Tetra-Saar®, Muskelat®, tetrazep, Tepam-BASF®)
Darreichungsformen:	Filmtbl. 50 mg
Substanzprofil:	Als Muskelrelaxans eingesetztes Benzodiazepin; Eliminationshalbwertszeit: 18 h.
Dosierung:	50–150 mg täglich

2. Niedrigdosierte Neuroleptika

CHLORPROTHIXEN   (Truxal®, Truxaletten®)
Darreichungsformen: Drg. 15/50 mg
Saft 1 ml = 20 mg (Truxal®)/
2,5 mg (Truxaletten®)
Susp. 1 ml = 20 mg = 16 Tr.
Dosierung: 30–150 mg; höhere Dosis am Abend

FLUPENTIXOL   (Fluanxol®)
Darreichungsformen: Drg. 0,5 mg
Dosierung: 1–2 mg; nicht nach 16 Uhr

FLUPHENAZIN   (Dapotum® D 2,5, Lyogen®, Omca®, Lyoro-
din®, Eldoral®)
Darreichungsformen: Drg. 1 mg (Omca®, Lyorodin®)
Tbl. 1 mg (Lyogen®)
Amp. 1 ml/2,5 mg (Dapotum® D 2,5)
Dosierung: 0,5–1 mg oral
1 Amp. 14tägig i. m.

FLUSPIRILEN   (Imap 1,5®)
Darreichungsformen: Amp. 0,75 ml = 1,5 mg
Dosierung: 1 Amp. wöchentlich i. m.

MELPERON   (Eunerpan®)
Darreichungsformen: Drg. 25/100 mg
Liquidum 1 ml = 5 mg
Dosierung: 25–200 mg, abendlicher Dosisschwerpunkt

PERAZIN   (Taxilan®)
Darreichungsformen: Drg. 25/100 mg
Tbl. 100 mg
Tr. 22 = 1 ml = 44 mg
Dosierung: 50–150 mg in 2–3 Tagesdosen mit abendli-
chem Schwerpunkt

PERPHENAZIN   (Decentan®)
Darreichungsformen: Tbl. 4/8 mg
Tr. 20 = 1 ml = 4 mg
Dosierung: 4–12 mg

PIMOZID (Orap®, Antalon®)
Darreichungsformen: Tbl. 1 mg
Dosierung: morgens 1–2 mg

PIPAMPERON (Dipiperon®)
Darreichungsformen: Tbl. 40 mg
Saft 1 ml = 4 mg
Dosierung: 40–160 mg

PROMAZIN (Protactyl®, Sinophenin®)
Darreichungsformen: Drg. 25/50/100 mg
Tbl. 25 mg
Tr. 1 ml = 20 mg
Susp. 5 ml = 50 mg
Dosierung: 25–200 mg täglich

PROMETHAZIN (Atosil®, Eusedon mono®, Prothazin®, Soporil®)
Darreichungsformen: Drg. 25 mg
Tr. 20 = 1 ml = 20 mg
Sirup 1 ml = 1 mg
Lsg. 1 ml = 5 mg (Eusedon mono®)
Dosierung: 25–200 mg

PROTHIPENDYL (Dominal®)
Darreichungsformen: Drg. 40/80 mg
Tr. 20 = 1 ml = 50 mg
Dosierung: 40–160 mg täglich, abendlicher Schwerpunkt

THIORIDAZIN (Melleril®, Melleretten®, Sonapax®)
Darreichungsformen: Drg. 10/25/100 mg
Tbl. (Retard) 30/200 mg
Saft 5 ml = 10 mg
Tr. 30 = 1 ml = 30 mg
Dosierung: 30–200 mg in 2–3 Tagesdosen mit abendlichem Schwerpunkt

TRIFLUOPERAZIN (Jatroneural®)
Darreichungsformen: Kps. (Retard) 2 mg
Dosierung: 2–4 mg

3. Trizyklische Tranquilizer

OPIPRAMOL	(Insidon®)
Darreichungsformen:	Drg. 50 mg
Dosierung:	50–300 mg täglich
Typ. Nebenwirkungen:	Müdigkeit, vegetative Symptome

4. Chemisch andersartige Tranquilizer

BUSPIRON	(Bespar®)
Darreichungsformen:	Tbl. 5/10 mg
Dosierung:	15–60 mg täglich
Typ. Nebenwirkungen:	Schwindel, Kopfschmerzen, Magenbeschwerden, Schlafstörungen

5. Beta-Rezeptoren-Blocker

6. Meprobamat

	(Visano N®, Visano mini®)
Dosierung:	400–800 mg täglich.
	Wg. Abhängigkeits-Risiko und Intoxikationsgefahr wird von einer Einnahme abgeraten

7. Andere Tranquilizer

BARBITURATE	(Luminal® u.a.) Von einer Einnahme als Tranquilizer wird abgeraten.
DIPHENHYDRAMIN	(S 8®, Dormutil N® u. a.; Komb.: Betadorm® u. a.)
HYDROXYZIN	(Atarax®, AH 3N®, Elroquil N®)
Darreichungsformen:	Tbl. 25 mg
	Tr. 10 ml = 20 mg
Dosierung:	30–100 mg täglich

8. Pflanzliche Sedativa

BALDRIAN	(Baldrisedon®, Valdispert® u. a.)
BALDRIAN/HOPFEN Komb.	(Hovaletten® N u. a.)
KAVA KAVA	(Kavosporal®, Neuronika®, Laitan® 100 u. a.)

Literatur

Ananth, J., Lin, K. M. (1986): Propranolol in psychiatry. Neuropsychobiology 15: 20–27.

Friedberg, K. D., Rüfer, R. (1986): Benzodiazepine. Urban & Schwarzenberg, München.

Giedke, H., Coenen, Th. (1986): Die medikamentöse Behandlung von Angstzuständen. In: Janke, W., Netter, P. (Hrsg.) Angst und Psychopharmaka. Kohlhammer, Stuttgart.

Goa, K. L., Ward, A. (1986): Buspirone. A preliminary review of its pharmacological properties and therapeutic efficacy as an anxiolytic. Drugs 32: 114–129.

Hänsel, R. (1991): Phytopharmaka. Springer, Heidelberg.

Hänsel, R., Volz, H. P. (1995): Pflanzliche Mittel mit psychotroper Wirkung. In: Riederer, P., Laux, G., Pöldinger, W. (Hrsg.): Neuro-Psychopharmaka. Bd. 2. Springer, Wien.

Hänsel, R., Woelk, H. (1994): Spektrum Kava-Kava. Aesopus, Basel.

Hippius, H., Engel, R. R., Laakmann, G. (Hrsg.) (1986): Benzodiazepine. Rückblick und Ausblick. Springer, Heidelberg.

Hippius, H., Laakmann, G. (Hrsg.) (1988): Therapie mit Neuroleptika-Niedrigdosierung. Perimed, Erlangen.

Hollister, L. E., Müller-Oerlinghausen, B., Rickels, K. et al. (1993): Clinical uses of benzodiazepines. J. Clin. Psychopharmacol 13 (Suppl. 1): 1S–169S.

Klotz, U., Laux, G. (1996): Tranquillantien. Therapeutischer Einsatz und Pharmakologie. Wiss. Verlagsgesellschaft, Stuttgart.

Krieglstein, J., Grusla, D. (1988): Zentraldämpfende Inhaltsstoffe im Baldrian. Dtsch. Apoth. Ztg. 128: 2041–2046.

Laux, G. (1986): Nutzen und Risiken der Therapie mit Benzodiazepinen. Münch. med. Wschr. 128: 187–190.

Laux, G. (1989): Psychopharmakotherapie neurotischer Störungen. In: Saletu, B. (Hrsg.) Biologische Psychiatrie. Thieme, Stuttgart.

Laux, G. (1995): Aktueller Stand der Therapie mit Benzodiazepinen. Eine Übersicht. Nervenarzt 66: 311–322.

Loew, D., Rietbrock, N. (Hrsg.) (1996): Phyto-Pharmaka in Forschung und klinischer Anwendung. Steinkopff, Darmstadt.

Marks, J. (1985): The benzodiazepines. Use, overuse, misuse, abuse. MTP Press, Lancaster.

Meiner, E. (1987): Beruhigungsmittel in der ärztlichen Praxis. Dt. Ärztebl. 84: 921–924.

Möller, H. J. (1986): Neuroleptika als Tranquilizer: Indikationen und Gefahren. Med. Klin. 81: 385–388.

Möller, H. J., Heuberger, L. (1989): Anxiolytische Potenz von D, L-Kavain. Münch. med. Wschr. 131: 656–659.

Müller, W. E. (1988): Die Wirkung der Benzodiazepine auf neuronaler Ebene. In: Kubicki, St., Engfer, A. (Hrsg.) Schlaf- und Schlafmittelforschung. Vieweg, Braunschweig.

Müller-Oerlinghausen, B. (1994): Psychiatrische unerwünschte Reaktionen nach Triazolam und anderen Benzodiazepinen. Aus dem Spontanerfassungssystem der Arzneimittelkommission der Deutschen Ärzteschaft. Psychopharmakotherapie 1: 16–21.

Pöldinger, W. (1985): Beta-Rezeptorenblocker in der Neurologie und Psychiatrie. Z. Allg. Med. 61: 7–12.

Rickels, K., Case, W. G., Schweizer, E. (1989): Langzeitbehandlung von Angsterkrankungen mit Benzodiazepinen. Münch. med. Wschr. 131: 928–930.

Salzman, C. (1991): Benzodiazepine in der ärztlichen Praxis. Report der Arbeitsgruppe der Amerikanischen Psychiatrischen Gesellschaft (APA Task Force) zu Abhängigkeit, Toxizität und Mißbrauch von Benzodiazepinen. Nervenarzt 62: 61–63.

Steinegger, E., Hänsel, R. (1988): Lehrbuch der Pharmakognosie und Phytopharmazie. Springer, Heidelberg.

Strian, R., Möller, A. (1987): Betablocker bei situationsbedingten Angstzuständen. Dtsch. med. Wschr. 112: 1015–1018.

Tyrer, P., Murphy, S. (1987): The place of benzodiazepines in psychiatric practice. Brit. J. Psychiat. 151: 719–723.

Volz, H.-P., Hänsel, R. (1994): Kava-Kava und Kavain in der Psychopharmakotherapie. Psychopharmakotherapie 1: 33–39.

2 Hypnotika

2.1 Definition

Hypnotika sind keine scharf abgegrenzte Arzneimittelgruppe, vielmehr wird jedes Arzneimittel, das Schlaf erzeugt, Hypnotikum genannt. Es ist eine Frage der Dosierung, wann ein Sedativum zum Hypnotikum, ein Hypnotikum zum Sedativum oder auch zum Narkotikum wird.

2.2 Einteilung

Fast so vielfältig wie die Anzahl der Hypnotika sind die Möglichkeiten, diese Stoffe nach bestimmten Gesichtspunkten einzuteilen. Die Klassifikationen z. B. nach Wirkmechanismus, Einfluß auf das Schlafprofil oder pharmakokinetischen Daten beinhalten die Problematik, daß bei vielen Hypnotika diese Parameter noch nicht (im Detail) bekannt sind.

Sinnvoll erscheint die Einteilung der Hypnotika in folgende Klassen (Tab. 33):

1. Benzodiazepine
2. Chemisch neuartige Hypnotika
3. Niedrig dosierte Neuroleptika
4. Sedierende Antidepressiva
5. Chloralhydrat
6. Antihistaminika
7. Aminpräkursoren (L-Tryptophan)
8. Pflanzliche Sedativa
9. Sonstige, teils obsolete Hypnotika (Barbiturate, Bromide, Clomethiazol, Meprobamat)

Benzodiazepine stehen sicherlich zu Recht an erster Stelle dieser Aufteilung, da sie bei kontrolliertem Einsatz gemäß den aktuellen Anwendungsrichtlinien eine Klasse gut wirksamer, relativ nebenwirkungsarmer Hypnotika darstellen. Die beiden neuen Substanzen **Zolpidem und Zopiclon** bieten sich als Alternative bzw. Ersatz zu den Benzodiazepinen an, da sie ein ähnliches Wirkungsspektrum wie jene bei vergleichbar guter Verträglichkeit besitzen. Die postulierten Vorteile

Tabelle 33: Hypnotika

Klasse	Wirkstoff	Handelsname (Beispiel)
Benzodiazepine	Brotizolam	Lendormin®
	Diazepam	Valium® u.a.
	Flunitrazepam	Rohypnol® u.a.
	Flurazepam	Dalmadorm® u.a.
	Loprazolam	Sonin®
	Lormetazepam	Noctamid® u.a.
	Nitrazepam	Mogadan® u.a.
	Oxazepam	Adumbran forte® u.a.
	Temazepam	Remestan® u.a.
	Triazolam	Halcion®
Chemisch neuartige Hypnotika	Zolpidem	Stilnox® u.a.
	Zopiclon	Ximovan®
Neuroleptika, niedrig dosierte (Auswahl)	Chlorprothixen	Truxal®
	Levomepromazin	Neurocil® u.a.
	Perazin	Taxilan®
	Promazin	Protactyl® u.a.
	Promethazin	Atosil® u.a.
	Prothipendyl	Dominal®
	Thioridazin	Melleril®
Antidepressiva, dämpfende (Auswahl)	Amitriptylin	Saroten® u.a.
	Doxepin	Aponal® u.a.
	Trimipramin	Stangyl® u.a.
Chloralhydrat		Chloraldurat®
Antihistaminika	Diphenhydramin	S 8® u.a.
	Doxylamin	Gittalun® u.a.
Aminpräkursoren	L-Tryptophan	Ardeytropin® u.a.
Pflanzliche Sedativa	Baldrian	Valdispert® u.a.
	Hopfen	Bonased-L®
Sonstige Hypnotika	Bromid	Vernelan®
	Clomethiazol	Distraneurin®
	Meprobamat	Visano N® u.a.
	Phenobarbital	Luminal® u.a.

gegenüber den Benzodiazepinen, wie fehlendes Abhängigkeitspotential, müssen sie allerdings erst im breiten Einsatz bestätigen. Auch **Neuroleptika und Antidepressiva** – als sogenannte klassische Psychopharmaka – sind in dieser Aufreihung vertreten, obwohl sie keine Hypnotika im engeren Sinne sind. Einige Vertreter dieser beiden Substanzklassen können jedoch wegen ihrer u. a. dämpfenden Wirkung auf das ZNS bei bestimmten Krankheitsbildern und als Alternative zu den Benzodiazepinen zum Einsatz kommen. **Chloralhydrat** ist das einzige der sogenannten klassischen älteren Hypnotika, das sich bis zum heutigen Tag einen gewissen Stellenwert in der Therapie der Schlafstörungen bewahren konnte. Die Gruppe der **Antihistaminika** hat vor allem als freiverkäufliche Schlafmittel eine nicht unerhebliche Bedeutung erlangt, obwohl sie sicherlich nicht als ungefährlicher oder nebenwirkungsärmer als andere Hypnotika bezeichnet werden kann. **Pflanzliche Sedativa** wie z. B. Baldrian haben in den letzten Jahren auf der Welle der Naturmedizin einen weiteren Aufschwung genommen und besitzen einen Ruf als wirksame, nebenwirkungsfreie Hypnotika. Die letzte Gruppe der **sonstigen Hypnotika** umfaßt in erster Linie ältere, heute wegen ihrer teils beträchtlichen Nebenwirkungen und ungünstigen Auswirkungen auf das Schlafprofil obsoleten Schlafmittel. Hierzu gehören die Barbiturate, Bromide, Meprobamat sowie Methaqualon. Clomethiazol kann wegen seines hohen Abhängigkeitspotentials nur in Ausnahmefällen als Hypnotikum empfohlen werden.

2.3 Pharmakologie und Biochemie

Als Grundlage für Pharmakologie und Biochemie der Hypnotika sollen zum besseren Verständnis einige Fakten zur Physiologie des Schlafes erwähnt werden. Die äußerst komplizierten Mechanismen des Phänomens Schlaf konnten erst in den letzten Jahren durch eine technisch aufwendige Schlafforschung teilweise erhellt werden.

Bei der sog. Polysomnographie werden im Schlaflabor physiologische Daten während des Schlafes aufgezeichnet. Man bedient sich dabei vor allem des Elektroenzephalogramms (EEG), des Elektrookulogramms (EOG) und des Elektromyogramms (EMG); zusätzlich werden EKG und Atemfrequenz registriert. Der Wechsel vom Wach- zum Schlafzustand zeigt sich im EEG durch charakteristische Wellenänderungen. So ist der Wachzustand vorwiegend durch Beta- und Alpha-Wellen gekennzeichnet, während im Schlaf Delta-Wellen mit hohen

Amplituden vorherrschen. Der normale Schlaf zeigt ein typisches Profil mit fünf ausgeprägten Stadien, die in zyklischer Form während einer durchschnittlichen Schlafdauer von acht Stunden auftreten. Beim Einschlafen werden zuerst die vier Stadien des sog. orthodoxen Schlafes durchlaufen. Stadium 1 bedeutet dabei den Übergang vom Wachsein zum Schlafen und umfaßt ca. 4–5 % der Schlafdauer. Das tiefere Schlafstadium 2 nimmt etwa 50 % der gesamten Schlafzeit ein und ist im EEG durch das Auftreten sog. Spindelwellen und auffallend hoher Wellen, sog. K-Komplexe, gekennzeichnet. Die Tiefschlafstadien 3 und 4 werden als sog. «slow-wave» Schlaf bezeichnet, da sie im EEG durch langsame Deltawellen mit hoher Amplitude imponieren. Dieser «Delta-Schlaf» tritt zum größten Teil während der ersten Hälfte der Schlafperiode auf. Nach dem Stadium 4 durchläuft der Schläfer die Stadien in umgekehrter Reihenfolge. Dazwischen treten periodisch etwa alle 90 bis 100 Minuten sog. REM-Phasen auf. Dieser REM-Schlaf ist durch schnelle Augenbewegungen (REM = rapid eye movement) und allgemeine Muskelerschlaffung charakterisiert. Des weiteren sind Gehirnstoffwechsel, -durchblutung und Temperatur gegenüber den anderen Schlafstadien auffällig gesteigert. REM-Perioden umfassen etwa 20–25 % der Schlafdauer; während dieser Zeit treten die meisten Träume auf. Heute wissen wir, daß der Mensch auf REM-Schlafentzug, also auf Traumentzug, u. a. mit Angstzuständen und Konzentrationsstörungen reagiert. Neben dem REM-Schlaf ist jedoch auch der orthodoxe Schlaf für einen erholsamen Schlaf und das «Gefühl des Ausgeschlafenseins» wichtig.

Mit zunehmendem Lebensalter kommt es zu einer Änderung des Schlafprofils. So nimmt die Schlaftiefe mit dem Alter ab, die Anzahl der orthodoxen Phasen und die Häufigkeit des Erwachens gegen Morgen zu. Abb. 35a zeigt das typische Schlafprofil beim Gesunden, während 35b den Schlaf eines Schlafgestörten ohne Medikation wiedergibt. Typisch ist dabei die Zerstückelung des physiologischen Profils mit häufigen, längeren Aufwachphasen und verkürztem Delta- und REM-Schlaf. Der in Abb. 35c dargestellte Verlauf unter einer Benzodiazepin-Medikation zeigt eine weitgehende Annäherung an das physiologische Profil. Allerdings ist deutlich die Verminderung der REM-Phasen und des Tiefschlafes zu erkennen. Auch alle anderen Hypnotika greifen auf verschiedenartige Weise in dieses Schlafmuster ein und verändern es in Richtung eines unphysiologischen Schlafablaufes (siehe Tab. 34).

Das ideale Hypnotikum, das keinerlei Einfluß auf den natürlichen Schlaf ausübt, ist immer noch ein Wunschbild, dem die heute verfügbaren Schlafmittel mehr oder weniger nicht entsprechen.

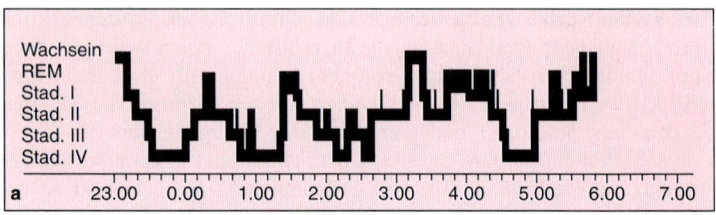

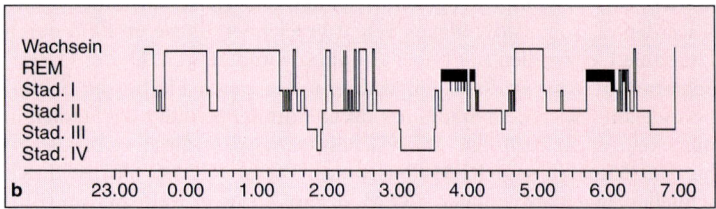

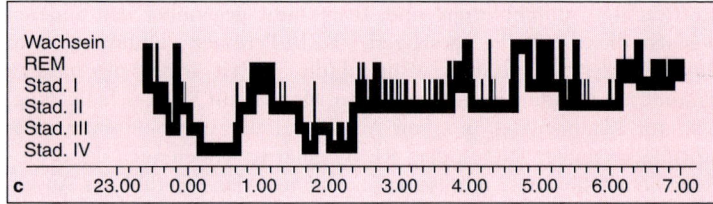

Abb. 35: Schlafprofil eines Gesunden (a), eines Schlafgestörten vor (b) und nach Einnahme eines Benzodiazepin-Hypnotikums (c) (nach Kubicki 1981)

Benzodiazepine sind wegen ihrer großen therapeutischen Breite und guten Verträglichkeit (Arzneimittelsicherheit) heute die meistverordneten Schlafmittel. Sie verringern den REM-Schlaf nur geringfügig, führen allerdings zu Veränderungen beim orthodoxen Schlaf. So werden die Phasen 2 und 3 leicht verlängert, Phase 4 (Tiefschlaf) dagegen verkürzt.

Ein wichtiges Kriterium zur Beurteilung der Wirkstärke ist die Affinität zum Benzodiazepin-Rezeptor. Substanzen mit niedriger Inhibitionskonstante K_i besitzen eine hohe Rezeptoraffinität und sind deshalb bereits in sehr niedrigen Dosierungen hypnotisch wirksam (s. Abb. 36). Hierzu gehören z. B. Triazolam (Halcion®), Lormetazepam (Noctamid®, Loretam®) und Flunitrazepam (Rohypnol®). Die Verweildauer im Organismus (typischerweise als Halbwertszeit angegeben) weist zwischen einzelnen Präparaten teilweise erhebliche Unterschiede auf (vgl. Tab. 35). Dies ist bedeutsam für die Wirkdauer (Ein- oder Durchschlafstörung, Überhang am nächsten Morgen, Tagesresteffekt) sowie

Tabelle 34: Charakteristika verschiedener Hypnotika-Gruppen

	«Ideales Schlaf-mittel»	Antihist-aminika	Barbitu-rate	Chloral-hydrat	Benzodi-azepine	Zopiclon/Zolpidem
Beeinflussung des physiol. Schlafs						
– REM-Schlaf	0	++	+++	0	+	0
– Tiefschlaf	0	++	+++	++	++	+
Abhängigkeits-potential	0	++	+++	+	+	?
Toxizität (Suizidpotential)	0	++	+++	++	0	0
Wirkungsverlust	0	++	+++	++	+	+
Wechselwirkungen mit anderen Medikamenten	0	++	+++	+	0/+	0/+

0 = unbedeutend, + = leicht, ++ = mittel, +++ = stark, ? = ungeklärt

bezüglich der Gefahr einer Kumulation des Arzneimittels. Schlafmittel können so zu einer Leistungsverminderung am nächsten Tage führen (Nachwirkung), die von den Patienten meist selbst nicht wahrgenommen wird, aber u. a. für die Verkehrstauglichkeit von Bedeutung sein kann. Allerdings ist für das Auftreten von Nebenwirkungen eines Benzodiazepins mehr die Dosis als die Halbwertszeit als bestimmender Parameter anzusehen.

Die **Barbiturate** besitzen eine allgemein dämpfende Wirkung auf das ZNS und haben dosisabhängig sedierende, hypnotische oder narkotische Effekte. Neben einer Reduzierung des Stadiums 4 (Tiefschlaf), des orthodoxen Schlafes, kommt es auch zu einer deutlichen Verminderung der Dauer des REM-Schlafes, so daß nach Absetzen mit einem vermehrten Auftreten von REM-Phasen (REM-Rebound) zu rechnen ist. Weitere pharmakologische Charakteristika der Barbiturate sind die Enzyminduktion und damit die häufige Wechselwirkung mit anderen Medikamenten sowie die hohe Toxizität bei Überdosierung.

Der Aldehyd **Chloralhydrat** hat im Schlaflabor günstige Ergebnisse gezeigt. So bleibt der REM-Schlaf unverändert, das Tiefschlafstadium dagegen wird etwas vermehrt. Pharmakokinetische Daten sind schneller Wirkungseintritt und rasche Elimination, wobei jedoch ein Metabolit mit einer Halbwertszeit von 4–5 Tagen auftritt. Daraus resultierende Kumulation und auch die geringe therapeutische Breite mit einer Dosis letalis ab ca. 6 g sind nachteilige Daten des Chloralhydrats. Die **Antihistaminika**, deren zentral dämpfende Nebenwirkung bei der Verwendung als Hypnotika zur Hauptwirkung gemacht wird, verändern

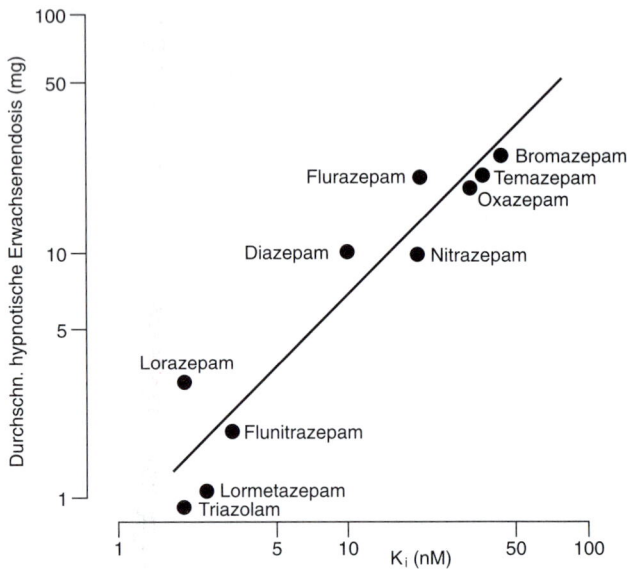

Abb. 36: Beziehung zwischen Dosis und Rezeptoraffinität von Benzodiazepin-Hypnotika (nach Müller 1988)

gleichfalls sowohl REM-Schlaf als auch den orthodoxen Schlaf. Auch hier muß, wie bei den stärker wirksamen Hypnotika, mit Toleranzbildung und daraus resultierender Dosissteigerung gerechnet werden.

Zur Pharmakologie der Neuroleptika und Antidepressiva, die nur unter bestimmten Voraussetzungen sinnvoll als Hypnotika eingesetzt werden können, wird auf die Kap. II.3.3 und 5.3 verwiesen.

Clomethiazol, dessen Hauptindikation Alkoholentzugserscheinungen sind, wird in Kap. II.10.1 gesondert besprochen.

Über die **pflanzlichen Sedativa** ist generell festzustellen, daß sie die Anforderungen an ein «typisches Hypnotikum, nämlich die Aktivität des «Wachzentrums» in der Formatio reticularis einzuschränken, nicht erfüllen. Keines der «pflanzlichen Beruhigungsmittel» scheint die Schlafphasen zu beeinflussen; es ist ihnen somit keine hypnotische, sondern allenfalls eine «schlafinduzierende» Wirkung zuzuschreiben.

Bei **Baldrian** ist eine Differenzierung zwischen zumindest 2 Haupttypen von Baldrianpräparaten unerläßlich. Beim offiziellen Baldrian, der aus der europäischen Baldrianwurzel gewonnen wird, sind die wirksamkeitsbestimmenden Inhaltsstoffe bisher nicht bekannt. Am meisten genannt werden die Valerensäure und ihre Derivate; interessanterweise sind die leicht flüchtigen Valepotriate, die lange Zeit als die eigentlich wirksamen Bestandteile angesehen wurden, zwar in der Ausgangsdroge selbst enthalten, nicht aber in der Baldriantinktur und im Baldrianaufguß. Valerensäure und Derivate wirken im Tierversuch spasmolytisch und muskelrelaxierend, allerdings erst in relativ hohen Dosen. Bei Probanden konnte die schlaffördernde Eigenschaft des Aquosumextraktes auch in mehreren Doppelblindstudien gegen Placebo nachgewiesen werden. Diese Wirkungen konnten jedoch im Schlaf-EEG nicht objektiviert werden, da keine Veränderungen der einzelnen Parameter registriert wurden. Die zweite wichtige Gruppe sind die Baldrianpräparate, die Valepotriate enthalten. Diese werden in erster Linie aus indischen und mexikanischen Baldrianarten isoliert. Im Tierversuch wurden für diese Valepotriate dämpfende Eigenschaften gefunden, die sich vor allem in einer Abnahme der Unruhe sowie der Angst und Aggressivität äußerten. Neuere Studien konnten für Valepotriate allerdings keine zentralen Wirkungen nachweisen. Diese Baldrianpräparate können daher nicht als Hypnotika empfohlen werden, sondern allenfalls als Tagessedativa zum Einsatz kommen.

Als weitere Phytopharmaka bei Schlafstörungen finden **Hopfen**präparate Anwendung. Für einen Inhaltsstoff, das leicht flüchtige Methylbutenol, konnten im Tierversuch ZNS-sedierende Effekte nachgewiesen werden. Offenbar gelangt dieser Stoff jedoch wegen seiner Flüchtigkeit bei der Herstellung weder in die Hopfenextrakte noch in die daraus gefertigten Hopfenpräparate. Weitere Inhaltsstoffe erwiesen sich in tierexperimentellen Untersuchungen auf ZNS-Sedation als unwirksam. Auch in einer Studie an Probanden wurden keine schlafinduzierenden Effekte beobachtet.

Für Melisse und Lavendel, die gleichfalls bei Schlafstörungen zum Einsatz kommen, liegen keinerlei kontrollierte Studien vor. Bei beiden Pflanzen konnten allerdings für das ätherische Öl sedierende, im Tierversuch motilitätshemmende Wirkungen gefunden werden.

Die Aminosäuren L-Tryptophan und 5-Hydroxy-Tryptophan (Oxitriptan) sind Vorstufen (Präkursoren) des Neurotransmitters Serotonin. Diese Überträgersubstanz ist in bestimmten Gebieten des Gehirns, die für den Schlaf/Wachmechanismus verantwortlich sind, in besonders hoher Konzentration anzutreffen. Der Einsatz von L-Tryptophan als Hypnotikum geht von der Vermutung aus, daß durch eine Steigerung der Serotoninkonzentration im Gehirn Schlafmechanismen verbessert werden können. Wegen Krankheitserscheinungen in Form von grippeähnlichen Muskel- und Gelenkschmerzen,

Fieber- und Hautreaktionen sowie Veränderungen des Blutbildes (sog. Eosino-philie-Myalgie-Syndrom) hatte das Bundesgesundheitsamt das Ruhen der Zulassung L-Tryptophan-haltiger Arzneimittel in Deutschland angeordnet (Verdacht auf Verunreinigungen). Seit Ende 1996 ist L-Tryptophan (in Deutschland unter den Handelsnamen Kalma® und Ardeytropin®) wieder verfügbar.

Sowohl Zopiclon als auch Zolpidem üben keinen signifikanten Einfluß auf den REM-Schlaf aus, beide führen allerdings zu Verlängerungen der orthodoxen Schlafstadien.

Meprobamat verändert die REM-Phasen und zeichnet sich toxikologisch durch eine geringe therapeutische Breite aus.

2.4 Übersichtstabellen

Die derzeit in der Bundesrepublik Deutschland im Handel befindlichen Schlafmittel sind – gegliedert nach Substanzklassen und Zusammensetzung – in Tab. 33 dargestellt. Tab. 35 gibt die Benzodiazepin-Hypnotika (meistverordnete Schlafmittel) anhand wichtiger Kenngrößen im Vergleich wieder.

2.5 Praktische Anwendung

Schlafstörungen gehören zu den häufigsten Symptomen, über die Patienten klagen: Basierend auf Feldstudien leiden ca. 15 % der Bevölkerung unter Schlafstörungen, nach Erhebungen in Arztpraxen 19–32 %. Frauen und ältere Menschen überwiegen deutlich; höchstens die Hälfte der Schlafstörungen wird medikamentös behandelt. Besonders bei Erkrankungen des neurologisch-psychiatrischen Formenkreises treten Störungen des physiologischen Schlafes auf. So klagen bei stationärer Aufnahme in psychiatrische Kliniken ca. 70 % der Patienten über Schlafstörungen und auch in nervenärztlichen Praxen scheint die Inzidenz derartiger Leiden etwa doppelt so hoch zu sein wie in einer Durchschnittsklientel.

Zur diagnostischen Vereinheitlichung der Schlaf- und Wachstörungen stellte 1979 eine internationale Expertengruppe (sleep disorders classification commitee) eine neue Nosologie dieser Störungen auf und teilte sie in 4 Hauptkategorien ein. Die erste Gruppe stellen die *Ein- und Durchschlafstörungen* (**Hyposomnien**) dar, die auch den Großteil aller Schlafstörungen ausmachen. Dem gegenüber steht die zweite Gruppe der **Hypersomnien**, Störungen mit exzessiver Schläfrigkeit.

Tabelle 35: Benzodiazepin-Hypnotika

Freiname	Handelsname	Dosierung/d (mg)	t_{max} (h)	$t_{1/2}$ (h)	akt. Metabol.	Besonderheiten
Brotizolam	Lendormin®	0,125–0,25	1	4,5–7	+	
Flunitrazepam	Rohypnol®, Fluninoc® u.a.	0,5–2	1/2	18	+	i.v., i.m.
Flurazepam	Dalmadorm®, Staurodorm® Neu	15–30	0,5–3	1,5–100	+	Kumul. Metabolit
Loprazolam	Sonin®	0,5–2	2–5	7–16	+	
Lormetazepam	Noctamid®, Loretam®, Ergocalm®	0,5–2	1–2,0	10–14	–	i.v., tabs
Midazolam	Dormicum®	1–15	0,3–1	1,5–2,5	+	Inj./Prämedik.
Nitrazepam	Mogadan®, imeson®, Eatan® N, Dormo-Puren®, Novanox®	5–10	2	18–30	–	Variable Resorption
Temazepam	Remestan®, Planum® u.a.	10–40	1	8–13	–	
Triazolam	Halcion®	0,125–0,25	1	2–4	+	Rebound

$t_{1/2}$ = Eliminationshalbwertszeit, t_{max} = Zeit bis zum Erreichen des maximalen Serumspiegels

Hypersomnien sind weitaus seltener als die Hyposomnien, können jedoch dieselbe Ätiologie wie z. B. chronischer Medikamentenabusus aufweisen. Weitere Kategorien sind die **Störungen des Schlaf-Wach-Rhythmus**, bedingt z. B. durch Schichtwechsel oder Flugreisen und die sog. **Parasomnien**, Dysfunktionen in Verbindung mit dem Schlaf (z. B. Enuresis nocturna oder Schlafwandeln).

Als **Schlaflosigkeit** wird ein Zustand definiert, der durch zwei Kriterien gekennzeichnet ist: a) mindestens drei Wochen andauernde Schwierigkeiten beim Ein- und Durchschlafen und b) Anhaltspunkte für hieraus resultierende Beeinträchtigungen während des Tages, unabhängig von der Anzahl der geschlafenen Stunden. Sog. **vorübergehende Schlafstörungen** sind per definitionem auf eine Dauer von längstens drei Wochen beschränkt. Mit Hilfe des Schlaf-EEGs ist es heute möglich, die subjektiven Beschwerden genau zu erfassen, zu objektivieren und näher zu charakterisieren, so daß nach einer gründlichen Ursachenerforschung eine gezielte Behandlung eingeleitet werden kann.

Die *Ursachen von Schlafstörungen* sind äußerst vielfältig (s. Tab. 36); sie reichen von situativen Faktoren über psychiatrische und neurologische bis zu internistischen Erkrankungen. Auch Drogen und bestimmte Medikamente können Schlafstörungen verursachen. Den prozentual größten Anteil an diesen Ursachen haben diejenigen, die auf situative und Streß-Faktoren zurückzuführen sind.

Wegen unterschiedlicher therapeutischer Konsequenzen seien das **Schlafapnoe**-Syndrom, der periodische nächtliche Myoklonus sowie das restless legs Syndrom gesondert erwähnt. Schlafinduzierte Apnoen (obstruktiv, zentral) imponieren vor allem durch Schnarchen mit längeren Atempausen sowie Tagesschläfrigkeit und machen ca. 3 % der Schlafstörungen aus. Die Gabe von (Benzodiazepin-)Hypnotika ist hier kontraindiziert! [Therapie: Versuch mit Theophyllin, nasaler kontinuierlicher positiver Atemwegsdruck (CPAP)].

Zusammenfassend kann gesagt werden, daß bei Jüngeren eher psychosoziale Stressoren, bei Älteren eher Körperkrankheiten die Ursache von Schlafstörungen sind.

Für die erfolgreiche **Behandlung** einer Schlafstörung ist neben der Klärung der Ätiologie eine möglichst genaue Beschreibung der jeweiligen Störung nötig. Hierzu gehört eine Schilderung der Symptomatik (Form und Dauer der Schlafstörung), des Befindens am Tag, des Schlafverhaltens (Gewohnheiten, Umgebungseinflüsse), der Vorbehandlung und der Untersuchungsbefund. Der daraus resultierende *ursachenorientierte Gesamtbehandlungsplan* muß nicht grundsätzlich durch eine Schlaf-Polygraphie abgesichert sein. Gerade bei unklaren und v. a. bei

Tabelle 36: Ursachen von Schlafstörungen (Insomnien)

1. Psychoreaktiv bedingte Schlafstörungen	bei Streßreaktionen, Angst, Trauer
2. Situativ bedingte Schlafstörungen	bei Umwelteinflüssen wie Lärm, Licht, Wärme, Kälte, bei Zeitverschiebungen (Schichtdienst, «jet lag»)
3. Pharmakologisch bedingte Schlafstörungen	– durch Genußmittel (Tee, Kaffee, Cola, Nikotin) – durch Medikamente (Stimulantien, Appetitzügler, coffeinhaltige Analgetika, Ephedrin u.a. Sympathomimetika) – Rebound-Insomnie nach Absetzen von Hypnotika
4. Schlafstörungen bei psychiatrischen Erkrankungen	bei Depression, Schizophrenie, Manie
5. Organisch bedingte Schlafstörungen	bei Schmerzen, Juckreiz, Fieber, Husten, Harndrang bei neurologischen Erkrankungen (zentral: z.B. Parkinson-Syndrom, Enzephalitis, zerebrovaskuläre Insuffizienz; peripher: z.B. Polyneuropathien, Myoklonien, «restless legs»-Syndrom) bei internistischen Erkrankungen (z.B. Herzinsuffizienz, Hypertonie, Hyperthyreose, koronare Herzkrankheit) bei respiratorischer Insuffizienz (Schlaf-Apnoe, Asthma bronchiale)

chronischen Störungen kann das Schlaflabor jedoch eine zusätzliche Hilfe bei Diagnosestellung und Therapie bedeuten.

Manchmal ist gar keine eigentliche Behandlung notwendig, sondern nur die Korrektur falscher Vorstellungen bezüglich des Schlafbedarfes oder die Herstellung einer «natürlichen Erschöpfung» (Aktivität, Spaziergang, Bad). Häufig werden Schlafstörungen durch Lebensstil und Lebensumstände ausgelöst bzw. begünstigt. Analyse und Änderung dieser Störfaktoren ist hier (die oft schwierige) erste therapeutische

Maßnahme. Liegt eine schlafstörungsrelevante körperliche Grunderkrankung vor, muß primär diese behandelt werden. Bewährt haben sich auch Entspannungsverfahren wie z. B. das autogene Training. Wenn Schlafmittel eingenommen werden, so immer in einer möglichst niedrigen Dosis und nicht für längere Zeiträume. Der «Glaube an ein Medikament» (Placebo-Effekt) spielt gerade bei Schlafmitteln eine besondere Rolle; für kaum ein Hypnotikum ist eine Wirksamkeit bei Langzeiteinnahme (länger als 3 Monate) sicher nachgewiesen.

Zunächst kann ein Versuch mit einem pflanzlichen Mittel gemacht werden; hierbei sollten aber nur solche Präparate ausgewählt werden, die sich auf eine Positivmonographie der Kommission E des BfArM («BGA») stützen können und auch deren Dosierungsangaben erfüllen. Als Sedativum zur Behebung von Einschlafstörungen ist hier in erster Linie nur die europäische Baldrianwurzel zu nennen; Hopfen, Melisse und Lavendel können nach den derzeit vorliegenden Daten allenfalls in der Kombination mit Baldrianwurzel empfohlen werden. Zur Behandlung von Durchschlafstörungen besitzt keines der genannten Phytopharmaka eine ausreichende Wirkqualität. Wichtig ist es zu wissen, daß mit Baldrianpräparaten, die aus «exotischen» Arten (indischer bzw. mexikanischer Baldrian) gewonnen werden und Valepotriate als Hauptinhaltsstoffe enthalten, in der Regel Einschlafstörungen nicht beeinflußt werden können. Diese Mittel finden ihren Einsatz als Tagessedativa mit leichten thymoleptischen Wirkungen (siehe Kapitel Tranquilizer). Gewarnt werden muß vor Mischpräparaten, die pflanzliche Wirkstoffe zusammen mit anderen Komponenten (z. B. Alkohol!) enthalten.

Die zunächst als Tranquilizer eingeführten Benzodiazepine stellen heute die wichtigste Stoffklasse unter den Schlafmitteln dar. In der Übersichtstabelle 35 werden die derzeit verfügbaren (Benzodiazepin-)Hypnotika aufgeführt. Die Schlafmittel vom Benzodiazepin-Typ unterscheiden sich bezüglich ihrer Wirkstärke (sehr stark wirksam sind beispielsweise Rohypnol® und Halcion®), vor allem aber bezüglich ihrer Pharmakokinetik. Die Verweildauer im Organismus (typischerweise als Halbwertszeit angegeben) weist zwischen einzelnen Präparaten teilweise erhebliche Unterschiede auf (vgl. Tab. 23). Dies ist bedeutsam für die Wirkdauer (Ein- oder Durchschlafstörung, Überhang am nächsten Morgen, Tagesresteffekt) sowie bezüglich der Gefahr einer Kumulation des Arzneimittels.

So sind Benzodiazepine mit kurzer Halbwertszeit insbesondere bei Einschlafstörungen einsetzbar. Dem Vorteil, daß am nächsten Tag kein Überhang («hang over») zu beobachten ist, steht der Nachteil der evtl.

verstärkten Entzugsinsomnie gegenüber; Substanzen mit langer Halb-wertszeit (evtl. aktive Metaboliten müssen hierbei mitberücksichtigt werden) sollten wegen der Kumulationsgefahr und des hang over bei Schlafstörungen zurückhaltend eingesetzt werden. Sie sind allerdings indiziert, wenn gravierende Durchschlafstörungen und/oder morgend-liches Früherwachen bestehen oder eine Sedierung auch tagsüber ge-wünscht wird. Als Grundregeln bei der Einnahme von Benzodiazepinen sollten beachtet werden: Gezielte Indikation, zeitlich begrenzte Ein-nahme, langsames Absetzen, während der medikamentösen Behand-lung Einleitung anderer Behandlungsmaßnahmen (z. B. autogenes Trai-ning) falls erforderlich.

Zopiclon, das erste Hypnotikum aus der Klasse der Cyclopyrrolone und das Imidazopyridinderivat *Zolpidem* finden neuerdings als Al-ternative zu den Benzodiazepinen Anwendung bei Schlafstörungen. Beide Substanzen besitzen einen schnellen Wirkungseintritt und haben eine kurze Halbwertszeit. In verschiedenen Studien konnten Zolpidem und Zopiclon eine den Benzodiazepinen vergleichbare Wirkung bei Schlafstörungen erzielen, wobei sich bei den Nebenwirkungen Hin-weise auf gewisse Vorteile (z. B. keine Muskelrelaxation, geringere Rebound- u. Überhangeffekte) gegenüber den Benzodiazepinen zeigten. Die postulierte niedrigere Abhängigkeitsgefahr bei Zopiclon und Zolpi-dem bedarf der Bestätigung bei breiterer Anwendung und Langzeitein-nahme. Nach gegenwärtigem Kenntnisstand sollten beide Substanzen nicht über längere Zeit eingesetzt werden.

Abkömmlinge von Aldehyden haben sich ebenfalls bewährt. Chlo-ralhydrat liegt als Einschlaf- und Durchschlafmittel (verzögerte Wirk-stofffreisetzung) vor. Die erforderliche Dosis liegt bei 1 bis 1,5 g; bei Patienten mit schweren Nieren-, Leber- oder Herzfunktionsstörungen ist Vorsicht geboten, als Nebenwirkung kann eine Reizung der Magen-schleimhaut auftreten.

Barbiturate waren über lange Zeit die am häufigsten verwendeten Schlafmittel. Sie erwiesen sich als wirksame, zuverlässige Präparate, besitzen aber nicht unerhebliche Nachteile und Risiken: Mit ihnen sind schwere Vergiftungen (Selbstmorde) möglich, sie schwächen die Wir-kung zahlreicher anderer Medikamente ab (Arzneimittelwechselwir-kungen) und können schließlich körperliche Abhängigkeit (Sucht) er-zeugen. Aus dem gleichen Grunde (Toxizität, Suchtgefahr) ist von der Einnahme von Meprobamat, Bromiden, Piperidindionen und Metha-qualon als Hypnotika abzuraten.

Alkohol («Schlummertrunk») kann zwar in vielen Fällen das Ein-schlafen begünstigen, die Wirkung hält jedoch nicht die ganze Nacht über an (Früherwachen), unerwünschte Wirkungen (Leberschäden) und Nachwirkungen («Kater») am nächsten Tag sind häufig.

Hauptindikation von *Clomethiazol* sind die Alkoholentzugssymptome. Wegen der großen Gefahr des Mißbrauchs und der Abhängigkeit sollte diese Substanz als Hypnotikum nicht verwendet werden. Die einzige Ausnahme stellen Schlafstörungen bei Alterspatienten dar, wenn andere Hypnotika paradoxe Reaktionen hervorrufen (s. Kap. II.10.1).

Antihistaminika gehören zu den meistverwendeten nichtpflanzlichen Hypnotika, da sie ohne Rezept erhältlich sind. Zu beachten sind jedoch anticholinerge Nebenwirkungen, Beeinträchtigungen des Reaktionsvermögens und Toleranzbildung mit daraus resultierender Dosissteigerung. Trotz der relativ großen therapeutischen Breite kommen Vergiftungen (Suizidversuche!) vor. So können z. B. Mengen von 7 g Diphenhydramin, bei Kindern schon 500 mg, letal sein.

Insbesondere die schwächer potenten *Neuroleptika* wie Truxal®, Neurocil® haben einen ausgeprägten sedierenden Effekt, der sich umgekehrt proportional zur antipsychotischen Wirkung verhält. Wegen der im Vergleich zu Benzodiazepinen gravierenden Nebenwirkungen, vor allem anticholinerger und extrapyramidal-motorischer Art, erfordert die Therapie von Schlafstörungen mit Neuroleptika eine genaue Indikationsstellung. In Frage kommen vor allem Patienten, bei denen Suchtgefahr besteht – wegen der Suchtfreiheit der Neuroleptika – daneben auch psychomotorische Erregungszustände und Schlafstörungen im Rahmen von Psychosen und bei akuter Suizidalität.

Schlafstörungen im Rahmen depressiver Erkrankungen können mit *dämpfenden Antidepressiva* (z. B. Saroten®, Aponal®, Stangyl®) bei abendlichem Dosisschwerpunkt oder abendlicher Einmalgabe behandelt werden.

2.6 Nebenwirkungen und Gegenanzeigen

Grundsätzlich gilt für alle Pharmaka mit sedierenden und hypnotischen Eigenschaften, daß das Reaktionsvermögen negativ beeinträchtigt werden kann (siehe auch Kap. I.12 Psychopharmaka und Lebensqualität). Alles dort Gesagte gilt auch für die Substanzen dieser Gruppe, die als Hypnotika verwendet werden. Langzeiteinnahme von Hypnotika kann zu Antriebsverminderung, emotioneller Abstumpfung mit Gleichgültigkeit im Sinne einer (leichten) chronischen Intoxikation (Kumulation bei Alterspatienten) führen.

Aldehyde

Nebenwirkungen sind Übelkeit und Erbrechen, bedingt durch die Reizung der Magenschleimhaut. Durch Verwendung dünndarmlöslicher Kapseln kann dieser Effekt verhindert werden. Der typische unangenehme Mundgeruch wird durch die Abatmung der Aldehyde über die Lunge verursacht. Gegenanzeigen sind schwere Herz-, Leber- und Nierenerkrankungen.

Antihistaminika

Nebenwirkungen sind u. a. Mundtrockenheit, Miktionsstörungen und Herzklopfen. Daneben auch Magen-Darmbeschwerden und Durchfall. Diphenhydramin hat photosensibilisierende Eigenschaften. In höherer Dosierung kann es zu Schwindelgefühl, Sehstörungen und Halluzinationen kommen. Besonders bei alten Menschen ist auf die mögliche Provokation von Verwirrtheitszuständen und deliranten Symptomen zu achten. Gegenanzeigen sind Prostata-Adenom und Engwinkelglaukom.

Barbiturate

Nebenwirkungen sind «Barbituratkater», Schulter-Arm-Syndrom, Verwirrtheitszustände (Alterspatienten), Obstipation und Hautreaktionen. Gegenanzeigen sind schwere Herz-, Leber- und Nierenerkrankungen, akute Alkohol-, Schlafmittel-, Analgetika- und Psychopharmakaintoxikation sowie Abhängigkeit von diesen Stoffen.

Benzodiazepine s. Kap. II 1.3.5

Bromide und Bromureide

Nebenwirkung bei längerdauerndem Gebrauch ist «Bromismus». Dieser ist gekennzeichnet durch Akne, Schnupfen, Apathie, Ataxie, Conjunctivitis, Depression, evtl. Delirien und Purpura. Gegenanzeige ist Bromüberempfindlichkeit.

Cyclopyrrolone

Als Nebenwirkungen können unter Zopiclon Mundtrockenheit, bitterer bis metallischer Mundgeschmack, Benommenheit und Überhang-(Tagesrest-)Effekte auftreten.

Imidazopyridine

Unter Zolpidem wurden als Nebenwirkungen Schwindel, Kopfschmerzen, Übelkeit und Amnesie beobachtet.

Pflanzliche Sedativa und Hypnotika sind bei kurzfristiger Einnahme praktisch nebenwirkungsfrei. Beachtet werden muß allerdings der Alkoholgehalt bei vielen flüssigen pflanzlichen Arzneimitteln.

Problematischer ist die Langzeiteinnahme von pflanzlichen Sedativa, da Prüfungen auf chronische Toxizität und reproduktionstoxikologische Untersuchungen praktisch nicht existieren. Bekannt ist allerdings, daß Valepotriate in vitro alkylierende, zytotoxische und mutagene Eigenschaften besitzen. Diese Wirkungen kommen jedoch nach neueren Arbeiten nicht den Valepotriaten selbst zu, sondern bestimmen Metaboliten wie dem Baldrinal. Bedenklich stimmt, daß diese Baldrinale nicht nur bei der Metabolisierung valepotriathaltiger Arzneimittel entstehen, sondern auch bei der Extraktherstellung aus europäischer Baldrianwurzel als Abbauprodukte auftreten können. So enthielten 14 von insgesamt 52 Baldrian- Fertigarzneimittel Baldrinale. Bei der Einnahme valepotriat- und baldrinalhaltiger Präparate ist daher Zurückhaltung angezeigt.

Die Nebenwirkungen und Gegenanzeigen von Neuroleptika, Antidepressiva und Clomethiazol werden in den jeweiligen Kapiteln beschrieben.

2.7 Langzeitverordnung, Abusus, Abhängigkeit

In der Regel sollten Hypnotika nicht länger als 3–4 Wochen verordnet werden. Untersuchungsdaten aus dem Schlaflabor belegen Wirkverluste bereits nach Tagen oder Wochen. Bei chronischer Einnahme zeigt sich häufig ein Schlafmuster, das ziemlich genau der Ausgangssituation entspricht. Toleranzbildung mit Dosissteigerung führt zu zunehmender Beeinträchtigung der kognitiven Leistungsfähigkeit (Konzentration, Gedächtnis). Schon nach kurzer Einnahmedauer kann (vor allem bei Substanzen mit kurzer Halbwertszeit) das abrupte Absetzen zu einer ausgeprägten Insomnie führen, die das Ausmaß der ursprünglichen Schlafstörung übersteigt («Rebound-Insomnie»). Dies verleitet häufig zur Wiedereinnahme und kann in einen circulus vitiosus einmünden. Gleichzeitig kommt es häufig zur Steigerung des REM-Schlafes («REM-rebound»), was mit vermehrter Traumtätigkeit und verminderter Schlafqualität einhergeht.

Mißbrauch von Benzodiazepin-Hypnotika kommt auch relativ oft ohne Dosissteigerung in Form einer Niedrigdosis-Abhängigkeit vor.

Auch hier ist ein langsames Ausschleichen durch kontinuierliche Dosisreduktion über einen längeren Zeitraum unerläßlich.

Eine **Langzeitverordnung** von Benzodiazepinen kann in besonderen Fällen bei chronischen Schlafstörungen zur Durchbrechung des «circulus vitiosus» bestehend aus Schlaflosigkeit, Angst vor der Schlaflosigkeit, Vigilanzerhöhung, erneute Schlaflosigkeit notwendig sein.

Eine derartige Behandlung sollte allerdings auf einer exakten Schlafanamnese und genauen Differentialdiagnose gründen. Als weitere Kriterien werden postuliert, daß die Hyposomnie bereits länger als 1 Jahr besteht, Dosissteigerung und Toleranzentwicklung nicht beobachtet wurden und das Persistieren der Schlafstörung nach Absetzversuchen. Intermittierende Ausschleichversuche sind auch bei diesen Fällen oberstes Behandlungsgebot.

Bei Patienten mit bereits vorbehandelten chronifizierten Insomnien ist eine weitere Behandlung mit klassischen Hypnotika kontraindiziert. Hier empfiehlt sich ein schrittweises Absetzen der Benzodiazepine oder Barbiturate und gleichzeitige Verordnung eines sedierenden Antidepressivums wie z. B. Doxepin, Amitriptylin oder Trimipramin. Wenn die Hypnotika gänzlich abgesetzt sind (Reduktion um etwa 50 % innerhalb von vier Wochen), wird auch ein Ausschleichen des Antidepressivums versucht. Alternativ zu den Antidepressiva können niedrigdosierte Neuroleptika wie z. B. Perazin, Chlorprothixen oder Promethazin eingesetzt werden.

2.8 Präparategruppen und Einzelpräparate
(in alphabetischer Reihenfolge)

1. Aldehyde

CHLORALHYDRAT	(Chloraldurat®)
Darreichungsformen:	Kps. 500 mg
	«blau» dünndarmlösl. Kps. 250 mg
	«rot» 250 mg Kps.
	Rectiole 600 mg
Substanzprofil:	Klassisches, älteres Hypnotikum, auch zur Sedierung vor kleineren OP und zur instrumentellen Diagnostik insb. in der Pädiatrie. Aktive Metabolite mit Halbwertzeit von 5–12 Stunden. Minimale Effekte auf REM-Schlaf, jedoch Tiefschlaf-Beeinflussung. Rel. geringe therapeutische Breite.
Dosierung:	0,25–2 g (für Erwachsene)

2. Antidepressiva

Sie sind besonders geeignet, wenn Schlafstörungen mit depressiver Symptomatik einhergehen. Substanzen wie Amitriptylin, Doxepin oder Trimipramin mit psychomotorisch dämpfender Komponente (s. Kap. 3.7) wirken initial ausgeprägt sedierend.

3. Antihistaminika

DIPHENHYDRAMIN	Dormutil N®, Dolestan®, Halbmond®, nervo OPT N®, S 8®, Sediat®, Lupovalin®, Moradorm A®, Sedopretten®, Sedovegan Novo® u. a.)
Dosierung:	50–100 mg

DOXYLAMIN	(Gittalun®, Hoggar N®, Mereprine®, Sedaplus® u. a.)
Dosierung:	25–50 mg

Präparate aus dieser Gruppe gehören heute sicherlich zu den am meisten verwendeten nichtpflanzlichen Arzneimitteln, die freiverkäuflich, d. h. ohne Rezept in der Apotheke erhältlich sind. Insbesondere Diphenhydramin und Doxylamin sind in sehr vielen Sedativa und Hypnotika enthalten. Alle Antihistaminika besitzen neben ihrem histaminantagonistischen Effekt, der die eigentliche Hauptwirkung darstellt, eine zentral dämpfende Nebenwirkung. In Verbindungen, bei denen diese zentralen Wirkungen besonders ausgeprägt sind, wird diese «Nebenwirkung» zur Hauptwirkung, und sie werden demgemäß z. B. als Schlafmittel oder Antiemetika eingesetzt. Die allgemein dämpfende Wirkung erlaubt natürlich kein physiologisches Schlafmuster, und neben den bereits im Abschnitt Nebenwirkungen genannten Störeffekten ist auch bei den Antihistaminika wie bei allen sedierenden Pharmaka mit einer Beeinträchtigung des Reaktionsvermögens zu rechnen. Dieses und das Problem der Toleranzbildung mit folgender Dosissteigerung lassen auch die Antihistaminika nicht als «ideale» Schlafmittel erscheinen.

Im übrigen sei darauf hingewiesen, daß die Antihistaminika keine «harmlose» Arzneimittelgruppe darstellen, gerade bei Kindern können sie Ursache für lebensbedrohliche Intoxikationen sein.

4. Benzodiazepin-Hypnotika

BROTIZOLAM | (Lendormin®)
Darreichungsformen: | Tbl. 0,25 mg
Substanzprofil: | Kurzwirksames Hypnotikum mit aktiven Metaboliten
Dosierung: | 0,125–0,25 mg

DIAZEPAM | (Valium®, Faustan®, Lamra®, Neurolytril®, Stesolid®, Tranquase®, Diazemuls®, Diazepam-Rektaltube, Tiromne®, Valiquid®, Valocordin®)
Darreichungsformen: | Amp. 10 mg
 | Supp. 5/10 mg
 | Tr. 30 = 1 ml = 10 mg
 | Tbl. 2/5/10 mg
 | Rektaltuben 5/10 mg
Substanzprofil: | Breitband-Benzodiazepinderivat mit in höherer Dosierung hypnotischen Eigenschaften. Schnelle Resorption, jedoch Kumulationsgefahr und Hang over wegen langwirkender aktiver Metaboliten.
Dosierung: | 5–20 mg

FLUNITRAZEPAM: | (Rohypnol®, Fluninoc®, Flunimerck®)
Darreichungsformen: | Amp. 2 mg (BTM!)
 | Tbl. 1 mg
Substanzprofil: | Sehr potentes Hypnotikum mit raschem Wirkungseintritt und mittellanger Halbwertszeit (ca. 20 Std.). Wegen der hohen Mißbrauchsquote sind Arzneiformen mit Einzeldosen ab 2 mg Betäubungsmittel.
Dosierung: | 0,5–1 mg

FLURAZEPAM | (Dalmadorm®, Staurodorm® Neu, Beconerv Neu®)
Darreichungsformen: | Kps. 15/30 mg
 | Tbl. 30 mg bzw. 27,42 mg
Substanzprofil: | Die mittellang wirksame Substanz (Hauptmetabolit mit Halbwertszeit ca. 16 Stunden)

	besitzt einen aktiven Metaboliten (ca. 5–10 % der Dosis) mit einer Halbwertszeit von ca. 100 Std. Kumulationsgefahr und Hang over.
Dosierung:	15–30 mg

LOPRAZOLAM	(Sonin®)
Darreichungsformen:	Tbl. 1 mg
Substanzprofil:	Mittellang wirksame Substanz mit aktiven Metaboliten. Relativ langsame Resorption.
Dosierung:	0,5–2 mg

LORMETAZEPAM	(Noctamid®, Ergocalm®, Loretam®)
Darreichungsformen:	Tbl. bzw. Kps. 0,5/1 mg, Tabs 2 mg
	Amp. 1 ml/0,2 mg
Substanzprofil:	Mittellang wirksame Substanz ohne aktive Metaboliten. Rascher Wirkungseintritt.
Dosierung:	0,5–2 mg

MIDAZOLAM	(Dormicum®)
Darreichungsformen:	Amp. 5/15 mg, Tbl. 7,5 mg
Substanzprofil:	Substanz mit der kürzesten Halbwertszeit aller Benzodiazepine (1–3 Std.); zur Behandlung von Schlafstörungen nicht zugelassen.
Dosierung:	je nach Indikation 7,5–15 mg
Hinweis:	In D Zulassung nur für Prämedikation und zur Notfallbehandlung bei status epilepticus

NITRAZEPAM	(Mogadan®, Eatan®N, imeson®, Dormo-Puren®, Novanox®, Radedorm® u.a.)
Darreichungsformen:	Tbl. 5 mg (Mogadan®, imeson®, Dormo-Puren®, Novanox®)
	Tbl. 10 mg (Eatan®N, Novanox®)
Substanzprofil:	Lang wirksame Substanz mit rel. langsamer Resorption (ca. 2 Std.).
Dosierung:	5–10 mg

OXAZEPAM	(Adumbran® forte, Praxiten® forte, Sigacalm® forte, durazepam forte)
Darreichungsformen:	Tbl. 50 mg (als Tranquilizer auch in niedrigerer Dosierung verfügbar)

Substanzprofil:	Substanz ist der Endmetabolit einer ganzen Anzahl von Benzodiazepinen, deshalb auch eine rel. kurze Halbwertszeit (5–15 Std.) und keine aktiven Metaboliten. Nachteilig ist die rel. langsame Resorption mit max. Blutspiegel erst nach 2–3 Std.
Dosierung:	25–75 mg

TEMAZEPAM	(Planum®, Remestan®, temazep®, Neodorm SP®, Norkotral Tema®, Pronervon T®)
Darreichungsformen:	Kps. 10/20 mg
Substanzprofil:	Mittellang wirksame Substanz ohne aktive Metaboliten. Schneller Wirkungseintritt und rel. milde Wirkung, deshalb eher für Einschlafstörungen geeignet.
Dosierung:	10–40 mg

TRIAZOLAM	(Halcion®, Halcion® mite)
Darreichungsformen:	Tbl. 0,125/0,25 mg
Substanzprofil:	Kurz wirksame Substanz mit hoher Anflutgeschwindigkeit. Keine Kumulation und Hang over, jedoch Rebound-Effekte und Amnesien möglich.
Dosierung:	0,125–0,25 mg

5. Clomethiazol (Distraneurin®)

Hauptindikation dieser Substanz sind die Alkoholentzugssymptome. Wegen der großen Gefahr des Mißbrauchs und der Abhängigkeit sollte Clomethiazol als Hypnotikum nicht verwendet werden. Die einzige Ausnahme stellen Schlafstörungen bei Alterspatienten dar, die auf andere Hypnotika paradox reagieren (s. Kap. 10.1).

6. Neuroleptika

Bei suchtgefährdeten Patienten sowie bei Schlafstörungen im Rahmen psychotischer Erkrankungen können auch sedierende, schwachpotente Neuroleptika als Schlafmittel eingesetzt werden (z. B. Truxal®, Neurocil®, Dominal®; s. Kap. II.1.4).

7. Pflanzliche Sedativa (s. Kap. II.1.7).

8. Zolpidem (Stilnox®, Bikalm®)

Erstes Hypnotikum aus der Klasse der Imidazopyridine; Benzodiazepin-Rezeptor-Agonist (ω_1); Halbwertszeit ca. 2 Stunden, durchschnittliche Dosis 10 mg z. N. Vorteile bezüglich Residualeffekte, Rebound, Entzugserscheinungen und Alkoholinteraktion werden postuliert.

9. Zopiclon (Ximovan®)

Erstes Hypnotikum aus der Klasse der Cyclopyrrolone, chemisch keine Verwandtschaft zu Benzodiazepinen, pharmakologische Wirkungen ähnlich denen der Benzodiazepine (Angriffspunkt separate Stelle des GABA-Chlorid-Rezeptorkomplexes); Halbwertszeit ca. 5 Stunden, Tagesdosis 7,5 mg. Keine REM-Schlaf-Suppression, minimale Reboundeffekte, günstiges Profil hinsichtlich Toleranzentwicklung und Gewöhnungspotential.

10. L-Tryptophan (Kalma®, Ardeytropin®)

Serotonin-Vorstufe. Klinische Wirksamkeit bei Schlafstörungen und leichteren Depressionen nicht ausreichend belegt.

Literatur

Berger, M. (Hrsg.) (1993): Handbuch des normalen und gestörten Schlafes. Springer, Heidelberg.

Blaeser-Kiel, G., Fischer, W. (1993): Zopiclon – ein Hypnotikum aus einer neuen psychotropen Substanzklasse. Fundamenta Psychiatrica 7: 281–290.

Clarenbach, P., Engfer, A. (Hrsg.) (1991): Schlaf- und Schlafmittelforschung. Neue Ergebnisse und therapeutische Konsequenzen. MMV, München.

Gillin, J. C., Byerley, W. F. (1990): The diagnosis and management of insomnia. N. Engl. J. Med. 322: 239–248.

Gündel, L., Kummer, J. (1988): Therapie der Schlafstörungen im Alter. Z. Geriatrie 1: 287–291.

Hohagen, F., Montero, R. F., Weiss, E. et al. (1994): Treatment of primary insomnia with trimipramine: an alternative to benzodiazepine hypnotics? Eur. Arch. Psychiatry Clin. Neurosci. 244: 65–72.

Kubicki, St. (1982): Die Darstellung der Schlafförderung durch Hypnotika unterschiedlicher Strukturgruppen im polygraphischen Profil. In: Lormetazepam. Schering, Berlin.

Laux, G. (1990): Schlafstörungen bei psychischen Krankheiten. In: Mertens, H. G., Rohkamm, R. (Hrsg.) Therapie neurologischer Krankheiten und Syndrome. Thieme, Stuttgart.

Riemann, D., Schnitzler, M., Hohagen, F., Berger, M. (1994): Depression und Schlaf – der gegenwärtige Forschungsstand. Fortschr. Neurol. Psychiat. 62: 458–478.

Schönbrunn, E., Berger, M. (1989): Therapie von Schlafstörungen. Münch. med. Wschr. 131: 931–934.

Stoppe, G., Sandholzer, H., Staedt, J. et al. (1994): Ambulante Behandlung von Schlafstörungen im Alter. Dtsch. med. Wschr. 119: 1538–1542.

3 Antidepressiva

3.1 Definition

Als Antidepressiva (Thymoleptika) wird eine Klasse von (chemisch unterschiedlichen) Medikamenten bezeichnet, die vorwiegend bei Patienten mit depressivem Syndrom eingesetzt werden. 40 Jahre nach ihrer Entdeckung nehmen Antidepressiva heute eine zentrale Stellung in der Therapie depressiver Erkrankungen ein. Allen Antidepressiva gemeinsam ist die stimmungsaufhellende und antriebsnormalisierende Wirkung, mit der auch ein Abklingen der körperlichen Depressionssymptome einhergeht. Antidepressiva haben beim Gesunden keinen Einfluß auf die Stimmung.

Depressionen gehören heute zu den psychischen Erkrankungen mit denen der Arzt in Praxis und Klinik am häufigsten konfrontiert wird. Untersuchungen zeigen, daß etwa jeder 10. Patient eines Allgemeinarztes/Internisten und ca. 20 % der Klinikpatienten (Chirurgie, Gynäkologie, Orthopädie, Innere Abteilungen) an behandlungsbedürftigen depressiven Zustandsbildern leiden. Die Punktprävalenz depressiver Symptome in der Bevölkerung wird mit 13–20 % angegeben, die der depressiven Erkrankungen mit 9–13 %. In Nervenarztpraxen stellen Depressionen die am häufigsten diagnostizierte Erkrankung dar, Antidepressiva sind die von niedergelassenen Psychiatern meistverordneten Psychopharmaka.

3.2 Einteilung

Die Einteilung der Antidepressiva kann nach ihrer chemischen Struktur, nach ihren pharmakologisch-biochemischen Wirkeigenschaften oder nach klinisch-therapeutischen Wirkprofilen erfolgen.

Folgende Substanzklassen lassen sich unterscheiden:
1. «Klassische» trizyklische Antidepressiva
2. Tetrazyklische und modifizierte trizyklische Antidepressiva
3. Chemisch andersartige (nicht-klassifizierte) Antidepressiva
4. Serotonin-selektive Reuptake Inhibitoren (SSRI)

5. Monoaminoxidasehemmer (MAO-Hemmer)
6. Selektive Serotonin-Noradrenalin-Reuptake Inhibitoren (SNRI) und noradrenerge und spezifisch serotonerge Antidepressiva (NaSSA)
7. Aminpräkursoren (L-Tryptophan)

Abb. 37 zeigt die Entdeckung und Einführung der wichtigsten Antidepressiva in einer historischen Synopsis.

In Abb. 38 ist die chemische Struktur der wichtigsten Antidepressiva dargestellt.

Zur Rezidivprophylaxe endogener Depressionen werden Lithiumsalze, neuerdings auch Carbamazepin und Valproat eingesetzt (siehe Kapitel Lithium).

Nach *pharmakologisch-neurobiochemischen* Gesichtspunkten (siehe Abschnitt Pharmakologie und Biochemie) können Antidepressiva eingeteilt werden in

- Noradrenalin-Aufnahmehemmer
- Serotonin-Aufnahmehemmer
- Selektive Noradrenalin-Serotonin-Aufnahmehemmer
- MAO-Hemmer
- Rezeptor-Antagonisten
- Aminpräkursoren

Nach dem klinisch-therapeutischen Wirkungsprofil werden als Grundtypen unterschieden:

1. Desipramin-Typ (psychomotorisch aktivierend, antriebssteigernd)
2. Imipramin-Typ (psychomotorisch stabilisierend, d. h. neutral)
3. Amitriptylin-Typ (sedierend-dämpfend)

Für die praktische Handhabung genügt es, die Antidepressiva nach dem Ausmaß ihrer antriebssteigernden-aktivierenden oder eher sedierenden-dämpfenden-angstlösenden Wirkung einzuteilen. Jüngst wurde ein differenziertes Klassifizierungssystem der Antidepressiva anhand von 13 Beschreibungsebenen vorgestellt (sog. Asolo-Schema).

Ergänzend kann für die Praxis aufgrund der *Möglichkeit zusätzlicher Applikationsformen* folgende Zusammenstellung erfolgen:

Parenteral (Tropfinfusion, i. m.) verfügbare Antidepressiva: Amitriptylin, Clomipramin, Dibenzepin, Doxepin, Imipramin (nur i. m.), Maprotilin, Trimipramin und Viloxazin.

Oral flüssig (Tropfen, Saft) verfügbar: Amitriptylin, Doxepin, Imipramin, Trimipramin.

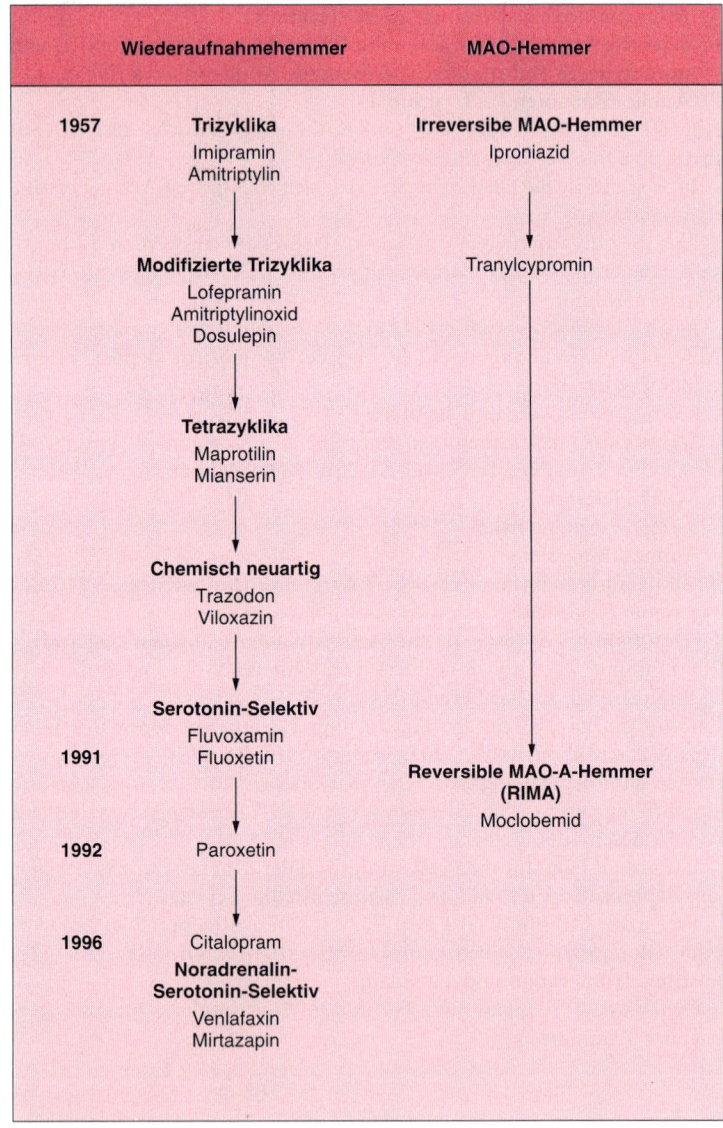

Abb. 37: Historischer Abriß der Antidepressiva

Formeln "klassischer" trizyklischer Antidepressiva

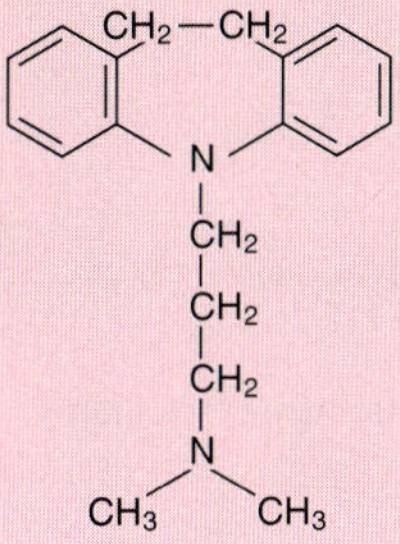

Imipramin
(Tofranil® u.a.)

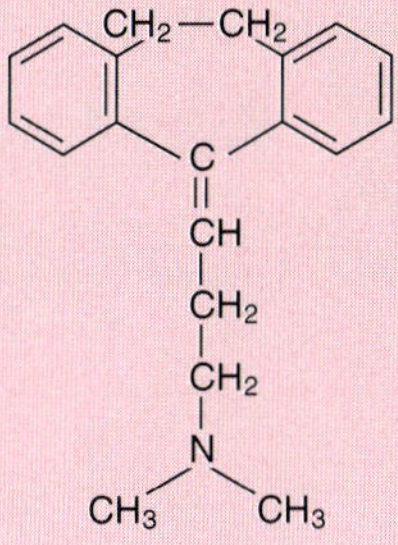

Amitriptylin
(Saroten® u.a.)

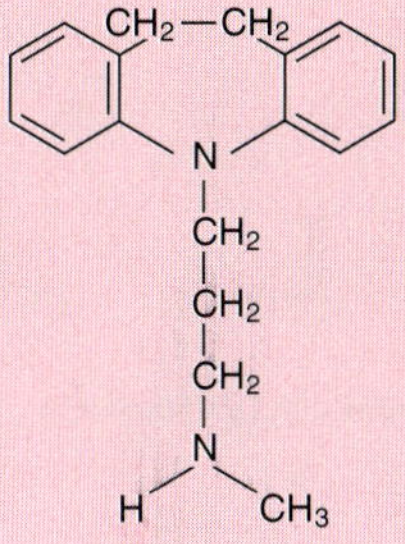

Desipramin
(Pertofran® u.a.)

Modifizierte trizyklische Antidepressiva

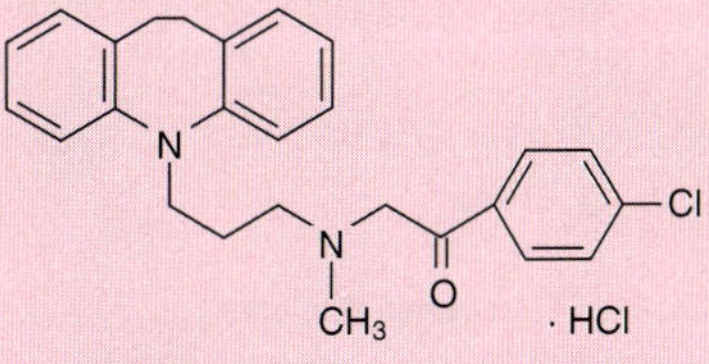

Lofepramin
(Gamonil®)

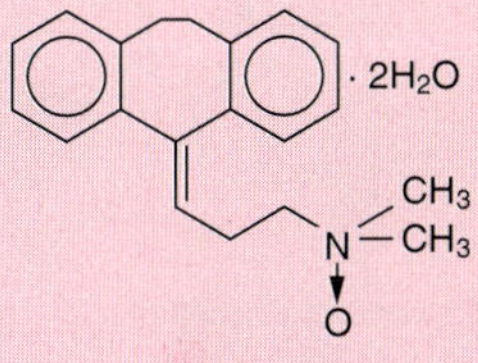

Amitriptylinoxid
(Equilibrin®)

Tetrazyklische Antidepressiva

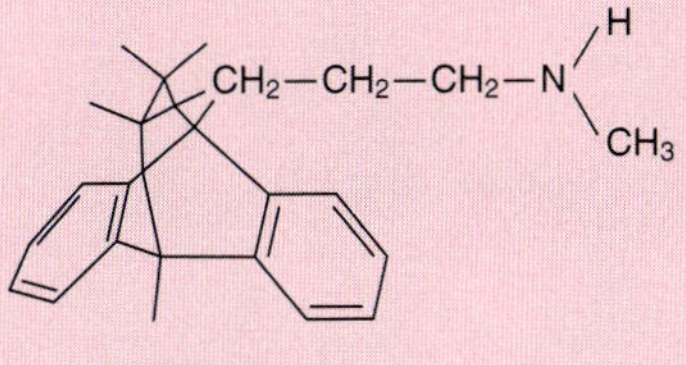

Maprotilin
(Ludiomil® u.a.)

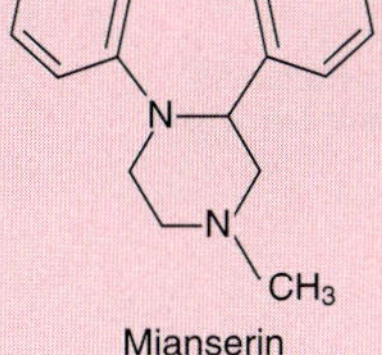

Mianserin
(Tolvin® u.a.)

Abb. 38: Strukturformeln von Antidepressiva

Chemisch andersartige Antidepressiva

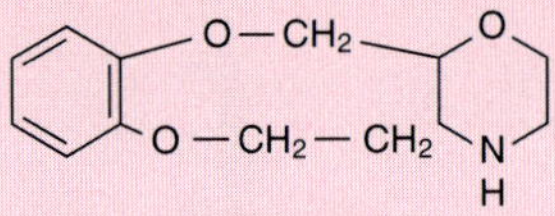

Viloxazin (Vivalan® ICI)

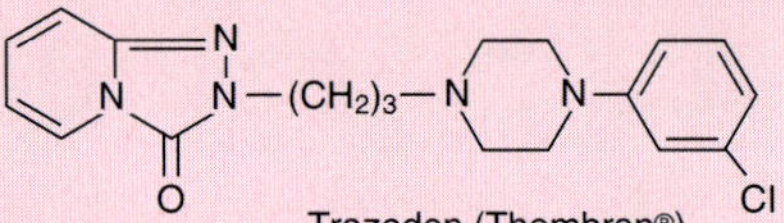

Trazodon (Thombran®)

Serotonin-selektive Antidepressiva

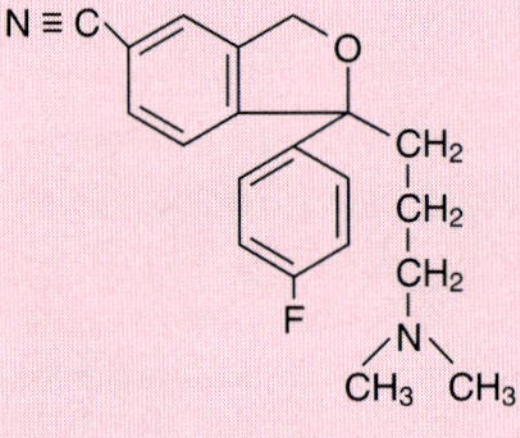

Citalopram (Cipramil®)

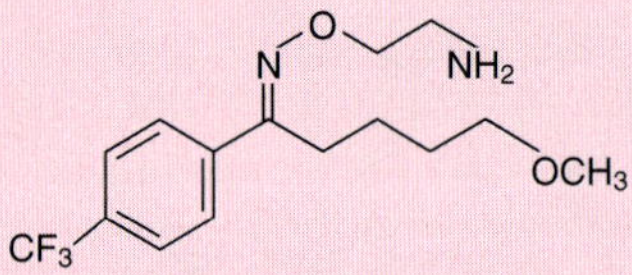

Fluvoxamin (Fevarin®)

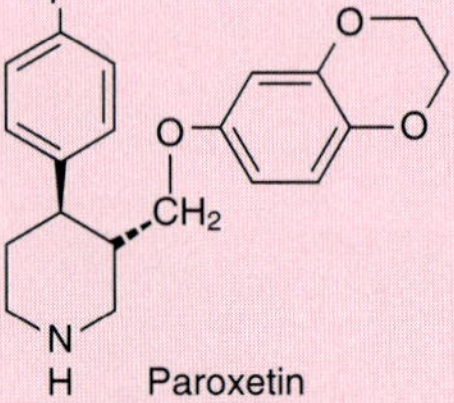

Paroxetin
(Tagonis®, Seroxat®)

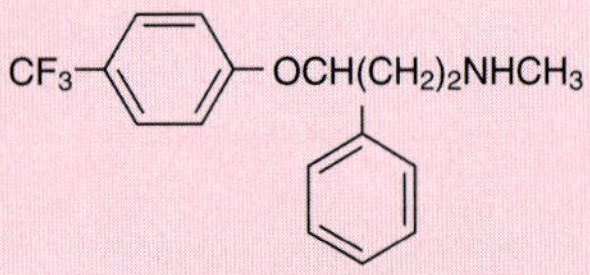

Fluoxetin (Fluctin®)

Abb. 38: Strukturformeln von Antidepressiva (Fortsetzung)

Noradrenalin – Serotonin – selektive Antidepressiva

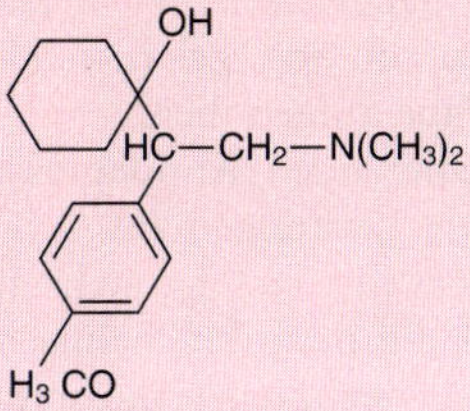

Venlafaxin (Trevilor®)

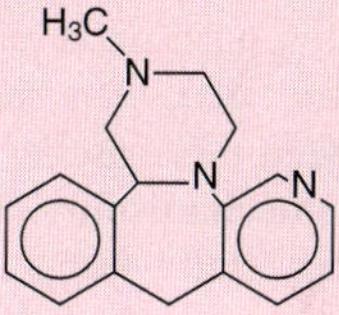

Mirtazapin (Remergil®)

MAO-Hemmer

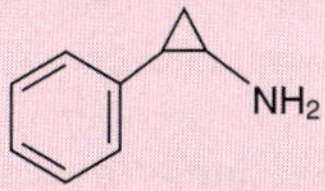

Tranylcypromin
(Parnate®, Jatrosom® N)

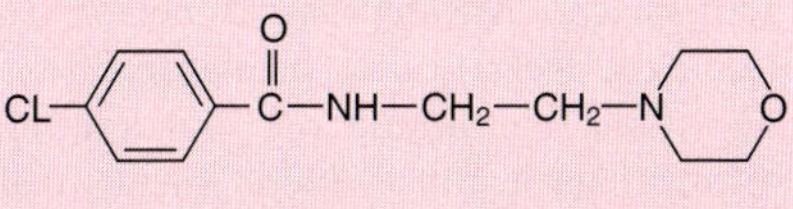

Moclobemid (Aurorix®)

Abb. 38: Strukturformeln von Antidepressiva (Fortsetzung)

3.3 Pharmakologie und Biochemie

Im **Tierversuch** reduzieren fast alle Antidepressiva in Abhängigkeit von ihren zentral dämpfenden Eigenschaften die Spontanaktivität. In hohen Dosen und längerfristig kann eine erhöhte Erregbarkeit auftreten. Neben zentralen anticholinergen Wirkungen lassen sich vegetative Reaktionen (Pupillenreaktion, Speicheldrüsen) nachweisen. Viele Antidepressiva heben die Wirkungen von Reserpin auf. Sog. gelerntes Hilflosigkeitsverhalten wird nach wiederholter Gabe aufgehoben.

Beim *gesunden Menschen* treten unter sedierenden Antidepressiva Verschlechterungen motorischer und kognitiver Leistungen auf.

Der **Wirkungsmechanismus** der Antidepressiva ist bislang nicht ausreichend geklärt; relativ gut aufgeklärt sind die neurobiochemischen Wirkungen antidepressiver Substanzen, bei denen Neurotransmitter- und Rezeptor-Veränderungen im Mittelpunkt stehen. Angriffspunkte der Antidepressiva sind:
– die Wiederaufnahmehemmung von Noradrenalin bzw. Serotonin
– die Hemmung des Abbaus biogener Amine
– Interaktionen mit Rezeptoren
– vermehrte Synthese von Serotonin (s. Abb. 39).
Die *klassischen Amin-Hypothesen* postulieren, daß Depressionen durch einen absoluten oder relativen Mangel an Noradrenalin bzw. Serotonin an funktionell wichtigen Rezeptoren des Hirnstammes bedingt sind (Katecholamin- bzw. Serotonin-Hypothese der Depression).

Heute wird davon ausgegangen, daß bei der Depression eine Multitransmitterstörung einhergehend mit Störungen neuronaler Regelkreise vorliegt.

Trizyklische Antidepressiva beeinflussen verschiedene Neurotransmitter bzw. Rezeptoren, primärer Effekt für ihre therapeutische Wirkung ist die Hemmung der Wiederaufnahme von Noradrenalin und Serotonin. Serotoninselektive Antidepressiva bewirken durch Blockade des präsynaptischen Serotonintransporters eine selektive Hemmung der Wiederaufnahme von Serotonin (vgl. Abb. 39). Die Grundlagenforschung konnte jüngst zeigen, daß bei Patienten mit Depression möglicherweise eine Reduktion des 5-HT-Transporters vorliegt, die sich unter wirksamer Therapie wieder normalisiert.

Während die Steigerung der Neurotransmitterkonzentration im synaptischen Spalt im Falle der «klassischen» trizyklischen Antidepressiva und der SSRI durch die Wiederaufnahmehemmung von Noradrenalin bzw. Serotonin bewirkt wird, erhöhen MAO-Hemmer die zerebrale Noradrenalin- und Serotonin-Konzentration durch Hemmung des ab-

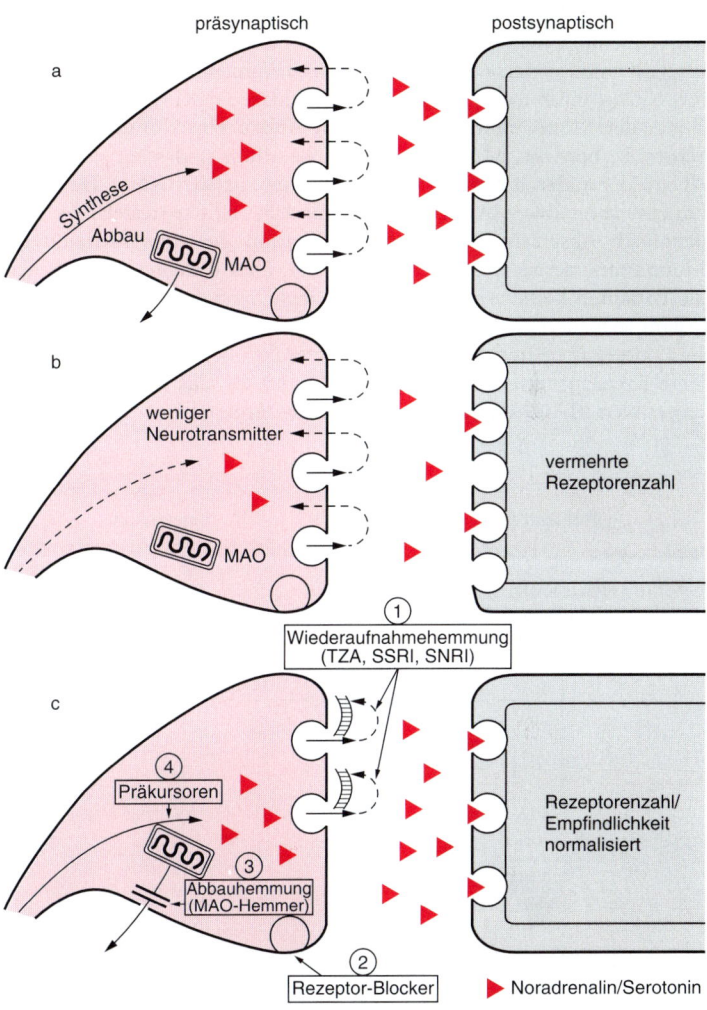

präsynaptisch   postsynaptisch

a

Synthese
Abbau MAO

b

weniger
Neurotransmitter
MAO
vermehrte
Rezeptorenzahl

①
Wiederaufnahmehemmung
(TZA, SSRI, SNRI)

c

④
Präkursoren
③
Abbauhemmung
(MAO-Hemmer)
Rezeptorenzahl/
Empfindlichkeit
normalisiert

②
Rezeptor-Blocker ▶ Noradrenalin/Serotonin

a = Normalzustand; b = Hypothetischer Zustand beim Depressiven;
c = Normalisierung durch Antidepressiva
TZA = Trizyklisches Antidepressivum;
SSRI = Selektiver Serotonin-Wiederaufnahmehemmer;
SNRI = Selektiver Noradrenalin- und Serotonin-Wiederaufnahmehemmer

Abb. 39: Schema zum Wirkmechanismus von Antidepressiva

bauenden Enzyms Monoaminoxidase A (MAO-A). Während klassische MAO-Hemmer wie Tranylcypromin das Enzym Monoaminoxidase irreversibel und nicht selektiv inaktivieren, hemmen die neu entwickelten reversiblen Inhibitoren der Monoaminoxidase A (RIMAs) primär nur Typ A der Monoaminoxidase, der den Abbau von Noradrenalin und Serotonin bewirkt. MAO-B bleibt unbeeinflußt und steht daher zum Abbau der anderen Neurotransmitter weiter zur Verfügung. Da es sich um eine reversible MAO-Hemmung handelt, steht spätestens 24 Stunden nach Absetzen einer RIMA-Medikation die volle Aktivität der Monoaminoxidase wieder zur Verfügung. Dies bedeutet klinisch, daß die Patienten keine tyraminarme Diät mehr einhalten müssen und die bislang erforderliche Latenzzeit bei Umstellung auf andere Antidepressiva oder vor operativen Eingriffen (Interaktionen mit Narkotika und Herz-Kreislaufmitteln) entfällt. In Abb. 40 ist das Wirkprinzip der reversiblen MAO-A-Hemmer schematisch dargestellt.

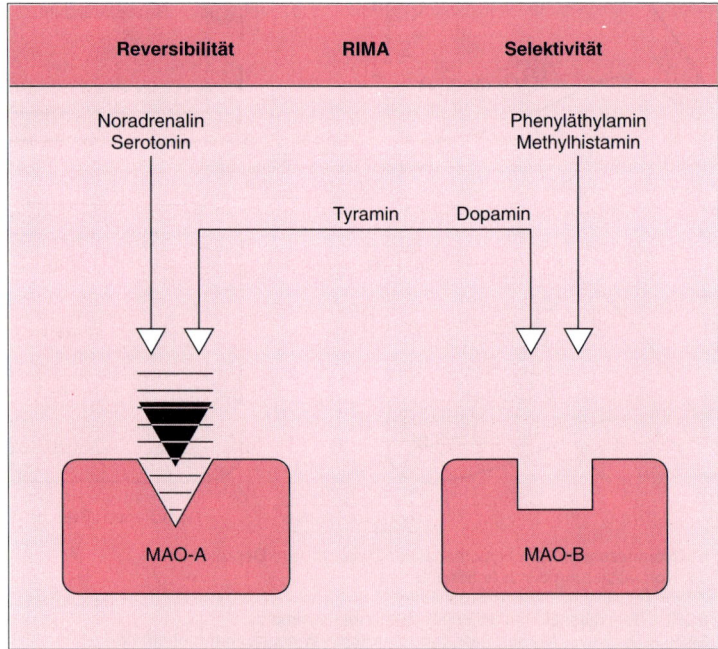

Abb. 40: Wirkprinzip reversibler MAO-A-Hemmer (RIMA)

Aufwendige neurobiochemische Untersuchungen der letzten Jahre haben zu neuen Diskussionen über den Wirkmechanismus der Antidepressiva und zu Revisionen der einfachen Amin-Mangel-Hypothesen (sog. Rezeptorsensitivitäts-Hypothese) geführt. Auf die Bedeutung von Rezeptor-Veränderungen wies zum einen die klinische Wirklatenz der Antidepressiva hin, zum anderen die Entwicklung wirksamer Antidepressiva ohne direkte Neurotransmitter-Effekte (Mianserin, Mirtazapin). Dies führte zu der Annahme, daß durch ein präsynaptisches Neurotransmitterdefizit Adaptationsprozesse in Form einer kompensatorischen Überempfindlichkeit postsynaptischer Rezeptoren ausgelöst werden. Diese bestehen u. a. in einer Abnahme von Zahl und Affinität zentraler Beta- und $5-HT_2$-Rezeptoren nach Langzeitgabe von Antidepressiva. Auch bei anderen biologischen Depressionstherapieformen (Schlafentzug, EKT) ist diese sog. «Beta-Down-Regulation» zu registrieren, die an ein intaktes Serotonin-System gebunden ist.

Die Grundlagenforschung konnte in den letzten Jahren zeigen, daß Antidepressiva wahrscheinlich über Rezeptor-Veränderungen hinaus komplexe intrazelluläre neurobiochemische Reaktions-Kaskaden der Neurotransmission beeinflussen (Aktivierung sog. second messenger [z. B. Adenylatzyklase] über spezifische G-Proteine sowie spezifischer Proteinkinasen [Verstärkerfunktion], die Zellkern-Reaktionen verändern [z. B. Gentranskription]).

Präsynaptische (Auto-)Rezeptoren, an denen zum Beispiel Mianserin angreift, kontrollieren die Neurotransmitterfreisetzung im Sinne eines negativen Rückkopplungsmechanismus.

Neueste Forschungsergebnisse sprechen darüber hinaus auch für die Bedeutung adaptiver Veränderungen des NMDA-Rezeptorkomplexes, hypersensitiver zentraler Glucocorticoid-Rezeptoren, der Reduktion von Interleukinen und der Induktion struktureller Neuronenveränderungen durch Antidepressiva.

Die klinische Forschung konnte zeigen, daß bei Depressiven der REM-Schlaf verändert ist (verkürzte REM-Latenz, Verlängerung der ersten REM-Periode, erhöhte REM-Dichte) und bei depressiven Patienten eine erhöhte Reagibilität des REM-Schlafsystems gegenüber cholinerger Stimulation besteht. Die meisten Antidepressiva bewirken eine REM-Schlaf-Unterdrückung, selektiver REM-Schlaf-Entzug wirkt antidepressiv; auch der günstige Effekt des Schlafentzugs auf depressive Verstimmung weist auf Zusammenhänge zwischen Schlaf und Depression hin (cholinerg-adrenerge Gleichgewichts-Hypothese affektiver Psychosen).

Aufgrund unterschiedlicher pharmakologischer Wirkeigenschaften lassen sich Antidepressiva wie in Tab. 37 dargestellt einteilen.

Eine relative Selektivität für Noradrenalin besitzen Maprotilin und Viloxazin, als selektive Serotonin-Wiederaufnahmehemmer werden Citalopram, Fluoxetin, Fluvoxamin, Paroxetin und Sertralin angesehen.

Tabelle 37: Pharmakologische Wirkprofile von Antidepressiva

Antidepressivum	Wirkeigenschaften				
Wirksubstanz	anticholinerg	noradrenerg	serotoninerg	dopaminerg	antihistaminerg
Amitriptylin	+++	+	++	?	++
Amitriptylinoxid	+	+	++	–	+
Citalopram	–	–	+++	–	–
Clomipramin	++	++	+++	(+)	(+)
Desipramin	+	+++	–	–	–
Doxepin	++	++	+	–	++
Fluoxetin	–	–	+++	–	–
Fluvoxamin	–	(+)	+++	–	–
Imipramin	++	++	+	–	+
Lofepramin	+	+	+	–	–
Maprotilin	+	+++	–	(+)?	+
Mianserin	–	+(via α-RZ)	+(via α-RZ)	–	++
Mirtazapin	–	++	++	–	–
Moclobemid	–	++	+	(+)	–
Nortriptylin	+	++	+	–	–
Paroxetin	–	–	+++	–	–
Sulpirid	–	–	–	++	–
Trazodon	–	+	+(via α-RZ)	–	+
Trimipramin	++	+	++	–	+++
Venlafaxin	–	++	++	–	–
Viloxazin	–	+	–	–	–

Als sog. *atypische Antidepressiva* lassen sich Substanzen zusammenfassen, die keine primäre Wirkung auf die für depressive Störungen als ätiopathogenetisch relevanten Neurotransmitter Noradrenalin und/ oder Serotonin ausüben. Hierzu zählen u. a. Alprazolam, Flupentixol, Sulpirid und Trimipramin.

Pharmakokinetik: Antidepressiva werden fast vollständig und zumeist rasch aus dem Magen-Darm-Trakt resorbiert, die Bioverfügbarkeit nach oraler Applikation liegt bei ca. 50 %. Angesichts relativ langer Halbwertszeiten ist für viele Substanzen eine (abendliche) Einmaldosierung möglich. Steady-state wird nach 5 Eliminationshalbwertszeiten, in der Regel nach etwa 5 Tagen erreicht. Die Elimination erfolgt beim Menschen zum größten Teil über die Nieren. Die Serumspiegel von Antidepressiva weisen eine hohe interindividuelle Variabilität auf.

Wegen der genetisch determinierten Hydroxylierungskapazität der Leber besteht keine lineare Beziehung zwischen Dosis und Serumspiegel. Allgemein akzeptierte «optimale» therapeutische Serumspiegelbereiche existieren u. a. aufgrund erheblicher methodischer Schwierigkeiten bislang nicht. Für Nortriptylin und Amitriptylin liegen allerdings Befunde einer Korrelation von Serumkonzentration mit klinischer Wirkung (beste Wirkung im mittleren Spiegelbereich) vor. Bei anderen Antidepressiva wie Imipramin und Clomipramin ist für die Erreichung der antidepressiven Wirksamkeit eine untere Schwellendosis anzunehmen (s. Kap. Pharmakokinetik und Abb. 25 S. 82). Aufgrund des bislang hohen Aufwandes ist eine Bestimmung der Serumkonzentration während einer Antidepressivatherapie nur indiziert bei Non-Respondern, Verdacht auf Non-Compliance sowie bei gravierenden bzw. unerwarteten Nebenwirkungen.

Untersuchungen der letzten Jahre ergaben eine enge Beziehung zwischen depressiven Erkrankungen und der Aktivität verschiedener Hormone wie Cortisol, Schilddrüsenhormonen und Wachstumshormon. Die Neuroendokrinologie ist derzeit ein wichtiger Zweig der biologischen Depressionsforschung. Weitere laufende Untersuchungen konzentrieren sich auf die Frage, welche Rolle Neuropeptiden (Neuromodulatoren) zukommt.

Die aufwendige Erforschung des Wirkungsmechanismus der antidepressiven Medikamente ist für die theoretischen Vorstellungen zur Ätiopathogenese depressiver Erkrankungen von eminenter Bedeutung.

3.4 Übersichtstabellen

Die derzeit in der Bundesrepublik Deutschland im Handel befindlichen Antidepressiva sind – gegliedert nach Wirkprofil (mehr aktivierend oder mehr sedierend), Substanzklassen und Zusammensetzung (Kombinationspräparate) – in Tab. 38 zusammenfassend dargestellt.

3.5 Praktische Anwendung

Primäre Indikationen für Antidepressiva sind depressive Syndrome jedweder Genese, wobei die Wirkung der Antidepressiva um so deutlicher und verläßlicher ist, je schwerer das depressive Syndrom ausgeprägt ist. Weitere mögliche Indikationen von Antidepressiva sind Angststörun-

Tabelle 38: In der Bundesrepublik Deutschland im Handel befindliche Antidepressiva

Eher psychomotorisch aktivierend

MAO-Hemmer
Tranylcypromin (Parnate®, Jatrosom® N)
Moclobemid (Aurorix®)

Trizykl. A. («Desipramin-Typ»)
Desipramin (Pertofran®, Petylyl®)
Nortriptylin (Nortrilen®)

Chemisch andersartige A.
Viloxazin (Vivalan®)
Sulpirid (Dogmatil®, Meresa® u.a.)

Trizykl. A. («Imipramin-Typ»)
Imipramin (Tofranil®, Pryleugan®)
Clomipramin (Anafranil®, Hydiphen®)
Dibenzepin (Noveril®)
Lofepramin (Gamonil®)

Tetrazykl. A.
Maprotilin (Ludiomil®, Deprilept® u.a.)
Mianserin (Tolvin®, Prisma® u.a.)

Chemisch andersartige A.
Trazodon (Thombran®)

Serotonin-selektive Wiederaufnahmehemmer (SSRIs)
Citalopram (Cipramil®)
Fluoxetin (Fluctin®)
Fluvoxamin (Fevarin®)
Paroxetin (Seroxat®, Tagonis®)
Sertralin (Gladem®, Zoloft®)

Noradrenalin-Serotonin-selektive A.
(SNRI bzw. NaSSA)
Mirtazapin (Remergil®)
Venlafaxin (Trevilor®)

Eher psychomotorisch dämpfend

Trizykl. A. («Amitriptylin-Typ»)
Amitriptylin (Saroten®, Novoprotect® u.a.)
Amitriptylinoxid (Equilibrin®)
Dosulepin (Idom®)
Trimipramin (Stangyl®, Herphonal®)
Doxepin (Aponal®, Sinquan® u.a.)

Kombinationspräparat

Antidepressivum + Tranquilizer
Limbatril®

gen (insbesondere die Panikstörung), Zwangsstörungen, die Bulimie, chronische Schmerzsyndrome und Schlafstörungen.

Antidepressiva können auch zur Behandlung des Ulcus, der Narkolepsie, der Enuresis sowie zur Rezidivprophylaxe der Migräne eingesetzt werden.

Für eine zielgerichtete Depressions-Therapie muß das Krankheitsbild zunächst ursächlich differenziert werden, zur Differentialdiagnose kann ein «Entscheidungsbaum» (siehe Abb. 20 b, Seite 71) hilfreich sein. Für die diagnostische Zuordnung sind Depressionsanamnese (genetische Belastung, frühere Phasen, bipolarer Verlauf, auslösende Umweltereignisse), psychopathologischer Befund (Tagesschwankungen, Morgentief, Früherwachen, Ablenkbarkeit, Denkstörungen) sowie die körperliche Untersuchung mit Berücksichtigung der Medikation entscheidend.

Basierend auf der klassischen nosologischen Dichotomie endogen-psychotisch versus psychoreaktiv-neurotisch wird eine Behandlung mit Antidepressiva häufig primär nur bei (uni- oder bipolaren) endogenen Depressionen für indiziert angesehen, während «neurotische» Depressionen psychotherapeutisch zu behandeln seien. Untersuchungen der letzten Jahre zeigten jedoch, daß für die Wirksamkeit von Antidepressiva der Schweregrad («Major depression») entscheidend ist. Viele Depressionen – insbesondere Altersdepressionen – sind multifaktoriell bedingt (Mischformen somatogener, endogener und psychogen-reaktiv-situativer Faktoren); grundsätzlich beinhaltet die Depressionsbehandlung eine Kombination biologischer, psychotherapeutischer und soziotherapeutischer Methoden. Die medikamentöse Therapie muß eingebettet sein in ein «psychotherapeutisches Basisverhalten» (empathisch-wohlwollendes Einfühlen in den depressiv Kranken, positive Verstärkung nicht-depressiver Verhaltensweisen).

Vor Beginn der medikamentösen Behandlung muß der Patient über Ziel und zeitlichen Ablauf der Therapie informiert werden. Faktoren, die eine Gegenanzeige für Antidepressiva darstellen, müssen abgeklärt werden (siehe Abschnitt Nebenwirkungen und Gegenanzeigen). Von entscheidender Wichtigkeit dafür, ob eine ambulante oder stationäre Behandlung durchgeführt wird, ist die Abschätzung der Suizidalität. Initial sollten wegen des möglichen Suizidrisikos nur kleine Packungsgrößen rezeptiert werden.

Die *Auswahl des Antidepressivums* erfolgt nach Zielsymptomen (phänomenologisches Erscheinungsbild der Depression), nach dem Wirkprofil des Antidepressivums (aktivierend versus sedierend) sowie dem Nebenwirkungsspektrum.

Stehen psychomotorische Hemmung, Antriebsschwäche, Apathie im Vordergrund, können Antidepressiva mit antriebssteigernder, aktivierender Wirkung eingesetzt werden. Überwiegen in der Depression Angstzustände, Unruhe, Schlafstörungen, Getriebenheit und Selbstmordgedanken, sind dämpfende Antidepressiva Mittel der Wahl (Wirkprofile der Antidepressiva). Grundsätzlich sollte nur ein Antidepressivum verordnet werden, in seltenen Fällen können gleichzeitig zwei antidepressive Medikamente (morgens ein aktivierendes, abends ein dämpfendes) eingesetzt werden.

Die Dosierung sollte bei Trizyklika in der Regel einschleichend erfolgen, bei älteren Patienten sind zumeist niedrigere Dosen ausreichend. Der reversible MAO-Hemmer Moclobemid sowie Serotoninselektive Antidepressiva wie Paroxetin werden von Anfang an in voller Dosis verordnet.

Die Behandlung mit dem gewählten Antidepressivum muß mindestens 3 Wochen betragen (nach 14 Tagen gegebenenfalls nochmalige Dosissteigerung), mit einem Einsetzen des antidepressiven Effektes ist erst nach ca. 1 bis 3 Wochen zu rechnen. Diese Wirkungslatenz aller bis heute bekannten Antidepressiva ist immer wieder mit Problemen verbunden: Sind die Patienten hierüber nicht ausreichend informiert, können Behandlungsabbrüche die Folge sein (fehlende Einnahmezuverlässigkeit, mangelnde Compliance). Werden antriebssteigernde Antidepressiva verordnet, so ist zu beachten, daß die hemmungslösende Wirkung vor der stimmungsaufhellenden eintritt. Dies bedeutet, daß latente Selbstmordgedanken aktiviert werden können. Deshalb sollte in diesen Fällen für etwa 2 Wochen die zusätzliche Verordnung eines Tranquilizers erfolgen.

Begleit-Medikation

Wenn trotz der Einnahme sedierend-dämpfend wirkender Antidepressiva Schlafstörungen bestehen, können zusätzlich Benzodiazepin-Hypnotika, Zopiclon, Zolpidem oder schwachpotente Neuroleptika eingesetzt werden (s. entsprechende Kapitel). Bei ausgeprägter Angst oder Unruhe kann ebenfalls die zusätzliche Gabe eines Benzodiazepin-Tranquilizers oder eines schwachen, sedierend wirkenden Neuroleptikums angezeigt sein. Die genannten Präparate können auch zur Überbrückung der Wirkungslatenz-Zeit der Antidepressiva verordnet werden. Aus Gründen der Praktikabilität kann neben dieser freien Kombination auch ein fixes Kombinationspräparat eingesetzt werden. Nach Einsetzen der antidepressiven Wirkung (1 bis 3 Wochen) empfiehlt sich dann in den meisten Fällen die Behandlung mit dem Antidepressivum alleine fortzuführen.

3.6 Nebenwirkungen und Gegenanzeigen

Etwa ein Viertel bis die Hälfte der Antidepressiva-behandelten Patienten klagt über unerwünschte Arzneimittelwirkungen. Hierbei ist zu berücksichtigen, daß das gleiche Symptom krankheitsbedingt oder auch arzneimittelbedingt sein kann und es fraglich ist, inwieweit Patienten zwischen unerwünschten Arzneimittelwirkungen und Krankheitssymptomen unterscheiden können. Gravierende Nebenwirkungen treten in einer Häufigkeit zwischen 1,5 und 9 % auf und führen bei durchschnittlich 5–11 % aller antidepressiv behandelten Patienten zum Absetzen des Antidepressivums.

Bei trizyklischen Antidepressiva stehen anticholinerge, hypotensive und sedierende Begleitwirkungen im Vordergrund. Abb. 41 gibt die Häufigkeit therapierelevanter Nebenwirkungen basierend auf den Daten des AMÜP-Projektes wieder.

Mit Absetzkonsequenz gehen vor allem innere Unruhe und Schlafstörungen einher.

Die unter einer Behandlung mit trizyklischen Antidepressiva möglichen Nebenwirkungen sind zusammenfassend in Tab. 39 dargestellt.

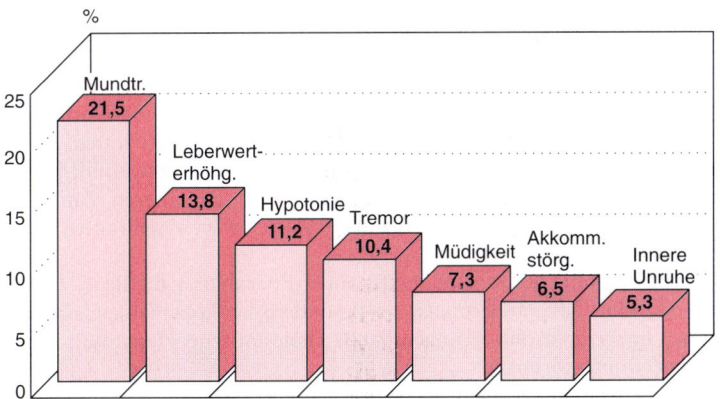

Abb. 41: UAW-Häufigkeit von (trizykl.) Antidepressiva (N = 646) (modifiziert nach AMÜP1994)

Tabelle 39: Nebenwirkungen von trizyklischen Antidepressiva

Vegetativ/anticholinerg	Mundtrockenheit, Schwitzen, Obstipation, Miktions-/Akkommodationsstörungen selten: Harnsperre, Ileus, Glaukomanfall
Neurologisch	Tremor, Dysarthrie selten, in hohen Dosen: Dyskinesie, zerebr. Krampfanfälle
Kardiovaskulär	Tachykardie, Hypotonie, Schwindel Herz: Erregungsleitungsstörungen (PQ-/QRS-Verbreiterung) selten: Blutbildschäden
Psychisch	Unruhe, Aktivierung suizidaler Impulse oder Müdigkeit selten: Provokation (schizophrenieähnlicher) produktiver Symptome, Umkippen in Manie Verwirrtheitszustände, Delir
Endokrin	Gewichtszunahme, ↓ Libido und Potenz, Amenorrhoe
Dermatologisch-allergisch	Ödeme, Exantheme

Insbesondere zu Beginn der Behandlung ist also häufig mit folgenden Nebenwirkungen zu rechnen: Mundtrockenheit, verstopfte Nase, Müdigkeit, Benommenheit, Schwitzen, Schwindel, Hypotonie, orthostatische Dysregulation, Tachykardie, Tremor, Akkommodationsstörungen, Obstipation und passagerer Anstieg der Leberenzymaktivitäten. Gelegentlich treten Miktionsstörungen, innere Unruhe, Durstgefühl, Hautausschläge, Libidoverlust bzw. Impotenz auf. Bei älteren Patienten besteht ein erhöhtes Risiko für das Auftreten von deliranten Syndromen.

Selten kommt es zu Kollapszuständen, paralytischem Ileus, Harnsperre, Blutbildveränderungen (insbesondere Leukopenien), Galaktorrhoe, Leberfunktionsstörungen (z. B. cholestatische Hepatose), Erregungsleitungsstörungen.

Allergische Reaktionen der Haut wie entzündliche Veränderungen der Gefäße auf allergischer Basis (allergische Vaskulitis) können auftreten.

Bei längerfristiger Behandlung mit trizyklischen Antidepressiva können Mundschleimhautveränderungen und Karies auftreten.

Die vegetativ-anticholinergen Nebenwirkungen sind subjektiv lästig, in der Regel aber harmlos. Bei (älteren) Risikopatienten oder unter sehr hoher Dosierung können allerdings Miktionsstörungen, (Sub-) Ileus, Delirien und Glaukomanfälle ausgelöst werden.

Auf neurologischem Gebiet stellen zerebrale Krampfanfälle seltene (0,1 bis 0,5 %), aber schwerwiegende Nebenwirkungen von Antidepressiva dar. Gefährdet sind vor allem Patienten mit zerebraler Vorschädigung.

Als **kardiovaskuläre Nebenwirkungen** treten Blutdrucksenkung, Tachykardie sowie gelegentlich Überleitungsblockierungen auf. Auftretende EKG-Veränderungen scheinen zwar weniger gravierend zu sein als früher allgemein angenommen, trotzdem sollten vor allem bei Alters- und Risikopatienten vor und unter der Behandlung mit Antidepressiva EKG-Kontrollen erfolgen. Häufigster kardiovaskulärer Absetzgrund ist mit ca. 1 % die orthostatische Hypotension. Im Vergleich zu trizyklischen Antidepressiva ist unter der Behandlung mit **Mianserin** und SSRIs nicht mit gravierenden kardialen Nebenwirkungen zu rechnen.

Zu den häufigsten **psychischen Nebenwirkungen** zählen je nach Substanzprofil Müdigkeit bzw. Unruhe, besonders zu beachten ist die mögliche Aktivierung produktiv-psychotischer Symptome, das Umkippen in eine Manie sowie – vor allem bei höherer Dosierung oder Kombination mit anderen anticholinergen Substanzen wie z. B. Parkinsonmitteln – die Auslösung eines pharmakogenen Delirs.

An endokrinen Nebenwirkungen werden Störungen der Appetenz (Kohlenhydrathunger, reduzierte Libido und Potenz) häufiger beschrieben.

Die neueren **serotoninselektiven Antidepressiva (Citalopram, Fluoxetin, Fluvoxamin, Paroxetin, Sertralin)** weisen ein von den Trizyklika differentes Nebenwirkungsprofil auf. Im Vordergrund stehen hier gastrointestinale Nebenwirkungen (Übelkeit, Nausea, Erbrechen) sowie innere Unruhe.

Die irreversiblen **MAO-Hemmer** machen die Einhaltung einer Diät erforderlich (s. Kap. 12 S. 118); seltene, aber gefürchtete Nebenwirkungen ist hier die Auslösung hypertensiver Krisen durch tyraminhaltige Nahrungsmittel.

Unter dem reversiblen MAO-A-Hemmer Moclobemid sind keine Diätrestriktionen (abgesehen von großen Mengen tyraminreichem Käse) erforderlich, das Medikament sollte allerdings erst nach den Mahlzeiten eingenommen werden. Typische Nebenwirkungen sind hier innere Unruhe, Schlafstörungen und Übelkeit.

In Tab. 40 sind die typischen Nebenwirkungen der neueren, nicht-trizyklischen Antidepressiva zusammengefaßt.

Nebenwirkungen treten typischerweise überwiegend in den ersten Behandlungstagen auf (u. a. deshalb bei Tri- und Tetrazyklika in der Regel einschleichende Dosierung) und klingen im Laufe der Therapie ab. Das Auftreten erheblicher Nebenwirkungen muß die Frage aufwerfen, ob die Behandlung mit einem Antidepressivum überhaupt angezeigt ist. Liegt die Verträglichkeitsgrenze unterhalb der Hälfte der ambulant üblichen Dosierung, so ist dies ein Indiz für eine nicht zutreffende Indikationsstellung. Bei mittelschweren bis schweren Depressionen gibt es selbst bei sehr hohen Dosen selten Verträglichkeitsprobleme.

Zur *Behandlung der Nebenwirkungen* haben sich folgende Präparate bewährt:

Gegen die (leichte) Blutdrucksenkung kann DHE (Dihydergot® u. a.) verordnet werden, der evtl. auftretende und für manche Patienten lästige Händetremor kann durch die Gabe eines niedrig dosierten Beta-Blockers (z. B. Dociton®, Trasicor®) oft günstig beeinflußt werden. Die oftmals lästige Mundtrockenheit kann durch einfache Maßnahmen,

Tabelle 40: Mögliche, typische Nebenwirkungen von nicht-trizyklischen Antidepressiva

Citalopram, Fluvoxamin, Fluoxetin, Paroxetin, Sertralin	Übelkeit, Unruhe
Maprotilin	Allerg. Hautreaktionen, «Kohlenhydrathunger»
Mianserin	Benommenheit, Gelenkschmerzen, selten: Veränderungen weißes Blutbild
Mirtazapin	Müdigkeit, ↑ Appetit, selten: Veränderungen weißes Blutbild
Moclobemid	Unruhe, Schlafstörung
Trazodon	Sex. Stimulation, Müdigkeit
Venlafaxin	Übelkeit, Asthenie, gelegentl. Blutdruckanstieg
Viloxazin	Übelkeit, Unruhe

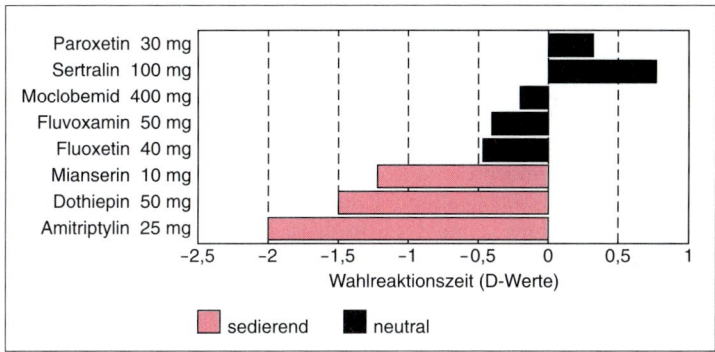

Abb. 42: Kognitive Beeinträchtigungen durch Antidepressiva (nach Hindmarch 1993)

wie Lutschen von zuckerfreien Bonbons, Kaugummi kauen, evtl. auch durch künstlichen Speichel (Glandosane®), gelindert werden.

Miktionsstörungen und Darmatonien können mit Parasympathomimetika (Cholinergika) wie Pyridostigmin (Mestinon®), Neostigmin (Prostigmin®) und Distigmin (Ubretid®) behandelt werden.

Hinsichtlich Art und Häufigkeit der Nebenwirkungen zeigen sich Unterschiede zwischen einzelnen Antidepressiva (siehe Substanzprofile in der Einzelpräparateübersicht).

Vergleicht man die bislang verfügbaren Antidepressiva, so fallen Unterschiede zwischen den «klassischen» Trizyklika und den neueren SSRIs und Moclobemid auf, insbesondere hinsichtlich der kognitiven Beeinträchtigungen (s. Abb. 42) sowie der Toxizität/Arzneimittelsicherheit (vgl. Kapitel I.9 S. 93). Die mögliche Beeinträchtigung der psychomotorischen Leistungsfähigkeit (objektivierbar z. B. durch Messung der Wahlreaktionszeiten und komplexer Handlungs- und Kognitionsaufgaben) ist insbesondere hinsichtlich der Fähigkeit zur aktiven Teilnahme am Straßenverkehr und zum Bedienen von Maschinen von Bedeutung; wie aus Abb. 42 ersichtlich, bestehen diesbezüglich z. T. erhebliche Unterschiede zwischen den einzelnen Antidepressiva (vgl. auch Ausführungen zur Fahrsicherheit auf S. 115).

Gegenanzeigen

Antidepressiva dürfen nicht angewandt werden bei bekannter Überempfindlichkeit gegen die betreffende Substanz, bei akuter Intoxikation mit zentraldämpfenden Pharmaka (z. B. Hypnotika, Analgetika) sowie Alkohol, bei akutem Harnverhalten und akuten Delirien.

Trizyklische Antidepressiva sind außerdem kontraindiziert bei unbehandeltem Engwinkelglaukom, Pylorusstenose, Prostatahypertrophie mit Restharnbildung, paralytischem Ileus, höhergradigen AV-Blockierungen oder diffusen Erregungsleitungsstörungen und Zustand nach frischem Herzinfarkt.

Selektive Serotoninwiederaufnahmehemmer (SSRI) dürfen nicht zusammen mit MAO-Hemmern, L-Tryptophan und Antikoagulantien verordnet werden.

Irreversible MAO-Hemmer sind kontraindiziert bei Zustand nach Hirninfarkt oder intrakranieller Blutung, Phäochromozytom, Carcinoid, arterieller Hypertonie, bevorstehender Operation mit notwendiger Narkose und gleichzeitiger Behandlung mit Clomipramin, SSRIs sowie Sympathomimetika.

Die wichtigsten Wechselwirkungen mit anderen Pharmaka sind in Tab. 14 (siehe S. 96 ff.) dargestellt.

3.7 Einzelpräparate (in alphabetischer Reihenfolge)

Trizyklische Antidepressiva

AMITRIPTYLIN (Saroten®, Amineurin®, Syneudon®, Novoprotect®;
Kombinationspräparat: Limbatril®)

Bewährtes Standardantidepressivum mit angstlösend-dämpfender und schlafanstoßender Wirkung. Hemmt die Wiederaufnahme von Noradrenalin und Serotonin, starke anticholinerge und antihistaminerge Wirkkomponente. Die mittleren Eliminationshalbwertszeiten von Amitriptylin liegen zwischen 10 und 21 Stunden, die des Hauptmetaboliten Nortriptylin noch etwas länger. Therapeutischer Plasmaspiegel (einschl. aktiver Metabolit): 150–250 ng/ml.

Darreichungsformen: Drg. bzw. Tbl. 10/25/50/100 mg
Tr. 1 ml = 20 Tr. = 40 mg
Retard-Kaps.: 25/50/75 mg
Amp. 50 mg/2 ml

Dosierung stationär:	100–225 mg
ambulant:	50–150 mg
Tropfinfusion:	2–4 Amp. (100–200 mg)
	Abendliche Einmaldosierung möglich
Besonderheiten:	Auch bei Enuresis sowie in der Behandlung pathologischer Wein- und Lachanfälle wirksam.
Typische Nebenwirkungen:	Mundtrockenheit, Miktionsstörung, Müdigkeit, in höherer Dosierung Delirien.

AMITRIPTYLINOXID (Equilibrin®)

Modifiziertes Amitriptylin, welches vermutlich den eigentlichen Wirkstoff darstellt. Im Vergleich zur Gabe von Amitriptylin werden etwa gleichhohe zentrale Amitriptylin-Konzentrationen bei um mehr als die Hälfte niedrigeren Amitriptylin-Plasmaspiegeln erreicht.

Darreichungsformen:	Tbl. 30/60 mg; Tabs 90/120 mg
Dosierung stationär:	120–300 mg
ambulant:	60–150 mg
	(Abendliche) Einmaldosierung möglich
Typische Nebenwirkungen:	wie unter Amitriptylin, peripher-anticholinerge und kardiale Nebenwirkungen aber geringer und seltener.

CLOMIPRAMIN (Anafranil®, Hydiphen®)

Chloriertes Imipramin mit bevorzugter Hemmung der Serotonin-Wiederaufnahme. Potentes Standardantidepressivum mit leicht antriebssteigernder Wirkkomponente. Die Halbwertszeit von Clomipramin beträgt etwa 21 Stunden, der noradrenerge Hauptmetabolit Desmethylclomipramin weist eine etwas längere Halbwertszeit auf. Therapeutischer Plasmaspiegel: 50–150 ng/ml.

Darreichungsformen:	Drg. 10/25 mg
	Retard-Tabletten 75 mg
	Amp. 25 mg/2 ml
Dosierung stationär:	100–225 mg
ambulant:	50–150 mg
Tropfinfusion:	50–175 mg
Besonderheiten:	Medikament der Wahl bei der Behandlung von Zwangssyndromen

Typische Nebenwirkungen:	Schwitzen, Händetremor, innere Unruhe, art. Hypotonie
	Cave Kombination mit MAOH

DESIPRAMIN (Pertofran®, Petylyl®)

Hauptmetabolit von Imipramin, relativ spezifisch noradrenerg. Im klinischen Wirkprofil deutlich antriebssteigernd. Die Halbwertszeit beträgt ca. 15–18 Stunden. Therapeutischer Plasmaspiegel: 100–300 ng/ml.

Darreichungsformen:	Drg. 25 mg
Dosierung stationär:	100–250 mg
ambulant:	50–150 mg
	(morgendl. Hauptdosis, nicht nach 16.00 Uhr)
Typische Nebenwirkungen:	Unruhe, Schlafstörungen

DIBENZEPIN (Noveril®)

Wirkspektrum wie Imipramin, Wirkpräferenz für das noradrenerge System. Die Halbwertszeit des retardierten Dibenzepins liegt bei ca. 9 Stunden. Therapeutischer Plasmaspiegel: 110–250 ng/ml.

Darreichungsformen:	Drg. 40/80 mg
	Retard-Tabl. 240 mg
	Amp. 120 mg/6 ml
Dosierung stationär:	360–720 mg
ambulant:	120–240 mg
Tropfinfusion:	120–360 mg
Typische Nebenwirkungen:	Leichte Unruhe, Miktionsstörungen, Anstieg der Leberenzyme

DOSULEPIN (Idom®)

Modifiziertes Amitriptylin (Synonym: Dothiepin, Prothiaden). Die Eliminationshalbwertszeit beträgt ca. 45 Stunden. Therapeutische Plasmaspiegel: 40–100 ng/ml.

Darreichungsformen:	Drg. 75 mg; Kps. 25 mg
Dosierung stationär:	100–225 mg
ambulant:	75–150 mg
	(Abendliche) Einmaldosierung möglich
Typische Nebenwirkungen:	Mundtrockenheit, Schwindel

DOXEPIN   (Aponal®, Sinquan®, Mareen®, Doneurin®)
Neben Amitriptylin der Hauptvertreter der Antidepressiva mit sedierender Wirkkomponente. Geeignet zur Akuttherapie bei erregt-agitier-
ten und suizidalen Depressiven. Neurobiochemisch wirkt Doxepin stärker noradrenerg als serotonerg; es besitzt eine starke histaminantagoni-
stische Wirkung. Die Halbwertszeit von Doxepin liegt bei ca. 18 Stunden, die des aktiven Metaboliten Desmethyldoxepin bei 28–51
Stunden. Therapeutische Plasmaspiegel: 100–250 ng/ml.

Darreichungsformen:	Drg. 5/10/25 mg, Tabl. 50/75/100 mg,
	Kps. 10/25/50 mg
	Tr. 1 ml = 10 mg
	Amp. 25 mg/2 ml
Dosierung stationär:	150–300 mg
ambulant:	50–150 mg
parenteral:	50–150 mg
	(Abendliche) Einmaldosierung möglich
Besonderheiten:	Auch als Ulcustherapeutikum sowie zur Be-
	handlung von chronischen Schmerzzuständen
	und Entzugssyndromen zugelassen. Von einer
	Verordnung an Abhängige wird abgeraten.
Typische Nebenwirkun-gen:	Müdigkeit, Dysarthrie

IMIPRAMIN   (Tofranil®, Pryleugan®)
Erstes Antidepressivum (1957), Referenzsubstanz in der Therapieforschung bei der Untersuchung der Wirksamkeit neuer Antidepressiva.
Psychomotorisch leicht aktivierend, hemmt die Noradrenalin-Wieder-
aufnahme etwas stärker als die von Serotonin. Die Eliminationshalbwertszeit liegt bei 7–26 Stunden. Therapeutische Plasmaspiegel:
150–250 ng/ml.

Darreichungsformen:	Drg. 10/25/50 mg
	Amp. 25 mg/2 ml (nur i. m.)
	Saft 1 ml = 5 mg
Dosierung stationär:	150–225 mg
ambulant:	75–150 mg
Besonderheiten:	Spezielle Indikationen stellen Enuresis, Kata-
	plexie (Narkolepsie), hyperkinetische Syn-
	drome sowie Panikattacken dar.
Typische Nebenwirkun-gen:	Miktionsstörung, Tachykardie

LOFEPRAMIN   (Gamonil®)

Modifiziertes Imipramin, wird zu Desipramin umgewandelt. Lofepramin selbst besitzt eine Halbwertszeit von ca. 5 Stunden, der aktive Metabolit Desipramin 15–18 Stunden. Stark variierende Bioverfügbarkeit.

Darreichungsformen:	Tbl. 35/70 mg
Dosierung stationär:	140–280 mg
ambulant:	70–140 mg
Besonderheiten:	Im Vergleich zu anderen trizyklischen Antidepressiva sehr geringe Toxizität
Typische Nebenwirkungen:	Mundtrockenheit; insgesamt geringere anticholinerge Nebenwirkungen

---

NORTRIPTYLIN   (Nortrilen®)

Leicht antriebssteigerndes Antidepressivum mit überwiegend noradrenerger Wirkung. Die Eliminationshalbwertszeit liegt bei etwa 30 Stunden. Therapeutische Plasmaspiegel: 50–150 ng/ml.

Darreichungsformen:	Drg. 10/25 mg
Dosierung stationär:	100–300 mg
ambulant:	75–150 mg
Besonderheiten:	Wegen geringer anticholinerger und kardiovaskulärer Begleitwirkungen auch bei Altersdepressionen einsetzbar.
Typische Nebenwirkungen:	Unruhe

Tetrazyklische Antidepressiva

MAPROTILIN   (Ludiomil®, Deprilept®, Maprolu®, Psymion®, Mirpan®, Aneural®)

Erste tetrazyklische Verbindung mit sehr enger Verwandtschaft zu den trizyklischen Antidepressiva. Neurobiochemisch weist Maprotilin von den derzeit verfügbaren Antidepressiva die selektivste noradrenerge Wirkung auf. Die Eliminationshalbwertszeit beträgt 40–48 Stunden.

Darreichungsformen:	Tbl. 10/25/50/75 mg
	Amp. 25 mg/5 ml

Dosierung stationär:	100–225 mg
ambulant:	50–150 mg
parenteral:	50–150 mg
	(Abendliche) Einmaldosierung möglich
Besonderheiten:	Mehrere Studien weisen auf besonders günstige Therapieresultate bei larvierten, somatisierten Depressionen hin.
Typische Nebenwirkungen:	Allergische Hautreaktionen, erhöhte zerebrale Krampfbereitschaft, Dysarthrie, «Kohlenhydrathunger», Müdigkeit

---

MIANSERIN (Tolvin®, Prisma®, HOPACEM®, Mianeurin®)

Antidepressivum mit pharmakologischer Sonderstellung: Präsynaptische alpharezeptor-, postsynaptische serotoninrezeptor- und histaminrezeptorblockierende Wirkung. Infolge fehlender anticholinerger Wirkkomponente auch bei Risikopatienten (Glaukom, Prostatahypertrophie) sowie in Anbetracht deutlich sedierender Wirkeigenschaften bei ängstlich agitierten Depressionen einsetzbar.
Die Eliminationshalbwertszeit beträgt ca. 17 h.

Darreichungsformen:	Tbl. 10/30/60 mg
Dosierung stationär:	90–180 mg
ambulant:	30–120 mg
	(Abendliche) Einmalgabe möglich
Besonderheiten:	Nicht in allen kontrollierten Studien wirkungsäquivalent mit trizyklischen Antidepressiva, auch Berichte über Wirkverlust. Günstig bei Alterspatienten und Herzkranken in Anbetracht fehlender anticholinerger und kardiotoxischer Wirkungen.
Typische Nebenwirkungen:	Wegen (in seltenen Fällen) aufgetretener Leukopenie und Agranulozytose wöchentliche Blutbildkontrollen erforderlich! Arthralgie, Müdigkeit.

MIRTAZAPIN (Remergil®) s. S. 241

Serotonin-selektive Wiederaufnahmehemmer (SSRI)

CITALOPRAM (Cipramil®)

Potenter selektiver Hemmer der Wiederaufnahme von Serotonin ohne relevante Wirkung auf andere Neurotransmitter oder Rezeptoren. Plasmahalbwertszeit ca. 33 Stunden.

Darreichungsformen:	Tbl. 20 mg
Dosierung:	20–60 mg
Besonderheiten:	In der Regel keine unerwünschten anticholinergen oder kardiovaskulären Wirkungen. Offenbar besteht zusätzliche alkoholaversive Wirkung.
Typische Nebenwirkungen:	Übelkeit. Kombination mit MAOH und Tryptophan kontraindiziert.

FLUOXETIN (Fluctin®)

Selektiver Hemmer der Wiederaufnahme von Serotonin ohne wesentliche Wirkung auf andere Neurotransmitter oder Rezeptoren. Serumhalbwertszeit ca. 2–4 Tage, vom aktiven Metaboliten 7 Tage. Leicht aktivierende Wirkeigenschaften.

Darreichungsformen:	Tbl. und Kaps. 20 mg Lösg. 5 ml = 20 mg
Dosierung stationär: ambulant:	20–60 mg 20 mg
Besonderheiten:	Anticholinerge und kardiovaskuläre Nebenwirkungen treten seltener auf als unter trizyklischen Antidepressiva. Substanz führt eher zu Gewichtsabnahme (anorektische Wirkung).
Typische Nebenwirkungen:	Übelkeit, Angstzustände, Schlaflosigkeit. Kombination mit MAOH und Tryptophan kontraindiziert.

FLUVOXAMIN (Fevarin®)

Selektiv serotonerges Antidepressivum ohne wesentliche anticholinerge Eigenschaften mit leicht aktivierendem Wirkprofil. Die Halbwertszeit der Substanz beträgt ca. 15 Stunden.

Darreichungsformen:	Tbl. 50/100 mg
Dosierung stationär: ambulant:	150–300 mg 50–200 mg
Besonderheiten:	Anticholinerge und kardiovaskuläre Nebenwirkungen treten in der Regel nicht auf. Bei agitierten und suizidalen Patienten kontraindiziert.

| Typische Nebenwirkun-gen: | Nausea, Erbrechen, Unruhe, Schlafstörungen. Kombination mit MAOH und Tryptophan kontraindiziert. |

PAROXETIN (Seroxat®, Tagonis®)

Antidepressivum aus der Klasse der selektiven Serotonin-Wiederaufnahme-Hemmer (SSRI). Wirkprofil leicht aktivierend bis antriebsneutral. Die Halbwertszeit der Substanz beträgt ca. 24 Stunden.

Darreichungsformen:	Tbl. 20 mg
Dosierung stationär:	20–50 mg (schrittweise Dosiserhöhung)
ambulant:	20 mg
Besonderheiten:	Keine wesentlichen anticholinergen Eigenschaften. Vorsicht bei agitiert-ängstlichen Depressionen mit (auch latenter) Suizidalität.
Typische Nebenwirkun-gen:	Nausea, Erbrechen, Unruhe, Schlafstörungen, vereinzelt Leberfunktionsstörungen. Kombination mit irreversiblen MAOH und Tryptophan kontraindiziert, mit reversiblen MAOH nicht empfohlen.

SERTRALIN (Gladem®, Zoloft®) steht vor der Zulassung in D

Noradrenalin – Serotonin – selektive Antidepressiva

MIRTAZAPIN (Remergil®)

Neues Antidepressivum aus der Gruppe der NaSSA (noradrenerge und spezifisch serotonerge Antidepressiva). Erhöht die Freisetzung von Noradrenalin und Serotonin, gleichzeitig werden 5-HT_2 und 5-HT_3-Rezeptoren blockiert, die sonst die typischen serotonergen Nebenwirkungen vermitteln. Keine anticholinergen Effekte. Eliminationshalbwertszeit 20–40 Stunden.

Darreichungsformen:	Tbl. 30 mg
Dosierung:	15–45 mg, vorzugsweise als abendliche Einmaldosis
Besonderheiten:	Praktisch keine anticholinerge Wirkung, in therapeutischen Dosen nahezu kein Einfluß auf das kardiovaskuläre System. Sedierende Eigenschaften infolge Histamin-Rezeptorblockade.

| Typische Nebenwirkungen: | Müdigkeit, Appetitsteigerung, vereinzelt Blutbildveränderungen (reversible Agranulozytose). |

VENLAFAXIN (Trevilor®)

Selektiver Serotonin-Noradrenalin-Wiederaufnahme-Hemmer (SNRI). Keine Affinität zu histaminergen, cholinergen oder adrenergen Rezeptoren. Eliminationshalbwertszeit ca. 5–11 Stunden.

Darreichungsformen:	Tbl. 37,5/75 mg
Dosierung stationär:	150–375 mg
ambulant:	75–150 mg
Besonderheiten:	Keine gleichzeitige Einnahme von MAO-Hemmern. Regelmäßige Kontrollen des Blutdrucks empfohlen. Psychomotorische Funktionen werden offenbar nicht negativ beeinflußt (Fahrsicherheit).
Typische Nebenwirkungen:	Übelkeit (insbesondere bei Dosen über 200 mg pro die), gelegentlich Blutdruckanstieg, Asthenie, Kopfschmerzen, Schlaflosigkeit, Agitiertheit.

Chemisch andersartige Antidepressiva

TRAZODON (Thombran®)

Antidepressivum mit anxiolytisch-sedierendem Wirkprofil. Neurobiochemisch wirkt Trazodon serotonerg und alpha-adrenerg, wahrscheinlich auch dopaminantagonistisch. Die Eliminationshalbwertszeit liegt bei ca. 4–12 Stunden.

Darreichungsformen:	Kps. 25/50/Tabs 100 mg
Dosierung stationär:	300–600 mg
	Einnahme nach den Mahlzeiten
ambulant:	150–300 mg
Besonderheiten:	Schmerzdistanzierende Wirkung. Deutlich geringere anticholinerge Nebenwirkungen. Nicht in allen Vergleichsstudien wirkungsäquivalent mit trizyklischen Antidepressiva.
Typische Nebenwirkungen:	Priapismus, Libidosteigerung, ventrikuläre Extrasystolen.

VILOXAZIN (Vivalan®)

Stimulierend-aktivierendes, chemisch von den Betarezeptorenblockern abgeleitetes Antidepressivum. Neurobiochemisch wirkt Viloxazin leicht noradrenerg und besitzt wahrscheinlich betamimetische und MAO-hemmende Wirkeigenschaften. Die Halbwertszeit von Viloxazin ist kurz und beträgt ca. 2–5 Stunden.

Darreichungsformen:	Tbl. 100 mg
	Amp. 100 mg/5 ml
Dosierung stationär:	200–500 mg
ambulant:	100–300 mg
parenteral:	200–400 mg
	Morgendl. Hauptdosis, nicht nach 16.00 Uhr
Besonderheiten:	Bewirkt keine Senkung der zerebralen Krampfschwelle, keine anticholinergen Wirkeigenschaften, keine Vigilanzbeeinträchtigung. Deshalb können Verstimmungszustände bei Epileptikern und Alkoholkranken sowie somatogene Depressionen mit Delirgefahr spezielle Indikationen darstellen. Eine verläßliche Aussage über die antidepressive Wirksamkeit läßt sich anhand der vorliegenden Studien bislang noch nicht vornehmen.
Typische Nebenwirkungen:	Nausea, Erbrechen, migräneartige Kopfschmerzen, Unruhe.

Monoaminoxidasehemmer (MAOH)

MOCLOBEMID (Aurorix®)

Reversibler Inhibitor der MAO-A (RIMA).
Die Halbwertszeit beträgt ca. 1–3 Stunden, Dauer der MAO-Hemmung ca. 14 Stunden.

Darreichungsformen:	Tbl. 150/300 mg
Dosierung:	300–900 mg (Einschleichen nicht erforderlich)
	Nicht nach 16.00 Uhr,
	Einnahme nach den Mahlzeiten

Besonderheiten:	Keine Diätrestriktionen. Besonders günstig bei gehemmten Depressionen und Trizyklika-Nonrespondern. Kann wegen fehlender anticholinerger Wirkung auch bei (nicht agitierten) Altersdepressionen eingesetzt werden. Keine Kombination mit Serotonin-selektiven Antidepressiva (Clomipramin; Citalopram, Fluoxetin, Fluvoxamin, Paroxetin) zu empfehlen.
Typische Nebenwirkungen:	Unruhe, Schlafstörung

TRANYLCYPROMIN (Parnate®, Jatrosom® N)
MAOH mit enger chemischer Verwandtschaft zu Amphetamin. Deutlich antriebssteigernde, aber auch anxiolytische Wirkeigenschaften. Neurobiochemisch bewirkt Tranylcypromin eine nicht-selektive, irreversible MAO-Hemmung. Die Halbwertszeit beträgt ca. 1–2 Stunden, in Anbetracht der irreversiblen MAO-Inhibition ist die biologische Wirkdauer jedoch erheblich länger.

Darreichungsformen:	Tbl. 5 mg, Drg. 10 mg
Dosierung stationär:	20–60 mg
ambulant:	10–40 mg
	Letzte Verordnung nicht nach 16.00 Uhr
Besonderheiten:	Therapeutikum der Wahl bei sog. atypischen und therapieresistenten Depressionen (Trizyklika-Nonresponder). Kann auch bei Angstneurosen und Panikattacken eingesetzt werden. Tyraminfreie Diät erforderlich wegen Gefahr der Provokation hypertensiver Krisen (Notfalltherapie der hypertensiven Krise mit Phentolamin oder Nifedipin). Medikationspause von mindestens 14 Tagen bei Umstellung auf andere Antidepressiva erforderlich. Kombination von trizyklischen Antidepressiva und MAOH nur in Ausnahmefällen unter klinischen Bedingungen. Keine Kombination mit Serotonin-selektiven Antidepressiva (Clomipramin; Citalopram, Fluoxetin, Fluvoxamin, Paroxetin).
Typische Nebenwirkungen:	Unruhe, Hypotonie, Schwindel; selten: Hypertone Blutdruckkrisen

Atypische Antidepressiva

ALPRAZOLAM   (Tafil®, Cassadan®, Xanax®, Esparon®)
Triazolo-Benzodiazepin mit hoher Bindungsaffinität zum Benzodiazepinrezeptor. Aufgrund US-amerikanischer Untersuchungen an ambulanten Patienten auch bei reaktiv-neurotischen Depressionen zugelassen. Die Halbwertszeit von Alprazolam liegt bei ca. 12–15 Stunden.

Darreichungsformen:	Tbl. 0,25/0,5/1,0 mg
Dosierung:	0,75–4 mg in 2–3 Tagesdosen
Besonderheiten:	Der Nachweis für eine antidepressiveWirkung von Tranquilizern ist nach strengen Prüfungskriterien bislang nicht erbracht. Bei schweren bzw. endogenen Depressionen sollte die Substanz nicht eingesetzt werden. In Anbetracht des Abhängigkeitsrisikos sollen Benzodiazepinderivate nicht länger als 3 Monate eingenommen werden. Einige Studien berichten über den erfolgreichen Einsatz von Alprazolam zur Akuttherapie von Panikattacken. Das Präparat muß ausschleichend abgesetzt werden.
Typische Nebenwirkungen:	Müdigkeit, Schwindel, paradoxe Reaktionen

SULPIRID   (Dogmatil®, Meresa®, Neogama®, Arminol®, Sulp®)
Atypisches, dosisabhängig biphasisches Neuroleptikum vom Benzamid-Typ, das in niedriger Dosis aufgrund dopaminerger Wirkung antriebssteigernd und leicht antidepressiv wirkt. Die Halbwertszeit von Sulpirid beträgt ca. 8 Stunden.

Darreichungsformen:	Kps. 50 mg, Tbl. 200 mg Saft 1 ml = 5 mg Amp. 100 mg/2 ml
Dosierung:	100–250 mg (erst ab ca. 600 mg Tagesdosis neuroleptisch wirksam) Hauptdosis morgens, nicht nach 16.00 Uhr
Besonderheiten:	Antivertiginöse und antiemetische Wirkungen.
Typische Nebenwirkungen:	Unruhe, Galaktorrhoe, Amenorrhoe (infolge Prolaktinanstieg)

TRIMIPRAMIN (Stangyl®, Herphonal®)

Stark sedierendes Antidepressivum; der trizyklische Kern gleicht dem von Imipramin, die Seitenkette stammt von dem niederpotenten Neuroleptikum Levomepromazin. Neurobiochemisch wirkt Trimipramin u. a. als Dopamin-Antagonist, es hat histaminblockierende Eigenschaften und beeinflußt nicht die serotonerge oder noradrenerge Wiederaufnahmehemmung. Die Halbwertszeit beträgt ca. 23 Stunden.

Darreichungsformen:	Tbl. 25 mg; Tabs 100 mg
	Tropfen 1 = 1 mg
	Amp. 25 mg/2 ml
Dosierung stationär:	200–400 mg
ambulant:	100–200 mg
parenteral:	50–150 mg
	Abendl. Einmalgabe möglich
Besonderheiten:	Aufgrund fehlender REM-Schlafunterdrückung auch als Hypnotikum einsetzbar.
Typische Nebenwirkungen:	Müdigkeit

Pflanzliche Antidepressiva

HYPERICIN/ JOHANNISKRAUT	(Aristoforat®, Esbericum®, Felis®, Helarium®, Hyperforat®, Jarsin®, Kira®, Neuroplant®, Neurotisan®, Psychotonin®, Remotiv® u. a.)

Das Phytopharmakon Hypericin kann bei leicht- bis mittelgradigen Depressionen, Dysthymien, Somatisierungsstörungen und psychovegetativen Syndromen – insbesondere bei nebenwirkungssensiblen Patienten – eingesetzt werden. Nur für einen Teil der auf dem Markt befindlichen Präparate liegen Wirksamkeitshinweise für einen Anwendungszeitraum bis 6 Wochen vor. Komplizierte Gemische, deshalb trotz Standardisierung der Extrakte Präparate verschiedener Hersteller nicht äquivalent.

Darreichungsformen:	Dragees/Kapseln mit Trockenextrakt aus Johanniskraut 120–300 mg
Dosierung:	3 × 1 Dragee
Typische Nebenwirkungen:	Photosensibilisierung, gastrointestinale Beschwerden (selten).

Literatur

American Psychiatric Association (1993): Practice guideline for major depressive disorder in adults. Am J. Psychiatry 150 (Suppl. 4): 1–26.

Anderson, I. M., Tomenson, B. M. (1994): The efficacy of selective serotonin re-uptake inhibitors in depression: a meta-analysis of studies against tricyclic antidepressants. J. Psychopharmacology 8: 238–249.

Baier, D., Philipp, M. (1994): Die Beeinflussung sexueller Funktionen durch Antidepressiva. Fortschr. Neurol. Psychiat. 62: 14–21.

Birkmayer, W., Riederer, P. (1988): Depression. Biochemie, Klinik, Therapie. DÄV, Köln.

Blackwell, B. (1981): Adverse effects of antidepressant drugs. Part 1: Monoamine oxidase inhibitors and tricyclics. Drugs 21: 201–219.

Blackwell, B. (1986): Monoamine oxidase inhibitors. Brit. J. Psychiatry 148: 216–217.

Breyer-Pfaff, U., Gaertner, H. J. (1987): Antidepressiva. Wiss. Verlagsgesellsch., Stuttgart.

Dechant, K. L., Clissold, St. P. (1991): Paroxetine. A review of its pharmacodynamic and pharmacokinetic properties, and therapeutic potential in depressive illness. Drugs 41: 225–253.

Feighner, J. P., Boyer, W. F. (eds.) (1991): Selective serotonin re-uptake inhibitors. John Wiley & Sons, Chichester.

Fitton, A., Faulds, D., Goa, K. L. (1992): Moclobemide. A review of its pharmacological properties and therapeutic use in depressive illness. Drugs 43: 561–596.

Freisleder, J., Schmauß, M. (1996): Venlafaxin. Eine kritische Übersicht. Psychopharmakotherapie 3: 156–162

Georgotas, A., Friedman, E., McCarthy, M., Mann, J., Krakowski, M., Siegel, R., Ferris, S. (1983): Resistant geriatric depressions and therapeutic response to monoamine oxidase inhibitors. Biol. Psychiatry 18: 195–205.

Helmchen, H., Hippius, H., Linden, M. (Hrsg.) (1987): Depressionen – erkennen und behandeln. Vieweg, Braunschweig.

Hippius, H., Laakmann, G. (Hrsg.) (1991): Depressionstherapie. Chancen und Risiken eines neuen Ansatzes. Springer, Heidelberg.

Hippius, H., Rüther, E. (Hrsg.) (1987): Antidepressiva und Depressionsbehandlung in der ärztlichen Praxis. Springer, Heidelberg.

Kapfhammer, H. P. (1994): Antidepressivatherapie bei internistischen Erkrankungen. Internist 35: 832–841.

Kasper, S., Möller, H.-J. (1995): Antidepressive Psychopharmakotherapie. Selektive Serotonin-Wiederaufnahmehemmer (SSRI) als neues Wirkprinzip. Dt. Ärztebl. 92: 318–322.

Kielholz, P. (Hrsg.) (1981): Der Allgemeinpraktiker und seine depressiven Patienten. Huber, Bern.

Kielholz, P., Adams, C. (Hrsg.) (1982): Antidepressive Infusionstherapie. Eine Standortbestimmung. Thieme, Stuttgart.

Kuhs, H. (1987): Kardiovaskuläre Begleitwirkungen von Antidepressiva. Münch. med. Wschr. 129: 170–172.

Kuhs, H., Tölle, R. (1986): Schlafentzug (Wachtherapie) als Antidepressivum. Fortschr. Neurol. Psychiat. 54: 341–355.

Kuhs, H., Tölle, R. (1994): Wachtherapie bei Depressiven. Münch. med. Wschr. 136: 157–159.

Kupfer, D. J., Frank, E., Perel, J. M. et al. (1992): Five-year outcome for maintenance therapies in recurrent depression. Arch. Gen. Psychiatry 49: 769–773.

Laux, G., König, W., Baumann, P. (1982, 1987[2], 1992[3], 1997[4]): Infusionstherapie bei Depressionen. Ein Leitfaden für Klinik und Praxis. Hippokrates, Stuttgart.

Laux, G. (1986): Chronifizierte Depressionen. Enke, Stuttgart.

Laux, G., Broich, K. (1994): Sulpirid – ein atypisches Neurothymoleptikum. Fundamenta Psychiatrica 8: 50–59.

Laux, G., Riederer, P. (Hrsg.) (1989): Neue selektive Monoaminoxidase-Hemmer in der Therapie depressiver Erkrankungen. Psychiat. Prax. (Suppl.) 16: 1–50.

Laux, G., Volz, H. P., Möller, H.-J. (1995): Newer and older monoamine oxidase inhibitors. A comparative profile. CNS Drugs 3: 145–158.

Leonard, B. E. (1995): Mechanisms of action of antidepressions. CNS Drugs 4 (Suppl. 1): 1–12.

McTavish, D., Benfield, P. (1990): Clomipramine. An overview of its pharmacological properties and a review of its therapeutic use in obsessive compulsive disorder and panic disorder. Drugs 39: 136–153.

Mendlewitz, J., Brunello, N., Langer, S. Z. et al. (eds.) (1993): New pharmacological approaches to the therapy of depressive disorders. Karger, Basel.

Möller, H.-J. (1994): Das neue Antidepressivum Paroxetin. Wirksamkeit und Verträglichkeit eines selektiven Serotonin-Wiederaufnahmehemmers. Münch. med. Wschr. 136: 337–342.

Möller, H.-J. (1994): Können Antidepressiva Suizidalität verursachen? Zur Problematik der Einzelfallbeurteilung. Psychopharmakotherapie 1: 38–40 (Suppl. 2).

Montgomery, St. (1993): Guidelines for treating depressive illness with antidepressants. A statement from the British Association for psychopharmacology. J. Psychopharmacology 7: 19–23.

Morris, J. B., Beck, A. T. (1974): The efficacy of antidepressant drugs. Arch. Gen. Psychiatry 30: 667–674.

NIH Consensus Development Panel on Depression in Late Life (1992): Diagnosis and treatment of depression in late life. JAMA 268: 1018–1024.

Pare, C. M. B. (1985): The present status of monoamine oxidase inhibitors. Brit. J. Psychiatry 146: 576–584.

Payk, Th. R., Tullins, R. (1986): Verhaltenstherapeutische Konzepte zur Depressionsbehandlung. Perimed, Erlangen.

Pöldinger, W., Wider, F. (1986): Die Therapie der Depressionen. DÄV, Köln.

Quitkin, F. M., Rifkin, A., Klein, D. F. (1979): Monoamine oxidase inhibitors. A review of antidepressant effectiveness. Arch. Gen. Psychiatry 36: 749–760.

Rechlin, T., Weiss, M., Claus, D. (1994): Heart rate variability in depressed patients and differential effects of paroxetine and amitriptyline on cardiovascular autonomic functions. Pharmacopsychiat. 27: 124–128.

Robertson, M. M., Trimble, M. R. (1982): Major tranquilizers used as antidepressants. A review. J. Affect. Disord. 4: 173–193.

Roose, S. P., Glassman, A. H., Attia, E., Woodring, S. (1994): Comparative efficacy of selective serotonin reuptake inhibitors and tricyclics in the treatment of melancholia. Am. J. Psychiatry 151: 1735–1739.

Rüther, E., Ahrens, B., Dieterle, D. et al. (1995): Das Asolo-Schema zur therapierelevanten multidimensionalen Klassifikation der Antidepressiva. Psychopharmakotherapie 2: 158–164.

Schmauß, M. (1989): Indikationen für eine Therapie mit MAO-Hemmern. Psychiat. Prax. Suppl. 16: 2–6.

Schmauß, M. (1994): Einsatz von MAO-Hemmern in der Praxis. psycho 20: 92–96.

Schmidt, L. G., Schüssler, G., Linden, M., Müller-Oerlinghausen, B. (1988): Zur Häufigkeit und Therapierelevanz unerwünschter Wirkungen von Antidepressiva im Rahmen der ambulanten nervenärztlichen Behandlung. Fortschr. Neurol. Psychiat. 56: 111–118.

Schmidt, L. G., Grohmann, B., Müller-Oerlinghausen, B., Ochsenfarth, H., Schönhöfer, P. S. (1986): Adverse drug reactions to first and second generation antidepressants: a critical evaluation of drug surveillance data. Br. J. Psychiatry 148: 38–43.

Schulz, E., Remschmidt, H. (1988): Pharmakotherapie depressiver Syndrome im Kindes- und Jugendalter. Z. Kinder Jugendpsychiatr. 16: 142–154.

Setsen, J. M. A., Zivkov, M. (1995): Mirtazapine. Clinical profile. CNS Drugs 4 (Suppl. 1): 39–48.

Steinberg, R. (Hrsg.) (1993): RIMA in der antidepressiven Therapie. MMW, München.

Steinberg, R., Philipp, M., Möller, H.-J. (Hrsg.) (1994): Spezielle Aspekte der antidepressiven Therapie. Neuere Ergebnisse zu Moclobemid. MMW, München.

Warrington, S. J. (1988): The cardiovascular toxicity of antidepressants. Int. Clin. Psychopharmacol. 3: Suppl. 2, 63–70.

Wilde, M. I., Plosker, G. L., Benfield, P. (1993): Fluvoxamine. An updated review of its pharmacology, and therapeutic use in depressive illness. Drugs 46: 895–924.

Wolfersdorf, M., Kopittke, W., Hole, G. (Hrsg.) (1988): Klinische Diagnostik und Therapie der Depression. Roderer, Regensburg.

Zemlan, F. P., Garver, D. L. (1990): Depression and antidepressant therapy: receptor dynamics. Prog. Neuro-Psychopharmacol. & Biol. Psychiat. 14: 503–523.

4 Phasenprophylaktika (Lithium und Carbamazepin)

Als Meilenstein in der Geschichte der Langzeitbehandlung affektiver Psychosen (manisch-depressive Erkrankung) kann die Entdeckung der rezidivprophylaktischen Wirkung von Lithium gelten. Damit wurde erstmals ermöglicht, das Wiederauftreten zukünftiger Krankheitsphasen bei psychischen Erkrankungen zu verhindern. Inzwischen ist auch die phasenprophylaktische Wirkung von Carbamazepin belegt.

Lithium

Lithium ist ein metallisches Element, das im Jahre 1818 entdeckt wurde. Der Name ist von dem griechischen Wort Lithos = Stein abgeleitet, weil es in einem Mineral gefunden worden ist. Lithium kommt in der Natur weitverbreitet vor, es wird aus lithiumhaltigem Gestein gewonnen; als Medikament werden nur Lithiumsalze benutzt. Im Jahre 1949 wurde die Wirksamkeit von Lithiumsalzen bei der Behandlung manischer Erregungszustände entdeckt. In den 60er Jahren wurden Ergebnisse veröffentlicht, die einen eindeutigen prophylaktischen Effekt von Lithium bei der manisch-depressiven Erkrankung zeigten. Die Lithium-Behandlung gehört zu den größten Fortschritten der Medizin in den letzten Jahrzehnten. Etwa ein Mensch von Tausend wird mit Lithium behandelt.

Pharmakologie und Biochemie

Der biologisch wirksame Bestandteil von Lithiumsalzen ist das Lithiumion, welches physiologischerweise nur in geringen Konzentrationen im menschlichen Organismus vorkommt. Gut wasserlösliche Lithiumsalze werden schnell und nahezu vollständig resorbiert, bei nierengesunden Menschen wird nach 4–7 Tagen steady state erreicht. Die Eliminationshalbwertszeit von Lithium beträgt etwa 1 Tag, sie ist bei Niereninsuffizienz verlängert. Eine Metabolisierung findet nicht statt. Die Ausscheidung erfolgt renal, ähnlich wie bei Digitalis besteht eine geringe therapeutische Breite. Die notwendige exakte Dosierung wird anhand der Bestimmung der Blutkonzentration überprüft.

Der Wirkungsmechanismus ist bislang nicht eindeutig geklärt, Lithium ruft eine Vielzahl biochemischer Effekte hervor: So wurde u. a. eine serotoninagonistische Wirkung, eine Erhöhung der intrazellulären Konzentration von Cholin und Glyzin sowie die Beeinflussung des Phosphoinositolsystems beschrieben. Die prophylaktische Wirkung von Lithium-Ionen soll auf einer Hemmung des Phosphatidyl-Inositol-Second-messenger-Systems in überaktiven neuronalen Netzwerken beruhen, die möglicherweise als genetisch determinierter Vulnerabilitätsfaktor anzusehen ist. Möglicherweise werden auch Sensitivität und Zahl funktioneller Rezeptoren für Neurotransmitter und Hormone auf der Zelloberfläche modifiziert und der Signaltransfer z. B. durch Hemmung des Enzyms Adenylatzyklase beeinflußt. Lithiumionen beeinflussen außerdem das zirkadiane System, was mit chronobiologischen Hypothesen affektiver Psychosen in Einklang steht. Neurophysiologisch kann eine Vigilanzminderung registriert werden.

Indikationen

Lithium-Salze werden zur rezidivprophylaktischen Behandlung affektiver Psychosen (manisch-depressive Erkrankung) eingesetzt. Bei der Indikationsstellung muß das individuelle Rückfallrisiko abgeschätzt werden; dieses ist bei bipolarem Verlauf (Zyklothymie, manische und depressive Phasen kommen im Wechsel, seltener auch gleichzeitig, vor) deutlich höher als bei unipolarem Verlauf (endogene Depressionen). Zur Identifizierung rezidivgefährdeter Patienten hat es sich als günstig erwiesen, von der Phasenfrequenz, d. h. von der Anzahl der Phasen während eines bestimmten Zeitraumes, auszugehen. Bei bipolaren Psychosen wird eine Lithiumprophylaxe für indiziert gehalten, wenn 2 Phasen innerhalb von 4 Jahren oder insgesamt 3 Phasen aufgetreten sind. Bei unipolaren affektiven Psychosen (endogenen Depressionen) gelten als Kriterien für hohe Rezidivgefährdung das Auftreten von 2 Phasen innerhalb von 5 Jahren oder eine Gesamtzahl von 4 Phasen.

In etwa 65 bis 75 % der behandelten Fälle hat die Lithium-Behandlung Erfolg; dieser zeigt sich in völliger Rezidivfreiheit («Responder») oder in einer Verminderung der Häufigkeit, des Schweregrades bzw. der Dauer der Rezidive (siehe Abb. 43). Neuere Untersuchungen konnten zeigen, daß unter einer Lithium-Prophylaxe die deutlich erhöhte Mortalität von Patienten mit rezidivierenden affektiven Erkrankungen auf die Rate der Allgemeinbevölkerung «normalisiert» werden kann. Patienten, deren Zyklus mit einer Manie beginnt, scheinen besser auf Lithium anzusprechen. Bei sog. rapid cyclers (mehr

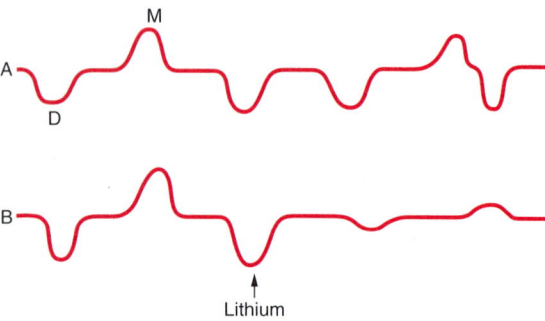

A = vor Lithium-Behandlung; B = unter Lithium-Behandlung;
D = Depressive Phase; M = Manische Phase

Abb. 43: Wirkung einer Lithium-Prophylaxe bei manisch-depressiver Krankheit

als 4 Phasen pro Jahr) hat Lithium oft keine prophylaktische Wirkung, hier kann alternativ Carbamazepin oder eine Kombination Carbamazepin/Lithium eingesetzt werden. Lithium kann auch zur Rezidivprophylaxe schizoaffektiver Psychosen eingesetzt werden, wobei die Effektivität allerdings nicht eindeutig belegt ist. Dies dürfte mit methodischen Unzulänglichkeiten der bislang vorliegenden Studien u. a. wegen diagnostischer Unschärfe des Begriffs «schizoaffektive Psychose» zusammenhängen.

Lithium kann auch in der *Akutbehandlung der Manie* eingesetzt werden. Hier besteht allerdings der Nachteil, daß die Wirkung von Lithium nur langsam einsetzt und eine parenterale Applikation nicht möglich ist. Zur Behandlung einer akuten Manie sind deshalb initial Neuroleptika oder Carbamazepin erforderlich, nach erfolgter Besserung ist eine zusätzliche Behandlung mit Lithiumsalzen möglich, die dann als alleinige Therapie bzw. Rezidivprophylaxe beibehalten werden kann.

Jüngst wurde über die *antidepressive Wirksamkeit* einer zusätzlichen Lithiumgabe (sog. Augmentierung) bei der Behandlung sog. therapieresistenter Depressionen berichtet.

Kontrovers diskutierte Indikationen für eine Lithium-Behandlung sind episodische explosive Aggressivität (Persönlichkeitsstörungen, erethischer Schwachsinn) sowie Cluster-Kopfschmerz.

In jedem Einzelfall ist das Verhältnis zwischen möglichem Nutzen und Risiko unter Berücksichtigung der zu erwartenden Compliance abzuwägen. Zur Beurteilung werden der bisherige Krankheitsverlauf (Häufigkeit und Schwere der Krankheitsphasen), die Wahrscheinlichkeit zukünftig zu erwartender Krankheitsphasen (mit zunehmendem Alter werden diese meistens häufiger!) sowie körperliche Risikofaktoren herangezogen. Hier ist zu erwähnen, daß Langzeitstudien eine kontinuierliche Abnahme der erhöhten Sterblichkeit (Suizide!) von Patienten mit affektiven Psychosen unter einer Lithium-Langzeitbehandlung zeigten.

Praktisches Vorgehen

Mit einer Lithium-Behandlung kann im Intervall, also zwischen den Krankheitsphasen, oder während einer Krankheitsphase begonnen werden. Folgende Voruntersuchungen sind notwendig:
- Körperliche Untersuchung einschl. Gewicht,
- Blutdruck,
- Blutbild,
- EKG,
- Bestimmung der Nieren- und Schilddrüsenwerte im Blut,
- Messung des Halsumfanges

Nach ausführlicher Aufklärung des Patienten wird die Behandlung mit einem der in Tab. 41 aufgeführten Lithium-Präparate begonnen. Hierbei spielt keine Rolle, ob das eine oder andere Salz verwendet wird, da nur der Lithiumanteil des Salzes wirksam ist.

Die Einnahme von Lithium erfolgt in einschleichender Dosis (6–24 mmol/die) auf 2–3 Einzeldosen mit abendlichem Schwerpunkt (mögliche Nebenwirkungen werden «verschlafen»). Nach 7 Tagen

Tabelle 41: Lithiumpräparate-Übersicht

Handelsname	Lithiumgehalt pro Tablette
1. Quilonum® retard	12,2 mmol
2. Li 450 «Ziethen»	12,0 mmol
3. Hypnorex® retard	10,8 mmol
4. Quilonum®	8,1 mmol
5. Lithium «Apogepha»	8,0 mmol
6. Lithium-Duriles®	6,0 mmol
7. leukominerase®	4,0 mmol
8. Lithium-Aspartat	3,2 mmol

wird der Lithiumserumspiegel unter standardisierten Bedingungen, d. h. Blutabnahme möglichst exakt 12 Stunden nach letzter Tabletteneinnahme, bestimmt (die Patienten müssen nicht nüchtern sein). Die Dosis wird so angepaßt, daß ein Lithium-Spiegel von 0,5 bis 0,8 mmol/l resultiert (es besteht eine direkte Relation zwischen Dosis und Lithiumserumspiegel, z. B. bewirkt also Verdoppelung der Dosis auch eine Verdoppelung der Lithiumkonzentration). Der genannte Dosierungsbereich gilt für die Prophylaxe; wird Lithium therapeutisch, also zur Behandlung einer Manie eingesetzt, sind höhere Spiegel (0,8 bis 1,2 mmol/l) erforderlich. Die Dosierung muß individuell erfolgen, sie kann von Patient zu Patient verschieden sein; in der Regel genügen zur Erhaltungstherapie 2×1 Retard-Tablette oder 2×2 Tabletten. Nach 14, 21 und 28 Tagen erfolgen weitere Lithium-Spiegelbestimmungen. Später soll der Lithium-Spiegel alle 6 bis 8 Wochen bestimmt werden. Die Dosis wird dem entsprechenden Zustand des Patienten angepaßt: Dosisreduktion beim Auftreten lästiger Begleitwirkungen, u. U. Dosiserhöhung bei ungenügender Wirksamkeit. Üblicherweise wird den Patienten eine Kontrollkarte (sogenannter Lithium-Paß) als Kooperations-Hilfe ausgestellt. Während der Lithium-Behandlung sollen in regelmäßigen Abständen Halsumfang, Nieren- und Schilddrüsenwerte bestimmt, der Blutdruck kontrolliert sowie evtl. ein EKG und EEG abgeleitet werden. Zusätzliche Blutspiegelkontrollen sind bei körperlichen Erkrankungen (z. B. Grippe) notwendig, nach Salz- und Flüssigkeitsverlusten (starkes Schwitzen), bei Diät/Abmagerungskur sowie nach Beginn einer Behandlung mit Diuretika.

Das Absetzen von Lithium sollte allmählich, schrittweise vorgenommen werden, da abruptes Absetzen schwere manische, depressive und schizoaffektive Psychosen auslösen kann.

Nebenwirkungen

Die unter Lithium-Behandlung möglicherweise auftretenden Nebenwirkungen sind in der nachfolgenden Tab. 42 dargestellt. Relativ häufig treten zu Beginn einer Lithium-Behandlung Nebenwirkungen auf, die später wieder spontan verschwinden. Diese Nebenwirkungen sollten keinesfall zu einer Unterbrechung bzw. zum Absetzen der begonnenen Lithium-Medikation führen.

Die *häufigsten unerwünschten Wirkungen* sind Durst, feinschlägiger Fingertremor, Struma, Übelkeit, Gewichtszunahme und Diarrhoen. Der Tremor kann mit Betarezeptorenblockern, z. B. Propranolol in niedriger Dosierung, behandelt werden. Die Gewichtszunahme ist nicht sel-

Tabelle 42: Lithium-Nebenwirkungen

Initial	Händetremor
	Magen-Darm-Störungen (Übelkeit, weicher Stuhl)
	Polyurie, Durst
Später	Händetremor
	Gewichtszunahme
	Polyurie, Durst, Ödeme, ↓ renale Konzentrationsleistung
	Schwindel
	Erbrechen, Durchfälle
	Mäßige Leukozytose
	Struma
	Mattigkeit, selten: Verwirrtheit
	EKG-, EEG-Veränderungen
	Sehr selten: Akne, Psoriasis, Muskelschwäche, Haarausfall

ten erheblich (8–10 kg) und ist u. a. dadurch bedingt, daß die Patienten wegen des vermehrten Durstes zu viel kalorienhaltige Getränke zu sich nehmen. Längerfristige somatische Veränderungen betreffen vor allem die Schilddrüsen- und Nierenfunktion:

Lithium besitzt einen thyreostatischen Effekt und bewirkt eine verminderte Freisetzung der Schilddrüsenhormone T_3, T_4. Die konsekutiv erhöhte TSH-Sekretion führt an der gesunden Schilddrüse zur Kompensation des Hormondefizits und u. U. zur Strumabildung. Blande Strumen treten in ca. 5 %, Hypothyreosen in ca. 3 % der Fälle auf. Hier empfiehlt sich die Einleitung einer Suppressionstherapie mit L-Thyroxin.

Etwa 20 % aller lithiumbehandelten Patienten entwickeln eine chronische Lithiumnephropathie mit Einschränkung der renalen Konzentrationsleistung (Diabetes insipidus-artiger Zustand). Die glomeruläre Filtrationsrate ändert sich unter einer Lithiummedikation nicht wesentlich. Die wichtigste Maßnahme zur Vermeidung von Nierenschäden liegt in der Verhütung von Lithiumintoxikationen.

Folgende **Laborparameter** können sich unter Lithiummedikation verändern: Natrium, Kalium, Calcium, Magnesium, weißes Blutbild (Leukozytose). Hieraus ergeben sich keine praktischen Konsequenzen. Häufig findet sich ein Hyperparathyreoidismus mit Erhöhung des Parathormons, des Serumcalciums und -magnesiums.

Repolarisationsveränderungen im EKG sind ohne klinische Bedeutung, gravierende Reizbildungs- oder Reizleitungsstörungen treten nicht auf.

Gelegentlich kann Lithium bei Männern zu erektiver Impotenz führen. Weitere seltene Nebenwirkungen sind Akne und die Erstmanifestation oder Verschlechterung einer Psoriasis.

Psychisch klagen manche Patienten über Mattigkeit und – bei bipolarem Verlaufstyp – Dämpfung des «hypomanischen Lebensgefühls» und über eine Herabsetzung der Kreativität.

Lithiumintoxikation

Bei Lithiumblutspiegeln über 1,5 mmol/l ist mit einer erhöhten Nebenwirkungsrate zu rechnen, ab 2,0 mmol/l bestehen Intoxikationssymptome. Diese sind: Starker Durst, grobschlägiger Tremor, Diarrhoe, Reflexsteigerung, Verlangsamung, Somnolenz bis Koma, Dysarthrie, Ataxie, Parkinsonoid und Dyskinesien. Im EEG zeigt sich eine deutliche Allgemeinveränderung und eine Senkung der Krampfschwelle.

Wichtigste Ursachen einer Lithiumintoxikation sind Dehydratation und Kochsalzmangel, bedingt durch Abmagerungsdiät, Thiazid-Diuretika, starkes Schwitzen, fieberhafte Infekte mit Flüssigkeitsverlust, Durchfall- und Nierenerkrankungen (Niereninsuffizienz). Seltenere Ursache kann eine zu hohe Zufuhr von Lithium sein (Medikationsfehler, Suizidversuch).

Die *Therapie einer Lithium-Intoxikation* bei Spiegeln unter 2 mmol/l besteht in parenteraler Kochsalzzufuhr und forcierter Diurese mit Harnstoff. Bei höheren Lithiumspiegeln, Patienten mit Niereninsuffizienz oder Lithium-induzierter Oligurie ist die Haemodialyse die Therapie der Wahl. Erwähnt sei, daß Intoxikationssymptome persistieren können, obwohl der Lithiumspiegel sich scheinbar schon wieder normalisiert hat (langsame Elimination von Lithium aus dem ZNS).

Wichtigste Maßnahmen zur Verhütung von Lithium-Intoxikationen sind: Regelmäßige standardisierte Lithium-Serumspiegelkontrollen, Aufklärung des Patienten (keine Diät, Frühsymptome einer Intoxikation), Mitführung eines Lithium-Passes sowie die Information mitbehandelnder Fachkollegen (Cave Diuretika, nicht-steroidale Antirheumatika).

Gegenanzeigen

Absolute Kontraindikationen für Lithium sind akutes Nierenversagen, Myokardinfarkt sowie das erste Schwangerschaftsdrittel.

Als relative Kontraindikationen sind Nierenerkrankungen mit verminderter glomerulärer Filtrationsrate, Psoriasis, Morbus Addison, myeloische Leukose, zerebelläre Störungen, Myasthenia gravis sowie Bradyarrhythmie anzusehen. Lithium sollte ca. 48 Stunden vor Narkosen und Operationen abgesetzt werden (Interaktion mit Muskelrelaxantien bzw. operationsbedingte Elektrolytverschiebungen mit Gefahr einer Lithiumintoxikation).

Die wichtigsten **Wechselwirkungen** von Lithiumsalzen mit anderen Medikamenten sind in Kapitel I.9, vgl. Tab. 14, S. 99 f. dargestellt (Cave Diuretika, Antiphlogistika).

Am Rande sei erwähnt, daß prämorbide Persönlichkeitszüge der an einer manisch-depressiven Erkrankung leidenden Patienten während der Lithiumbehandlung modifiziert werden. Als Folge veränderter Persönlichkeitsstrukturen können sich neurotische Konflikte aktualisieren, innerhalb der Familie sind nachhaltige dynamische Veränderungen möglich.

Carbamazepin (CBZ)

Carbamazepin kam 1964 als Antiepileptikum in den Handel; in dieser Indikation zählt CBZ seither zu den Standardsubstanzen und gilt insbesondere bei der Therapie fokaler Anfälle als Mittel der 1. Wahl.

Seit Anfang der 70er Jahre wurden in verstärktem Maße die Wirkungen von Carbamazepin bei psychiatrischen Krankheitsbildern untersucht. Bis dahin war bereits bekannt, daß Carbamazepin psychotrope Wirkungen besitzt, die sich u. a. in einer positiven Beeinflussung der sog. epileptischen Wesensänderung zeigten. Ersten Berichten über Erfolge mit Carbamazepin bei der Behandlung manischer Patienten folgten schon bald Studien zur rezidivprophylaktischen Wirkung bei affektiven Psychosen. Weitere Indikationen wurden vermehrt in den letzten Jahren untersucht: Behandlung des Alkoholentzugssyndroms, Rezidivprophylaxe schizoaffektiver Psychosen und adjuvante Behandlung von Schizophrenien.

Die umfangreichsten Daten liegen bisher zum Einsatz von Carbamazepin in der Rezidivprophylaxe affektiver Psychosen vor.

Chemisch ist Carbamazepin ein Dibenzoazepin-Carboxamid, es ähnelt in der Struktur dem trizyklischen Antidepressivum Imipramin. Nach oraler Gabe wird Carbamazepin zu über 70 % resorbiert, maximale Plasmakonzentrationen nach einmaliger Gabe werden nach 4–12 h erreicht, die Halbwertszeit beträgt 30–50 h. Bei wiederholter Gabe kommt es zu einer rascheren Elimination bedingt durch eine Enzyminduktion des Metaboliten Carbamazepin-epoxid, und die Halbwertszeit sinkt auf etwa 20 h. Durch die galenische Zubereitung in einer Retardform können konstantere Blutspiegel erreicht werden, und die Dosierung kann auf 1–2 Tagesgaben verteilt werden.

Der neuronale **Wirkmechanismus** von Carbamazepin ist noch weitgehend unbekannt. Diskutiert werden u. a. indirekte (via Adenosin) «second messenger»-Effekte (z. B. Hemmung von Inositolphosphat ähnlich wie Lithium) und eine Steigerung der GABA-Aktivität.

In den bisher vorliegenden offen und doppelblind durchgeführten Studien zur Wirksamkeit von Carbamazepin in der Rezidivprophylaxe affektiver Psychosen wird eine Erfolgsrate zwischen 60 und 70 % angegeben, was in etwa der Wirksamkeit von Lithium nahekommt.

Indikationen für Carbamazepin wären insbesondere dann zu sehen, wenn Kontraindikationen für Lithium bestehen, wenn sich Unverträglichkeiten, mangelnde Wirksamkeit oder Wirkverlust von Lithium zeigen. Als primäre Alternative zu Lithium würde sich Carbamazepin bei den sog. «rapid cyclers» anbieten, also Patienten mit sehr häufigem Phasenwechsel, bei denen Lithium kaum oder gar nicht wirksam ist.

Die *praktische Durchführung der Behandlung* mit Carbamazepin folgt den gleichen Grundsätzen wie die Lithiumbehandlung. Begonnen werden kann sowohl im Intervall als auch während einer Krankheitsphase; die Dosierung sollte einschleichend mit abendlichem Schwerpunkt mit der Gabe von 150–300 mg erfolgen. Nach etwa 1 Woche wird die erste Blutspiegelkontrolle durchgeführt, anzustreben sind Werte zwischen 4 und 10 µg/ml. Aufgrund der oben beschriebenen Enzyminduktion ist bei längerfristiger Gabe trotz gleichbleibender Dosierung mit dem Absinken des Blutspiegels zu rechnen, so daß eine Erhöhung der Tagesdosis erforderlich werden kann.

Zu beachten sind mögliche **Wechselwirkungen** u. a. mit Antikoagulantien und Antikonzeptiva, die in ihrer Wirkung abgeschwächt werden können (Cave ungewollte Schwangerschaft, Teratogenität!).

Erforderliche **Kontrolluntersuchungen** sind in Kapitel 10 (s. S. 106) wiedergegeben.

Die wichtigsten **Nebenwirkungen** von Carbamazepin und die Gegenanzeigen sind in Tab. 43 zusammengestellt. Sollte wegen bedrohlicher Nebenwirkungen das sofortige Absetzen erforderlich sein, ist die alternative Gabe eines Benzodiazepins ratsam, um Entzugskrampfanfälle zu verhindern.

Neben Carbamazepin wurden in den letzten Jahren auch **andere Antikonvulsiva**, vor allem *Valproat*, auf eine rezidivprophylaktische (und antimanische) Wirksamkeit untersucht. Da bisher jedoch noch zu wenig Daten vorliegen, soll hierauf nicht weiter eingegangen werden. Die Suche nach Alternativen zur Lithiumbehandlung ist sicherlich gerechtfertigt; die weitere

Tabelle 43: Nebenwirkungen und Gegenanzeigen von Carbamazepin

Nebenwirkungen:	
Neurologisch/ Psychiatrisch	Schwindel, Ataxie, Kopfschmerz, Müdigkeit, Sehstörungen, Nystagmus, Parästhesien
Kardiovaskulär	Arrhythmie, AV-Block, Bradykardie
Hämatologisch	Leukopenie, Agranulozytose, Thrombozytopenie, aplastische Anämie
Hepatisch	Cholestase, Bilirubin ↑, alk. Phosphatase ↑, γGT ↑
Endokrin	T_3, T_4 ↓, Cortisol ↑, Natrium ↓
Dermatologisch	Exantheme, Urtikaria, exfoliative Dermatitis, Steven-Johnson-Syndrom, Lyell-Syndrom, (Lupus erythematodes)
Gegenanzeigen:	Überempfindlichkeit gegenüber Carbamazepin und trizyklischen Antidepressiva
Anwendungsbeschränkungen:	Vorsicht bei AV-Block, schweren Leberfunktionsstörungen Keine Kombination mit irreversiblen MAO-Hemmern

Zukunft muß zeigen, ob die bisher durchgeführten Schritte zum gewünschten Ziel führen.

Literatur

Adler, L., Ulrich, M., Lehmann, K. et al. (1994): Praxis der stationären Akutbehandlung von Manien. Retrospektive Vergleichsuntersuchung an je 100 Patienten zweier psychiatrischer Zentren. Fortschr. Neurol. Psychiat. 62: 479–488.

Balfour, J. A., Bryson, H. M. (1994): Valproic acid. A review of its pharmacology and therapeutic potential in indications other than epilepsy. CNS Drugs 2: 144–173

Burchard, J. M. (Hrsg.) (1987): Behandlung mit Carbamazepin in Psychiatrie und Neurologie. MWP, München.

Calker, D. van, Walden, J. (Hrsg.) (1994): Valproat in der Psychiatrie. Zuckschwerdt, München.

Demisch, K. (1988): Carbamazepin in der Psychiatrie. Psycho 14: 80–92.

Emrich, H. M. (1986): Alternativen zur Lithiumprophylaxe. In: Müller-Oer-linghausen, B., Greil, W. (Hrsg.): Die Lithiumtherapie. Nutzen, Risiken, Alternativen. Springer, Heidelberg.

Finzen, A. (1991): Carbamazepin bei der Behandlung der Manie und der Rückfallprophylaxe manisch-depressiver Erkrankungen. Psychiat. Prax. 18: 1–8.

Greil, W., Sassim, N., Ströbel-Sassim, C. (1996): Die manisch-depressive Krankheit: Therapie mit Carbamazepin. Thieme, Stuttgart.

Guscott, R., Taylor, L. (1994): Lithium prophylaxis in recurrent affective illness. Efficacy, effectiveness and efficiency. Br. J. Psychiatry 164: 741–746.

Koufen, H., Consbruch, U. (1989): Langzeitkatamnese zur Frage von Nutzen und Nebenwirkungen der Lithiumprophylaxe der phasischen Psychosen. Fortschr. Neurol. Psychiat. 57: 374–382.

Müller-Oerlinghausen, B., Greil, W. (Hrsg.) (1986): Die Lithium-Therapie. Nutzen, Risiken, Alternativen. Springer Heidelberg.

Müller-Oerlinghausen, B. (Hrsg.) (1989): Carbamazepin in der Psychiatrie. Thieme, Stuttgart.

Müller-Oerlinghausen, B., Berghöfer, A. (Hrsg.) (1994): Ziele und Ergebnisse der medikamentösen Prophylaxe affektiver Psychosen. Thieme, Stuttgart.

Müller-Oerlinghausen, B., Wolf, T., Ahrens, B. et al. (1994): Mortality during initial and during later lithium treatment. A collaborative study by the International Group for the study of lithium-treated patients. Acta Psychiatr. Scand. 90: 295–297.

Schmidt, St., Greil, W. (1987): Carbamazepin in der Behandlung psychiatrischer Erkrankungen. Nervenarzt 58: 719–736.

Schou, M. (1991): Lithium-Behandlung der manisch-depressiven Krankheit. Thieme, Stuttgart.

5 | Neuroleptika (Antipsychotika)

5.1 Definition

Unter dem Begriff Neuroleptika werden Psychopharmaka zusammengefaßt, die sich durch ein charakteristisches Wirkspektrum auf die Symptome psychotischer Erkrankungen auszeichnen. Ihr therapeutischer Effekt besteht in der Dämpfung psychomotorischer Erregungszustände und affektiver Spannungen, der Beeinflussung psychotischer Denk- und Verhaltensstörungen, Trugwahrnehmungen und Ich-Störungen, ohne daß die intellektuellen Fähigkeiten und das Bewußtsein wesentlich beeinflußt werden.

Ausgangspunkt für die Entwicklung und Profilierung der Gruppe der Neuroleptika war der Einsatz des Phenothiazin-Derivats Chlorpromazin, das Anfang der fünfziger Jahre in der Tradition der Dämmer- und Schlafkuren in Frankreich in die psychiatrische Therapie eingeführt wurde. Chlorpromazin zeigte im Gegensatz zu den bis dahin angewendeten Medikamenten ein in großen Teilen anderes Wirkspektrum bei den behandelten Patienten. Konnte man vorher die Kranken lediglich in einen Schlafzustand versetzen, nach dessen Abklingen viele der Symptome noch unverändert fortbestanden, so sah man unter der Gabe von Chlorpromazin auch eine Beeinflussung der typischen Schizophreniesymptome bis hin zum (fast) vollständigen Abklingen, also eine im engeren Sinn «antipsychotische» Wirkung.

Daneben wurde bei vielen Patienten auch ein Einfluß auf das extrapyramidal-motorische System im ZNS beobachtet, der sich in der Ausbildung eines der Parkinson'schen Erkrankung ähnlichen Zustandsbildes zeigte. Dieses Phänomen diente als wichtiger Anhaltspunkt für die Weiterentwicklung der Neuroleptika. Die Fähigkeit einer Substanz, eine extrapyramidal-motorische Symptomatik auszulösen, wurde als eine unabdingbare Eigenschaft neuroleptisch wirksamer Pharmaka angesehen.

Anfang der siebziger Jahre mußte diese Hypothese dann allerdings revidiert werden, da mit Clozapin eine Substanz zur Verfügung stand, die bei guter antipsychotischer Wirkung keinen Einfluß auf das extrapyramidal-motorische System zeigte. Nachdem in den letzten Jahren noch verschiedene andere Substanzen gefunden wurden, die ebenfalls keine extrapyramidalen Symptome verursachen, wird zunehmend auch der Begriff «Antipsychotika» für diese Gruppe von Psychopharmaka verwendet.

5.2 Einteilung

Zur Einteilung der Neuroleptika bestehen mehrere Klassifikationsmöglichkeiten: nach der chemischen Struktur, nach der Affinität zu Rezeptoren (typische/atypische Substanzen) sowie nach einem klinisch orientierten Wirkspektrum (neuroleptische Potenz).

Strukturchemisch können folgende Gruppen unterschieden werden:
1. **Trizyklische Neuroleptika (Phenothiazine, Thioxanthene und chemisch ähnliche).**
2. **Butyrophenone und Diphenylbutylpiperidine.**
3. **Dibenzoepine.**
4. **Benzamide.**
5. **Chemisch neuartige Antipsychotika (Olanzapin, Risperidon, Sertindol).**

(Abbildung 44 zeigt die jeweiligen Grundgerüste).

Die Gruppe der Rauwolfia-Alkaloide und anderer Indolderivate ist lediglich noch von historischem Interesse.

Die trizyklischen Neuroleptika zeigen nicht nur untereinander große strukturchemische Ähnlichkeiten sondern auch enge Beziehungen zu den trizyklischen Antidepressiva. Bei der Gruppe der Butyrophenone handelt es sich um tetrazyklische Substanzen, deren «Muttersubstanz» Haloperidol ist, das 1958 entdeckt wurde. Die Diphenylbutylpiperidine sind den Butyrophenonen strukturchemisch sehr ähnlich, doch besitzen sie eine – im Vergleich – extrem lange Halbwertszeit. Bei den Dibenzoepinen, den Benzamiden und den neuen Antipsychotika handelt es sich um Substanzen, die strukturchemisch keine Ähnlichkeiten mit den anderen Gruppen aufweisen. Nicht zuletzt wegen ihres besonderen neurobiochemischen und klinischen Wirkspektrums spielen diese Substanzen in klinisch-praktischer Hinsicht eine besondere Rolle.

Die Einteilung nach der Affinität zu Rezeptoren berücksichtigt neurobiochemische Wirkmechanismen der Neuroleptika (siehe unten). Hiernach kann unterteilt werden in typische Neuroleptika als Substanzen, die antipsychotisch wirken und dabei Einfluß auf das extrapyramidalmotorische System haben sowie in *atypische Neuroleptika*, die ein hiervon differentes Wirkspektrum zeigen. Als atypische Neuroleptika gelten Clozapin, Olanzapin, Sertindol, Sulpirid, Risperidon, Thioridazin, Zotepin, Melperon; auch Trimipramin, das primär Verwendung als Antidepressivum findet, gehört möglicherweise mit in diese Gruppe.

Als praxisorientierte Klassifikation bietet sich die Einteilung nach dem **klinischen Wirkspektrum** an; jede Substanz wird nach ihrer antipsychotischen, psychomotorisch dämpfenden, sedierenden oder schlafanstoßenden Wirkung beurteilt. Aufgrund dieser Wirkspektren können

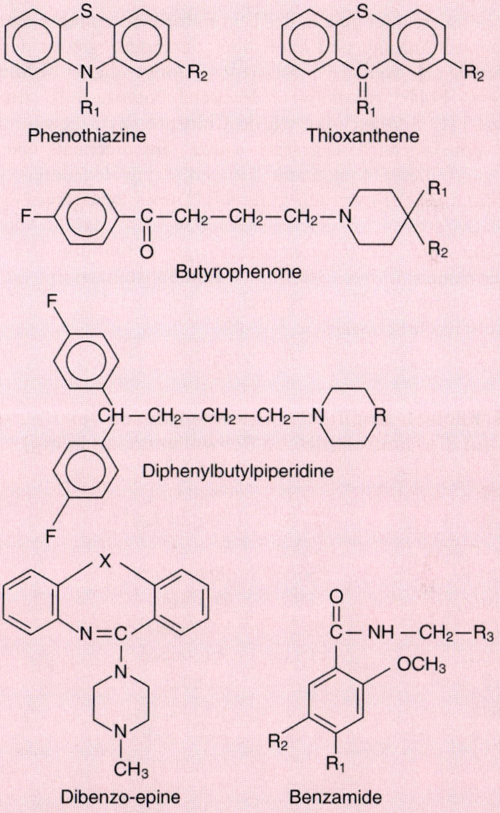

Abb. 44: Strukturformeln von Neuroleptika

die Neuroleptika in sogenannte hochpotente, mittelpotente und niederpotente Substanzen klassifiziert werden. Grundlage für diese Einteilung
ist das Modell der sogenannten «neuroleptischen Potenz»; diese grün-
det sich darauf, welche Dosis notwendig ist, um die neuroleptische
«Schwelle» zu überschreiten.

Sie ist u. a. definiert über eine in der Feinmotorik erkennbare extrapyramidale
Bewegungseinschränkung und kann über Veränderungen in der Handschrift
gemessen werden. Je weniger Substanzdosis notwendig ist bis die Neurolepsie
einsetzt, desto höher ist die neuroleptische Potenz, d. h. antipsychotische
Wirksamkeit. Als Bezugspunkt wurde Chlorpromazin gewählt, dessen neuroleptische Potenz gleich 1 gesetzt wurde (entsprechend einer Dosis von
300 mg). Nach dieser Systematik können Äquivalenzdosen verschiedener
Neuroleptika angegeben werden (Tab. 44). Dieses Bezugssystem kann jedoch
nur als relativ grobes Muster angesehen werden, da die interindividuelle
Ansprechbarkeit auf Neuroleptika eine sehr große Spannbreite aufweist. Nicht
richtig einzuordnen in diese Systematik sind Substanzen mit fehlender extrapyramidaler Symptomatik wie Clozapin, wodurch weitere Grenzen dieser
Einteilung offensichtlich werden.

**Tabelle 44: Klinisch-empirische Äquivalenzdosen von Neuroleptika
(bezogen auf die «neuroleptische Schwellendosis» in mg)**

Benperidol	3	Perazin	200
Bromperidol	5	Perphenazin	32
***Chlorpromazin	300	Pimozid	6
Chlorprothixen	300	Pipamperon	400
Clopenthixol	150	Promazin	600
*Clozapin	200	Prothipendyl	350
Dixyrazin	150	Risperidon	2–3
Flupentixol	6	Sulpirid	600
Fluphenazin	5	Thioridazin	350
**Fluspirilen	8	Trifluperidol	3
Haloperidol	5	Triflupromazin	150
Levomepromazin	300	Zotepin	100
Melperon	300	Zuclopenthixol	60

*   Antipsychotische Wirkdosis (keine klassisch neuroleptisch-extrapyramidal-
     motorische Wirkung)
** Wochen-Äquivalenzdosis (Abweichung, da Langzeit-Präparat)
*** Bezugssubstanz

5.3 Pharmakologie und Biochemie

Zur pharmakologischen Testung neuer Substanzen auf eine neuroleptische Wirkung stehen der experimentellen Pharmakologie verschiedene Methoden zur Verfügung, von denen insbesondere drei Versuchsanordnungen Bedeutung erlangt haben: Die Untersuchung der kataleptogenen Wirkung, des Apomorphin-Antagonismus und der Hemmung bedingter Fluchtreflexe.

Die «klassischen» Neuroleptika führen beim **Tier** zu einer kataleptischen Starre, die auch durch äußere Reize nicht aufgehoben werden kann (die Tiere verharren in einer bestimmten Haltung), sie hemmen die Brechwirkung von Apomorphin und verhindern, daß die Versuchstiere ein vorher erlerntes Fluchtverhalten ausüben. Lange Zeit galten diese Versuchsanordnungen als wichtige Charakteristiken beim Screening neuer Substanzen auf eine neuroleptische Wirkung. So wurde die kataleptogene Wirkung der Neuroleptika im Tierversuch in Beziehung gebracht mit den extrapyramidal-motorischen Symptomen beim Menschen.

Neuroleptika wie z. B. die Butyrophenone, die im Tierversuch eine hohe kataleptogene Wirkung zeigen, rufen beim Menschen ausgeprägte extrapyramidal-motorische Symptome hervor. Im Gegensatz dazu ist Clozapin (Leponex®) trotz fehlender extrapyramidaler Symptome ein potentes Antipsychotikum. Auch manche Benzamide wie z. B. Sulpirid rufen im Tierversuch keine Katalepsie hervor und sind trotzdem klinisch relevante Antipsychotika. Diese Entdeckungen zwangen schließlich zu einer Revision der früheren Auffassung von einem engen Zusammenhang zwischen kataleptogener (Tier) bzw. extrapyramidal-motorischer (Mensch) Wirkung einerseits und antipsychotischer Wirksamkeit andererseits.

Beim **gesunden Probanden** sind die Wirkungen der Neuroleptika abhängig von der Höhe der Dosierung und der Art der Verabreichung (ein- oder mehrmalig), aber auch von situativen und persönlichkeitsgebundenen Faktoren. Betroffen sind vor allem kognitive und psychomotorische Funktionen. Letztere werden durch niedrige Dosen verbessert, durch höhere deutlich verschlechtert. Konzentrationsfähigkeit, Denken und Intelligenzleistungen werden erst durch höhere Dosierungen beeinflußt, die Vigilanz bereits von geringen Dosen. In niedriger Dosis führen Neuroleptika bei labilen, ängstlichen Probanden zu einer emotionalen Ausgeglichenheit, entfalten also eine Tranquilizerwirkung.

Die entscheidenden Beiträge zur Erforschung des Wirkmechanismus der Neuroleptika wurden durch **neurobiochemische Untersuchungen** geleistet. Rezeptorbindungsstudien konnten zeigen, daß der vorwiegende Angriffspunkt der Neuroleptika das dopaminerge System ist.

Der Neurotransmitter Dopamin wird über die Vorstufen Tyrosin und L-DOPA aufgebaut und – gesteuert über elektrische Impulse – in den synaptischen Spalt ausgeschüttet. Der Abbau erfolgt nach Wiederaufnahme in die Synapse über die Monoaminoxidase (MAO) und schließlich über die Catecholamin-O-Methyltransferase (COMT); wichtigstes Abbauprodukt ist die Homovanillinmandelsäure (HVS), vgl. hierzu Abb. 13 (Seite 34). Nach der Freisetzung lagert sich Dopamin an spezifische Rezeptoren an, die keine einheitliche Struktur besitzen. Den ursprünglichen Annahmen einer Aufteilung in D_1- und D_2-Rezeptoren haben neuere Forschungen Erkenntnisse hinzugefügt, aufgrund derer man gegenwärtig von einer «Familie» von Dopamin-Rezeptoren ausgehen kann (Tab. 45). Über D_1-Rezeptoren wird das Enzym Adenylatzyklase aktiviert und damit die Bildung von cAMP, über D_2-Rezeptoren wird dieser Vorgang gehemmt. D_1 und D_2-Rezeptoren besitzen unterschiedliche Affinitätszustände für Dopamin (hoch und niedrig), D_1-Rezeptoren sind vor allem postsynaptisch lokalisiert, D_2-Rezeptoren auch präsynaptisch.

Neuroleptika blockieren die postsynaptischen Dopaminrezeptoren und antagonisieren dadurch die Wirksamkeit von Dopamin (Abb. 45 zeigt eine schematische Darstellung). Maßgeblich für die antipsychotische Wirkung scheint vor allem die D_2-Rezeptorblockade zu sein; wie

Tabelle 45: Klassifizierung der Dopaminrezeptoren (mod. nach Dose 1994)

	D-1-Familie	D-2-Familie
Nomenklatur	D-1-Rezeptoren (neuerdings noch differenziert in D-1A–C) D-5-Rezeptoren	D-2-Rezeptoren (neuerdings noch differenziert in D-2A–C) D-3-Rezeptoren D-4-Rezeptoren
Molekulare Rezeptorstruktur	kurze extra- und intrazelluläre Proteinsequenzen	lange extra- und intrazelluläre Proteinsequenzen
Effektoren	Stimulation der Adenylatzyklase, ($\uparrow$ cAMP) Aktivierung der Phospholipase C	Hemmung der Adenylatzyklase, ($\downarrow$ cAMP) Öffnung von K^+-Kanälen

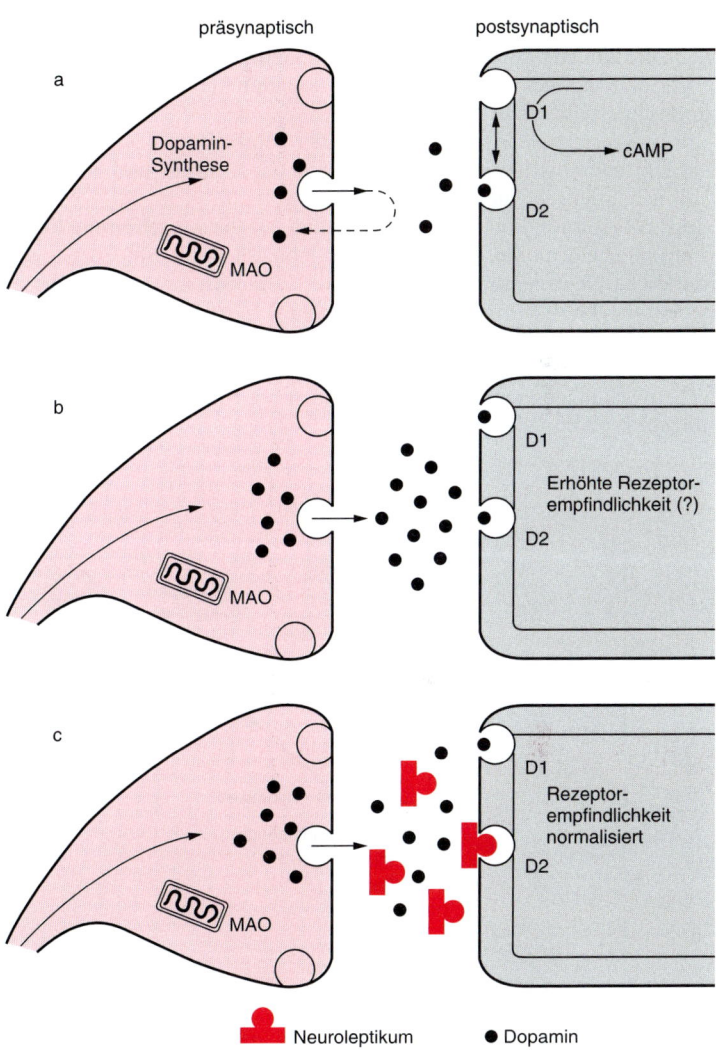

a = Normalzustand; b = Hypothetischer Zustand beim akut Psychose-Kranken;
c = Dopamin-Rezeptor-Teilblockade durch Neuroleptika

Abb. 45: Schema zum Wirkmechanismus von Neuroleptika

Abb. 46 zeigt, ist die durchschnittliche antipsychotische Potenz der Neuroleptika eng korreliert mit ihrer Dopaminrezeptor-Affinität.

Im ZNS können folgende größere dopaminerge Neuronensysteme unterschieden werden:
– das nigrostriatale System (Kontrolle der Motorik),
– das mesolimbisch-mesokortikale System (Gedächtnis- und Lernfunktionen, affektive Funktionen) und
– das tuberoinfundibuläre System (Einfluß auf die Ausschüttung hypophysärer Hormone), vgl. hierzu auch Abb. 14 (Seite 36).

Klassische Neuroleptika führen zu einer Rezeptorblockade in allen 3 dopaminergen Neuronensystemen, wobei das mesolimbische System als das für die antipsychotische Wirkung entscheidende angesehen wird und die Blockade in den anderen Systemen für das Auftreten von Nebenwirkungen verantwortlich zu sein scheint (extrapyramidale Störungen, Prolaktinanstieg).

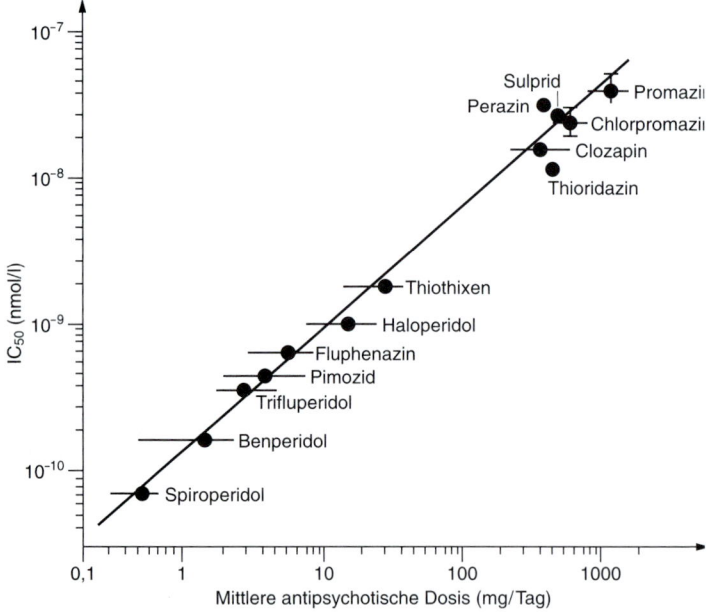

Abb. 46: Beziehung zwischen klinischer Neuroleptika-Dosis und Affinität zum Dopamin-D_2-Rezeptor (modifiziert nach Seeman 1986)

Neben dem Dopamin-Rezeptoren-Antagonismus bewirken Neuroleptika in unterschiedlichem Maß auch eine Blockade der Rezeptoren anderer Neurotransmitter wie Noradrenalin (NA), Serotonin (S), Histamin (H) und Acetylcholin (ACh), deren therapeutische Bedeutung z. T. noch unklar ist. In den letzten Jahren wurden Substanzen entwickelt, die Dopamin- und Serotoninantagonistisch wirken (z. B. Risperidon). Dies basierte auf Befunden, daß eine zentrale Blockade des Serotonin 5-HT$_2$-Rezeptors das Ausmaß extrapyramidal-motorischer Effekte vermindern und eine Verbesserung der schizophrenen Minussymptomatik bewirken könnte. Der breite klinische Einsatz wird zeigen, inwieweit D$_2$/5-HT$_2$-Rezeptor-Antagonisten diese postulierten Vorteile zukommen. Jüngst wurde auch dem glutamatergen System größeres Forschungsinteresse zuteil.

Abb. 47 zeigt Beispiele der unterschiedlichen Rezeptorprofile verschiedener Neuroleptika.

Ein Großteil der unerwünschten Begleitwirkungen der Neuroleptika korreliert mit den Einflüssen auf diese anderen neurobiochemischen Parameter. So zeigt sich die anticholinerge Komponente in Symptomen wie Akkommodationsstörungen, Mundtrockenheit, Obstipation und Harnverhalten, die antihistaminerge Wirkung in Sedierung und Benommenheit, die antiadrenerge durch Blutdruckabfall und Reflextachykardie. Nicht unerwähnt bleiben darf, daß die längerfristige Anwendung von Neuroleptika zu einer Supersensitivität der Dopaminre-

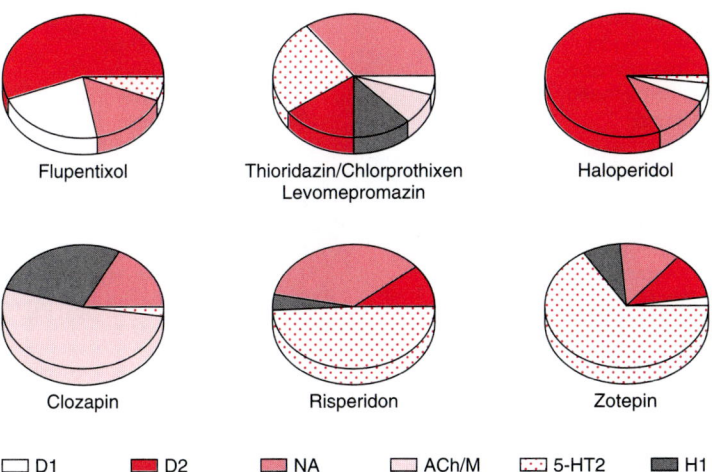

Flupentixol

Thioridazin/Chlorprothixen
Levomepromazin

Haloperidol

Clozapin

Risperidon

Zotepin

☐ D1 ◼ D2 ◼ NA ☐ ACh/M ☐ 5-HT2 ◼ H1

Abb. 47: Rezeptorprofile verschiedener Neuroleptika

zeptoren führen kann, was als (Mit-)Ursache verschiedener Spätwirkungen wie tardive Dyskinesien angesehen wird.

Pharmakokinetik

Neuroleptika werden nach oraler Applikation in der Regel fast vollständig im Darm resorbiert und reichern sich vor allem in parenchymatösen Organen an. Die Elimination erfolgt nur in geringem Maß in unveränderter Form über die Nieren und hauptsächlich durch Verstoffwechselung in der Leber. Aufgrund eines hohen first-pass-Effektes ist die orale Bioverfügbarkeit eingeschränkt und liegt oft niedriger als 50 %. Die Halbwertszeiten betragen im allgemeinen 15–35 Stunden. In Tab. 46 sind pharmakokinetische Grunddaten einiger Neuroleptika zusammenfassend wiedergegeben, z. T. finden sich in der Literatur

Tabelle 46: Pharmakokinetische Grunddaten der Neuroleptika

Substanz	Max. Konzentration nach oraler Gabe t_{max} (h)	Eliminationshalbwertszeit $t_{1/2}$ h	orale Bioverfügbarkeit (%)
Amisulprid	1,5–4	14–17	43
Benperidol	2,5–3	7	65
Bromperidol	4–5	22	30–50
Chlorpromazin	2–4	30	32
Chlorprothixen	4	9	41
Clozapin	3	16	60
Flupentixol	4	35	40
Fluphenazin	2–5	16	
Haloperidol	3–6	14–20	60
Levomepromazin	1–2	21	53
Melperon	2	3–4	60
Olanzapin	5–8	31	–
Perazin	1–3	10	
Perphenazin	2–5	9	39
Promethazin	1,5–3	6–12	25
Risperidon	1	3,6	66
Sertindol	10	72	74
Sulpirid	2–6	8–10	27–50
Thioridazin	2	24	60
Zuclopenthixol	4	20	44

deutlich differente Angaben. Bisher vorliegende Studien über die Beziehungen zwischen Plasmaspiegel und therapeutischer Wirksamkeit zeigen recht unterschiedliche Resultate; aufgrund der aufwendigen Bestimmungsmethoden sind solche Untersuchungen für die Routinetherapie bislang ohne Bedeutung.

5.4 Übersichtstabellen

Die derzeit im Handel befindlichen Neuroleptika sind – gegliedert nach chemischer Struktur und neuroleptischer Potenz – in Tab. 47 zusammenfassend dargestellt.

5.5 Praktische Anwendung

Entsprechend der Vielzahl der durch Neuroleptika beeinflußbaren Symptome sind die **Indikationen** dieser Psychopharmakagruppe breit gestreut und nicht nur auf den Einsatz bei psychiatrischen Krankheitsbildern begrenzt; Tab. 48 gibt eine Übersicht.

Innerhalb der Psychiatrie ist das *Krankheitsbild der Schizophrenie* die bedeutendste und wichtigste Indikation für Neuroleptika. Auch wenn sich die Anfang der 50er Jahre vorhandene (vage) Hoffnung, mit den Neuroleptika «antischizophrene» Medikamente gefunden zu haben, nicht erfüllt hat, so hat doch die Einführung der Neuroleptika in die Therapie schizophrener Erkrankungen zu einem beträchtlichen Teil dazu beigetragen, das früher für viele unabwendbare Schicksal jahrelanger, z. T. sogar lebenslanger Krankenhausaufenthalte entscheidend zu wenden. Heute sind stationäre Behandlungen relativ kurz, die Chancen der beruflichen und sozialen Reintegration hoch.

Der *praktischen Durchführung* einer Therapie mit Neuroleptika stellen sich meist schon zu Beginn mehrere Hindernisse in den Weg. Viele an Schizophrenie Erkrankte verspüren keinerlei Krankheitsgefühl. Ihr Gang zum Arzt beruht deshalb häufig nicht auf eigenem, freiwilligen Handeln, die Notwendigkeit einer Behandlung wird nicht eingesehen, und selbst wenn es gelingt eine Therapie zu beginnen, ist deren Fortführung durch geringe oder mangelnde Compliance gefährdet. Unter Umständen ist eine Klinikeinweisung (mit richterlicher Unterbringung bzw. Behandlungspflegschaft) erforderlich.

Für den behandelnden Arzt stellt sich die Frage nach der Auswahl des geeigneten Neuroleptikums sowie nach der Höhe der anzuwenden-

Tabelle 47: Einteilung der Neuroleptika nach chemischen Gruppen und neuroleptischer Potenz

chemische Gruppe / Wirkstärke	Phenothiazine und Thioxanthene*	Butyrophenone und Diphenylbutylpiperidine*	Sonstige
hochpotente Neuroleptika	*Flupentixol (Fluanxol®) Fluphenazin (Dapotum®, Lyogen® u.a.) Metofenazat (Frenolon®) Perphenazin (Decentan® u.a.)	Benperidol (Glianimon®) Bromperidol (Impromen®, Tesoprel®) *Fluspirilen (Imap®) Haloperidol (Haldol®-Janssen u.a.) *Pimozid (Orap® u.a.) Trifluperidol (Triperidol®)	Olanzapin (Zyprexa®) Risperidon (Risperdal®) Sertindol (Serdolect®, Zerdol®)
mittelpotente Neuroleptika	Clopenthixol (Ciatyl®) Perazin (Taxilan®) *Zuclopenthixol (Ciatyl®-Z)		Amisulprid Clozapin (Leponex®) Sulpirid (Dogmatil® u.a.) Zotepin (Nipolept®)
niederpotente Neuroleptika	Chlorpromazin (Propaphenin®) *Chlorprothixen (Truxal®) Levomepromazin (Neurocil® u.a.) Promazin (Protactyl® u.a.) Promethazin (Atosil® u.a.) Thioridazin (Melleril® u.a.) Triflupromazin (Psyquil®)	Melperon (Eunerpan®) Pipamperon (Dipiperon®)	Prothipendyl (Dominal®)

Tabelle 48: Indikationen für Neuroleptika

A. Psychiatrische Indikationen
- Schizophrene und schizoaffektive Psychosen
  Zielsymptome: Halluzinationen, Denkstörungen, Wahn,
  Angstzustände, Unruhe und Erregung, autistisches
  Verhalten, Schlafstörungen

- Manien
  Zielsymptome: Unruhe, Gereiztheit, Wahn, Schlafstörungen

- organische Psychosyndrome/Alterspsychosen
  Zielsymptome: Unruhe, Wahn, Angstzustände, Schlafstörungen

- Delirien
  Zielsymptome: Halluzinationen, Wahn

- Erregungszustände jeglicher Genese

- als Zusatzbehandlung bei endogenen Depressionen
  Zwangssyndromen
  Verhaltensstörungen im Kindes-
  und Jugendalter

B. Nicht-psychiatrische Indikationen
- Hyperkinetische Syndrome: Chorea
  Athetose
  Torsionsdystonie
  Hemiballismus
  Gilles de la Tourette Syndrom

- Schmerzsyndrome
- Neuroleptanalgesie

den Dosis. Für den Nicht-Facharzt kann auch hier die Empfehlung gegeben werden, sich auf wenige Präparate zu beschränken und mit diesen eigene Erfahrungen zu sammeln. Zur Auswahl der geeigneten Präparate ist besonders die Kenntnis der unterschiedlichen Wirkspektren (vgl. Abb. 48) von Bedeutung, wobei als Faustregel die Feststellung dienen kann, daß hochpotente Neuroleptika (z. B. Haloperidol, Fluphenazin) vorrangig auf die Symptome Denkstörungen, Trugwahrnehmungen, Wahnideen wirken, während niederpotente (z. B. Chlorprothixen, Thioridazin, Levomepromazin) besonders psychomotorische Erregungszustände und affektive Spannungen günstig beeinflussen.

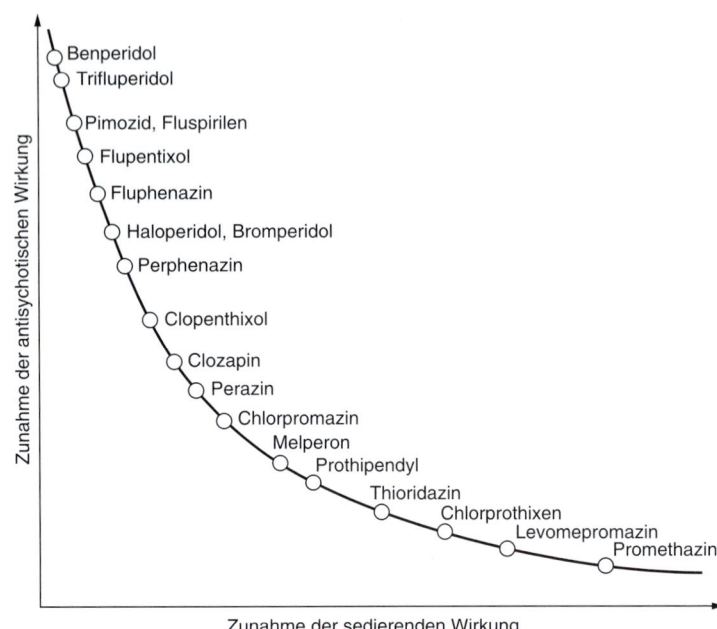

Abb. 48: Wirkungsspektren von Neuroleptika (modifiziert nach Pöldinger 1975)

Bei **Akutkranken** findet sich häufig ein Nebeneinander verschiedenster Symptome: Der Patient fühlt sich verfolgt, ist ängstlich gespannt, sein Gedankengang ist zerfahren, er ist unruhig bis hin zur Erregung. Therapie der Wahl ist dann die Kombination eines hochpotenten mit einem niederpotenten Neuroleptikum oder alternativ mittelstarke Neuroleptika (wie z. B. Clopenthixol, Perazin).

Bei unkooperativen, erregt-aggressiven Patienten kann es erforderlich sein, die Therapie mit einer parenteralen (intramuskulären bzw. intravenösen) Gabe eines Neuroleptikums zu beginnen. Hierbei sind allerdings die nicht unbeträchtlichen Kreislaufwirkungen und das Thromboserisiko vor allem der niederpotenten Neuroleptika zu berücksichtigen. Möglichst rasch sollte der Übergang zur oralen Behandlung gesucht werden. Durch das Anbieten von Tropfen oder Saft (viele Präparate liegen in dieser Form vor) wird die Einnahme vom Patienten häufig eher akzeptiert, auch ist hierdurch die Einnahmekontrolle besser gewährleistet.

Bei Therapieresistenz gegenüber klassischen Neuroleptika sowie bei dominierender Negativsymptomatik kann Clozapin (Leponex®) erfolgreich eingesetzt werden. Diese Substanz kann allerdings nur unter bestimmten Auflagen vom Facharzt verordnet werden.

Auch *andere psychotische Erkrankungen*, die nicht zur Gruppe der Schizophrenien zu rechnen sind, wie Manien, paranoide Psychosen und produktive organische Psychosyndrome lassen sich durch Neuroleptika günstig beeinflussen. Daneben haben sich Neuroleptika auch in der Zusatzbehandlung psychotischer Depressionen und bei schweren Zwangssyndromen bewährt (vgl. Tab. 48).

Der Einsatz schwach potenter bzw. niedrig dosierter Neuroleptika als **Tranquilizer** ist im entsprechenden Kapitel (S. 168 ff.) dargestellt.

Die unter Neuroleptika-Therapie erforderlichen (laborchemischen) Kontrolluntersuchungen sind in Kap. 10 (vgl. Abb. 27 S. 106) beschrieben.

5.6 Nebenwirkungen und Gegenanzeigen

Neuroleptika zeigen aufgrund der Vielfalt ihrer pharmakologischen Wirkeigenschaften zahlreiche Nebenwirkungen innerhalb des zentralen und vegetativen Nervensystems; dabei kann es in den verschiedensten Organsystemen zum Auftreten von unerwünschten Wirkungen kommen (die Tab. 49 a) und b) geben eine Übersicht).

Im Vergleich zur Gesamtzahl sind jedoch relativ wenige dieser Nebenwirkungen als gravierend oder gar bedrohlich anzusehen, bei den meisten ist es möglich, durch Reduktion der Dosis, Umsetzen auf ein anderes Präparat oder Gabe einer Zusatzmedikation die Nebenwirkungen zum Abklingen zu bringen.

Die *wichtigsten unerwünschten Wirkungen* – insbesondere hochpotenter Neuroleptika – sind *extrapyramidal-motorische Symptome*. Unterschieden werden Frühdyskinesien, Parkinsonoid, Akathisie, Tasikinesie und Spätdyskinesien (Tab. 50 gibt eine Übersicht).

Frühdyskinesien zeigen sich (akut) in Verkrampfungen der mimischen Muskulatur, der Zungen-/Schlundmuskulatur, in Blickkrämpfen und Bewegungsstörungen der Muskulatur des Halses und der Arme (Dystonien). Ihre Häufigkeit wird mit 10–30 % angegeben. Diese harmlosen, aber außerordentlich beeinträchtigenden, oft plötzlich auftretenden Nebenwirkungen können sofort durch Injektion oder Einnahme eines Anticholinergikums [z. B. Biperiden (Akineton®)] kupiert werden. Für den Bedarfsfall sollten Patienten zu Beginn einer Neu-

Tabelle 49 a: Mögliche Nebenwirkungen von Neuroleptika

1. Nervensystem
   - Motorik: Frühdyskinesien
     Parkinsonoid
     Akathisie, Tasikinesie
     Tardive Dyskinesien

   - Anticholinerge Wirkungen: Mundtrockenheit
     Obstipation
     Ileus
     Blasenentleerungsstörungen
     Akkommodationsstörungen

   - Zerebrale Krampfanfälle
   - Pharmakogenes Delir
   - Malignes neuroleptisches Syndrom
   - Müdigkeit, Konzentrationsstörungen, Depression

2. Herz-Kreislauf-System; Blut
   - Blutdruckregulationsstörungen: Hypotonie
   - kardiale Störungen: Arrhythmien, Verlängerung der QT-Zeit,
     T-Wellen Verformung
   - Thrombosen (insbes. Bein- und Beckenvenen)
   - Blutbildveränderungen: Leukopenie, Agranulozytose,
     Lymphozytose, Monozytose, Eosinophilie

3. Leber-Gallengang-System
   - Leberzellschädigung
   - Enzymanstieg
   - Cholestase
   - Ikterus

4. Endokrines System
   - Prolaktinanstieg → Gynäkomastie, Galaktorrhoe
   - Libidostörungen
   - Hemmung der Insulinsekretion

5. Haut
   - generalisiertes Exanthem
   - Photosensibilisierung
   - Pigmenteinlagerung

6. Auge
   - Trübung von Linse und Hornhaut
   - Pigmenteinlagerung an der Netzhaut

Tabelle 49 b: Relativ häufige und relativ seltene Nebenwirkungen von Neuroleptika (nach Hinterhuber und Haring 1992)

Relativ häufige Nebenwirkungen	Relativ seltene Nebenwirkungen
Müdigkeit	malignes neuroleptisches Syndrom
Reduzierte Konzentrationsfähigkeit	epileptische Anfälle
extrapyramidal-motorische NW	Agranulozytose
(EPMS)	Augenveränderungen
benigne Blutbildveränderungen	
transiente Leberstörungen	
endokrine NW	

roleptika-Behandlung derartige «Nebenwirkungs-Gegenmittel» zur Verfügung haben. Offenbar besteht eine individuell unterschiedliche Disposition zur Entwicklung derartiger Frühdyskinesien; bei vielen Patienten treten diese nie auf, bei manchen schon nach Einnahme von geringen Neuroleptikadosen.

Die zweite wichtige extrapyramidal-motorische Nebenwirkung ist das **Parkinsonoid**, das sich durch folgende Symptome bemerkbar macht: Einschränkung der motorischen Beweglichkeit mit Verlust der Mitbewegungen, kleinschrittiger Gang, Erhöhung des Muskeltonus, Tremor, Speichelfluß und Salbengesicht (Parkinson-Trias: Tremor, Rigor, Akinese). Die Häufigkeit hängt von der Dosierung, der Wirkungsstärke des Neuroleptikums und der individuellen Disposition des Kranken ab und liegt zwischen 20–30 %. Diese Nebenwirkung tritt frühestens nach etwa 10tägiger Behandlung auf und bildet sich durch die Gabe eines Anticholinergikums [z. B. Biperiden (Akineton®)] zurück.

Als dritte Nebenwirkung sind **Akathisie** (Sitzunruhe) und Tasikinesie (Bewegungsunruhe) zu nennen; die Angaben über die Häufigkeit sind sehr unterschiedlich und liegen im Mittel bei etwa 20 %. Beide werden am ehesten unter hochpotenten Neuroleptika beobachtet und zwingen entweder zur Dosisreduktion oder zum Umsetzen, eventuell auf Clozapin. Als medikamentöse Behandlungsmaßnahme kann auch ein Versuch mit Betablockern (z. B. Propranolol 30–80 mg) oder mit Benzodiazepinen unternommen werden.

Die vierte extrapyramidal-motorische Nebenwirkung wird als **Spätdyskinesie (tardive Dyskinesie)** bezeichnet. Sie tritt mit größerer Häufigkeit erst nach etwa 2 Jahre dauernder Neuroleptikatherapie, in Einzelfällen aber auch schon nach Monaten auf. Die Häufigkeit (deutliche Ausprägungsgrade) wird mit etwa 10–20 % (bei Langzeitpatienten auch höher) angegeben.

Tabelle 50: Extrapyramidal-motorische Nebenwirkungen (nach Baldessarini et al. 1991, Hinterhuber und Haring 1992)

Nebenwirkung	Klinisches Bild	Häufigkeit der Symptome bezogen auf Gesamtzahl mit Neuroleptika beh. Patienten	Zeitpunkt des erstmaligen Auftretens nach Behandlungsbeginn	Ursache
Akute Dyskinesie	Muskelspasmen v.a. der Augen, des Gesichtes, der Zunge, des Halses, der Extremitäten, des Rückens	5% (max. 30%)	1–5 Tage	Nicht sicher geklärt, V.a. überschießende Dopaminsynthese
Akathisie	Quälende motorische Unruhe, Bewegungsdrang	25%	5–70 Tage	Nicht sicher geklärt
Parkinsonsyndrom	Akinese, Rigor, Tremor, Gangstörungen, veget. Symptome	20% (max. 40%)	5–30 Tage	Dopaminerge Unterfunktion bzw. cholinerge Überfunktion
Spätdyskinesien	Orofaciale Dyskinesie, choreiforme und athetoide Bewegungsstörungen; nicht schmerzhaft, oft nicht bewußt wahrgenommen	20% (max. 30%)	Monate bis Jahre	Zunahme des D-1/D-2 Rezeptoren-Verhältnisses oder Hypofunktionen bestimmter GABAerger Projektionen

Die typischerweise vom Patienten zumeist gar nicht bemerkten, oft nur diskreten Symptome sind unwillkürliche Zuckungen, vor allem im Bereich der Mund- und Gesichtsmuskulatur, seltener auch bizarre Körperbewegungsstörungen und Verkrampfungen der Atemmuskulatur. Betroffen sind vorwiegend ältere Patienten und Kranke mit hirnorganischer Vorschädigung. Spätdyskinesien müssen als leider bislang meist irreversible Komplikationen einer Neuroleptika-Langzeitbehandlung angesehen werden. Als eine Ursache wird eine Überempfindlichkeit der Dopaminrezeptoren angenommen. Deshalb muß alles getan werden, um erste Anzeichen früh zu erkennen («Zungen-Ruhighaltetest»). Therapeutisch kann versucht werden, auf ein anderes Neuroleptikum umzusetzen, vorübergehend hilft manchmal eine Erhöhung der Neuroleptika-Dosis (!). Die Neuroleptika dürfen keinesfalls abrupt reduziert werden, auch Anticholinergika wie Akineton® sind wirkungslos. Eine kurzfristige Besserung wird manchmal durch die Gabe eines Benzodiazepins beobachtet, auch ein Versuch mit Cholinergika und Tiaprid (Tiapridex®) kann unternommen werden. Die wichtigste Vorsichtsmaßnahme liegt in der regelmäßigen Überwachung eines mit Neuroleptika behandelten Patienten, insbesondere in der Wahl der niedrigstmöglichen Neuroleptika-Dosis.

Von praktischer Bedeutung sind auch *vegetative Nebenwirkungen* wie (leichte) Blutdrucksenkung und Pulsbeschleunigung (Kreislauflabilität), Sekretionsstörungen der Speichel- und Schweißdrüsen sowie (selten) Blasenentleerungsstörungen, die bevorzugt bei niederpotenten Neuroleptika auftreten.

Bei Patienten mit zerebralen Vorschäden, bei Behandlung mit zu hohen Dosen oder bei zu raschem Dosisanstieg sowie bei abruptem Absetzen hoher Neuroleptika-Dosen können *zerebrale Krampfanfälle* vorkommen. Daneben kann es bei zu rascher Dosissteigerung (insbesondere bei niederpotenten Neuroleptika) zu akuten deliranten Syndromen kommen.

Eine seltene, aber sehr schwerwiegende Nebenwirkung ist das **maligne neuroleptische Syndrom**. Es ist charakterisiert durch Rigor, Stupor, hohes Fieber, wechselnde Bewußtseinslage bis hin zum Koma, Anstieg der Kreatinkinase (CK) und Leukozytose. Es wird häufiger bei Männern und bei Patienten unter 40 Jahren beobachtet. Es ähnelt dem Bild der aus der Anästhesie bekannten malignen Hyperthermie und kann klinisch oft nur schwer von der febrilen Katatonie abgegrenzt werden. Die Therapie besteht in sofortigem Absetzen der Neuroleptika und der Gabe von Dantamacrin, evtl. auch von Dopaminagonisten (Lisurid). Die Häufigkeit des malignen neuroleptischen Syndroms liegt zwischen 1 ‰ und 1 %, in etwa 20 % der Fälle verläuft es tödlich.

Von Bedeutung sind außerdem die Wirkungen der Neuroleptika auf das **hämatopoetische System**. Eine diskrete Leukopenie zu Beginn der Behandlung ist harmlos; gefährlich und möglicherweise lebensbedrohend ist dagegen die Agranulozytose (Leukozytenzahl < 500). Bereits ab Leukozytenzahlen unter 3000/ccm muß die Entwicklung einer Agranulozytose befürchtet werden. Durch regelmäßige Kontrolle des Differentialblutbildes kann eine solche Entwicklung jedoch meist frühzeitig erkannt werden; Sekundärphänomene wie Fieber und Angina können bereits Spätsymptome sein und dürfen nicht als alleinige Indikatoren verwendet werden. Vermutet wird eine toxische bzw. allergische Genese; Angaben über die Häufigkeit von Agranulozytosen unter bestimmten Medikamenten sind sehr schwer zu erhalten, da viele der betroffenen Patienten mehrfach mediziert wurden; man rechnet mit etwa 0,1 %. Ursächlich in Frage kommen Phenothiazin-Derivate und vor allem Clozapin; der Manifestationszeitpunkt liegt besonders zwischen der 4. und 10. Behandlungswoche. Bei Auftreten einer Agranulozytose sind die Neuroleptika sofort abzusetzen und eventuell intensivmedizinische Maßnahmen zu veranlassen.

Die sonstigen Blutbildveränderungen (Eosinophilie, Monozytose, Lymphozytose) sind unspezifisch und erfordern keine Änderung der Behandlung.

Gelegentlich kann es zum Auftreten von **Thrombosen** kommen (Bein- und Beckenvenen) mit dem möglichen Risiko einer Lungenembolie; bettlägerige Patienten, bei denen die Behandlung dringend erforderlich ist, sollten deshalb heparinisiert werden. Unter den häufigsten hepatischen Wirkungen sind in erster Linie passagere **Transaminasenerhöhungen** zu nennen; auch sie sind meist harmlos und erfordern nur bei längerfristiger Persistenz oder bei starker Erhöhung ein Absetzen des Präparates. Abgesetzt werden muß auf jeden Fall bei dem (seltenen) Auftreten eines Verschlußikterus.

Wie bei anderen Arzneimittelgruppen auch kann es bei Neuroleptika zum Auftreten generalisierter Arzneimittelexantheme kommen; unter Phenothiazinen kann sich eine Photosensibilisierung entwickeln, so daß von einer Sonnenexposition abzuraten ist. Ophthalmologische Störungen können in Form von Linsen- und Hornhauttrübungen sowie Pigmenteinlagerungen in der Retina auftreten, regelmäßige Kontrollen durch den Augenarzt sind deshalb bei Langzeittherapie sinnvoll.

Die *endokrinen Begleitwirkungen* der Neuroleptika wurden in den letzten Jahren systematischer erforscht; alle Neuroleptika – außer Clozapin – führen zu einem Anstieg der Prolaktinsekretion (Dopaminrezeptorenblockade im tuberoinfundibulären System); dies kann bei Frauen zu Störungen des Menstruationszyklus und Galaktorrhoe führen, bei Männern zu Gynäkomastie und selten auch zu Galaktorrhoe. Weitere Symptome sind Störungen von Erektion und Ejakulation und eine Dämpfung des Geschlechtstriebes.

Der Glucosestoffwechsel kann in Form einer Verminderung der Glucosetoleranz betroffen sein; eine für viele Patienten sehr lästige Nebenwirkung ist eine Steigerung des Appetits und die daraus resultierende Gewichtszunahme.

Schließlich sei noch auf *psychische Nebenwirkungen* der Neuroleptika hingewiesen; viele Patienten klagen über Müdigkeit und Störungen der Konzentrationsfähigkeit. Die Abgrenzung von therapeutisch noch gewünschter Sedierung einerseits und krankheitsbedingten Denkstörungen andererseits ist hier nicht immer einfach. Nach längerfristiger Behandlung mit Neuroleptika können depressive Verstimmungszustände auftreten; ob es sich dabei um eine echte pharmakogene Depression handelt oder um eine krankheitsimmanente Erscheinung nach Abklingen der produktiven Symptomatik ist umstritten. In der Praxis empfiehlt es sich, nach Möglichkeit die Neuroleptika zu reduzieren oder auf ein atypisches Neuroleptikum mit antidepressiver Wirkkomponente umzustellen. Falls dies nicht zum Erfolg führt, kann die Kombinationstherapie mit einem Antidepressivum erwogen werden.

Kontraindikationen für Neuroleptika sind akute Intoxikationen mit zentraldämpfenden Pharmaka und Alkohol. Vorsicht ist angezeigt bei organischen Hirnschäden, hämatologischen und kardiovaskulären Vorerkrankungen.

Die wichtigsten **Wechselwirkungen** sind in Tab. 14 (s. S. 101) dargestellt.

Abhängigkeitsentwicklungen sind bei Neuroleptika nicht bekannt.

5.7 Einzelpräparate (in alphabetischer Reihenfolge)

AMISULPRID
Darreichungsformen: Tbl. 50/100/300 mg
Substanzprofil: «Atypisches» Benzamid-Neuroleptikum (Weiterentwicklung von Sulpirid) mit verringerter Rate von extrapyramidal-motorischen Nebenwirkungen, besonders bei Negativ-Symptomatik indiziert.
Dosierung: 300–900 mg pro Tag

BENPERIDOL (Glianimon®)
Darreichungsformen: Tbl. 2/5/10 mg
Tr. 1 ml = 20 Tr. = 2 mg
Amp. 2 mg/2 ml
Substanzprofil: Butyrophenon-Derivat mit einer Halbwertszeit von etwa 4 Std.; stärkstes zur Zeit im Handel befindliches Neuroleptikum; gut wirksam auch bei katatonen Schizophrenien und psychomotorischen Erregungszuständen.
Dosierung: amb. 4–10 mg, stat. bis 30 mg, max. 45 mg

BROMPERIDOL (Impromen®, Tesoprel®)
Darreichungsformen: Tbl. 5 mg
Tr. 1 ml = 20 Tr. = 2 mg
Substanzprofil: Butyrophenon-Derivat mit sehr langer Halbwertszeit von 20 bis 36 Std.; stark antipsychotisch, nur wenig sedierend; sollte bevorzugt morgens verabreicht werden.
Dosierung: amb. 5–10 mg, stat. bis 20 mg

CHLORPROMAZIN (Propaphenin®)
Darreichungsformen: Drg. 25 mg
Tr. 1 ml = 20 Tr. = 20 mg
Amp. 50 mg/2 ml
Substanzprofil: «Erstes Neuroleptikum»; Phenothiazin-Derivat mit einer Halbwertszeit von 15 bis 30 Std. Referenzsubstanz zur Einteilung nach der «neuroleptischen Potenz». Mittelstark antipsychotisch, sedierend. Findet gegenwärtig nur noch wenig Einsatz in psychiatrischer Indikation; antihistaminisch, antiemetisch.
Dosierung: amb. 75–150 mg, stat. bis 400 mg, max. 600 mg

CHLORPROTHIXEN (Truxal®)
Darreichungsformen: Drg. 15/50 mg
Suspension 1 ml = 16 Tr. = 20 mg

	Saft 1 ml =20 mg (Truxal®)
	Amp. 50mg/1 ml (Truxal®)
Substanzprofil:	Thioxanthen-Derivat mit einer Halbwertszeit von 8 bis 12 Std.; niederpotentes Neuroleptikum mit nur schwach antipsychotischer, aber gut dämpfender und angstlösender Wirkung.
Dosierung:	amb. 50–150 mg, stat. bis 500 mg, max. 800 mg

CLOPENTHIXOL	(Ciatyl®)
Darreichungsformen:	Tbl. 25 mg
	Amp. 25 mg/1 ml
Substanzprofil:	Thioxanthen-Derivat mit einer Halbwertszeit von 24 bis 31 Std.; mittelstark antipsychotisch, gut sedierend, auch bei manischen Syndromen gut wirksam.
Dosierung:	amb. 25–100 mg, stat. bis 300 mg; Einmaldosierung pro Tag oder jeden 2. Tag möglich

---

CLOZAPIN	(Leponex®) Verordnung an spezielle Auflagen gebunden
Darreichungsformen:	Tbl. 25/50/100 mg
	Amp. 50 mg/2 ml
Substanzprofil:	Erste antipsychotisch wirksame Substanz, die nicht die klassischen extrapyramidalen Syndrome verursachte (atypisches Neuroleptikum); vom Profil her den mittelpotenten Neuroleptika zuzuordnen. Chemisch handelt es sich um ein Dibenzoepin mit einer Halbwertszeit um 16 Std. Gut antipsychotisch, sedierend.
	Darf nur unter bestimmten Voraussetzungen verordnet werden (Gefahr der Agranulozytose); die Therapieüberwachung ist sehr streng durchzuführen; genaueres ist der Produkt-Information des Herstellers zu entnehmen.
Dosierung:	amb. 75–300 mg, stat. bis 700 mg

DIXYRAZIN	(Esucos®) [nur in A]
Darreichungsformen:	Tbl. 25 mg
	Tr. 1 ml = 22 mg
Substanzprofil:	Phenothiazin-Derivat mit kurzer Halbwertszeit von 2–3 Std.; niederpotentes Neuroleptikum, nur gering antipsychotisch wirksam, gut anxiolytisch.
Dosierung:	amb. 25–75 mg, stat. bis 150 mg

FLUPENTIXOL	(Fluanxol®)
Darreichungsformen:	Drg. 0,5/5 mg
	Tr. 1 ml =50 mg
	Depot-Präparate: 2% 20 mg/1 ml; 10% 100 mg/1 ml
Substanzprofil:	Thioxanthen-Derivat mit einer Halbwertszeit um 30 Std.; stark antipsychotisch wirksam, in geringerer Dosis möglicherweise auch antidepressiv wirksam. Nicht sedierend; die letzte Dosis sollte nicht nach 16.00 Uhr eingenommen werden.
Dosierung:	amb. 5–10 mg, stat. bis 30 mg; Depot-Spritze 2–3wöchig 20–100 mg

---

FLUPHENAZIN	(Dapotum®, Lyogen®, Omca®, Lyorodin®, Eldoral®)
Darreichungsformen:	Drg. 1 mg (Omca®, Lyorodin®); 4 mg (Lyorodin®)
	Drg. 3/6 mg (Lyogen retard®)
	Tbl. 0,5 mg (Eldoral®)
	Tbl. 1/4 mg (Lyogen®)
	Tbl. 5 mg (Dapotum®)
	Tr. 1 ml = 4 mg (Dapotum®)
	Tr. 1 ml = 2,5 mg (Lyogen forte®)
	Amp. 5 mg/1 ml (Lyogen®)
	Amp. 10 mg/1 ml (Dapotum® acutum)
	Depot-Präparate:
	2,5 mg/1 ml (Dapotum D® 2,5)
	12,5 mg/0,5 ml
	25 mg/1 ml, 50 mg/0,5 ml, 100 mg/1 ml (Lyogen®-Depot, Dapotum® D)
	25 mg/2 ml (Lyorodin® Depot)

Substanzprofil:	Phenothiazin-Derivat mit einer Halbwertszeit von etwa 15 Std.; stark antipsychotisch wirksam, wenig sedierend. Zur Langzeitbehandlung in Depot-Form geeignet.
Dosierung:	amb. 5–15 mg, stat. bis 40 mg; Depot-Spritze 2–3wöchig

FLUSPIRILEN	(Imap®)
Darreichungsformen:	Amp. 2 mg/1 ml
	Amp. 1,5 mg/0,75 ml
Substanzprofil:	Diphenylbutylpiperidin mit einer Halbwertszeit von etwa 7 Tagen; nur als Depot-Präparat verfügbar. Stark antipsychotisch, findet jedoch als eigentliches Neuroleptikum kaum noch Verwendung. Die Substanz wird in niedriger Dosierung häufig als Langzeit-Tranquilizer bei nichtpsychotischen Störungen eingesetzt, was unter großem Vorbehalt (extrapyramidale Nebenwirkungen) zu sehen ist.
Dosierung:	amb: 4–8 mg/Woche, stat. bis 12 mg/Woche

HALOPERIDOL	(Haldol®-Janssen, Sigaperidol®, duraperidol®, Buteridol®)
Darreichungsformen:	Tbl. 1/2/5/10/20 mg
	Tr. 1 ml = 20 Tr. = 2 mg
	Tr. 1 ml = 20 Tr. = 10 mg (Haldol-Janssen® forte, Sigaperidol® forte)
	Amp. 5 mg/1 ml
	Depot-Präparate 50 mg/1 ml, 150 mg/3 ml (Haldol-Janssen Decanoat®)
Substanzprofil:	Butyrophenon-Derivat mit einer Halbwertszeit von 14 bis 20 Std.; stark antipsychotisch, wenig sedierend. Meist verwendetes Standard-Neuroleptikum; gute Kreislaufverträglichkeit auch bei älteren und multimorbiden Patienten.
Dosierung:	amb. 5–15 mg, stat. bis 30 mg, max. 60 mg; Depot-Spritze 3–4wöchig

LEVOMEPROMAZIN (Neurocil®, Tisercin®)

Darreichungsformen: Tbl. 25/50/100 mg
Drg. 25 mg
Tr. 1 ml = 40 Tr. = 40 mg
Amp. 25 mg/1 ml

Substanzprofil: Phenothiazin-Derivat mit einer Halbwertszeit von 17 bis 21 Std.; nur schwach antipsychotisch, aber stark sedierend, dämpfend, schlafanstoßend, schmerzdistanzierend. Gut geeignet zur initialen Therapie psychomotorischer Erregungszustände. Delirgefahr bei Kombination mit Substanzen, die ebenfalls stark anticholinerg wirken; Vorsicht bei älteren Patienten und bei Risikopatienten (Thrombosen).

Dosierung: amb. 25–100 mg, stat. bis 400 mg, max. 600 mg

MELPERON (Eunerpan®)

Darreichungsformen: Drg. 25/100 mg
Amp. 50 mg/2 ml (nur i. m.)
Liquidum 1 ml = 5 mg

Substanzprofil: Butyrophenon-Derivat mit einer Halbwertszeit von 3 bis 4 Std.; wird aufgrund seines neurobiochemischen Wirkspektrums zu den atypischen Neuroleptika gezählt. Schwach antipsychotisch, sedierend, schlafanstoßend. Besonders geeignet zur Behandlung von Verhaltens- und Schlafstörungen bei geriatrischen Patienten.

Dosierung: amb. 50–150 mg, stat. bis 400 mg.
Bei Erregungszustand 1–2 Amp. i.m.

METOFENAZAT (Frenolon®)

Darreichungsformen: Drg. 2/5 mg

Substanzprofil: Phenothiazin-Derivat, Daten zur Halbwertszeit sind nicht verfügbar. Stark antipsychotisch wirksam.

Dosierung: amb. 4–10 mg, stat. bis 30 mg

OLANZAPIN (Zyprexa®)
Darreichungsformen: Kps. 5/7,5/10 mg
Substanzprofil: Neues Thienobenzodiazepin-Antipsychotikum mit deutlich verringerter EPS-Rate und Vorteilen hinsichtlich Wirksamkeit auf Minus-Symptomatik.
Dosierung: 5–20 mg pro Tag

PERAZIN (Taxilan®)
Darreichungsformen: Drg. 25/100/200 mg
Tbl. 100 mg
Tr. 1 ml = 22 Tr. = 44 mg
Amp. 50 mg/2 ml
Substanzprofil: Phenothiazin-Derivat mit einer Halbwertszeit von 8–16 Std.; mittelstark antipsychotisch, sedierend, angstlösend. Nur geringe Rate extrapyramidaler Nebenwirkungen, bislang sind keine Spätdyskinesien bekannt.
Dosierung: amb. 75–300 mg, stat. bis 600 mg

PERPHENAZIN (Decentan®)
Darreichungsformen: Tbl. 4/8 mg
Tr. 1 ml = 20 Tr. = 4 mg
Depot-Präparat 100 mg/1 ml
(Amp./Injektionsflaschen)
Substanzprofil: Phenothiazin-Derivat mit einer Halbwertszeit von 8–12 Std.; mittelstark bis stark antipsychotisch.
Dosierung: amb. 8–32 mg; stat. bis 64 mg; Depot-Spritze 14tägig

PIMOZID (Orap®, Antalon®)
Darreichungsformen: Tbl. 1/4 mg (Orap®), 2 mg (Antalon®)
Substanzprofil: Diphenylbutylpiperidin mit einer Halbwertszeit von 24 bis 48 Std.; aktive Metaboliten 12 bis 96 Std. Stark antipsychotisch, nicht sedierend, eher antriebsfördernd. Morgendliche Einmalgabe möglich.
Dosierung: amb. 2–8 mg, stat. bis 16 mg

PIPAMPERON	(Dipiperon®)
Darreichungsformen:	Tbl. 40 mg
	Saft 1 ml = 4 mg
Substanzprofil:	Butyrophenon-Derivat mit einer Halbwertszeit von etwa 4 Std.; nur schwach antipsychotisch, aber gut anxiolytisch, sedierend.
Dosierung:	amb. 60–120 mg, stat. bis 360 mg

PROMAZIN	(Protactyl®, Sinophenin®)
Darreichungsformen:	Drg. 25/50/100 mg
	Suspension 1 Teel. = 5 ml = 50 mg
	Amp. 50 mg/1 ml; 100 mg/2 ml
Substanzprofil:	Phenothiazin-Derivat mit einer Halbwertszeit zwischen 4 und 29 Std.; schwach antipsychotisch, stark sedierend und antiemetisch wirksam.
Dosierung:	amb. 50–400 mg, stat. bis 1200 mg

PROMETHAZIN	(Atosil®, Eusedon® mono, Prothazin®, Soporil®)
Darreichungsformen:	Drg. 25 mg
	Tr. 1 ml = 20 Tr. = 20 mg
	Lösung 1 ml = 5 mg (Eusedon® mono)
	Sirup 1 ml = 1 mg
	Amp. 50 mg/2 ml
Substanzprofil:	Phenothiazin-Derivat mit einer Halbwertszeit von 8 bis 15 Std.; hat keine eigentliche antipsychotische Wirkung; Einsatz als Zusatztherapie bei der Behandlung mit hochpotenten Neuroleptika wegen seiner sedierenden, schlafanstoßenden Wirkung. Daneben häufig als Antiallergikum eingesetzt, auch bei Kindern gut verträglich.
Dosierung:	amb. 50–400 mg, stat. bis max. 1200 mg

PROTHIPENDYL	(Dominal®)
Darreichungsformen:	Drg. 40 mg
	Tbl. 80 mg
	Tr. 10 Tr. = 25 mg
	Amp. 40 mg/2 ml

| Substanzprofil: | Mit den Phenothiazinen chemisch verwandtes trizyklisches Neuroleptikum; Daten zur Halbwertszeit sind nicht verfügbar. Nur schwach antipsychotisch, aber gut schlafanstoßend. Wegen seiner guten Kreislaufverträglichkeit besonders für geriatrische Patienten geeignet. |
| Dosierung: | amb. 40–160 mg, stat. bis 480 mg |

RISPERIDON	(Risperdal®)
Darreichungsformen:	Tbl. 1/2/3/4 mg
Substanzprofil:	Neuartiges, atypisches Neuroleptikum aus der Gruppe der Benzisoxazol-Derivate. Halbwertszeit etwa 3 Std., die der aktiven Metaboliten etwa 24 Std. Genaues klinisches Wirkspektrum noch nicht fest umrissen, in niedriger Dosierung wohl auch zur Behandlung schizophrener Minussymptomatik geeignet.
Dosierung:	2–8 mg, auch ambulant

SERTINDOL	(Serdolect®, Zerdol®)
Darreichungsformen:	Tbl. 4/12/16 mg
Substanzprofil:	Neues Imidazolidinon-Antipsychotikum (Serotonin- und Dopaminantagonist) mit niedriger EPS-Rate. Günstige Effekte auch auf Negativ-Symptome.
Dosierung:	Initial 4 mg pro Tag, alle 3–4 Tage Dosissteigerung bis auf 12–24 mg pro Tag

---

SULPIRID	(Dogmatil®, Neogama®, Meresa®, Arminol®, Sulp®)
Darreichungsformen:	Kps. 50 mg
	Tbl. 200 mg
	Saft 1 ml = 5 mg (Dogmatil®)
	Amp. 100 mg/2 ml (Dogmatil®, Arminol®)
	Amp. 100 mg/3 ml (Meresa®) nur i.m.
Substanzprofil:	Benzamid-Derivat mit einer Halbwertszeit von etwa 8 Std.; atypisches Neuroleptikum, das in niedriger Dosierung wohl rein antidepressiv wirkt. Nur geringe orale Biover-

fügbarkeit. Sehr geringe Rate extrapyramidal-motorischer Nebenwirkungen, aber starke Prolaktinerhöhung. Deshalb Vorsicht bei Frauen in gebärfähigem Alter. Die Substanz findet auch Einsatz in nicht-psychiatrischen Indikationen (z. B. Schwindel). Nicht nach 16.00 Uhr einnehmen.

Dosierung: 400–1000 mg, auch ambulant

THIORIDAZIN (Melleril®, Melleretten®, Sonapax®)
Darreichungsformen: Drg. 10 mg (Melleretten®)
Drg. 25/100 mg
Drg. 30/200 mg (retard)
Tr. 1 ml = 30 Tr. = 30 mg
Substanzprofil: Phenothiazin-Derivat mit einer Halbwertszeit von etwa 30 Std.; nur schwach antipsychotisch, gut wirksam bei Angst- und Spannungszuständen. Im Nebenwirkungsspektrum sind besonders EKG-Veränderungen und Potenzstörungen zu beachten.
Dosierung: amb. 75–300 mg, stat. bis 700 mg

TRIFLUOPERAZIN (Jatroneural® retard)
Darreichungsformen: Kps. 2 mg
Substanzprofil: Phenothiazin-Derivat mit einer Halbwertszeit von 12 Std.; eigentlich stark antipsychotisch wirksam, wird vom Hersteller aber nur noch in Tranquilizer-Indikation angeboten.
Dosierung: als Neuroleptikum: amb. 2–10 mg, stat. bis 20 mg

TRIFLUPERIDOL (Triperidol®)
Darreichungsformen: Tr. 1 ml = 20 Tr. = 1 mg
Substanzprofil: Butyrophenon-Derivat mit einer Halbwertszeit von 15 bis 20 Std.; sehr stark antipsychotisch, antriebsfördernd. Sehr gut geeignet zur Behandlung von Autismus, Katatonie und Affektstörungen. Sollte nicht nach 16.00 Uhr eingenommen werden.
Dosierung: amb. 1–4 mg, stat. bis 8 mg (max. 12 mg)

TRIFLUPROMAZIN	(Psyquil®)
Darreichungsformen:	Drg. 10/25 mg
	Supp. 70 mg
	Amp. 10 mg/1 ml, 20 mg/1 ml
Substanzprofil:	Phenothiazin-Derivat mit einer Halbwertszeit von etwa 6 Std.; mittelstark antipsychotisch, stark dämpfend. Wird bevorzugt in nicht-psychiatrischen Indikationen eingesetzt, z. B. als Antiemetikum.
Dosierung:	amb. 75–150 mg, stat. bis 300 mg

ZOTEPIN	(Nipolept®)
Darreichungsformen:	Drg. 25/50/100 mg
Substanzprofil:	Trizyklische Substanz aus der Gruppe der Dibenzothiepine mit einer Halbwertszeit von ca. 14 Std. Wird aufgrund seines neurobiochemischen Wirkspektrums den atypischen Neuroleptika zugerechnet. Mittelstark antipsychotisch, sedierend, möglicherweise nur geringe Rate extrapyramidal-motorischer Nebenwirkungen.
Dosierung:	amb. 75–150 mg, stat. bis 300 mg, max. 450 mg (vor den Mahlzeiten)

ZUCLOPENTHIXOL (= cis(z)-Clopenthixol)	(Ciatyl Z®, Ciatyl Z® Depot, Ciatyl Z® Acuphase)
Darreichungsformen:	Tbl. 2/10/25 mg
	Tr. 1 ml = 20 Tr. = 20 mg
	Acuphase 50 mg/1 ml; 100 mg/2 ml
	Depot Amp. 200 mg/1 ml
Substanzprofil:	Thioxanthen-Derivat mit einer Halbwertszeit von ca. 20 Std.; mittelstark bis stark antipsychotisch, sedierend, antimanisch. Liegt auch in Form eines Kurzzeit-Depots vor zur raschen Behandlung psychomotorischer Erregungszustände; auch zur Behandlung von Unruhe- und Verwirrtheitszuständen bei seniler Demenz und Erregungszuständen bei erethischem Schwachsinn.
Dosierung:	amb. 2–25 mg, stat. bis 75 mg; Depot-Spritze 2wöchig

Literatur

Arzneimittelkommission der Deutschen Ärzteschaft (1993): Sulpirid-haltige Humanarzneimitel. Dt. Ärztebl. 90: 1570.

Baldessarini, R. J., Cohen, B. M., Teichen, M. F. (1988): Significance of neuroleptic dose and plasma level in the pharmacological treatment of psychoses. Arch. Gen. Psychiat. 45: 79–91.

Bandelow, B., Müller, P., Rüther, E. (1991): 30 Jahre Erfahrung mit Haloperidol. Fortschr. Neurol. Psychiat. 59: 297–321.

Blaisdell, G. D. (1994): Akathisia: A comprehensive review and treatment summary. Pharmacopsychiat. 27: 139–146.

Breyer-Pfaff, U. (1987): Klinische Pharmakokinetik der Neuroleptika: Ergebnisse und Probleme. In: Pichot, P., Möller, H. J. (Hrsg.) Neuroleptika Rückschau 1952–1986 – Künftige Entwicklungen. Springer, Heidelberg.

Budde, G., Heininger, K. (1991): Die Dopaminhypothese der Schizophrenie. In: Beckmann, H., Osterheider, M. (Hrsg.) Neurotransmitter und psychische Erkrankungen. Springer, Berlin/Heidelberg/New York.

Csernansky, J. G. (1986): Antipsychotics. Springer, Berlin, New York.

Delini-Stula, A. (1986): Neuroanatomical, neuropharmacological and neurobiochemical target systems for antipsychotic activity of neuroleptics. Pharmacopsychiat. 19: 134–139.

Dose, M. (1994): Blickpunkt Benzamide. Aesopus, Basel.

Helmchen, H., Hippius, H., Tölle, R. (Hrsg.) (1988): Therapie mit Neuroleptika-Perazin. Thieme, Stuttgart.

Hinterhuber H., Haring, Ch. (1992): Unerwünschte Wirkungen, Kontraindikationen, Überdosierungen, Intoxikation. In: Riederer, P., Laux, G., Pöldinger, W. (Hrsg.) Neuropsychopharmaka, Bd. 4 Neuroleptika. Springer, Wien.

Hinterhuber, H., Kulhanek, F., Fleischhacker, W. W. (Hrsg.) (1990): Kombination therapeutischer Strategien bei schizophrenen Erkrankungen. Vieweg, Braunschweig.

Hyttel, J., Larsen, J. J., Christensen, A. V., Arnt, J. (1985): Receptorbinding profiles of neuroleptics. In: Casey, D. E., Chase, T. N., Christensen, A. V., Gerlach, J. (eds.) Dyskinesia – research and treatment. Springer, Heidelberg.

Kane, J. M. (1989): The current status of neuroleptic therapy. J. Clin. Psychiatry 50: 322–328.

Kapfhammer, H. P., Rüther, E. (1988): Depot-Neuroleptika. Springer, Heidelberg.

Kissling, W. (1993): Schizophrenie: Rückfallverhütung durch Neuroleptika. Dt. Ärztebl. 90: 2489–2493.

Klages, U., Hippius, H., Müller-Spahn, F. (1993): Atypische Neuroleptika, Pharmakologie und klinische Bedeutung. Fortschr. Neurol. Psychiat. 61: 390–398.

Klimke, A., Klieser, E. (1995): Das atypische Neuroleptikum Clozapin (Leponex®) – aktueller Kenntnisstand und neuere klinische Aspekte. Fortschr. Neurol. Psychiat. 63: 173–193.

Laux, G., Broich, K. (1994): Sulpirid – ein atypisches Neurothymoleptikum. Fundamenta Psychiatrica 8: 50–59.

Livingston, M. G. (1994): Risperidone. Lancet 343: 457–460.

Marder, S., Meibach, R. C. (1994): Risperidone in the treatment of schizophrenia. Am. J. Psychiatry 151: 825–835.

Möller, H. J., Scharl, W., v. Zerssen, D. (1985): Vorhersage des Therapieerfolges unter neuroleptischer Akutbehandlung: Ergebnisse einer empirischen Untersuchung an 243 stationär behandelten schizophrenen Patienten. Fortschr. Neurol. Psychiat. 53: 370–383.

Möller, H.-J. (Hrsg.) (1993): Therapieresistenz unter Neuroleptika-Behandlung. Springer, Wien.

Müller-Oerlinghausen, B., Möller, H. J., Rüther, E. (Hrsg.) (1990): Thioxanthene in der neuroleptischen Behandlung. Springer, Heidelberg.

Naber, D., Müller-Spahn, F. (Hrsg.) (1994): Clozapin. Pharmakologie und Klinik eines atypischen Neuroleptikums. Neuere Aspekte der klinischen Praxis. Springer, Berlin, Heidelberg.

Naber, D., Müller-Spahn, F. (Hrsg.) (1995): Clozapin. Pharmakologie und Klinik eines atypischen Neuroleptikums. Erfahrungen bei Therapieresistenz, Minussymptomatik, Rezidivprophylaxe und Langzeitbehandlung. Springer, Heidelberg.

Peroutka, S. J., Snyder, S. H. (1980): Relationship of neuroleptic drug effects at brain dopamine, serotonin, alphaadrenergic and histamine receptors to clinical potency. Am. J. Psychiatry 137: 1518–1522.

Pichot, P., Möller, H. J. (Hrsg.) (1987): Neuroleptika. Rückschau 1952–1986 – Künftige Entwicklungen. Möglichkeiten und Probleme der Neuroleptikatherapie. Springer, Heidelberg.

Pietzker, A. (1988): Das maligne neuroleptische Syndrom. Nervenarzt 59: 691–700.

Riederer, P., Laux, G., Pöldinger, W. (Hrsg.) (1992, 1997²): Neuro-Psychopharmaka. Ein Therapie-Handbuch. Band 4 Neuroleptika. Springer, Wien.

Schmidt, L. G., Siemetzki, H. (1988): Differentielle Wirkprofile der neuroleptischen Therapie akut Schizophrener. Nervenarzt 59: 721–726.

Seeman, P. (1986): Dopamine/neuroleptic receptors in schizophrenia. In: Burrows, G. D., Norman, T. R., Rubinstein, G. (eds.) Handbook of studies on schizophrenia, Part 2: Management and research. Elsevier, Amsterdam.

Tegeler, J. (1987): Behandlung mit Neuroleptika. Extrapyramidalmotorische Begleitwirkungen. Münch. med. Wschr. 129: 176–179.

Thompson, C. (1994): The use of high-dose antipsychotic medication. Brit. J. Psychiatry 164: 448–458.

Volz, H.-P., Laux, G. (1994): Spätdyskinesien. Ursachen, Verlauf und Behandlung. Internist. Prax. 34: 929–935.

6 | Nootropika (Antidementiva)

Bei dieser Gruppe handelt es sich um zentral-nervös wirksame Arzneimittel, die bestimmte Hirnfunktionen, wie Gedächtnis, Konzentrations-
Lern- und Denkfähigkeit verbessern sollen und auf dem weit gefä-
cherten Gebiet der zerebralen Funktionsstörungen Verwendung finden.
Wichtigste Zielgruppe ist der geriatrische Patient, bei dem im Rahmen
eines zerebralen Abbauprozesses psychopathologische und neurologische Störungen im Sinne eines chronischen hirnorganischen Psychosyn-
droms vorliegen. Diesem Syndrom – häufig auch mit dem Begriff
Demenz bezeichnet – kann eine Vielfalt verschiedenartiger Krankheits-
prozesse zugrunde liegen. Früher nahm man an, daß dementive Störungen weitgehend Folge einer zerebralen Minderdurchblutung sind,
während man heute weiß, daß neuronale Abbauprozesse die häufigste
Ursache darstellen. Mit mehr als 50 % ist die Demenz vom Alzheimer
Typ (DAT), bei der degenerative Hirnveränderungen im Vordergrund
stehen, die häufigste Form. Ihr folgen mit ca. 20 % die vaskulären bzw.
Multi-Infarkt-Demenzen (DVT oder MID) und mit ca. 25–30 %
Mischformen und sekundäre Demenzen. Zu letzteren gehört auch die
sog. «Pseudodemenz» (z. B. im Rahmen einer Depression). Diesen
Formen kommt aufgrund ihrer guten Behandelbarkeit besondere Be-
deutung zu.

Obwohl Ätiologie und Pathogenese der Hirnleistungsstörungen völlig verschieden sein können, ist die Ausprägung der Krankheit trotzdem
gleich. Das (chronische) hirnorganische Psychosyndrom äußert sich vor
allem in 2 Hauptsymptomatiken, der Hirnleistungsschwäche (Intelligenzminderung) und der Persönlichkeitsveränderung (Wesensänderung). Diese Symptomatiken resultieren aus pathobiochemischen Störungen im Hirnstoffwechsel, die zum Untergang betroffener Zellareale
führen können. Es sind, wie man heute weiß, u. a. Störungen im
Energie- (Glucoseutilisation), Neurotransmitter- und Calciumstoff-
wechsel, die dafür verantwortlich sind.

Während früher Vasodilatatoren bei der Therapie der Demenz an
erster Stelle standen, versucht man heute zum einen eine Stoffwechsel-
verbesserung (Glucose, Neurotransmitter) der noch nicht degenerierten
Zellen zu erreichen und zum anderen Einfluß auf die gestörte Mikro-

zirkulation und Calciumhomöostase zu nehmen. Die zu diesem Zweck eingesetzten Nootropika stellen eine symptomatische Therapieform dar, die Ätiologie der Erkrankung wird dabei nicht berücksichtigt. In Tab. 51 werden die heute als Nootropika verwendeten Substanzen aufgeführt. Es handelt sich um eine chemisch und pharmakologisch sehr heterogene Gruppe, deren Wirkmechanismen z. T. hypothetisch sind. Die Problematik dieser Substanzgruppe besteht darin, daß für eine Vielzahl der wissenschaftlich abgesicherte Beweis einer nootropen Wirkung fehlt. Andererseits gibt es einige Substanzen, an deren zerebraler Wirksamkeit kein Zweifel besteht, da sie klinisch meßbare Verhaltens- und Leistungsverbesserungen bei Patienten mit hirnorganisch bedingter Leistungsinsuffizienz bewirken. In erster Linie werden Einflüsse auf den ATP-Energie- und Transmitterstoffwechsel diskutiert. Neben einer deutlich meßbaren Vigilanzerhöhung werden auch neuroprotektive Mechanismen (Schutz gegen Hypoxidosen) postuliert.

Bei einem Überblick über die chemisch und vom Wirkmechanismus her gesehen so vielfältige Gruppe der Nootropika fällt auf, daß keine Substanz ein spezifisches Wirkungsprofil besitzt und daher auch keine substanzspezifischen Indikationsbereiche angegeben werden können. Vielmehr wirken alle im wesentlichen auf dieselben psychopathologischen Zielsymptome wie Antrieb, Gedächtnisschwäche, Konzentrationsschwierigkeiten, Denkstörungen usw. und lassen sich im Hinblick auf die Indikation weitgehend als austauschbar ansehen.

Daß für die Nootropika bisher kein einheitlicher Wirkmechanismus bekannt ist, liegt u. a. an der Komplexität der neuronalen Metabolisierung insbesondere des Funktionsstoffwechsels. In neuester Zeit gibt es jedoch aus Versuchen an Mäusen Hinweise darauf, daß Piracetam und andere Nootropika als gemeinsame Wirkqualität eine partielle Wiederherstellung von altersbedingtem Defizit der m-Cholinozeptor-Dichte und -Funktionalität besitzen. Diese Befunde bedürfen aber weiterer Abklärung. Die pharmakologische Forschung mit Zielrichtung Demenz wird dadurch erschwert, daß es keine geeigneten Tiermodelle gibt, die der Erkrankung beim Menschen nahe kommen. Mittlerweile läßt sich mittels neuerer Methoden, wie EEG-Brain-Mapping, immerhin der Einfluß der Nootropika auf die Vigilanzregulation objektivieren.

Die Beurteilung der Wirksamkeit von Nootropika stützt sich in erster Linie auf klinische Beobachtungen. Hierzu gehören die psychopathologische Befunderhebung durch den Arzt anhand verschiedener Bewertungsskalen (z. B. SCAG-Skala, s. S. 52), daneben auch die Verhaltensbeurteilung durch Angehörige bzw. Pflegepersonal. Kognitive Funktionsstörungen wie Konzentrations- oder Gedächtnisschwächen

Tabelle 51: Nootropika (Hirnstoffwechselpräparate, sog. vasoaktive Substanzen, Antihypoxidotika, Antidementiva)

Bencyclan	Fludilat®
Buflomedil	Bufedil®, Defluina peri®, Buflohexal®
Cinnarizin	Giganten®, Stutgeron®, Cinnacet®
Cyclandelat	Spasmocyclon®, Natil®
Dihydroergotoxin* bzw. -cristin	Hydergin®, Circanol®, Dacoren®, DCCK®, Defluina N®, Sponsin®, Hydro-Cebral®, Enirant®, Nehydrin®, Ergoplus®, Orphol®, Decme®, Ergodesit®, ergotox®
Flunarizin	Sibelium®
Ginkgo-biloba**	Tebonin®, Rökan®, Kaveri®, Craton® u.a.
Meclofenoxat*	Helfergin®, Cerutil®
Memantin	Akatinol®
Naftidrofuryl**	Dusodril®, Artocoron®, Luctor®, Naftilong®, Azunaftil®
Nicergolin**	Sermion®, Memoq®, Circo-Maren®, ergobel®, duracebrol®, Nicerium®
Nikotinsäure/-derivate	Complamin®, Cosaldon®, Xantinolnicotinat, Hexanicit®, Radecol®
Nimodipin*	Nimotop®
Piracetam*	Normabrain®, Nootrop®, Novocetam®, Memo-Puren®, Encetrop®, Avigilen®, durapitrop®, Cuxabrain®, Piracetrop®, Sinapsan®, Cerebroforte®, Cerepar®, Piracebral®
Pyritinol*	Encephabol®, Logomed Neuro-Aktiv®, Ardeyceryl P®, Gerigamma®
Organpräp.	Actihaemyl®, Actovegin®, Cerebrolysin®, Voltil®
Tacrin*	Cognex®
Vincamin	Pervincamin®, Equipur®, Cetal®, Vincapront®, Vinca-Tablinen
Vinpocetin	Cavinton®
Viquidil	Desclidium®

* Substanzen mit gesicherter klinischer Wirksamkeit
** Substanzen mit wahrscheinlicher klinischer Wirksamkeit (nach Herrschaft)

können mittels spezieller psychometrischer Tests objektiv quantifiziert werden.

Im Zuge der Nachzulassung von Arzneimitteln hat eine Aufbereitungskommission des Bundesgesundheitsamtes Substanzen dieses Indikationsbereiches kritisch geprüft und 6 davon – Piracetam, Pyritinol, Meclofenoxat, Nimodipin, Tacrin und Dihydroergotoxin – als wirksam bei Hirnleistungsstörungen bewertet. Ergebnisse neuerer klinischer doppelblind-placebokontrollierter Studien (insb. mit Cholinesterasehemmern) lassen erwarten, daß sich die Zahl der als wirksam beurteilten Substanzen vergrößern wird. Wichtig gerade im Hinblick auf die Compliance der Patienten ist der Hinweis, daß die Therapie mit Nootropika über einen ausreichend langen Zeitraum durchgeführt wird. Klinisch hat es sich bewährt, initial eine Infusionsbehandlung über 8 bis 14 Tage durchzuführen und anschließend (mindestens 3 Monate) oral weiterzubehandeln. Eine Besserung ist bei den vorliegenden Krankheitsbildern nicht schlagartig, sondern erst über längere Zeiträume zu erwarten.

An unerwünschten Wirkungen kann es neben Allergien, Hautrötungen und Wärmegefühl durch den psychisch aktivierenden Effekt zu Unruhezuständen und Einschlafstörungen, selten auch zu psychomotorischen Erregungszuständen, unter Tacrin zum Anstieg der Transaminasen kommen.

Es sei allerdings betont, daß mit der derzeitigen Nootropikageneration therapeutische Fortschritte nur beim hirnorganischen Psychosyndrom leichter bis mittlerer Ausprägung zu erwarten sind. Schwere Demenzen sind einer Therapie mit Nootropika nicht zugänglich.

In Anbetracht des zunehmenden Stellenwertes der Gerontopsychiatrie («Alterspyramide» der Bevölkerung) kommt der Entwicklung neuer, wirksamer Nootropika und «Alzheimer-Medikamente» große Bedeutung zu. Eine erfolgreiche Therapie der senilen Demenz ist aber wohl nur langfristig in Sicht. Obwohl die jetzige Medikamenten-Generation langfristig die Prognose einer Alzheimerschen Erkrankung nicht verbessern kann, ist kein fataler Nihilismus am Platze. Die durchaus vorhandenen, klinisch belegten Effekte der Nootropika und ihre relativ geringen Nebenwirkungen rechtfertigen einen zeitlich begrenzten Versuch. Wichtig ist dabei immer auch die entsprechende psychosoziale Betreuung der Kranken mit täglichem Gedächtnistraining («Gehirnjogging») sowie körperliche Aktivität. Angesichts des Leides, das diese Krankheiten über die Betroffenen und ihre Familien bringen, sollte man – auch noch so geringe – therapeutische Chancen nicht unversucht lassen.

Abschließend sei noch erwähnt, daß Nootropika häufig mit den sog. **Geriatrika** verwechselt werden. Man versteht unter diesem Begriff Arzneimittel, die zur Vorbeugung und Behandlung einer Minderung der körperlichen und psychischen Leistungsfähigkeit im Alter dienen sollen. Darunter fallen etliche Phytopharmaka wie Ginseng oder Knoblauch, chemische Verbindungen wie Procain oder Lezithin, Vitamine und Spurenelemente. Typische Geriatrika sind häufig Kombinationspräparate aus Phytopharmaka und chemischen Stoffen zusammen mit einer Palette an Vitaminen und Spurenelementen. Allen diesen Präparaten ist gemeinsam, daß im wissenschaftlichen Sinne bisher keinerlei Nachweis eines therapeutischen Wertes gegen das Altern erbracht wurde, abgesehen davon, daß generell angezweifelt wird, ob solch eine Beeinflussung des sehr wahrscheinlich genetisch determinierten Alterns eines Individuums überhaupt möglich ist.

Literatur

Aschoff, J. C. (1988): Alzheimer-Demenz. Wissensstand und Therapieansätze. Med. Mo. Pharm. 11: 361–367.

Bauer, J. (1994): Klinische Diagnostik und Therapiemöglichkeiten der Demenz vom Alzheimer-Typ. Fortschr. Neurol. Psychiat. 62: 417–432.

Estler, C. J. (1987): Arzneimittel im Alter. Wiss. Verl. Ges. Stuttgart.

Gottfries, C. G. (1989): Pharmacological treatment strategies in dementia disorders. Pharmacopsychiat. 22: 129–134.

Herrmann, W. M., Kern, U. (1987): Nootropika: Wirkungen und Wirksamkeit. Eine Überlegung am Beispiel einer Phase III-Prüfung mit Piracetam. Nervenarzt 58: 358–364.

Herrschaft, H. (1988): Zur Wirkung und therapeutischen Wirksamkeit von Nootropika. In: Helmchen, H. (Hrsg.) Wirkungen und Wirksamkeit von Nootropika. Springer, Heidelberg.

Kanowski, S. (1990): Psychopharmaka im Alter: Nootropika. In: Herz, A., Hippius, H., Spann, W. (Hrsg.) Psychopharmaka heute. Springer, Heidelberg.

Krieglstein, J. (1990): Hirnleistungsstörungen. Pharmakologie und Ansätze für die Therapie. Wiss. Verl. Ges., Stuttgart.

Kurz, A. (1996): Therapeutische Möglichkeiten bei der Alzheimer-Krankheit. Psycho 22: 575–583.

Kurz, A., Marquard, R., Mösch, D. (1995): Tacrin: Ein Fortschritt in der Behandlung der Alzheimer Krankheit? Z. Gerontol. Geriat. 28: 163–168.

Müller, W. E. (1995): Therapie mit Nootropika, Möglichkeiten und Grenzen. Psycho 21: 742–751.

Riederer, P., Laux, G., Pöldinger, W. (Hrsg.) (1992): Neuro-Psychopharmaka. Ein Therapie-Handbuch. Band 5 Parkinsonmittel und Nootropika. Springer, Wien.

Volz, H.-P., Hänsel, R. (1994): Ginkgo biloba – Grundlagen und Anwendung in der Psychiatrie. Psychopharmakotherapie 1: 70–76.

7 Parkinsonmittel

Parkinsonmittel sind auch in der Pharmakopsychiatrie aus folgenden Gründen von Bedeutung:
1. Als Zusatzmedikamente in der Neuroleptika-Therapie
2. Aufgrund ihrer psychotropen (Neben-)Wirkungen
3. Infolge relativ häufiger Kombination mit Psychopharmaka bedingt durch die Häufigkeit psychischer Auffälligkeiten bei Parkinson-Patienten.

Für die Behandlung des Parkinson-Syndroms stehen gegenwärtig 5 Stoffgruppen zur Verfügung:
1. Anticholinergika
2. L-Dopa/Decarboxylasehemmer
3. Amantadine (NMDA-Antagonisten)
4. Dopamin-Agonisten
5. MAO-B-Hemmer

Biochemisch umfassen die Therapie-Ansätze die Substitution von Dopamin durch Zufuhr von L-Dopa, die Stimulation des dopaminergen Systems, die Beeinflussung des gestörten Gleichgewichtes von cholinergem und dopaminergem System, die Hemmung des Dopamin-Abbaus im ZNS sowie die Blockade von Glutamat (NMDA)-Rezeptoren. Die im Handel befindlichen Parkinsonmittel sind in Tab. 52 aufgeführt.

Anticholinergika wie Biperiden (Akineton®) werden zur Therapie von Neuroleptika-bedingten Frühdyskinesien oral oder auch parenteral sowie beim Auftreten eines neuroleptisch bedingten Parkinson-Syndroms (Parkinsonoid) eingesetzt (siehe Kap. Neuroleptika). Im Rahmen des Parkinson-Syndroms werden sie vor allem bei dominierendem Tremor verordnet. Neben einer euphorisierenden Wirkung weisen diese Substanzen jedoch eine delirogene Potenz auf und können besonders bei Alterspatienten zu Verwirrtheitszuständen und Funktionspsychosen führen. Bei prädisponierten Patienten können dementive Symptome verstärkt werden, so daß diese Substanzgruppe außer zur Kupierung von Neuroleptika-Nebenwirkungen heute seltener eingesetzt wird. Eine prophylaktische oder längere Gabe von Anticholinergika im Rahmen einer Neuroleptika-Therapie wird heute u. a. wegen der Abschwächung der antipsychotischen Neuroleptika-Wirkung nicht empfohlen.

Tabelle 52: Parkinsonmittel

Amantadin	PK-Merz®, Viregyt®, Tregor®, Amixx®
Benzatropin	Cogentinol®
Biperiden	Akineton®, Norakin N®, Desiperiden®
Bornaprin	Sormodren®
Bromocriptin	Pravidel®, Kirim®
Dihydroergocryptin	Almirid®, Cripar®
Levodopa	Dopaflex 500 **Komb.:** Madopar®, Nacom®, Isicom® Striaton®
Lisurid	Dopergin®
Memantin	Akatinol®
Metixen	Tremarit®
Pergolid	Parkotil®
Pridinol	Parks 12®, Lyseen-Hommel®
Procyclidin	Osnervan®
Selegilin	Movergan®, Deprenyl®, Antiparkin® u.a.
Tiaprid	Tiapridex®
Trihexyphenidyl	Artane®, Parkopan®

Die Nebenwirkungen der Anticholinergika sind vor allem vegetativer Art (Mundtrockenheit, Akkommodationsstörungen, Tachykardie, Miktionsstörungen) sowie psychomotorische Unruhe. Sie sind bei Glaukom, Prostatahypertrophie und Tachyarrhythmien kontraindiziert.

L-Dopa (mit Decarboxylasehemmer) ist das potenteste aller Parkinsonmittel und besitzt in der Behandlung des Parkinson-Syndroms die wichtigste Bedeutung. Nach 3–5 Jahren ist allerdings mit einem Wirkverlust zu rechnen, weshalb heute die frühe Kombination mit anderen Parkinsonmitteln (Dopamin-Agonisten wie Bromocriptin oder Lisurid bzw. MAO-B-Hemmer [Deprenyl]) propagiert wird. An psychischen Nebenwirkungen sind Alpträume, Verwirrtheitszustände und pharmakotoxische Psychosen («Dopa-Psychose») vor allem bei älteren Patienten beschrieben. Die Therapie besteht hier zum einen in der

L-Dopa-Reduktion und/oder einer zusätzlichen Neuroleptika-Medika-
tion, andererseits wurde unter Annahme einer Imbalance im Dopamin-
Serotonin-Stoffwechsel die Gabe von L-Tryptophan empfohlen.
L-Dopa und Dopamin-Agonisten sind bei schweren hirnorganischen
Psychosyndromen und Psychosen kontraindiziert. Gleiches gilt für die
vor allem bei akinetischen Krisen eingesetzten **Amantadine**, unter denen als Nebenwirkungen Schlafstörungen, exogene Psychosen und zentralnervöse Übererregbarkeit beschrieben sind.

Neben der Bradyphrenie («psychische Akinese», «subkortikale Demenz») finden sich Depressionen bei ca. 50 % der Parkinson-Kranken,
die Monate bis Jahre vor der motorischen Symptomatik auftreten
können. Diese Patienten werden deshalb nicht selten kombiniert mit
Parkinsonmitteln und Antidepressiva behandelt. Wie im Kapitel Interaktionen dargelegt, ist hier vor allem bei Gabe anticholinerg wirksamer
Antidepressiva die erhöhte Gefahr des Auftretens von deliranten Syndromen und Verwirrtheitszuständen zu beachten.

Abschließend sei das **maligne Dopa-Entzugs-Syndrom** erwähnt, dessen differentialdiagnostische Abgrenzung vom malignen neuroleptischen Syndrom und der perniziösen Katatonie schwierig sein kann.

In jedem Fall erfordert die Behandlung mit Parkinsonmitteln eine
individuelle Medikamentenauswahl und Dosierung je nach Prägnanz-
Typ und die Beachtung möglicher Interaktionen mit Psychopharmaka.

Literatur

Birkmayer, W., Riederer, P. (1985): Die Parkinson-Krankheit. Biochemie, Klinik, Therapie. Springer, Wien.

Jörg, J. (1988): Das Parkinson-Syndrom. Dt. Ärztebl. 85: 283–288.

Riederer, P., Laux, G., Pöldinger, W. (Hrsg.) (1992): Neuro-Psychopharmaka.
Ein Therapie-Handbuch. Band 5 Parkinsonmittel und Nootropika. Springer, Wien.

Schneider, E. (1989): Parkinson-Syndrom. Heutiger Stand der medikamentösen Therapie. Therapiewoche 39, Sonderheft, 12–26.

Ulm, G. (1988): Psychopathologie des Morbus Parkinson – Möglichkeiten der
Therapie. Nervenheilk. 7: 4–45.

8 | Antiepileptika

Antiepileptika sind eine chemisch sehr heterogene Gruppe von Substanzen, die in unterschiedlichem Maß das Auftreten bestimmter Formen epileptischer Anfälle verhindern können. Sie zählen zwar nicht zu den Psychopharmaka im engeren Sinn, da sie jedoch neben ihren antikonvulsiven Eigenschaften zum Teil auch psychotrope Wirkungen entfalten und einige Substanzen auch in der psychiatrischen Therapie Verwendung finden (vgl. Kap. II.4), soll die Gesamtgruppe im folgenden kurz beschrieben werden.

Antiepileptika können in 4 **Hauptgruppen** und eine Reihe nicht näher klassifizierbarer Einzelsubstanzen eingeteilt werden (Tab. 53). Gegenwärtig sind zahlreiche, z. T. neue Monopräparate sowie einige Kombinationspräparate im Handel. Bei einigen der in Tab. 53 aufgelisteten Präparate ist zu beachten, daß sie neben den antikonvulsiven auch andere Eigenschaften besitzen und deshalb auch, z. T. sogar vorrangig, bei anderen Indikationen zum Einsatz kommen (Benzodiazepine, Barbiturate). Auf die Problematik der barbiturathaltigen Kombinationspräparate wurde bereits im Kapitel über Hypnotika hingewiesen, betont sei nochmals die Gefahr des Auftretens von Entzugskrampfanfällen bei zu raschem oder abruptem Absetzen.

Die neuronalen **Wirkmechanismen** der Antiepileptika sind noch wenig bekannt; diskutiert werden u. a. membranstabilisierende Effekte und über die Beeinflussung des GABAergen Systems eine Hemmung der Freisetzung erregender Neurotransmitter sowie eine Verminderung der Erregungsausbreitung.

Antiepileptika werden nach oraler Gabe gut und rasch resorbiert; bei einigen Substanzen sind besondere **pharmakokinetische Charakteristika** zu beachten, so folgt Phenytoin einer nicht-linearen Kinetik, d. h. im höheren Dosierungsbereich steigt die Konzentration bei Dosiserhöhung rascher an als im niederen Bereich. Bei Carbamazepin kommt es durch Autoenzyminduktion bei längerfristiger Gabe zu einem rascheren Abbau und damit einem Sinken des Blutspiegels. Barbiturate als starke Enzyminduktoren beeinflussen die Kinetik parallel verordneter anderer Wirksubstanzen wie Antikoagulantien und Antikonzeptiva.

Hauptindikationen der Antiepileptika sind die verschiedenen Formen

Tabelle 53: Antiepileptika

1. Barbiturate
   Barbexaclon (Maliasin®)

   Phenobarbital (Luminal®, Luminaletten®, Phenaemal®,
   Phenaemaletten®, Lepinal®, Lepinaletten®)

   Primidon (Liskantin®, Mylepsinum®, Resimatil®)

2. Hydantoine
   Phenytoin (Epanutin®, Phenhydan®, Zentropil®)

3. Benzodiazepine
   Clobazam (Frisium®)

   Clonazepam (Rivotril®, Antelepsin®)

   Diazepam (Diazemuls®, Diazepam Desitin® rectal tube, Valium® u.a.)

   Lorazepam (Tavor® pro injectione)

   Nitrazepam (Dormo-Puren®, Eatan®, imeson®, Mogadan®, Novanox® u.a.)

4. Succinimide/Oxazolidine
   Ethosuximid (Petnidan®, Pyknolepsinum®, Suxinutin®, Suxilep®)

   Mesuximid (Petinutin®)

5. Einzelsubstanzen
   Acetazolamid (Diamox®)

   ACTH (Synacthen®)

   Carbamazepin (Tegretal®, Timonil®, Sirtal® u.a.)

   Chloralhydrat (Chloraldurat®, Chloralhydrat-Rectiole®)

   Felbamat (Taloxa®)

   Gabapentin (Neurontin®)

   Lamotrigin (Lamictal®)

   Sultiam (Ospolot®)

   Valproinsäure (Convulex®, Ergenyl®, Leptilan®, Mylproin®, Orfiril® u.a.)

   Vigabatrin (Sabril®)

der Epilepsie; nach der internationalen Klassifikation der Anfallsleiden werden folgende Gruppen unterschieden:

1. *Generalisierte Epilepsien;* hierzu gehören die petit-mal Epilepsien des Kindes- und Jugendalters sowie die grand-mal Epilepsien.
2. *Partielle (fokale) Epilepsien,* die mit sog. einfachen (elementaren) oder komplexen Anfällen einhergehen. Bei beiden Formen werden jeweils verschiedene Subtypen unterschieden; für genauere Beschreibungen sei auf die entsprechende Fachliteratur verwiesen.

Kein Antiepileptikum ist bei allen Anfallsformen wirksam; für jeden Anfallstyp gibt es Substanzen, die besonders gut wirksam sind und für den jeweiligen Anfallstyp als Mittel der 1. Wahl angesehen werden können. Zieht man die Standardwerke der Epilepsietherapie zu Rate, stellt man allerdings fest, daß darüber z. T. differente Angaben gemacht werden. Im Rahmen dieses Buches kann hierauf nicht näher eingegangen werden; hier sollen lediglich einige grundsätzliche Richtlinien der antiepileptischen Therapie genannt werden.

Vor Beginn einer **Behandlung** muß die jeweilige Anfallsform eindeutig klassifiziert sein; allzu häufig hat eine spätere «Therapieresistenz» ihre Ursachen darin, daß die Anfallsform falsch eingeordnet wurde. Die Therapie sollte einschleichend und mit nur **einem** Präparat beginnen; vorzuziehen sind Substanzen mit geringeren (Langzeit-)Nebenwirkungen und größerer Dosierungsbreite, um das Risiko von Intoxikationen zu minimieren. Anfangs sollte der Blutspiegel des Medikamentes häufiger kontrolliert werden, um Unter- und Überdosierungen zu vermeiden und die Compliance zu überwachen.

Sollte wegen mangelnder Wirksamkeit eine Umstellung erforderlich sein, ist hierfür ein genauer Plan aufzustellen, bei dem rasche und abrupte Dosisänderungen zu vermeiden sind. Die Anbindung des Patienten an eine «Anfallsambulanz» kann von großem Vorteil sein, insbesondere auch deswegen, weil die Krankheit und ihre Behandlung zahlreiche Fragen aufwirft, die weit über rein medizinische Belange hinausgehen.

Die häufigsten substanzspezifischen **Nebenwirkungen** der wichtigsten Antiepileptika sind in Tab. 54 zusammengefaßt; hiervon können die dosisabhängigen Nebenwirkungen abgegrenzt werden, die initial und/oder bei zu rascher Dosissteigerung auftreten können. Zeigen sie sich im Verlauf einer Therapie, so sind sie meist Ausdruck einer Überdosierung. Zu nennen wären in erster Linie Müdigkeit, Verlangsamung, Benommenheit, Schwindel, Gang- und evtl. Sehstörungen. Überempfindlichkeitsreaktionen kommen – dosisunabhängig – bei allen Antiepileptika vor.

Tabelle 54: Substanzspezifische Nebenwirkungen von Antiepileptika*

Barbiturate:	Muskel- und Gelenkbeschwerden, Übelkeit, zerebelläre Ataxie, Dupuytren'sche Kontraktur
Ethosuximid:	Kopfschmerzen, Unruhe, Schlaflosigkeit, Leukopenie, Psychosen
Mesuximid:	Appetitlosigkeit, Übelkeit, Unruhe, Kopfschmerzen, Leukopenie
Phenytoin:	Gingivahyperplasie, Hypertrichose, Leukopenie, Osteopathie, Polyneuropathie, sehr selten: zerebelläre Atrophie
Sultiam:	Kopfschmerzen, Parästhesien, selten: Hyperpnoe
Valproat:	Magen-Darm-Beschwerden, Appetitstörungen, Gewichtszunahme, Haarausfall, Thrombozytopenie, sehr selten: Leberkoma (Kinder)

*zu den Nebenwirkungen der Benzodiazepine vgl. Tabelle 28, von Carbamazepin Tabelle 43

Das breite Spektrum der antiepileptisch wirksamen Medikamente ermöglicht es gegenwärtig, daß 70–80 % der behandlungsbedürftigen Patienten bereits mit einer Monotherapie anfallsfrei werden; von den restlichen profitieren einige durch eine Kombinationstherapie. In jüngster Zeit sind 4 neue Substanzen – Lamotrigin, Vigabatrin, Felbamat und Gabapentin – zur Zusatzbehandlung zugelassen worden. Klinische Studien zeigen Vorteile insbesondere bei partiellen Anfällen mit oder ohne sekundäre Generalisierung; weitere Erfahrungen sind zur endgültigen Beurteilung der klinischen Bedeutung dieser Substanzen erforderlich. Durch die Antiepileptika hat die beruflich-soziale und auch private Integration dieser in früheren Jahrhunderten oftmals geächteten oder gefürchteten Patienten entscheidende Fortschritte gemacht.

Literatur

Blank, R. (1990): Antikonvulsiva und ihre psychischen Wirkungen – eine Übersicht. Fortschr. Neurol. Psychiat. 58: 19–32.

Bauer, J., Elger, C. E. (1995): Medikamentöse antikonvulsive Therapie. Nervenarzt 66: 403–411.

Clarenbach, P., Fröscher, W. (1992): Antiepileptika. In: Riederer, P., Laux, G., Pöldinger, W. (Hrsg.) Neuro-Psychopharmaka. Ein Therapie-Handbuch. Bd. 6. Springer, Wien.

Schmidt, D. (1992): Epilepsien und epileptische Anfälle. Thieme, Stuttgart.

Schmidt, D. (1995): Moderne Pharmakotherapie der Epilepsien. Psycho 21: 303–310.

Schmidt, D. (1996): Neue Antiepileptika – Stärken und Schwächen. Nervenheilkunde 15: 238–243.

9 | Psychostimulantien

In die Gruppe der Psychostimulantien werden Medikamente eingeordnet, die die psychische Aktivität (vorübergehend) steigern. Diese Substanzen wirken kurzzeitig leistungs- und konzentrationsstimulierend, und mit ihrer Hilfe können Erschöpfungszustände oder Gefühle der Müdigkeit überbrückt werden. Da einige von ihnen das Hungergefühl unterdrücken, werden sie auch als Appetitzügler verwendet. In höheren Dosen erzeugen sie ein ausgesprochenes Wohlbefinden und euphorische Zustände. Bei regelmäßiger Anwendung führen Psychostimulantien rasch zu Gewöhnung und Abhängigkeit.

Es gibt eigentlich nur zwei Indikationen für Psychostimulantien: Die *Narkolepsie* und andere Formen der Hypersomnie sowie das *hyperkinetische Syndrom* bei Kindern.

Bei der **Hypersomnie** benötigen die Patienten mehr Schlaf als andere Personen und sind trotzdem unfähig, tagsüber während längerer Zeit wach und leistungsfähig zu bleiben. Eine besonders auffällige Form der Hypersomnie ist die Narkolepsie, die mit einem anfallsweisen Einschlafen von einigen Minuten bis zu einer Viertelstunde Dauer einhergeht, häufig auch noch mit Kataplexie kombiniert. Das **hyperkinetische Syndrom** bei Kindern ist vor allem charakterisiert durch motorische Hyperaktivität, Lern- und Leistungsstörungen vorwiegend in der Schule und Konzentrationsstörungen (Aufmerksamkeits-Defizit-Syndrom).

Die Gruppe der Psychostimulantien bildet keine einheitliche Substanzklasse. Koffein, Alkohol (in niedrigen Dosen) und Nikotin als sozial tolerierte sogenannte Genußgifte sind hier ebenso zu nennen wie die heutige «Modedroge» Kokain. Die meisten Medikamente dieser Substanzklasse leiten sich vom Amphetamin ab. Dieses ist chemisch eng verwandt mit den Katecholaminen bzw. Ephedrin und sein Wirkungsmechanismus daher sympathomimetisch. Stimulantien vom Amphetamin-Typ setzen zum einen Katecholamine aus ihren Depots frei, zum anderen wirken sie direkt auf dopaminerge und noradrenerge Rezeptoren. Amphetamin ist als oral einzunehmendes Monopräparat in der Bundesrepublik Deutschland nicht im Handel. Weitere den Amphetaminen verwandte Substanzen sind Methylphenidat (Ritalin®),

Amfetaminil (AN 1®), Fenetyllin (Captagon®) und Pemolin (Tradon®). Methylphenidat und Fenetyllin unterliegen dem Betäubungsmittelgesetz.

Die klinisch wohl am besten untersuchte Substanz aus der Gruppe der Stimulantien ist das **Methylphenidat (Ritalin®)**. Seine Indikationen sind vor allem die hyperkinetischen Syndrome im Kindesalter. Hier gibt es eine ganze Reihe von wissenschaftlich abgesicherten Untersuchungen über seine Wirksamkeit. Die Kinder sollen z. B. im Schulunterricht motorisch ruhiger, aufmerksamer, genauer und überhaupt leistungsfähiger werden.

Eine Suchtgefahr ist für hyperaktive Kinder selbst nach mehrjähriger Stimulantienbehandlung nicht gegeben. Nachteilig ist, daß dem kurzfristigen Effekt einer Verbesserung der Aufmerksamkeit langfristig keine anhaltende Besserung der Prognose hyperaktiver Kinder gegenübersteht.

Die häufigsten **Nebenwirkungen** sind Schlaflosigkeit bzw. Schlafstörungen und Inappetenz. Weniger häufig sind Kopfschmerzen, Schwindel, Übelkeit, vegetative Nebenwirkungen wie Tachykardie und psychische Symptome wie Ängstlichkeit, Depressivität oder auch Aggressivität. Eine bedeutende Nebenwirkung ist die Wachstumsverzögerung: Amphetamine und somit auch Methylphenidat verursachen einen signifikant hemmenden Einfluß auf das Längenwachstum, wenn sie über längere Zeit genommen werden. Aus diesem Grunde sollte bei hyperaktiven Kindern, die Stimulantien erhalten, das Längenwachstum überwacht und die Dosierung im Einzelfall bei vermindertem Längenwachstum reduziert werden. Minderwuchs stellt daher praktisch eine Kontraindikation für die Behandlung von Kindern mit Psychostimulantien dar.

Die übrigen Substanzen, wie Amfetaminil, Prolintan, Pemolin und auch die Appetitzügler vom Typ des Nor-Pseudo-Ephedrins sind als Nicht-Betäubungsmittel leichter zu verordnen. Aber auch für diese gilt das bereits Gesagte hinsichtlich einer Suchtgefährdung und damit möglichst zurückhaltender Verschreibung.

Das bei der Behandlung kindlicher Tic-Störungen, die im Rahmen einer Psychostimulantientherapie auftreten, eingesetzte Tiaprid hat nach neueren Beobachtungen auch gegenüber der hyperkinetischen Symptomatik häufig positive Effekte gezeigt.

Literatur

Coper, H., Hermann, W. M., Woita, A. (1987): Psychostimulantien, Analeptika, Nootropika. Dt. Ärztebl. 84: 271–275.

Martinius, J. (1984): Stimulantien. In: Nissen, G., Eggers, Ch., Martinius, J. Kinder- und jugendpsychiatrische Pharmakotherapie. Springer, Heidelberg.

10 | Sonstige Psychopharmaka

10.1 Clomethiazol

Clomethiazol *(Distraneurin®)* ist strukturchemisch mit Thiamin (Vitamin B$_1$) verwandt und zeichnet sich klinisch durch vielfältige Wirkungen aus. Die Substanz besitzt sedierende, antikonvulsive und hypnotische Eigenschaften, so daß sie evtl. in die Gruppe der Hypnotika eingeordnet werden könnte. Da Clomethiazol als Hypnotikum höchstens Alterspatienten gegeben werden kann und vor allem bei der speziellen Indikation Delirium tremens Verwendung findet, wird es jedoch an dieser Stelle gesondert beschrieben. Die Substanz ist *Mittel der Wahl beim Alkoholdelir* und dessen Vorstufen *sowie bei Delirien anderer Genese.*

Wegen seiner prompten hypnotischen Wirkung wird die Substanz gelegentlich auch als Schlaf- und Beruhigungsmittel in der Gerontopsychiatrie bei psychomotorisch unruhigen Patienten angewandt. Angesichts seiner Suchtgefahr darf es auch hier allenfalls nur kurzfristig gegeben werden. Ein weiteres Indikationsgebiet ist der Status epilepticus, wenn Diazepam und Hydantoine keine Wirkung zeigen.

Das Delir ist eine vital bedrohliche Erkrankung, noch 1962 lag die Letalität bei 20–30 %. Gefährdet sind die Patienten durch die vegetative Dysregulation sowie die organischen Vorschäden (Pneumonie, Pankreatitis, Anämie, Hepatopathie, Kardiomyopathie). Seit Einführung des Clomethiazols konnte die Letalität heute auf unter 5 % gesenkt werden.

Distraneurin® ist in Kapseln und Tabletten im Handel, die trotz unterschiedlichen Wirkstoffgehaltes quantitativ wirkungsgleich sind. Des weiteren liegt es in Form einer Mixtur und einer 0,8 %igen Lösung zur i. v. Injektion oder Infusion vor. Wenn irgend möglich, sollte die orale Medikation vorgezogen werden.

Bei der oralen Medikation sollte den Kapseln der Vorzug gegenüber den Tabletten gegeben werden, da nach Einnahme von Distraneurin®-Tabletten vereinzelt Geschwüre der Speiseröhre beobachtet wurden. Die Tabletten weisen einen sehr sauren pH auf, während bei den Kapseln die Substanz in Erdnußöl gelöst vorliegt und der pH annähernd neutral ist. Trotzdem sollten auch diese in aufrechter Position und mit viel Flüssigkeit eingenommen werden.

Die Dosierung erfolgt nach Sedierungsgrad; Ziel ist eine Sedierung, aus der der Patient jederzeit erweckbar ist. Initial werden beim Alkoholdelir 3 Kapseln oder 15 ml Mixtur, dann 2 Kapseln oder 10 ml Mixtur alle 2 Stunden bis zur ausreichenden Sedierung verabreicht. Die maximale Tagesdosis liegt bei 16 Kapseln oder 80 ml.

In schweren Fällen kann unter klinischen Überwachungsbedingungen auf eine Infusionsbehandlung umgestellt werden. Als wichtigste Nebenwirkungen sind neben der bronchialen Hypersekretion hier vor allem Atemdepression und Kreislaufdysregulation zu nennen. Clomethiazol darf deshalb nur unter intensivmedizinischen Bedingungen mit kontinuierlicher Kontrolle von Blutdruck und Atemfrequenz infundiert werden, Patienten mit pulmonalen Vorerkrankungen und instabilem Kreislauf sollten hiervon grundsätzlich ausgeschlossen bleiben.

Die Dosierung der 0,8%igen Infusionslösung beträgt initial 3–7 ml pro Minute bis zur Sedierung, die maximale Tagesdosis liegt bei 2500 ml. Sobald wie möglich sollte auf die orale Clomethiazol-Medikation umgestellt werden.

Nebenwirkungen des Clomethiazols bei oraler Medikation sind Magenbeschwerden, Brennen in Hals und Nase (Nies- und Hustenreiz), Augentränen, Blutdrucksenkung und allergische Hautreaktion. Absolute Kontraindikationen sind nicht bekannt. Eine **Kombination** mit anderen psychotrop wirkenden Substanzen, insbesondere Hypnotika und Alkohol, sollte wegen unkontrollierbarer Wirkungs- und Nebenwirkungssteigerungen nicht erfolgen.

Eine zusätzliche Behandlung mit hochpotenten Neuroleptika (z. B. Haloperidol) kann dann durchgeführt werden, wenn produktiv-psychotische Symptome im Vordergrund stehen. Offen bleibt, ob die zusätzliche Gabe von Antikonvulsiva (Carbamazepin, Valproat) Vorteile bringt. Gleiches gilt für die jüngst empfohlene Behandlung des Delirs mit Clonidin.

Wegen des beträchtlichen Abhängigkeitspotentials muß Clomethiazol mit sukzessiver Dosisreduktion innerhalb von 8–14 Tagen abgesetzt werden.

10.2 Cyproteron

Cyproteron *(Androcur®)* ist kein Psychopharmakon im engeren Sinne, sondern ein Steroidhormon mit antiandrogener und gestagener Wirkung, das jedoch in der Pharmakopsychiatrie gelegentlich eingesetzt wird. Es wird bei männlichen Patienten mit abnormer oder krankhaft gesteigerter Sexualität (Sexualdeviationen und Hypersexualität) verwendet. Daneben existieren weitere Indikationen wie z. B. Prostatakarzinom, Hirsutismus oder schwere Akneformen. Die Behandlung von Sexualdeviationen mit Androcur® sollte unter psychotherapeutischer Begleitung und mit Einverständnis des Patienten erfolgen, da die Substanz zwar die Triebstärke zu dämpfen vermag, in der Regel aber nicht die abweichende Richtung. Die Dosierung beträgt 100 mg täglich; ein Wirkungseintritt ist frühestens nach 1 Woche, häufig erst nach 2 bis 4 Wochen zu beobachten. Die Behandlung wird meist über Jahre hinweg fortgesetzt. Nebenwirkungen von Cyproteron sind zu Beginn Müdigkeit und Antriebsverlust, Hemmung der Spermiogenese – nach Absetzen voll reversibel – und Gynäkomastie. In jüngster Zeit war die Substanz wegen des Verdachts der Entstehung hepatozellulärer Karzinome beim Menschen Gegenstand eingehender Diskussionen und Untersuchungen. Änderungen in den Gebrauchsinformationen betreffen v. a. den Einsatz der Substanz in oralen Kontrazeptiva. Die Verwendung von Cyproteron bei Sexualdeviationen und Hypersexualität ist weiterhin uneingeschränkt möglich; bisherige klinische Erfahrungen sprechen auch nicht für ein vermehrtes Auftreten von Lebertumoren beim Menschen. Gegenanzeigen sind Leberkrankheiten, thromboembolische Prozesse, schwere chronische Depression, maligne Tumoren (außer Prostatakarzinom), Schwangerschaft und Stillzeit.

10.3 Disulfiram

Disulfiram *(Antabus®)* wird zur medikamentösen Alkoholentwöhnung eingesetzt. Es handelt sich um einen Enzyminhibitor, der durch Blokkade der Aldehydoxidase die Oxidation von Acetaldehyd zu Essigsäure und damit den Abbau des Äthylalkohols hemmt. Nach der Einnahme von Alkohol – wenige Gramm genügen – reichert sich unter Disulfiramtherapie Acetaldehyd im Blut an, und es kommt zu vegetativen Unverträglichkeitsreaktionen mit Übelkeit, Brechreiz, Schwindel, «flush» mit Hitzegefühl, Tachykardie und Blutdruckabfall. Der Patient empfindet den Zustand als äußerst unangenehm und wird entweder in Zukunft Alkohol meiden – oder die Disulfiram-Tabletten absetzen. Diese Therapie setzt daher motivierte Patienten voraus und darf wegen u. U. lebensbedrohender Wirkungen wie Schock und Atemlähmung niemals ohne das Wissen des Patienten verabreicht werden. Die Einleitung der Behandlung erfordert die Entgiftung des Alkoholkranken.

In den ersten 10 Tagen wird 1 Gramm pro die verabreicht, anschließend alle 2–3 Tage 0,2 bis 0,5 Gramm.

Bei überstarken Reaktionen kann mit Ascorbinsäure (Cebion®) 1 g i. v. oder einem Antihistaminikum (z. B. Promethazin 50 mg i. v.) eingegriffen werden. Der vor der Entlassung des Patienten aus stationärer Behandlung oftmals gegebene Alkoholprobetrunk – zur Demonstration der Disulfiram-Alkoholreaktion – ist umstritten. Zum einen ist es nicht unproblematisch, einen entgifteten Alkoholiker wieder mit Alkohol in Kontakt zu bringen, zum anderen ist die Probe wegen der möglichen Zwischenfälle auch nicht ungefährlich. Nebenwirkungen sind Müdigkeit, Kopfschmerzen, Übelkeit, Schwindelgefühl, Polyneuritiden und psychotische Episoden. Disulfiram ist kontraindiziert bei Diabetes, schwerer Herz- und Kreislaufinsuffizienz, schweren Leber- und Nierenfunktionsstörungen, Apoplexie, Thyreotoxikose und Psychosen.

10.4 Naltrexon

Naltrexon *(Nemexin®)* ist ein Opiatantagonist, der neuerdings in der Behandlung der Drogenabhängigkeit Bedeutung erlangt hat.

Die Substanz hemmt kompetitiv die Bindung von Morphin und anderen Opiaten und Opioiden an die Opiat-Rezeptoren und verhindert bzw. hebt deren agonistische Wirkungen wie z. B. Euphorie, Miosis und Entwicklung von Abhängigkeit auf. Naltrexon gilt als reiner Antagonist; evtl. eigene agonistische Effekte sind klinisch nicht relevant. Die Substanz wird bei Opiatabhängigen als «Nüchternheitshilfe» eingesetzt, d. h. daß Opiatabhängige, die mit Naltrexon behandelt werden, bei erneuter Zufuhr von Opiaten wie Heroin keine typischen Opiateffekte wie etwa Euphorie verspüren. Umgekehrt führt die Gabe von Naltrexon bei nicht entgifteten Opiatabhängigen zu schweren Entzugssyndromen. In Deutschland ist die Substanz seit 1990 für die medikamentöse Unterstützung bei der psychotherapeutisch-psychologisch geführten Entwöhnungsbehandlung vormals Opiatabhängiger nach erfolgter Opiatentgiftung zugelassen.

In einer Reihe von klinischen Studien zeigte sich, daß die Substanz den Gebrauch von Opiaten, vor allem Heroin, sowie das «Craving» nach Drogen bei einem Teil der Patienten deutlich vermindern konnte. Allerdings sind die Abbruchraten in vielen Studien recht hoch und die Akzeptanz oder Haltequote liegt meist zwischen 10 bis höchstens

40 %. Naltrexon ist im wesentlichen zur Rückfallprophylaxe bei Früh-
fällen (Heroinabhängigkeit maximal 6 Jahre) und gut motivierten Drogenabhängigen, nicht dagegen bei Langzeitkonsumenten oder Poly-
toxikomanen indiziert.

Wichtig ist, daß eine Behandlung mit Naltrexon erst begonnen werden darf, wenn sichergestellt ist, daß der Patient mindestens 7–10 Tage
opiatfrei ist (Narcanti®-Test und Urinkontrolle). Als klinische Dosis
werden meist 50 mg täglich angewandt, wobei wegen der langen Halbwertszeit der Opiatrezeptoren-Blockade durch Naltrexon (72–108 Std.)
auch eine Gabe von 100 oder 150 mg alle 2–3 Tage möglich ist. Die
Substanz erwies sich als gut verträglich; als häufigste Nebenwirkungen
traten Schlafstörungen, Nervosität und Unruhe, Durchfall, Erbrechen
und andere gastrointestinale Symptome auf.

Da Naltrexon, vor allem in höherer Dosierung, zu einer Erhöhung
der Lebertransaminasen führen kann, sind regelmäßige Kontrollen der
Leberfunktionswerte empfehlenswert.

Die Anwendung von Naltrexon zur Rückfallprophylaxe bei Alkoholabhängigen wird derzeit in mehreren klinischen Studien untersucht und
kann noch nicht generell empfohlen werden.

10.5 Acamprosat

Seit kurzem ist als neuartiger Wirkstoff der Glutamat-Antagonist
Acamprosat (Campral®) zur medikamentös gestützten Rückfallprophylaxe der Alkoholabhängigkeit verfügbar. Diese «Anti-Craving»-
Substanz soll zu einer Reduktion der Anzahl von Rückfällen bzw. zur
Erhöhung der Abstinenzrate führen. Die Substanz wird unmittelbar
nach Abschluß der Entgiftungsbehandlung verordnet, üblicherweise in
einer Dosis von 3×666 mg/die. Die Therapie mit Acamprosat wird
zusätzlich zu psychotherapeutischen und soziotherapeutischen Maßnahmen eingesetzt. Nach den bislang vorliegenden Erfahrungen ist das
Präparat gut verträglich, sedierende Wirkungen fehlen, es besitzt kein
Abhängigkeitspotential. Als unerwünschte Wirkungen wurden Diarrhoen, Störung der Libido sowie das Auftreten eines Pruritus beobachtet.

Acamprosat könnte möglicherweise einen gewissen Stellenwert in
der medikamentös gestützten Rückfallprophylaxe der Alkoholabhängigkeit erlangen.

Literatur

Dittmar, G., Lincke, H. O. (1987): Therapie beim Alkoholdelir. Dtsch. med. Wschr. 112: 1947–1949.

Evans, J. G., Feuerlein, W., Glatt, M. M., Kanowski, S., Scott, D. B. (Hrsg.) (1986): Clomethiazol. VaW, München.

Littleton, J. (1995): Acamprosate in alcohol dependence: how does it work? Addiction 90: 1179–1188

Neumann, F., Steinbeck, H. (1971): Antiandrogene. Internist 12: 198–205.

Platz, W. (1992): Cyproteron. Disulfiram. In: Riederer, P., Laux, G., Pöldinger, W. (Hrsg.) Neuro-Psychopharmaka. Ein Therapie-Handbuch. Bd. 6. Springer, Wien.

Sass, H., Soyka, M., Mann, K., Zieglgänsberger, W. (1996): Relapse prevention by acamprosate. Arch Gen Psychiatry 53: 673–680

Soyka, M. (1995): Naltrexon in der Behandlung von Abhängigkeitserkrankungen. Psychopharmakotherapie 2: 110–114.

Soyka, M. (1995): Wirksamkeit von Acamprosat in der Rückfallprophylaxe der Alkoholabhängigkeit. Nervenheilkunde 14: 83–86.

Soyka, M., Hippius, H. (1996): Acamprosat in der Behandlung von Alkoholabhängigen. Psychopharmakotherapie 3: 98–102.

Whitworth, A. B., Fischer, F., Lesch, O. M. et al. (1996): Comparison of acamprosate and placebo in long-term treatment of alcohol dependence. Lancet 347: 1438–1442

III Angewandte Psychopharmakotherapie

1 | Therapie depressiver Störungen

Leitsymptome einer depressiven Episode sind gedrückte Stimmung, Interessenverlust, Verminderung des Antriebs, Verlust des Selbstwertgefühls, vermindertes Denk- oder Konzentrationsvermögen, Schlafstörungen und Appetitverlust.

Depressive Störungen sind die bedeutsamsten Indikationen für eine Therapie mit Antidepressiva. Vor Beginn einer medikamentösen Behandlung müssen vor allem folgende Fragen geklärt sein:

1. Liegt eine klare Indikation für eine medikamentöse Therapie vor? (Schweregrad, Leidensdruck, Krankheitsverständnis des Patienten; differentialdiagnostische Abklärung.)
2. Behandlung ambulant oder stationär? (Suizidalität, Versorgungs- und Compliance-Probleme, Entlastung für Patient und/oder Angehörige.)
3. Ausschluß von Kontraindikationen für eine Therapie mit Antidepressiva.

Auswahl des Antidepressivums

Die Fülle der im Handel befindlichen Antidepressiva erschwert zunächst eine begründete Auswahl derjenigen Substanz, mit der die Therapie begonnen werden soll. Zu den objektiven Kriterien zählen:

1. Response bei einer früheren Erkrankungsphase (früher erfolgreich eingesetztes Antidepressivum wird sinnvollerweise wiederverordnet).
2. Aktueller psychopathologischer Befund (gehemmt, ängstlich, agitiert; Zwangssymptome, Panik, Phobie).
3. Schweregrad der Depression.
4. Nebenwirkungsprofil (Verträglichkeit).
5. Behandlungskosten.

Tab. 55 gibt die erforderlichen Untersuchungen vor Beginn einer Therapie mit Antidepressiva wieder.

Bei *leichtgradigen Depressionen* oder bei entsprechender Präferenz des Patienten kann zunächst ein Behandlungsversuch mit einem Phytopharmakon unternommen werden. In Frage kommt hier Hypericin.

Tabelle 55: Erforderliche Untersuchungen vor Therapiebeginn mit Antidepressiva

- körperlich-neurologischer Status
- Labor: Blutbild inkl. Thrombozyten
    BSG
    GOT, GPT, Gamma-GT
    Harnstoff, Kreatinin
    (Glukose)
    (Schilddrüsenparameter)
    Elektrolyte
- Puls, Blutdruck
- EKG (bei Älteren und Risikopatienten)
- EEG (bei Älteren und Risikopatienten)
- Schwangerschaftstest bei Frauen in gebärfähigem Alter

Aus Sicherheitsgründen sollten initial nur kleine Packungsgrößen rezeptiert werden (Suizidrisiko!).

Bei den chemisch definierten Antidepressiva gibt es keine sicheren Hinweise auf Wirksamkeitsunterschiede. Für Alprazolam und Sulpirid liegen allerdings ebenso wie für Hypericin keine ausreichenden wissenschaftlichen Daten über eine gesicherte antidepressive Wirksamkeit vor. Neuere Antidepressiva wie z. B. selektive Serotonin-Wiederaufnahmehemmer sind nicht wirksamer als herkömmliche trizyklische Antidepressiva, in einzelnen Studien – insbesondere bei stationären Patienten bzw. schwergradigen Depressionen – schnitten «klassische» trizyklische Antidepressiva zum Teil besser ab als neuere Antidepressiva.

Üblicherweise werden agiert-ängstliche Depressionen oder Depressionen mit Suizidalität bevorzugt mit sedierenden Antidepressiva behandelt, gehemmte Depressionen mit nicht-sedierenden bzw. aktivierenden Antidepressiva. Hierfür existieren bislang keine wissenschaftlichen Belege, theoretisch könnten Serotonin-selektive Antidepressiva bei vorliegender Suizidalität Vorzüge aufweisen, hier empfiehlt sich aber eine Co-Medikation mit einem Tranquilizer. Bei ausgeprägten Schlafstörungen haben sich als Antidepressiva Amitriptylin(oxid), Doxepin und Trimipramin bewährt. Bei Vorliegen einer Zwangssymptomatik sollten serotonerge Antidepressiva eingesetzt werden (Clomipramin, SSRI), bei sogenannten atypischen Depressionen MAO-Hemmer (Moclobemid, Tranylcypromin).

Ein wichtiges Auswahlkriterium stellt das Nebenwirkungsprofil dar: Gastrointestinal empfindlichen Patienten sollten keine Serotonin-selektiven-Wiederaufnahmehemmer verordnet werden, während diese Substanzklasse sowie MAO-Hemmer bei vegetativ labilen sowie multimorbiden Patienten (Risikopatienten s. u.) Vorteile gegenüber den mit anticholinergen Nebenwirkungen behafteten klassischen trizyklischen Antidepressiva aufweisen. Ebenfalls keine anticholinergen Nebenwirkungen weist das sedierende Tetrazyklikum Mianserin auf.

Dosierung und Applikationsform

Bei tri- und tetrazyklischen Antidepressiva erfolgt die Dosierung in der Regel einschleichend, als Standard-Dosierung wird für die meisten trizyklischen Antidepressiva eine Tagesdosis von 150 mg empfohlen. Dosierungen unter 75 mg zeigen erfahrungsgemäß keinen ausreichenden antidepressiven Effekt. Viele Antidepressiva können aufgrund ihrer langen Halbwertszeit compliancefördernd in einer einzigen Dosis verabreicht werden. Bei Verordnung des reversiblen MAO-Hemmers Moclobemid ist keine einschleichende Dosierung erforderlich, üblicherweise wird hier mit einer Dosis von 300 mg pro die begonnen.

Abweichende Dosierungen sind bei Alterspatienten, Kindern und Jugendlichen sowie Patienten mit Risikofaktoren bzw. Co-Medikation erforderlich (s. u.). Ziel sollte stets eine individuelle Dosisoptimierung unter Beachtung von Nutzen-Risiko-Aspekten sein.

Die *parenterale Applikation (Antidepressiva-Tropfinfusion)* bietet neben einer sicheren Compliance und psychologischen Vorzügen möglicherweise den Vorteil eines rascheren Wirkungseintritts.

Wirklatenz, Behandlungsdauer

Die eigentliche antidepressive Wirkung setzt – bei oraler Gabe – erst mit einer Wirklatenz von ca. zwei Wochen ein. Hierüber müssen der Patient und seine Angehörigen unbedingt informiert werden (Compliance-Etablierung). In der Regel sollte erst nach einer drei- bis vierwöchigen Behandlung unter adäquater, voller Dosierung ein Antidepressivum als nicht wirksam beurteilt werden. Nur bei gravierenden Nebenwirkungen sollte ein vorheriges Absetzen oder Umstellen erfolgen. Nach vier bis sechs Wochen Behandlungsdauer sollte bei ungenügender Wirksamkeit auf ein anderes Antidepressivum umgestellt werden.

Nach Abklingen der Akutsymptomatik soll – bei Ersterkrankung – über sechs Monate eine *Erhaltungstherapie* mit einem Antidepressivum bei gleichbleibender Dosierung durchgeführt werden.

Kombinationsbehandlung

Zur Überbrückung der Wirklatenz kann initial die Kombination mit einem Tranquilizer (Benzodiazepin, schwachpotentes Neuroleptikum) notwendig und sinnvoll sein. Bei *wahnhaften Depressionen* ist die Kombination mit einem hochpotenten Neuroleptikum (z. B. Haloperidol) zu empfehlen. Durch eine Schlafentzugsbehandlung kann – insbesondere unter stationären Bedingungen – der Wirkungseintritt eines Antidepressivums beschleunigt, evtl. auch die Wirksamkeit insgesamt verbessert werden.

Nach Möglichkeit sollte eine antidepressive Pharmakotherapie mit einer spezifischen psychologischen Therapie (kognitive Verhaltenstherapie, interpersonale Therapie) kombiniert werden.

Hinsichtlich der erforderlichen *Kontrolluntersuchungen* und der zu beachtenden möglichen *Interaktionen* sei auf die auf den Seiten 106, 96 ff. gemachten Ausführungen verwiesen.

Alters- und Risikopatienten

Die Behandlung älterer Patienten erfordert eine große therapeutische Flexibilität und die Einbeziehung zahlreicher nicht-pharmakologischer Aspekte (psychosoziale Situation). Altersdepressionen sind meist multifaktoriell bedingt, besondere Bedeutung kommt der *Differentialdiagnose* Demenz und Parkinsonsyndrom zu («depressive Pseudodemenz»), auch bei Alkoholabhängigen finden sich gehäuft depressive Störungen.

Wie auf Seite 129 ff. ausgeführt, sind bei Alterspatienten in der Regel geringere Dosierungen angezeigt. Nicht zuletzt aufgrund der häufig vorliegenden Multimorbidität besteht eine erhöhte *Nebenwirkungsempfindlichkeit*. Dies betrifft insbesondere Antidepressiva mit starker anticholinerger Wirkung, die zu verstärkter Obstipation, Akkommodationsstörungen, Verwirrtheit sowie zu pharmakologischen Notfällen wie Harnverhalt und Delir führen kann. In der Behandlung von Altersdepressionen haben sich deshalb Substanzen ohne anticholinerge Wirkungen wie Mianserin und – bei nicht-agitierten Bildern – Serotonin-selektive-Antidepressiva (z. B. Paroxetin) sowie der reversible MAO-Hemmer Moclobemid bewährt. Von den älteren, trizyklischen Antidepressiva sollte aufgrund seiner vergleichsweise guten Herz-Kreislauf-Verträglichkeit Nortriptylin bevorzugt werden.

In Anbetracht des im Alter erhöhten Suizidrisikos kommt dem Aspekt der *Arzneimittelsicherheit* eine besondere Bedeutung zu: Die

Toxizität der neueren Antidepressiva (Citalopram, Fluvoxamin, Fluoxetin, Paroxetin, Venlafaxin, Moclobemid) ist weitaus geringer als die der klassischen Trizyklika und des irreversiblen MAO-Hemmers Tranylcypromin.

Gravierende körperliche *Begleiterkrankungen* können als Kontraindikation für Antidepressiva gelten (s. Seite 234); Funktionseinschränkungen von Leber und/oder Niere machen in der Regel eine Dosisreduktion erforderlich, hier sind Plasmakonzentrationsbestimmungen (therapeutisches Drug-Monitoring) besonders zu empfehlen. Hinsichtlich kardialer Nebenwirkungen schneiden selektive Serotonin-Wiederaufnahmehemmer sowie MAO-Hemmer günstiger ab als tri- und tetrazyklische Antidepressiva, die regelhaft zu einer Tachykardie führen. Besonders zu beachten ist die Beeinflussung des Blutdruckes durch tri- und tetrazyklische Antidepressiva sowie MAO-Hemmer (in der Regel hypotoner Effekt) sowie mögliche Interaktionen mit Antihypertonika.

Gesundheitspolitische Sachzwänge haben in den letzten Jahren insbesondere bei niedergelassenen Ärzten dazu geführt, daß überwiegend die älteren, preisgünstigeren tri- und tetrazyklischen Antidepressiva verordnet werden, von denen inzwischen zahlreiche Generika vorliegen. Im Gegensatz zu anderen Ländern konnten die neueren, z. T. deutlich teureren Antidepressiva (SSRI, Moclobemid) sich keine größeren Marktanteile verschaffen. Neuere angloamerikanische Untersuchungen weisen jedoch daraufhin, daß bedingt durch eine bessere Verträglichkeit und dadurch geringerer Abbruchrate neuere Antidepressiva letztendlich nicht teurer sein müssen als ältere Standardpräparate. Bei der Diskussion derartiger pharmakoökonomischer Aspekte sollte außerdem der Faktor Lebensqualität berücksichtigt werden: so sind u. a. Nebenwirkungen wie Gewichtszunahme, Beeinträchtigung von Reaktionsvermögen und kognitiver Funktionen (vgl. Fahrsicherheit!) oder sexuelle Dysfunktionen unter neueren Antidepressiva wesentlich seltener oder gar nicht vorhanden.

«Therapieresistenz»

Etwa 30 % der behandelten Depressionen bleiben «therapieresistent», d. h., das akute depressive Syndrom bessert sich unter Therapie mit einem Antidepressivum in ausreichender Dosis und Plasmakonzentration innerhalb von vier bis sechs Wochen um weniger als 50 % (gemessen mit einem gängigen Rating-Verfahren, z. B. Hamilton-Depressions-Skala). Nach Abklärung möglicher Ursachen (falsche Diagnose, «Pseudo-Therapieresistenz» [mangelnde Compliance, inadäquate Dosierung], psychologische und persönliche Faktoren) stehen verschiedene Behandlungsmöglichkeiten zur Verfügung. Eine Übersicht der Therapiemöglichkeiten gibt Tabelle 56.

Tabelle 56: Vorgehensweise und biologisch-medikamentöse Behandlungsmöglichkeiten bei sog. therapie-resistenten Depressionen

1. Compliance-/Dosis-Kontrolle durch Therapeutisches Drug Monitoring («Plasmaspiegelkontrolle»)

2. Zusätzlich Schlafentzugsbehandlung

3. Antidepressive Infusionstherapie (insbes. bei Resorptionsstörung u./o. Flüssigkeitsdefizit)

4. Wechsel zu Antidepressivum mit unterschiedlichem biochemischen Wirkungsschwerpunkt
   (noradrenerg $\rightleftarrows$ serotonerg)

5. MAOH

6. Augmentationstherapie (zum Antidepressivum zusätzliche Gabe von)
   - Lithium oder Carbamazepin (bei bipolaren Patienten)
   - T_3 (25–50 µg/die)
   - MAOH (außer bei Clomipramin und SSRI)
   - Methylphenidat oder Dextroamphetamin

7. Elektrokonvulsionstherapie

Die Grenzen der medikamentösen Depressionstherapie werden gesteckt durch die individuelle Biographie, Lebenssituation, aktuelle Psychodynamik und die Persönlichkeitsstruktur des Patienten.

Beendigung der Behandlung

Bei Ersterkrankung sollte zur Stabilisierung eine Erhaltungstherapie in gleichbleibender Dosierung für einen Zeitraum von 6 Monaten durchgeführt werden, um einen Rückfall («relapse») zu verhindern. Das Absetzen des Antidepressivums sollte ausschleichend erfolgen.

Bei entsprechender Indikation (rezidivierende Depressionen/mehrere Phasen) sollte sich eine Rezidivprophylaxe anschließen (s. u.).

2 ▌Therapie manischer Syndrome

Leitsymptome manischer Syndrome sind Antriebssteigerung, gehobenes Selbstwertgefühl, Größenideen, reduziertes Schlafbedürfnis, Umtriebigkeit, Enthemmung, Rededrang, Ideenflucht; die Stimmung kann gehoben (euphorisch-heiter) oder dysphorisch (gereizt-aggressiv) sein. Am häufigsten findet sich diese Störung im Rahmen eines bipolaren Verlaufes affektiver Psychosen (manisch-depressive Erkrankung), sie kann aber auch bei unterschiedlichen organisch bedingten Störungen (z. B. toxisch, endokrin, posttraumatisch etc.) auftreten.

Zur Behandlung bieten sich mehrere Vorgehensweisen an; Tab. 57 gibt eine Übersicht. Da die Krankheitseinsicht in den meisten Fällen fehlt, ist die praktische Durchführung der Therapie allerdings häufig sehr schwierig und eine Klinikeinweisung unumgänglich. Die Akuttherapie der Manie erfolgt in der Regel mit **Neuroleptika** (Kombination hoch- und niederpotente Neuroleptika), je nach Gegebenheit auch parenteral. Die Dosierungen sollten bereits initial entsprechend höher gewählt werden, um möglichst rasch eine Beruhigung des Patienten zu erzielen.

Rezidivprophylaktische Medikamente wie **Lithium** oder **Carbamazepin** können ebenfalls in der Akuttherapie eingesetzt werden, müssen hier dann allerdings wesentlich höher dosiert werden als es für die Rezidivprophylaxe erforderlich ist (z. B. 600–1200 mg Carbamazepin pro die).

In der Praxis bewährt hat sich auch eine frühzeitige Kombination, d. h. neben der neuroleptischen Behandlung (die in der Regel nach Abklingen der Manie ausschleichend wieder abgesetzt werden kann) wird bereits initial mit (dem späteren Rezidivprophylaktikum) Lithium oder Carbamazepin therapiert.

Benzodiazepine können additiv bei extrem unruhig-umtriebigen Kranken zum Einsatz kommen oder um bei weniger stark erregten, nebenwirkungsempfindlichen Patienten Neuroleptika einzusparen.

In den letzten Jahren wurde vermehrt auch die Wirkung von Valproinsäure in der Behandlung akuter Manien untersucht, und die ersten Ergebnisse sprechen durchaus für eine gute Wirksamkeit. Da sich diese Therapiestrategie allerdings noch im Stadium der genaueren Erfor-

Tabelle 57: Therapie der Manie

– Akute Manie	
– Patienten, die nicht vorbehandelt sind:	• Kombination hoch- und niederpotenter Neuroleptika, falls erforderlich parenteral • bei mangelnder Sedierung evtl. zusätzlich Benzodiazepine • frühzeitiger Beginn einer Rezidivprophylaxe mit Lithium oder Carbamazepin
alternativ	• primäre Therapie mit Lithium oder Carbamazepin, hochdosiert Li-Spiegel: 1,0 mmol/l CBZ-Spiegel: 10 µg/ml evtl. zusätzlich niederpotente (und hochpotente Neuroleptika)
– Patienten, bei denen bereits Rezidivprophylaxe besteht:	• jeweiligen Serumspiegel erhöhen (s.o.) • evtl. zusätzlich niederpotente und hochpotente Neuroleptika
– Abklingende Manie	• jeweilige Serumspiegel auf rezidivprophylaktisches Maß senken Lithium: 0,6–0,8 mmol/l Carbamazepin: 4–8 µg/ml • langsames Ausschleichen der Begleitmedikation
– «Therapieresistente» Manie:	• Neuroleptikadosis erhöhen, evtl. i.v. Gabe • hochpotentes Neuroleptikum wechseln • Doppeltherapie mit Lithium + Carbamazepin • Elektrokrampftherapie

schung befindet, kann eine Empfehlung zum Einsatz von Valproinsäure in der Routinetherapie nicht gegeben werden.

3 | Langzeitbehandlung und Rezidivprophylaxe affektiver Störungen

Affektive Erkrankungen weisen eine hohe Rezidivneigung auf: bei etwa 50 % der unipolar Depressiven und bei ca. 80 % der bipolar depressiven Patienten muß mit einem Wiederauftreten von Krankheitsepisoden gerechnet werden, was eine hohe persönliche, aber auch sozioökonomische Belastung für Familie und Gesellschaft bedeutet.

Der Langzeitverlauf depressiver Erkrankungen kann schematisch wie folgt dargestellt werden (Abb. 49):

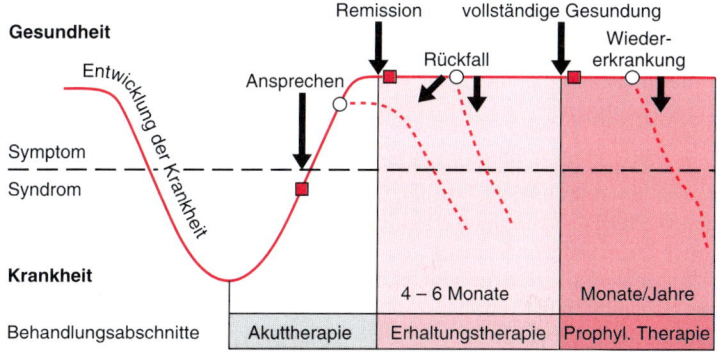

Abb. 49 Schematisierte Darstellung des Langzeitverlaufs einer depressiven Erkrankung (nach Kupfer et al. 1992)

Indikation

Aufgrund der vorliegenden Daten wird empfohlen, eine prophylaktische medikamentöse Therapie nach 3 Episoden (depressive oder manische) einzuleiten, insbesondere dann, wenn 2 davon in den letzten 5 Jahren aufgetreten sind. Bei familiärer Belastung oder schweren Krankheitsphasen kann bereits nach 2 Krankheitsepisoden eine Phasenprophylaxe erwogen werden. Für die Bedeutung einer Langzeittherapie spricht u. a. das in den letzten Jahren nachgewiesene geringere Suizidrisiko der behandelten Patienten.

Auswahl der Medikation, Dosierung, Dauer

Bei unipolarem Verlauf (nur Depressionen) wird im allgemeinen das Antidepressivum beibehalten, mit dem die Remission erreicht wurde (fließender Übergang zwischen Erhaltungstherapie und Rezidivprophylaxe).

Bei bipolarem Verlauf sollte die Phasenprophylaxe ausschließlich mit Lithium oder Carbamazepin durchgeführt werden (siehe hierzu S. 251).

Bezüglich der Auswahl des Antidepressivums sollten Aspekte der Langzeitverträglichkeit besonders beachtet werden, möglicherweise ist die Compliance bei neueren Substanzen mit geringerer Beeinträchtigung der Lebensqualität (s. o.) höher. Auch dem Faktor Wiedererlangung bzw. Erhalt der Arbeitsfähigkeit sollte Rechnung getragen werden (Präferenz von Substanzen, die Vigilanz, Psychomotorik und kognitive Funktionen nicht beeinträchtigen).

Neuere Befunde sprechen dafür, daß die Dosierung möglichst derjenigen entsprechen sollte, die am Ende der Akutbehandlung bzw. zur Erhaltungstherapie eingesetzt wurde (eine Dosisreduktion scheint mit einem häufigeren Auftreten von neuen Krankheitsphasen verbunden zu sein).

Die Dauer der Rezidivprophylaxe hängt von individuellen Gegebenheiten ab (familiäre Belastung, Zahl und Schwere der vorausgegangenen Phasen, Compliance-Faktoren u. a.), nach etwa 5 Jahren kann unter engmaschiger Kontrolle ein Absetzversuch erfolgen.

In vielen Fällen dürfte eine zumindest intermittierende Psychotherapie (stützend, zur Compliance-Förderung, Bearbeitung kognitiver Dysfunktionen, Vermittlung von Bewältigungsstrategien, Konflikt- und Krisenbewältigung) auch bei der Langzeittherapie von Depressionen indiziert und sinnvoll sein.

4 | Therapie von Angststörungen

«Angst» gehört zu den häufigsten Symptomen der klinischen Medizin und kann eine Komponente bei fast jeder psychischen Erkrankung sein. Angst äußert sich in einer Vielfalt von psychischen und somatischen Erscheinungsbildern, in der ärztlichen Praxis wird sie vom Patienten häufig als «Konversions-Angst» in Form von psychosomatischen Störungen und Erkrankungen präsentiert.

Beginn und Basis jeder Angst-Therapie ist das diagnostisch orientierte ärztliche Gespräch; vereinfachend kann aus klinischer Sicht eine Einteilung vorgenommen werden in
– «neurotische», psychogene Angst
– psychotische Angst
– organisch/toxische Angst (vgl. Entscheidungsbaum «Angst» S. 70)
Obligat ist die Aufstellung eines Gesamtbehandlungsplanes, dessen Schwerpunkt je nach Patient und Situation unterschiedlich gesetzt werden muß. Für die Praxis scheint es wesentlich, daß im diagnostischen Prozeß keine vorschnelle Festlegung auf eine Psycho-Soziogenese einer Störung erfolgt – auch wenn Biographie, Auslöser und Konfliktkonstellation dies nahelegen. Zentralnervöse-biologische Faktoren müssen zumindest als Mit- und Teilursache psychosomatischer Funktionsstörungen angesehen und im Behandlungskonzept berücksichtigt werden. Angesichts der heutigen Konzepte einer multifaktoriellen Genese psychischer Störungen erscheinen mehrdimensionale Therapieansätze in Form einer Kombination und Integration psychopharmakologischer und psychotherapeutischer Verfahren als adäquate Vorgehensweise der Wahl. Es hat sich gezeigt, daß die positiven Einflüsse einer Psychopharmakotherapie auf eine Psychotherapie die negativen in den meisten Fällen überwiegen (s. Kap. 17, Seite 135 ff.). Tab. 58 gibt eine Übersicht zur differentiellen Psychopharmakotherapie von Angstsyndromen.

Bei (generalisierten) **Angsterkrankungen** wird mit Benzodiazepinen auf der Symptomebene eine Erfolgsquote von 65–75 % erreicht. Als prädiktiv für das Ansprechen hat sich eine Response innerhalb der ersten Behandlungswoche erwiesen. Zur Vermeidung eines Abusus ist bei diesen zur Chronifizierung tendierenden Erkrankungen eine mög-

Tabelle 58: Differentielle Psychopharmakotherapie von Angstsyndromen. BZD = Benzodiazepine, TZA = Trizyklische Antidepressiva, SSRI = Serotonin-selektive Reuptake-Inhibitoren, MAOH = Monoaminoxidase-Hemmer, NL = Neuroleptika (niedrig dosiert), ß-BL = ß-Blocker

	BZD	TZA	SSRI	MAOH	NL	ß-BL
Generalisierte Angsterkrankung (Angstneurose)	×				×	(×)
Panikstörung	(×)	×		×		
Phobie		×	×	×		
Situative Angst (Streßangst)						×

lichst niedrigdosierte, intermittierende Therapie das strategische Vorgehen der Wahl. Untersuchungen mit niedrigdosierten bzw. schwachpotenten Neuroleptika zeigten, daß Angst als klassisches Syndrom der Neurose durch diese Substanzen ebenfalls erfolgreich behandelt werden kann (sog. Neurolept-Anxiolyse). Kontrollierte Studien zeigten eine deutliche Überlegenheit gegenüber Placebo bei (diffusen) psychovegetativen Störungen, somatisierten Angstzuständen und psychosomatischen Erkrankungen. Beachtet werden müssen allerdings die in den entsprechenden Kapiteln dargestellten Kontraindikationen und möglichen Nebenwirkungen von Neuroleptika.

In der Behandlung von **Panikerkrankungen** und **Phobien** erwiesen sich trizyklische Antidepressiva (Imipramin) und MAO-Hemmer einer Placebobehandlung als signifikant überlegen. Meist sind hier niedrigere Dosen als in der Depressionsbehandlung ausreichend. Auch neuentwickelte modifizierte Benzodiazepine wie Alprazolam zeigten bessere Behandlungsergebnisse als Placebo. Eine kombinierte Behandlung Imipramin plus Verhaltenstherapie war besser als Placebo plus Verhaltenstherapie.

Antidepressiva unterdrücken die antizipatorische Angst, so daß die vermehrte «Selbstexposition» im Rahmen der Verhaltenstherapie möglich wird. Hieraus erklärt sich die überlegene Wirkung einer kombinierten Therapie (Antidepressivum und Verhaltenstherapie).

Falls *situative Ängste (Streß-Angst)* wie Lampenfieber, Erwartungs- und Sprechängste eine kurzfristige medikamentöse Therapie erfordern, können erfolgreich Betarezeptorenblocker wie Propranolol (in niedriger Dosierung) eingesetzt werden.

«**Angstdepressionen**» (mit starker Angst einhergehende psychogene, «neurotische» Depressionen, Dysthymien) können bei gering ausgeprägter Symptomatik medikamentös mit einem Phytotherapeutikum (Baldrian, Johanniskraut) behandelt werden. Ausgeprägtere Angstdepressionen werden mit Antidepressiva behandelt und weisen ähnliche Responseraten wie typische Depressionen auf (ca. 70 %).

5 | Therapie von Zwangsstörungen

Zwänge (Zwangsgedanken, -handlungen, -impulse) können bei vielen psychiatrischen Krankheitsbildern auftreten; bei der eigentlichen Zwangsstörung sind sie die dominierenden Symptome. Die Prävalenz der Zwangskrankheit wird mit 0,5 bis 2,5 % angegeben; neben fluktuierenden Verläufen finden sich in über der Hälfte der Fälle chronische Entwicklungen. Serotonin-Wiederaufnahmehemmer sind die Mittel der Wahl in der Pharmakotherapie von Zwangsstörungen (OCD) («Serotonin-Hypothese»).

Etabliert ist die Therapie mit **Clomipramin;** die Behandlung erfolgt einschleichend mit 25 mg pro Tag, wobei langsam alle 3–4 Tage um jeweils weitere 25 mg gesteigert wird bis zum Auftreten inakzeptabler Nebenwirkungen. In der Regel sind zur Behandlung von Zwangsstörungen höhere Dosierungen als in der Depressionstherapie erforderlich (z. B. 300 mg Clomipramin). Im Unterschied zum Einsatz bei depressiven Störungen sollte über Wirksamkeit bzw. Unwirksamkeit nicht vor Ablauf von etwa 10 Wochen geurteilt werden.

Neuerdings wurde auch über gute Erfolge mit den **selektiven Serotonin-Wiederaufnahme-Hemmern** berichtet (Citalopram, Fluoxetin, Fluvoxamin, Paroxetin [z. B. 50 mg/die]); gegenwärtig gelten sie jedoch nur als Mittel der zweiten Wahl, es sei denn, daß für die Gabe von Clomipramin Kontraindikationen vorliegen. Ergänzend sei noch angemerkt, daß in der Regel frühzeitig eine Kombination mit psychotherapeutischen Verfahren (Verhaltenstherapie) einzuleiten ist.

6 | Therapie von Schlafstörungen

Nach epidemiologischen Untersuchungen leidet etwa ein Viertel der Bevölkerung an den Symptomen einer Insomnie, ca. 2 % der westdeutschen Männer und ca. 4 % der Frauen nehmen regelmäßig Schlafmittel ein, von den über 65jährigen sogar etwa 10 %.

Vor der Verordnung von Hypnotika muß zunächst ein Ausschluß organisch-symptomatischer Ursachen und psychiatrischer Grunderkrankungen erfolgen. Obligat ist eine Aufklärung und Beratung über die physiologische Schlafdauer, insbesondere bei älteren Menschen. Zu den Schlafhilfen gehört die Beseitigung schlafstörender Faktoren (soweit möglich), beachtet werden sollte u. a. eine adäquate Temperatur des Schlafzimmers sowie das Vorhandensein eines orthopädisch-physiologischen Anforderungen entsprechenden Bettes. Zur Schlafhygiene gehört die Empfehlung, «den Tag ausklingen zu lassen», also die physiologische Umschaltung von Spannung auf Entspannung zu ermöglichen. Besonders bei alten Menschen sollte für ausreichende körperliche Aktivität und eine Begrenzung des Schlafes am Tage gesorgt werden, um eine «natürliche Erschöpfung» am Abend zu bahnen.

Bei dem Vorliegen von leichten Schlafstörungen kann ein Behandlungsversuch mit Phytotherapeutika unternommen werden. Zur Wirksamkeit dieser Präparate liegen nur wenige kontrollierte Studien vor, am besten ist bislang die Wirksamkeit für Baldrian belegt. Allerdings ist zu beachten, daß Insomnien hohe Placeboresponseraten aufweisen. Vorteile der pflanzlichen Präparate sind das minimale Nebenwirkungsspektrum (sehr gute Verträglichkeit) sowie das Fehlen eines Abhängigkeitspotentials.

Aufgrund ihrer gesicherten Wirksamkeit sind Benzodiazepin-Hypnotika mit Abstand die meist verordneten Präparate. Üblicherweise werden z. B. 20 mg Temazepam (Remestan®) oder 1 mg Lormetazepam (Noctamid®) verordnet. Bei älteren Patienten ist in der Regel die Hälfte der Dosis ausreichend. Bei transienten Schlafstörungen wie dem Jet-Lag-Syndrom hat sich die einmalige bzw. kurzfristige Einnahme von Triazolam (Halcion®) bewährt. In den letzten Jahren kamen die neueren Präparate Zopiclon (Ximovan®) und Zolpidem (Stilnox®) anstelle der etablierten Benzodiazepine häufiger zum Einsatz. Diese vom Wirk-

Tabelle 59: Empfehlungen zur Verschreibung von Hypnotika – Konsensuserklärungen von Expertengremien –

- Maximal über 2 Wochen verordnen; der Zeitraum von 2 bis 4 Wochen stellt eine Problemzone dar; keine Ausdehnung der Einnahme über 5 Wochen hinaus.
  (*«Task Force on Sedative Hypnotics der Weltgesellschaft für Psychiatrie, 1993)*

- Nach spätestens drei Monaten kontinuierlicher Einnahme sollte eine Behandlung ausschleichend beendet werden.
  (*Expertenkonferenz der deutschen Arbeitsgemeinschaft klinischer Schlafzentren und der Arbeitsgemeinschaft für Neuropsychopharmakologie, RÜTHER et al., 1992)*

- Nach 8 Wochen Behandlung ist eine begründete Stellungnahme für eine Weiterverschreibung erforderlich.
  (*Deutscher Bundesausschuß der Ärzte und Krankenkassen, 1993)*

- Bei de-novo-Patienten Behandlungsdauer von 14 Tagen; maximal einmal wiederholen. Bei anhaltenden Schlafstörungen Ausdehnung einer Hypnotika-Behandlung auf maximal 6 Monate unter 14tägiger Kontrolle und nach 3 Monaten ineffektiver Behandlung Konsultation eines Schlaflabors.
  (*Deutsche Gesellschaft für Schlafforschung und Schlafmedizin, CLARENBACH et al., 1995)*

mechanismus Benzodiazepin-analogen Präparate weisen möglicherweise ein geringeres Nebenwirkungsspektrum auf (Kumulationsgefahr, Tagesrestwirkung, Alkoholinteraktion, Abhängigkeitspotential).

Als medikamentöse Alternativen können vor allem sedierende Antidepressiva, hier insbesondere Trimipramin (Stangyl®) eingesetzt werden, bei Psychosekranken bevorzugt schwachpotente Neuroleptika wie Chlorprothixen (Truxal®), Thioridazin (Melleril®) oder Levomepromazin (Neurocil®). Insbesondere bei Alterspatienten kann Pipamperon (Dipiperon®) oder – zeitlich begrenzt – Clomethiazol (Distraneurin®) verordnet werden.

Vor allem die Verordnung von Benzodiazepin-Hypnotika muß zeitlich limitiert werden, in der Regel sollten diese Substanzen nicht länger als 4 Wochen kontinuierlich verordnet werden (s. Tab. 59). Primär sollte eine diskontinuierliche Therapie im Sinne einer Bedarfsmedikation erfolgen, im Therapieangebot sollten vor allem nicht-medikamentöse Ansätze wie Entspannungsverfahren und Verhaltenstherapie berücksichtigt werden.

7 | Therapie von Schmerzsyndromen

Schmerz ist ein sehr vieldeutiges Symptom und kann Ausdruck zahlreicher Erkrankungen sein. Innerhalb der Psychiatrie findet sich Schmerz gelegentlich bei Beschwerdeschilderungen von Patienten, die primär an anderen definierten Störungen erkrankt sind, z. B. bei Patienten mit Somatisierungsstörungen oder Coenästhesien bei schizophrenen Patienten. Hier werden dann jeweils diejenigen Psychopharmaka eingesetzt, die zur Behandlung der Grundkrankheit erforderlich sind.

Daneben hat sich gezeigt, daß Psychopharmaka bei Schmerzsyndromen, denen keine psychiatrische Störung zugrunde liegt, mit Erfolg eingesetzt werden können. Tab. 60 zeigt eine Übersicht.

Benzodiazepine können bei schmerzhaften Muskelverspannungen, aber auch bei mit starker Angst einhergehenden Schmerzzuständen (z. B. akuter Herzinfarkt) sinnvoll eingesetzt werden; von einer längerfristigen Verordnung ist jedoch abzuraten.

Tabelle 60: Indikationen für Psychopharmaka bei Schmerzsyndromen

Antidepressiva	Spannungskopfschmerz, Migräne
	Gesichtsschmerz
	atypischer Gesichtsschmerz
	Neuralgien (Trigeminusneuralgie, postherpetische Neuralgie)
	Rückenschmerzen
	Neuropathien (z.B. diabetisch)
	Arthritisschmerzen
	Tumorschmerzen
	schmerzhaftes Schultersyndrom
Neuroleptika	Trigeminusneuralgie
	Neurinomschmerzen
	Tumorschmerzen
Benzodiazepine	Schmerzhafte Muskelverspannungen
Lithium	Cluster Kopfschmerz

Neuroleptika, insbesondere einige der niederpotenten Substanzen, besitzen wohl eine schmerzdistanzierende Wirkung, sollten aber aufgrund der problematischen Nebenwirkungen bei Patienten ohne psychiatrische Störung nicht – zumindest nicht längerfristig – zum Einsatz kommen.

Die größte Bedeutung in der Schmerztherapie, insbesondere bei chronischen Schmerzsyndromen, besitzen die **Antidepressiva.** Aufgrund vorliegender Untersuchungen kann vermutet werden, daß Antidepressiva direkt gegen Schmerzen wirken und diesen Effekt nicht nur als Begleitphänomen (Wechselwirkung Schmerz und Depression) zeigen. Hierfür spricht u. a. auch, daß schon geringe Dosierungen wirksam sind und sich diese Wirkung bereits nach 1–7 Tagen zeigt. Selbst wenn durch eine Monotherapie keine vollständige Besserung erzielt werden kann, so lassen sich doch zumindest spezifische Analgetika einsparen.

Schließlich sei noch ein weiterer Bereich genannt: Patienten, die längerfristig unter Schmerzen leiden, entwickeln häufig auch psychiatrische Auffälligkeiten, wobei die Zahlenangaben hierüber je nach Patientenselektion stark schwanken. An erster Stelle sind hier Depressionen zu nennen, die dann sinnvollerweise auch mit Antidepressiva zu behandeln sind. Ein relativ häufiges Syndrom bei Patienten, die Schmerzambulanzen aufsuchen, ist das sogenannte **algogene Psychosyndrom** (Einengung von Erlebnisfähigkeit und Interessen, affektive Labilität, mißmutig-traurige Verstimmung). Auch diese sekundären Auffälligkeiten können sinnvollerweise mit Antidepressiva behandelt werden.

8 | Therapie schizophrener Syndrome

Schizophrenien sind eine der Hauptformen endogener Psychosen; weltweit leidet etwa 1 % der Bevölkerung unter dieser Krankheit. Der Erkrankungsbeginn liegt meist im frühen Erwachsenenalter (18.–30. Lebensjahr). Die Krankheit verläuft in Schüben, lediglich bei 10 % der Kranken zeigen sich die Symptome einmalig im Leben. Bei allen anderen kommt es zu Remanifestationen, wobei oft keine vollständige Remission mehr erreicht wird. Daneben gibt es auch primär chronische Verlaufsformen. Chronifizierungen zeigen sich psychopathologisch als chronisch-produktive Verläufe, als reine Minussymptomatik oder als Mischformen beider. Folgende *Formen schizophrener Psychosen* können voneinander abgegrenzt werden:
- die paranoid-halluzinatorische Form
  Auftreten von Wahnideen (Beziehungs-, Beeinträchtigungs- und Verfolgungswahn) und Halluzinationen in verschiedenen Sinnesgebieten, meist aber akustischer Art. Daneben auch Ich-Störungen (Gefühl des von außen Gemachten)
- die katatone Form
  Veränderungen der Psychomotorik (Stupor, Erregung), Bewegungs- und Haltungsstereotypien, Negativismus, Manierismen
- die hebephrene Form
  Veränderungen des emotionalen Verhaltens (inadäquat, «läppischer Affekt»), formale Denkstörungen
- die coenästhetische Form
  Im Vordergrund stehen Gefühle und Vorstellungen über bizarre Veränderungen des Körpers
- der Residualzustand
  Vorherrschen von Minussymptomatik (Apathie, Antriebslosigkeit, emotionale Verarmung)

Die ICD-10 nennt jetzt als weitere Formen noch die undifferenzierte Schizophrenie (Mischung verschiedener Bilder) und die postschizophrene Depression.

Zwar zeigt sich im Verlauf beim einzelnen Kranken meist Syndromstabilität, doch kann es auch beim gleichen Kranken im Längsschnitt zum Auftreten verschiedener Unterformen kommen.

Eine weitere Einteilungsmöglichkeit ist die Unterscheidung in Zustandsbilder mit vorherrschender produktiver Plus-Symptomatik (Typ I) und vorherrschender Minus-Symptomatik (Typ II); dies ist besonders aus pharmakotherapeutischer Sicht von Bedeutung, da Neuroleptika vorwiegend bei Typ I wirksam sind.

Die *Wirksamkeit der Neuroleptika* in der Akuttherapie schizophrener Erkrankungen ist durch zahlreiche placebokontrollierte Doppelblindstudien gut belegt. Die Responderrate während einer 6wöchigen Behandlung liegt im Mittel bei etwa 70 %, unter Placebo lediglich bei 25 %.

Die Klärung der Frage, in welcher **Dosis** einzelne Präparate verabreicht werden sollen, ist auch nach knapp 40 Jahren Erfahrung mit Neuroleptika noch nicht eindeutig vollzogen. Das Ansprechen auf eine bestimmte Neuroleptika-Dosis variiert von Patient zu Patient oft beträchtlich. Überwiegend wird eine «einschleichende» Dosierung empfohlen, d. h. Beginn mit einer Dosis, mit der die neuroleptische Schwelle überschritten wird. Bei akuten Psychosen kann allerdings ein Behandlungsbeginn mit höheren Dosen erforderlich sein. Die Gabe hoher Dosen sollte alleine Klinikern vorbehalten sein.

Es sei darauf verwiesen, daß in den bisher vorliegenden kontrollierten Studien keine Vorteile von Hoch – gegenüber Standarddosierungen gefunden wurden. Richtlinien für die substanz-spezifische Dosierungsbreite sind in Abschnitt 5.7 angegeben.

Die *Dauer der Behandlung* orientiert sich zunächst an der klinischen Symptomatik. Tritt innerhalb der ersten Woche keine Besserung ein, so kann die Dosis weiter gesteigert werden. Tritt auch nach mehrwöchiger höher dosierter Therapie keine Besserung des Zustandes ein, sollte das Präparat gewechselt werden. Es ist dann sinnvoll, eine Substanz aus einer anderen chemischen Gruppe zu nehmen, z. B. nach einem Butyrophenon wie z. B. Haloperidol ein Phenothiazin wie z. B. Fluphenazin. Sinnvollerweise wird dann etwa die «Äquivalenzdosis» (vgl. Tab. 44) des vorher gegebenen Präparates verordnet.

Läßt sich auch nach Wechsel des Präparates kein Therapieerfolg erzielen, erscheint es gerechtfertigt, von einer relativen Therapieresistenz zu sprechen. Im nächsten Schritt können dann atypische Neuroleptika wie Clozapin (mit bestimmten Verordnungseinschränkungen!) zum Einsatz kommen. (Der Einsatz von Clozapin als Reservepräparat beruht auf den Auflagen des BGA bzw. BfArM zur kontrollierten Anwendung dieser Substanz).

Bleibt ein Patient auch danach ungebessert, bieten sich als weitere Therapieschritte die Kombination eines hochpotenten Neuroleptikums

Tabelle 61: Therapie schizophrener Syndrome

• initial	a) Patient ohne Erregung/Aggressivität/ Suizidalität z.B. 2–5 mg Haloperidol oder 100–300 mg Perazin falls nach einer Woche keine Besserung Compliance Kontrolle, dann Dosis verdoppeln (Nebenwirkungen beachten!) b) Patient mit Erregung/Aggressivität/ Suizidalität z.B. 10–15 mg Haloperidol (evtl. parenteral) zusätzl. niederpotentes Neuroleptikum (z.B. 100–300 mg Chlorprothixen oder Levomepromazin) oder Benzodiazepin (z.B. 10–20 mg Diazepam, 2,5–5 mg Lorazepam)
• bei Besserung:	Fortführen der gewählten Therapie; Gesamtdauer der Behandlung planen; Rezidivprophylaxe?
• bei mangelndem Ansprechen innerhalb von 8–14 Tagen	Verdoppelung der Ausgangsdosis
• nicht remittierte Zustände nach 4–6 Wo. Behandlungsdauer	Umsetzen auf chemisch andersartige Substanz, z.B. Fluphenazin (in Äquivalenzdosis)
• Alternativen bei Therapieresistenz: (Nicht-Ansprechen auf zwei verschiedene Behandlungsstrategien)	– atypische Neuroleptika, z.B. Clozapin – Hochdosistherapie, evtl. parenteral – Mehrfachkombinationen – Elektrokrampftherapie

mit Clozapin, eine Hochdosierung (mit Plasmaspiegelkontrolle) oder auch nicht-medikamentöse Verfahren wie die Elektrokonvulsionstherapie an.

Tab. 61 gibt eine Übersicht möglicher Vorgehensweisen.

Nach Abklingen der Akutsymptomatik stellt sich die Frage nach der notwendigen Dauer der Neuroleptika-Therapie. Gerade dann, wenn erste Besserungen zu verzeichnen sind, besteht oft die Tendenz, die Medikamente zu früh zu reduzieren; viele Patienten setzen die Medikation rasch ganz ab. Dies führt nicht selten zum Rezidivieren der Psychose. Wegen der besonderen Bedeutung der Langzeittherapie/Rezidivprophylaxe wird diese Thematik in einem gesonderten Abschnitt besprochen.

9 | Rezidivprophylaxe schizophrener und schizoaffektiver Psychosen

Unbehandelte Verläufe schizophrener Psychosen zeigen, daß das Rückfallrisiko sehr hoch ist; lediglich etwa 10 % aller Patienten haben nur einmalig im Leben Symptome dieser Erkrankung. Für den überwiegenden Teil der Kranken stellt sich die Frage, welche therapeutischen Strategien dazu führen können, Rezidive zu verhindern.

Auch für die Langzeitbehandlung ist nachgewiesen, daß Neuroleptika wirksam sind. In placebokontrollierten Studien trat bei Patienten, die über 1 Jahr behandelt wurden, lediglich bei etwa 20 % unter Neuroleptika ein Rezidiv auf, unter Placebo bei mehr als 70 %.

Leider gibt es gegenwärtig noch zu wenig Prädiktoren, um im Einzelfall zu entscheiden, welcher Patient von einer Langzeitbehandlung profitiert und wer auch ohne Medikamente rezidivfrei bleibt. Offen sind auch die Fragen nach der notwendigen Dauer der Behandlung und nach der Dosierung. Im folgenden sollen einige Anhaltspunkte zur praktischen Durchführung einer Langzeitbehandlung mit Neuroleptika gegeben werden.

Nach erfolgter Besserung des Akutzustandes kann die Dosis langsam auf eine sogenannte Erhaltungsdosis, etwa 1/3–1/5 der Akutdosis, reduziert werden. Handelt es sich um eine Ersterkrankung und ist der Patient gut remittiert, sollte die Medikation etwa 9–12 Monate beibehalten und dann unter engmaschiger Kontrolle langsam ausschleichend abgesetzt werden.

Danach sollte aber weiterhin ein enger ärztlicher Kontakt gepflegt werden, um frühzeitig evtl. beginnende Rezidive zu erkennen.

Bei Zweit- oder Mehrfachmanifestationen wird im allgemeinen eine Behandlungsdauer von 2–5 Jahren vorgeschlagen. Patienten, die sehr häufig erkranken oder gar nicht remittieren, sollten einer Dauertherapie zugeführt werden (s. Abb. 50). Für die Langzeitbehandlung bietet sich der Einsatz von **Depot-Neuroleptika** an. Tab. 62 gibt Anhaltspunkte für die Berechnung der Äquivalenz-Dosen bei Umstellung von oraler auf parenterale Depot-Medikation.

Großer pharmakokinetischer Vorteil dieser Applikationsform ist die lange Bioverfügbarkeit; die als Önanthat vorliegenden Substanzen werden schneller freigesetzt als die Decanoate, letztere haben eine längere Halbwertszeit.

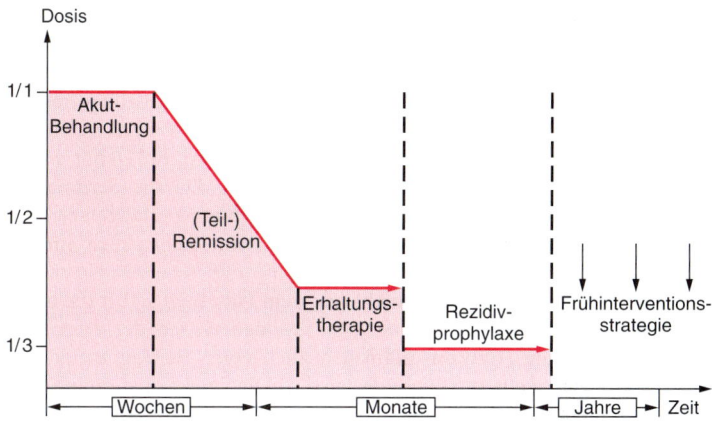

Abb. 50: Behandlungsstrategie schizophrener Psychosen mit Neuroleptika

Tabelle 62: Umstellung auf Depot-Neuroleptika

	Umrechnungsfaktor F (orale Dosis × F)	durchschnittliche Dosis pro Injektion	Intervall in Wochen
Flupentixol	3–4	20–100 mg	2
Fluphenazin	1,6	12,5–50 mg (–100 mg)	2
Fluspirilen	–	2–12 mg	1
Haloperidol (5–15 mg/d)	15–20	100–150 mg	3–4
Perphenazin	4–5	50–200 mg	2
Zuclopenthixol	2,5	100–400 mg	2

Eine Umstellung auf Depot sollte überlappend erfolgen, d. h. die orale Medikation wird unter allmählicher Reduktion weiterverordnet. Es sollte das Präparat gewählt werden, auf das der Patient bereits respondiert hat. Zwar ist es rein rechnerisch möglich, für jedes oral verabreichte Neuroleptikum die notwendige Substanzmenge eines anderen Depot-Präparates zu bestimmen, Studien über Umsetzversuche zeigten jedoch, daß bei vielen Patienten der Austausch zu einem Rückfall führt.

Die von den Herstellern angegebenen Dosierungsintervalle gelten für den steady-state-Zustand, der substanzabhängig erst nach mehreren Injektionen vorliegt. Ein direkter Übergang von oral auf Depot würde deshalb initial zu einer Unterdosierung führen. Da die Serumgipfel nach erstmaliger Depotgabe im Schnitt erst nach einigen Tagen erreicht sind, sollte die Reduktion der oralen Medikation nicht gleich am Tag der Injektion erfolgen.

Depot-Präparate erleichtern nicht nur dem Patienten selbst die medikamentöse Therapie (Compliance); sie können wegen der erforderlichen regelmäßigen Arztkonsultationen auch einen Beitrag zur Vertiefung der Arzt-Patienten-Beziehung leisten. Die Injektionstermine sollten immer auch Anlaß zu ärztlichem Gespräch und zur Verlaufsbeobachtung sein und nicht dazu verleiten, daß der Patient nur von Assistenzpersonal «be-handelt» wird.

Da die Langzeitmedikation mit Neuroleptika zu verschiedenen Nebenwirkungen, insbesondere Spätdyskinesien führen kann, wurde in den letzten Jahren versucht, **Niedrigdosierungen** in der Rezidivprophylaxe zu verwenden. Dabei hat sich gezeigt, daß unterhalb einer gewissen Dosis (ca. 1/5 der Standarddosierung) kein Schutz mehr vorhanden ist und die Rezidivrate wieder zunimmt (s. Tab. 63).

Ein anderes Vorgehen zur Minimierung der Neuroleptika-Dosis ist die sogenannte **Frühinterventionsstrategie.** Hier werden die Neuroleptika ausschleichend abgesetzt und erst bei Auftreten bestimmter Frühsymptome der Psychose wieder angesetzt (s. Abb. 50). Dies setzt allerdings einen kooperativen, introspektionsfähigen Patienten voraus.

Tabelle 63: Mindestdosen der neuroleptischen Rezidivprophylaxe – bei Unterschreiten deutliches Ansteigen der Rezidivraten – (modif. nach Kissling 1993)

Flupentixol	oral	5 mg pro die
	Depot	20 mg alle 2 Wochen
Fluphenazin	oral	2,5 mg pro die
	Depot	6,5–12,5 mg alle 2 Wochen
Haloperidol	oral	2,5 mg pro die
	Depot	50–60 mg alle 4 Wochen

Nachteile sind nicht nur der sehr große zeitliche Aufwand wegen der notwendigerweise häufigen Untersuchungen, Gefahren bestehen auch darin, daß die Intervention zu spät kommen kann und der Patient eventuell erneut hospitalisiert werden muß mit entsprechenden beruflich-sozialen und privaten Folgen. Eine Frühinterventionsstrategie anstelle kontinuierlicher Neuroleptika-Gabe sollte auf jeden Fall nicht erfolgen, wenn der Patient persistierende produktive Symptome aufweist, sich in einer Streßsituation befindet und der Verlauf insgesamt instabil ist.

Grundsätzlich ist ein individuelles «Austitrieren» der (niedrigstmöglichen) Neuroleptika-Dosis erforderlich, aus Compliance-Gründen wird die Depot-Medikation oder die (abendliche) Einmaldosierung empfohlen.

Eine Langzeitmedikation bzw. Rezidivprophylaxe mit Neuroleptika ist für die Rehabilitation vieler schizophrener Patienten im Sinne eines «Streß-Puffers» von grundlegender Bedeutung. Viele Langzeitstudien ergaben allerdings, daß neben der medikamentösen Behandlung auch andere Therapiestrategien (in Kombination mit Neuroleptika) eine wesentliche Rolle spielen, um das Rückfallrisiko zu senken (s. Abb. 51). In den letzten Jahren wurde vermehrt versucht, die Familien schizophrener Patienten in die Therapie einzubeziehen, da sich zeigte, daß das «Familienklima» (Art des Umgangs mit dem Kranken) eine wesentliche Rolle dabei spielen kann, ob es – auch unter Neuroleptikaschutz – zu einer erhöhten Rate von Rückfällen kommen kann (Modell der «Expressed Emotions»).

Bewährt haben sich auch sogenannte *psychoedukative Gruppen*, in denen Patienten und Angehörige im Umgang mit der Krankheit und ihrer Behandlung geschult werden, wodurch die Compliance beträchtlich gesteigert werden kann. Für die erfolgreiche Rehabilitation schizophrener Patienten ist deshalb ein **Gesamtbehandlungskonzept** obligat, das soziotherapeutische, individuell psychagogische und im weiteren Sinn familientherapeutische Maßnahmen einschließt.

Schizoaffektive Psychosen werden in der ICD-10 als Störungen aufgelistet, bei denen sowohl affektive als auch schizophrene Symptome während der gleichen Krankheitsphase auftreten. Über die Häufigkeit dieser Störung finden sich in der Literatur recht unterschiedliche Angaben, was u. a. darauf beruht, daß verschiedene Definitionen zugrunde gelegt werden (Längsschnitt-Diagnose; Wechsel zwischen rein affektiven und rein schizophrenen Krankheitsphasen).

Auf der Basis dieser recht uneinheitlichen Definitionen ist es naturgemäß schwer, Angaben über Erfolgsquoten der verschiedenen rezidiv-

Kumulative Rezidiv-Quote

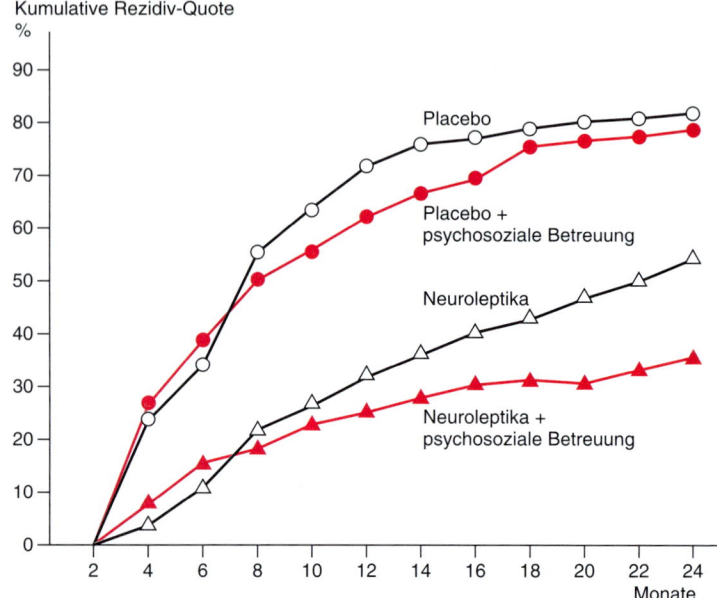

Abb. 51: Rezidivrate schizophrener Psychosen unter verschiedenen Behandlungsbedingungen (modifiziert nach Hogarty et al. 1974)

prophylaktischen Maßnahmen zu machen. Bei denjenigen Kranken, bei denen die affektive Symptomatik dominiert, scheinen diejenigen Medikamente am erfolgreichsten zu sein, die auch bei rein affektiven Störungen eingesetzt werden: Lithium und bzw. Carbamazepin. Dominiert dagegen die schizophrene Symptomatik, so ist Lithium in Monotherapie wohl nicht ausreichend, und es wird in der Regel die zusätzliche Gabe von Neuroleptika empfohlen. Die Effektivität des Einsatzes von Neuroleptika in Monotherapie ist bei schizoaffektiven Psychosen gegenwärtig noch nicht abschließend zu beurteilen.

10 Therapie akuter exogener Psychosen und chronischer hirnorganischer Psychosyndrome

Die traditionelle psychiatrische Krankheitslehre faßt unter dem Begriff der exogenen Psychosen eine Gruppe von Störungen zusammen, bei denen es aufgrund definierter Hirnkrankheiten oder hirnbeteiligender Krankheiten zu Störungen von Bewußtsein, Orientierung und Gedächtnis kommen kann; daneben können begleitend auch zahlreiche andere psychopathologische Auffälligkeiten vorhanden sein (z. B. Wahn, Halluzinationen, Depression etc.). Unterschieden wird in akute und chronische sowie in reversible und irreversible exogene Psychosen.

Akute exogene Psychosen zeigen einige besondere Prägnanztypen wie Verwirrtheitszustände, Delirien, Dämmerzustände; diese treten in der Regel als akute Notfälle auf, ihre Behandlung ist im entsprechenden Kapitel besprochen. Im Vordergrund steht hier häufig eine nichtpsychiatrische pharmakologische Behandlung, da es gilt, die zugrundeliegende Störung zu beseitigen. Begleitsymptome wie Halluzinationen, Wahn oder Depression können symptomatisch mit den jeweils indizierten Psychopharmaka behandelt werden. Da die betroffenen Patienten meist im höheren Lebensalter sind, müssen natürlich die gewählten Dosierungen in der Regel insgesamt geringer angesetzt werden; auch sollten nach Möglichkeit Substanzen mit geringer Herz-Kreislauf-Wirkung und geringer oder fehlender anticholinerger Wirkung zum Einsatz kommen.

An einer **Demenz** erkranken etwa 5 bis 10 % der über 65jährigen. Bei den über 85jährigen liegt die Erkrankungshäufigkeit schon bei 20 bis 30 %. Angesichts der steigenden Lebenserwartung und der gleichzeitig – aufgrund sinkender Geburtenzahlen – überproportionalen Zunahme alter Menschen wird die Diagnose «Alzheimer» in Zukunft noch wesentlich häufiger gestellt werden müssen. Trotz vielfältiger Bemühungen bedeutet diese Diagnose derzeit eine chronisch progrediente, wenig beeinflußbare Krankheit, die innerhalb von 5 bis 10 Jahren zum Tode führt. Hervorstechende Merkmale sind Gedächtnisstörungen, Verwirrtheit und Orientierungsstörungen. Die Krankheit führt über kurz oder lang zu völliger Hilfs- und Pflegebedürftigkeit.

Mittlerweile sind charakteristische morphologische Veränderungen am Gehirn bei Alzheimerscher Krankheit bekannt. Makroskopisch finden sich vor allem frontal und temporal ausgeprägte Gehirnatrophien; mikroskopisch ist die Krankheit durch den Untergang von Neuronen, Plaques im Bereich der Synapsen und Neurofibrillenveränderungen charakterisiert. Die Plaques bestehen im wesentlichen aus Ablagerungen eines bestimmten Proteins, das als Amyloid bezeichnet wird. Derartige Plaques und Neurofibrillenveränderungen finden sich auch im Gehirn von gesunden älteren Menschen und bei anderen Erkrankungen. Typisch für Alzheimer-Demenz ist jedoch die weitaus größere Häufigkeit. Zwischen der Anzahl der Plaques und Neurofibrillenveränderungen und dem Schweregrad der Demenz besteht ein eindeutiger Zusammenhang. Auf biochemischer Ebene sind Neurotransmitterveränderungen (noradrenerg, serotonerg) nachweisbar, am stärksten ist das cholinerge Transmittersystem eingeschränkt.

Die Ursache der Alzheimerschen Krankheit ist unbekannt. Heute werden vor allem eine genetische, eine infektiöse (slow virus) und eine toxische (z. B. Aluminium) Ätiologie diskutiert. Zur Genetik weiß man, daß es Beziehungen zur Trisomie 21 (Down-Syndrom) gibt. So weisen Patienten mit Down-Syndrom jenseits des 40. Lebensjahres ausnahmslos histologisch die gleichen Veränderungen im Hirngewebe auf wie Patienten mit Alzheimerscher Erkrankung. Eine wichtige Rolle scheinen endogene Toxine (Radikale, exzitatorische Aminosäuren) sowie Membranveränderungen zu spielen, auch Hirntraumen finden sich gehäuft in der Anamnese. Es scheint am wahrscheinlichsten, daß ein multifaktorielles Geschehen zur Auslösung einer Demenz vom Alzheimer-Typ führt.

Die **Diagnose** der Krankheit ist schwierig und letztendlich eine Ausschlußdiagnose. Im (für die Behandlung entscheidenden) Frühstadium stehen kognitive Defizite (Konzentration, Merkfähigkeit, Apraxie) und affektive Störungen zumeist im Vordergrund; im Kernspintomogramm (NMR) zeigen sich Substanzdefekte bzw. regionale Minderperfusion bei der Hirndurchblutungsmessung (SPECT). Neueste diagnostische Verfahren wie die Positronen-Emissions-Tomographie (PET), mit deren Hilfe regionale Stoffwechseldefizite gemessen werden können sowie die Bestimmung des Tau-Proteins scheinen eine Verbesserung bei der differentialdiagnostischen Abgrenzung zu ermöglichen. Mit letzter Sicherheit kann das Vorliegen einer Alzheimerschen Erkrankung jedoch nur anhand des histologischen Befundes post mortem bestätigt werden.

Zur **Behandlung** der Alzheimer Demenz wurden bis heute die verschiedenartigsten Konzepte versucht; Tab. 64 gibt einen Überblick über medikamentöse Therapieansätze. Der Nachweis eines cholinergen Defizits im Gehirn dieser Patienten gab Anlaß zu der Hoffnung, daß durch Beeinflussung des cholinergen Transmittersystems eine zumindest symptomatische Besserung erreicht werden könnte. Dieser theoretisch fundierte Ansatz brachte zwar bei einigen Patienten in psychometrischen

Tabelle 64: Medikamentöse Therapieansätze bei Demenzen

Cholinerge Wirkstoffe:	Präkursoren:	Cholin, Lecithin
	Cholinesterasehemmer:	Physostigmin, Tetrahydroaminoacridin (Tacrin)
	Cholinagonisten:	Pilocarpin, Arecolin, Betanechol
Monoaminerge Wirkstoffe:	Dopaminagonisten:	L-Dopa, Bromocriptin, Memantin, Amantadin
	MAO-Hemmer:	Selegilin, Moclobemid (?)
Neuropeptide:	ACTH u. Analoga	
	Somatostasin u. Analoga	
	Vasopressin u. Analoga	
	TRH u. Analoga	
	Opioide u. -antagonisten	
	Cholecystokinine	
Calciumantagonisten:	Cinnarizin	
	Nimodipin	
Nootropika:	siehe Tabelle 51	
Diverse Substanzen:	Phosphatidylserin	
	Nerve Growth Factor	
	Vitamin B 12/E	
	Ganglioside	

Tests geringfügige Besserungen, insgesamt waren die Ergebnisse jedoch enttäuschend. Dies ist wesentlich auf die zum Teil schlechte Verträglichkeit der verwendeten Substanzen (z. B. Physostigmin) zurückzuführen; mit Tacrin (Cognex®) steht nun seit kurzem ein zentral wirksamer Cholinesterase-Hemmer zur Verfügung, der bei relativ guter Verträglichkeit eine günstige Beeinflussung der kognitiven Leistungs-

fähigkeit von Alzheimer-Patienten zu erbringen scheint. Die Durchführung der Therapie ist jedoch an sehr strenge Auflagen (Fachin-
formation!) gebunden(vor allem Kontrolle der Leberwerte [Transami-
nasen]). Andere Versuche, z. B. mit Neuropeptiden, Nootropika und
monoaminergen Wirkstoffen brachten widersprüchliche Ergebnisse;
möglich ist lediglich die symptomatische Therapie einiger (sekundärer)
Krankheitssymptome wie Schlafstörungen, Angst, Depressivität oder
Antriebsstörungen (Unruhe, Apathie).

Bei Unruhe, Angst und Schlafstörungen sind eher niederpotente Neuroleptika als Benzodiazepine zu empfehlen, da letztere bei Demenzkranken eine paradoxe Wirkung entfalten können. Depressive Syndrome sollten bevorzugt durch Antidepressiva mit möglichst geringen
anticholinergen Eigenschaften behandelt werden (z. B. Mianserin).
Große Hoffnungen setzt man in einige neue Therapieansätze. So hat
sich der lipophile Calciumantagonist Nimodipin in doppelblind-kon-
trollierten Studien den bisherigen Standard-Nootropika wie z. B. Dihydroergotoxin bezüglich der Verbesserung der kognitiven Gedächtnis-
leistung als überlegen gezeigt. Dieser Therapie liegen Erkenntnisse
zugrunde, die den Untergang von Neuronen mit einer Störung des
Calciumstoffwechsels im Sinne einer exzessiven Erhöhung des intrazellulären Calciums korrelieren. Weiter weiß man, daß der Zusammen-
bruch des zerebralen Energiestoffwechsels mit einer massiven Freisetzung von Neurotransmittern, insbesondere auch Glutamat, einhergeht. Dieses Glutamat tritt mit verschiedenen Rezeptoren in Wechselwirkung, so u. a. mit dem N-Methyl-D-Aspartat (NMDA)-Rezeptor.
Derzeit laufen verschiedene Studien, die sich mit sog. NMDA-Antagonisten, also Substanzen, die Glutamat an diesen Rezeptoren antagonisieren, befassen.

11 | Therapie von Entzugssyndromen und Abhängigkeitserkrankungen

Abhängigkeiten und ihre Folgestörungen zählen zu den häufigsten psychiatrischen Krankheitsbildern. In den meisten europäischen Ländern spielt vor allem die Alkoholkrankheit eine bedeutsame Rolle; aus epidemiologischen Untersuchungen geht hervor, daß etwa 8 bis 10 % der Bevölkerung alkoholkrank sind, jedoch lediglich etwa 1 % medikamentenabhängig.

Die Pharmakotherapie ist in der Behandlung von Abhängigkeitserkrankungen nur von untergeordneter und in der Regel zeitlich eng begrenzter Bedeutung; sie bleibt auf bestimmte, kurzfristig auftretende Syndrome begrenzt, die bei den unterschiedlichen Formen des Substanzentzuges auftreten können.

Bei *leichteren Entzugssyndromen* im Rahmen von Alkohol-, Opiat- und Medikamentenabhängigkeiten können insbesondere sedierende Antidepressiva, Benzodiazepine oder sedierende Neuroleptika eingesetzt werden. Bei den Antidepressiva und den Neuroleptika sind hier allerdings mögliche Einflüsse auf die Krampfschwelle zu beachten, während bei den Benzodiazepinen das Risiko einer Abhängigkeitsentwicklung besteht. Alternativ können Patienten, die früher bereits Krampfanfälle hatten, mit Carbamazepin behandelt werden. Grundsätzlich gilt jedoch, daß bei leichteren Entzugssyndromen nicht vorschnell und nicht zu lange pharmakologisch behandelt werden soll.

Bei Benzodiazepin-Abhängigkeit dürfen Benzodiazepine nicht abrupt abgesetzt werden, da dies schwerwiegende Komplikationen (z. B. zerebraler Krampfanfall) provozieren kann. Hier sollte in Absprache mit dem Patienten ein Plan aufgestellt werden, durch den ein langsames Reduzieren bis hin zum vollständigen Absetzen über einen längeren Zeitraum detailliert festgelegt wird (am besten in einer oral flüssigen Applikation, z. B. Valiquid® Tropfen). Unabdingbar ist eine pharmakologische Behandlung dann, wenn schwerwiegende Entzugserscheinungen, wie z. B. ein Delir auftreten (siehe Kapitel über Notfälle). Hier findet nach wie vor Clomethiazol (Distraneurin®) breite Verwendung; die Wirksamkeit dieser Substanz ist unbestritten, doch besitzt sie selbst ein sehr starkes Suchtpotential. Eine längerfristige Gabe ist deshalb absolut kontraindiziert (Suchtverlagerung!); der Einsatz sollte rein auf die Klinik beschränkt sein.

In den letzten Jahren wurde häufig das trizyklische Antidepressivum Doxepin (z. B. Aponal®) zur Behandlung von Entzugserscheinungen bei Medikamenten- und Drogenabhängigkeit eingesetzt. Nachdem berichtet wurde, daß Abhängige diese Substanz als «Ersatzdroge» benutzen, gab es eine deutliche Verunsicherung bezüglich des Wertes dieser Vorgehensweise. Tatsache ist jedoch, daß es keine gesicherten Daten darüber gibt, daß Doxepin selbst in irgendeiner Weise Abhängigkeiten erzeugt.

Bei *Opiatabhängigkeit* kann zur Kupierung des akuten Opioidentzugssyndroms der zentrale a-2-Adrenozeptor-Agonist *Clonidin* eingesetzt werden. Die Substanz führt zu einer Verminderung der peripheren Sympathikusaktivität und damit zur Dämpfung vegetativer Entzugssymptome. Initial werden oral dreimal 0,1 mg täglich verordnet, die tageshöchste Dosis beträgt 0,8 mg in 4 Einzeldosen. I. v. können 0,15–0,4 mg/die appliziert werden. Die Substanz muß ausschleichend abgesetzt werden.

In den letzten Jahren hat die Substitutionsbehandlung von Opiatabhängigen mittels *Methadon* eine zunehmende Bedeutung erlangt. Die Indikation und Durchführung dieser Therapie sind an strenge Auflagen gekoppelt (NUB-Richtlinien), unter streng kontrollierten Bedingungen dürfen je Anwendungstag maximal 150 mg verordnet werden. Die Durchführung einer derartigen Substitutionsbehandlung ist unter anderem kontraindiziert bei Vorliegen einer Polytoxikomanie, Alter unter 23 Jahren sowie Bestehen einer Heroinabhängigkeit von weniger als 4 Jahren. Initial beträgt die Dosierung 15 bis 20 mg Levomethadon bzw. 30 bis 40 mg Methadon/die, die Dosiserhöhung sollte langsam und individuell durchgeführt werden.

Zur medikamentösen Unterstützung der Entwöhnungsbehandlung nach Opiat-Entzug kann auch Naltrexon eingesetzt werden (s. Seite 313 f.).

12 | Therapie von Eßstörungen

Von psychiatrischer Seite können 3 Formen von Eßstörungen abgegrenzt werden: Die Adipositas, die Anorexie und die Bulimie. Aus epidemiologischen Untersuchungen geht hervor, daß die Adipositas mit etwa 16–18 % die häufigste Eßstörung ist (sowohl bei Männern als auch bei Frauen); eine Bulimie findet sich bei 2–8 % der Frauen zwischen 18 und 35 Jahren, eine Anorexie dagegen bei lediglich etwa 1 % der erwachsenen Frauen und 0,1 % der Männer.

Obwohl die **Adipositas** also eindeutig die häufigste Eßstörung ist, findet sie im Vergleich zu den beiden anderen Formen insgesamt nur wenig wissenschaftliches Interesse. Psychotrope Substanzen werden hier häufig als Appetitzügler eingesetzt, meist jedoch frei verkäufliche Medikamente. Unter den definierten Psychopharmaka haben die selektiven Serotonin-Wiederaufnahme-Hemmer eine appetitzügelnde Wirksamkeit; von einem therapeutischen Einsatz muß jedoch abgeraten werden.

Die Behandlung der **Anorexie** ist nach wie vor eine Domäne der Psychotherapie. Antidepressiva zeigen kaum eine Wirksamkeit, und die häufig eingesetzten Phenothiazine bewirken wohl lediglich eine Beruhigung der Patienten; dies kann z. B. bei parenteraler Ernährung sehr sinnvoll sein, die Störung selbst wird hierdurch aber nicht beeinflußt.

Bei der **Bulimie** stellt sich die Situation anders dar; hier ist die Wirksamkeit von Antidepressiva gut belegt, insbesondere die der selektiven Serotonin-Wiederaufnahme-Hemmer (z. B. Fluoxetin). Daneben wird auch über positive Erfahrungen mit trizyklischen Antidepressiva und MAO-Hemmern berichtet: Von der Gabe irreversibler MAO-Hemmer ist allerdings abzuraten, da Bulimie-Patienten die hierfür erforderliche Diät kaum einzuhalten imstande sind.

Die Psychopharmako-Therapie sollte nie alleine, sondern nach Möglichkeit immer kombiniert mit einer Psychotherapie durchgeführt werden.

13 | Psychiatrische Notfalltherapie

Kenntnisse über die Erstversorgung psychiatrischer Notfälle sind für jeden Arzt von Bedeutung, da sich der überwiegende Anteil solcher Notfälle nicht in psychiatrischen Kliniken, sondern in der häuslichen Umgebung des Patienten, in der Allgemeinpraxis, im Altenheim oder im Allgemeinkrankenhaus ereignen. Praktisch jeder Arzt wird zu irgendeinem Zeitpunkt mit psychiatrischen Notfällen konfrontiert. Neben den im engeren Sinn psychiatrischen Ursachen von Notfällen (Psychosen, neurotische Erkrankungen) können verschiedene neurologische oder internistische Erkrankungen sowie Nebenwirkungen von Pharmaka zu psychiatrischen Notfallsituationen führen. Deshalb sollte neben der Erhebung des psychischen Befundes obligat eine sorgfältige körperliche und neurologische Untersuchung des Patienten durchgeführt werden, wobei einschränkend anzumerken ist, daß sich dieser Anspruch in der Notfallsituation nicht immer realisieren läßt. Exploration und Untersuchungsgang können nicht immer nach dem gleichen Schema durchgeführt werden, sondern müssen dem jeweiligen Patienten und seinem Zustand angepaßt werden; in Extremfällen wie z. B. schwerer Erregung und Gewalttätigkeit muß behandelt werden, ehe weitere diagnostische Schritte unternommen werden können.

Im folgenden werden die einzelnen psychiatrischen Notfälle mit ihrer typischen Symptomatologie kurz charakterisiert, wobei eine Beschränkung auf die in der Praxis wichtigen Notfälle erfolgen soll: Erregungszustände, Suizidalität, delirante Syndrome, Bewußtseinsstörungen und Drogennotfälle.

Auf Psychopharmaka-induzierte Notfälle wurde bereits im allgemeinen Teil (siehe Seite 91 ff.) eingegangen.

Erregungszustände

Hauptcharakteristika von Erregungszuständen sind eine Steigerung von Antrieb und Psychomotorik, Enthemmung und Kontrollverlust; daneben kann es auch zu raptusartigen Gewalttätigkeiten kommen.

Erregungszustände können vor allem im Rahmen endogener Psychosen auftreten, aber auch bei psychogenen Störungen und nach Drogeneinnahme.

Mittel der Wahl zur Behandlung von Erregungszuständen sind dämpfende, niederpotente Neuroleptika, z. B. Levomepromazin, bei kreislaufgefährdeten älteren Patienten evtl. das hochpotente Neuroleptikum Haloperidol. Steht neben der Erregung auch Angst im Vordergrund, was besonders häufig bei psychogenen Störungen (z. B. Panikzustände) oder bei «Horrortrips» der Fall ist, hat sich die Gabe von Diazepam bewährt.

Als weitere Möglichkeit muß daran gedacht werden, daß Erregungszustände durch Intoxikationen mit Alkohol, Drogen oder Medikamenten verursacht sein könnten; hier sind die oben genannten Pharmaka in der Regel kontraindiziert. Ist die Gabe einer sedierenden Substanz dringlich, so ist bei Haloperidol die Gefahr zusätzlicher Komplikationen noch am geringsten.

Neben der pharmakotherapeutischen Versorgung ist von besonderer Bedeutung, daß den Patienten ruhig und sicher gegenübergetreten wird und alles vermieden wird, was die Erregung steigern könnte. Andererseits sollte bei extrem gefährdeten oder gefährlichen Patienten auch nicht davor zurückgeschreckt werden, Hilfspersonen herbeizuholen. Nach Abklingen der akuten Erregung sind dann – falls vorher nicht möglich – weitere diagnostische Schritte angezeigt; häufig wird die Einweisung in eine Fachklinik unumgänglich sein.

Suizidalität

Suizidalität zählt zu den häufigsten Notfällen und ist syndromgenetisch sehr viel unspezifischer als andere Notfälle. Das Spektrum reicht von schwerer Suizidalität im Rahmen von Psychosen bis zu krisenhaften Situationen ohne eigentliche psychiatrische Erkrankung.

Meist ist es möglich, mit dem Patienten ins Gespräch zu kommen und mehr über die Hintergründe zu erfahren. Es gilt, im Gespräch eine Vertrauensbasis aufzubauen, wozu man sich Zeit nehmen und dem Patienten geduldig zuhören muß. Vielfach wird leichtfertig von sogenannter «demonstrativer» Suizidalität gesprochen, womit gemeint ist, daß der Patient lediglich droht, sich das Leben zu nehmen, um damit etwas zu erreichen. Die Neigung, solche Patienten nicht ernst zu nehmen, kann fatale Folgen haben. Auch «demonstrative» Suizidalität ist ein Notfall.

Pharmakotherapeutisch sind dämpfende Psychopharmaka, z. B. Levomepromazin oder Diazepam angezeigt. Tritt Suizidalität im Rahmen von (endogenen) Depressionen auf, kann auch ein sedierendes Antidepressivum – zum Beispiel Doxepin – verordnet werden. Zur Weiterbehandlung ist oft, auch bei rein situativer Suizidalität, die Einweisung in eine Fachklinik sinnvoll.

Delirante Syndrome

Delirante Syndrome sind geprägt von den Symptomen Desorientiertheit, Verwirrtheit, Unruhe, Halluzinationen, oft auch von Erregung. Häufige Ursachen sind Alkohol- oder Medikamentenentzug, schwere Allgemeinerkrankungen oder Einnahme zentral-wirksamer Pharmaka. Die betroffenen Patienten sollten möglichst rasch in eine Fachklinik eingewiesen werden, damit eine genauere Differenzierung der Ursachen und die Einleitung einer gezielten Therapie vorgenommen werden können.

Die ambulante Behandlung mit Clomethiazol, das als Mittel der Wahl bei Delirien gilt, kann – auch bei leichteren Zuständen – nicht empfohlen werden. Zum einen ist nicht vorhersehbar, wie sich die Symptome weiterentwickeln, zum anderen hat Clomethiazol selbst Nebenwirkungen (vor allem auch ein Abhängigkeitspotential), die eine klinische Überwachung erfordern. Als Notfallmedikation kann ambulant Haloperidol angewendet werden, andere Psychopharmaka sind nicht sinnvoll bzw. zum Teil kontraindiziert.

Bewußtseinsstörungen

Störungen des Bewußtseins können sich als leichte Benommenheit, Somnolenz, Sopor oder Koma zeigen.

Bei Störungen der Bewußtseinslage besteht häufig die Gefahr einer vitalen Bedrohung; das therapeutische Vorgehen orientiert sich dementsprechend zunächst an den allgemeinen Prinzipien der Notfalltherapie (Stabilisierung von Atmung, Herz-Kreislauf-Funktionen, Flüssigkeitszufuhr, Elektrolytausgleich etc.)

Alle weiteren therapeutischen Maßnahmen sind hinter die diagnostische Abklärung in der Klinik zurückzustellen.

Als Sonderfall kann die gestörte Bewußtseinslage Folge einer Drogenintoxikation (Opiate) sein; hier kann durch Gabe eines Opiatantagonisten relativ rasch die Akutsituation beherrscht werden.

Das Bewußtsein kann auch qualitativ verändert sein, so etwa bei Dämmerzuständen im Rahmen von Epilepsien oder bei der Katatonie. Auch hier ist die Klinikeinweisung unumgänglich; bei zusätzlich vorhandener starker Erregung können Haloperidol oder Diazepam verabreicht werden.

Drogennotfälle

Drogennotfälle zeigen sich vorwiegend als akute Intoxikations- oder Entzugserscheinungen sowie als psychotische Reaktionen wie z. B. der sog. Horrortrip. Das Erscheinungsbild kann sich in vielfältigen Formen als Bewußtseinsstörung, als delirantes Syndrom oder auch als Erregungszustand zeigen, worauf bereits eingegangen wurde. Erschwerend bei der Beurteilung und damit auch der Behandlung kommt hinzu, daß bei vielen Drogenabhängigen eine Polytoxikomanie vorliegt, was zu einem bunten Mischbild von Symptomen führen und eine eindeutige diagnostische Zuordnung verhindern kann. Auch bei dieser Patientengruppe ist die Einweisung in eine Fachklinik sinnvoll, damit weitere Schritte (Entgiftung und Entwöhnung) eingeleitet werden können.

Auf der Basis eines fundierten Wissens über die vielfältigen Erscheinungsformen psychiatrischer Notfälle ist es möglich, bereits in der Akutsituation eine genauere syndromale Zuordnung vorzunehmen und entsprechend richtige therapeutische Schritte einzuleiten.

Zunächst verschaffe man sich Klarheit über die Bewußtseinslage des Patienten und über Veränderungen von Antrieb und Psychomotorik. Ist der Patient ansprechbar, sollte zunächst immer versucht werden, beruhigend auf ihn einzuwirken (auch auf antriebreduzierte Patienten); aus den Gesprächsinhalten lassen sich oft wichtige differentialdiagnostische Gesichtspunkte ableiten. Ist eine medikamentöse Therapie notwendig, sollte versucht werden, den Patienten zur oralen Einnahme zu motivieren. Die Dosis ist in der Regel höher zu wählen als bei parenteraler Gabe.

Hilfreich ist eine kurze Orientierung über das Umfeld des Patienten, zum Beispiel das «Flaschenlager» des Alkoholikers, Hilfsmittel des Drogenabhängigen (z. B. «Fixerset») oder Medikamentenvorräte. Wichtig ist auch, Informationen von Angehörigen bzw. Nachbarn einzuholen.

Abb. 52 gibt Entscheidungshilfen für das praktische Vorgehen und die Auswahl der jeweiligen Medikamente.

Abschließend kann gesagt werden, daß es jedem Arzt unter Verwendung einiger weniger Psychopharmaka möglich sein sollte, die Erstversorgung psychiatrischer Notfälle zu leisten. Die Gabe von Medikamenten sollte aber auch im Notfall das ärztliche Gespräch («talk-down», Empathie) nicht ersetzen.

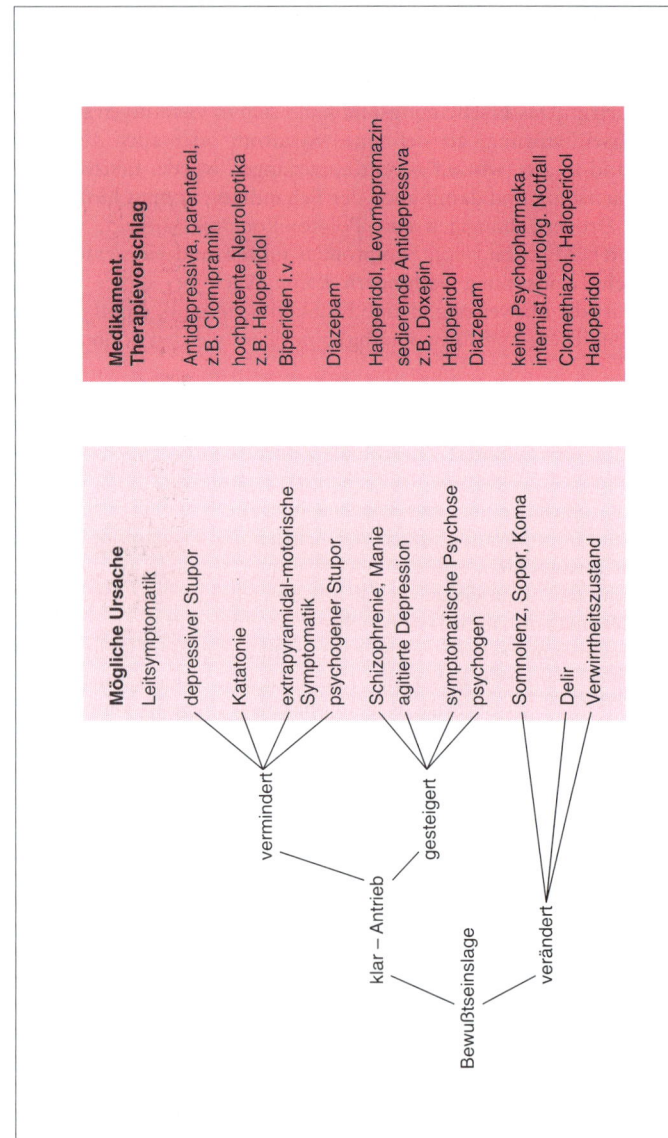

Abb. 52: Medikamentöse Therapie psychiatrischer Notfälle

Literatur

Adler, L., Ulrich, M., Lehmann, K. et al. (1994): Praxis der stationären Akutbehandlung von Manien. Fortschr. Neurol. Psychiat. 62: 479–488

American Psychiatric Association (1993): Practice guidelines for major depressive disorder in adults. Am. J. Psychiatry 150 (Suppl. 4): 1–25

Anderson, I. M., Tomenson, B. M. (1994): The efficacy of selective serotonin re-uptake inhibitors in depression: a meta-analysis of studies against tricyclic antidepressants. J. Psychopharmacology 8: 238–249

Arzneimittelkommission der deutschen Ärzteschaft (1989): Möglicher Mißbrauch des Antidepressivums Doxepin bei Suchtkranken. Dt. Ärztebl. 86: 1467

Ballenger, J. C. (1993): Panic disorder: efficacy of current treatments. Psychopharmacol. Bull. 29: 477–486

Bender, W. (1985): Psychotherapie bei psychotischen Patienten. Nervenarzt 56: 465–471

Bron, B. (1987): Drogenpsychosen. In: Kisker K. P., Lauter H., Meyer J.-E., Müller C, Strömgren E (Hrsg.) Psychiatrie der Gegenwart. 3 Abhängigkeit und Sucht. Springer, Berlin/Heidelberg/New York.

Budde, G. (Hrsg.) (1991): Neuroleptische Rezidivprophylaxe. Schattauer, Stuttgart

Buller, R. (1992): Biologie und Pharmakotherapie der Panikattacken. Nervenheilkunde 11: 4–7

Busch, H. (1994): Psychiatrische Notfälle bei persönlichkeitsgestörten Patienten. Münch. Med. Wschr. 136: 438–441

Carpenter, W. T., Stephens, J. H., Rey, A. C., Hanion, T. E., Heinrichs, D. W. (1982): Early intervention vs continous pharmacotherapy of schizophrenia. Psychopharmacol. Bull. 18: 21–23.

Crow, T. J. (1985): The two-syndrome concept: origins and current status. Schizophr. Bull. 11: 471–485.

Dose, M., Emrich, H. M. (1993): Medikamentöse Therapie der Manie. In: Möller, H. J. (Hrsg.) Therapie psychiatrischer Erkrankungen. Enke, Stuttgart.

Feinmann, C. (1991): Trizyklische Antidepressiva als Analgetika. In: Wörz, R. Basler, H.-D. (Hrsg.) Schmerz und Depression. Deutscher Ärzte Verlag, Köln.

Fichter, M. M. (1991): Behandlung bulimischer Eßstörungen mit Antidepressiva. In: Hippius, H., Ortner, M., Rüther, E. (Hrsg.) Psychiatrische Erkrankungen in der ärztlichen Praxis. Springer, Berlin.

Frank, E., Karp, J. F., Rush, A. J. (1993): Efficacy of treatments for major depression. Psychopharmacol. Bull. 29: 457–475

Giedke, H., Coenen, Th. (1986): Die medikamentöse Behandlung von Angstzuständen. In: Janke, W., Netter, P. (Hrsg.) Angst und Psychopharmaka. Kohlhammer, Stuttgart.

Gottfries, C. G. (1989): Pharmacological treatment strategies in dementia disorders. Pharmacopsychiat. 22: 129–134.

Hartmann, M. (1986): Substanzinduzierte psychische Störungen. In: Freedman, A. M., Kaplan, H. I., Sadock, B. J., Peters, U. H. (Hrsg.) Psychiatrie in Praxis und Klinik. Band 2: Biologische und organische Psychiatrie. Thieme, Stuttgart/New York.

Heinrich, K., Klieser, E. (Hrsg.) (1987): Probleme der neuroleptischen Dosierung. Schattauer, Stuttgart.

Hell, D. (1988): Angehörigenarbeit und Schizophrenieverlauf. Nervenarzt 59: 66–72

Hellenbrecht, D., Saller, R. (1993): Pharmakologische und medizinische Aspekte der Opiatabhängigkeit und der Substitutionsbehandlungen. Internist. prax. 33: 809–822

Heuser, J. (1991): Diagnostik und Erstversorgung von Patienten mit akuten psychiatrischen Erkrankungen. Notfallmedizin 17: 82–92, 142–146

Hinterhuber, H., Kulhanek, F., Fleischhacker, W. W. (Hrsg.) (1990): Kombination therapeutischer Strategien bei schizophrenen Erkrankungen. Vieweg, Braunschweig.

Hippius, H. (1989): Stellungnahme zu den sogenannten Methadon-Programmen. Spektrum 18: 54–55

Hippius, H., Laakmann, G. (Hrsg.) (1988): Therapie mit Neuroleptika-Niedrigdosierung. Perimed, Erlangen.

Hippius, H., Lauter, H., Greil, W. (Hrsg.) (1987): Psychiatrie für die Praxis 6. Der psychiatrische Notfall. MMV, München.

Hogarty, G. E., Goldberg, S., Schooler, N., Ulrich, R. (1974): Drug and sociotherapy in the aftercare of schizophrenic patients II: Two years relapse rates. Arch. Gen. Psychiatry 31: 603–618.

Hornung, W. P. (1996): Was kann Psychoedukation bei schizophrenen Patienten erreichen? Nervenheilkunde 15: 141–144.

Hudson, J. I., Pope, H. G. (1989): Psychopharmakologische Behandlung der Bulimia. In: Fichter M (Hrsg.) Bulimia nervosa. Enke, Stuttgart.

Jenike, M. A. (1993): Obsessive-compulsive disorder: efficacy of specific treatments as assessed by controlled trials. Psychopharmacol. Bull. 29: 487–499

Jonghe, F. de, Swinkels, J. A. (1992): The safety of antidepressants. Drugs 43 (Suppl. 2): 40–47

Jurna, I., Motsch, J. (1993): Nichtanalgetika: Antidepressiva, Antikonvulsiva, Neuroleptika, Tranquillantien und zentrale Muskelrelaxantien, Clonidin, Cortison. In: Zenz, M., Jurna, I. (Hrsg.) Lehrbuch der Schmerztherapie. Wiss. Verlagsgesellschaft, Stuttgart.

Kapfhammer, H. P. (1994): Antidepressivatherapie bei internistischen Erkrankungen. Internist 35: 832–841

Kapfhammer, H. P., Rüther, E. (1988): Depot-Neuroleptika. Springer, Heidelberg.

Kasper, S., Kasper, A. (1994): Langzeitbehandlung affektiver Störungen. Nervenarzt 65: 577–589

Kasper, S., Möller, H.-J. (Hrsg.) (1996): Therapeutischer Schlafentzug. Klinik und Wirkmechanismen. Springer, Wien, New York.

Kasper, S., Möller, H.-J. (1995): Antidepressive Psychopharmakotherapie. Dt. Ärztebl. 92: 428–434

Kasper, S., Ruhrmann, S. (1993): Schmerz aus psychiatrischer Sicht. In: Möller HJ, Przuntek H (Hrsg.) Therapie im Grenzgebiet von Psychiatrie und Neurologie. Springer, Berlin/Heidelberg.

Kissling, W. (1993): Schizophrenie: Rückfallverhütung durch Neuroleptika. Dt. Ärztebl. 90: 2489–2493

Klein, H. E., Rüther, E., Staedt, J. (1992): Kombinierte Psychopharmakotherapie einschließlich Behandlung chronischer Schmerzsyndrome. In: Riederer, P., Laux, G., Pöldinger W (Hrsg.) Neuropsychopharmaka Bd. 1: Allgemeine Grundlagen der Pharmakopsychiatrie. Springer, Wien/New York.

Köpp, W. (1989): Zum psychotherapeutischen Verständnis der Adipositas. Klinikarzt 16: 292–300

Kranzler, H. R., Burleson, J. A., Del Boca, F. K. et al. (1994): Buspirone treatment pf anxious alcoholics. Arch Gen. Psychiatry 51: 720–773

Kröber, H. K. (1987): Klinische Erfahrungen in der Behandlung manischer Syndrome. Psycho 13: 282–290.

Kuhs, H., Tölle, R. (1994): Wachtherapie bei Depressiven. Münch. med. Wschr. 136: 157–159

Kupfer, D. J., Frank, E., Perel, J. M. et al. (1992): Five-year outcome for maintenance therapies in recurrent depression. Arch. Gen. Psychiatry 49: 769–773

Lauter, H. (1980): Akute psychiatrische Notfälle. Internist 21: 40–49.

Laux, G. (1992): Pharmakotherapie neuro-psychiatrischer Notfall- und Akutsituationen. Suizidalität. In: Riederer, P., Laux, G., Pöldinger, W. (Hrsg.) Neuro-Psychopharmaka. Band 6 Notfalltherapie. Springer, Wien New York

Magni, G. (1991): The use of antidepressants in the treatment of chronic pain: a review of the current evidence. Drugs 42: 730–748

Marneros, A. (Hrsg.) (1989): Schizoaffektive Psychosen. Diagnose, Therapie und Prophylaxe. Springer, Berlin Heidelberg New York

McDougle, C. J., Goodman, W. K., Price, L. H. (1993): The pharmacotherapy of obsessive-compulsive disorder. Pharmacopsychiat. 26 (Suppl.): 24–29

Möller H. J. (1992): Verlauf schizophrener Psychosen im Zeitalter der Neuroleptikatherapie. Krankenhauspsychiatrie 3: S. 2–13.

Möller H. J. (Hrsg.) (1993): Therapieresistenz unter Neuroleptikabehandlung. Springer, Wien/New York.

Möller, H. J. (1987): Indikation und Differentialindikation der neuroleptischen Langzeitmedikation. In: Pichot, P., Möller, H. J. (Hrsg.) Neuroleptika. Rückschau 1952–1986 – Künftige Entwicklungen. Möglichkeiten und Probleme der Neuroleptikatherapie. Springer, Heidelberg.

Möller, H. J., Pelzer, E. (Hrsg.) (1990). Neuere Ansätze zur Diagnostik und Therapie schizophrener Minussymptomatik. Springer, Berlin/Heidelberg/New York.

Möller, H. J., v. Zerssen, D. (1986): Der Verlauf schizophrener Psychosen unter den gegenwärtigen Behandlungsbedingungen. Springer, Heidelberg.

Möller, H.-J. (1994): Suizidalität. Klinisches Bild, Diagnostik und Therapie. Internist 35: 849–857

Möller, H.-J. (Hrsg.) (1990): Therapieresistenz unter Antidepressiva-Behandlung. Springer, Heidelberg, Berlin

Möller, H.-J., Fuger, J., Kasper, S. (1994): Efficacy of new generation antidepressants: metaanalysis of imipramine-controlled studies. Pharmacopsychiat. 27: 215–223

Montgomery, S. A. (1993): Guidelines for treating depressive illness with antidepressants. A statement from the British Association for Psychopharmacology. J. Psychopharmacology 7: 19–23

Montgomery, S. A., Rouillon, F. (eds.) (1992): Perspectives in psychiatry vol. 3: Long-term treatment of depression. Wiley, Chichester

Mukherjee, S., Sackeim, H. A., Schnur, D. B. (1994): Eletroconvulsive therapy of acute manic episodes: A review of 50 years' experience. Am. J. Psychiatry 151: 169–176

Naber, D. (1994). Behandlung Drogensüchtiger im Allgemeinkrankenhaus. Internist 35: 858–862

Nachtmann, A., Hajak, G. (1996): Phytopharmaka zur Behandlung von Schlafstörungen. Internist 37: 743–749

Nolen, S., Zohar, A., Roose, M. (1994): Refractory depression, treatment strategies and future directions. Elsevier, Amsterdam

Nutzinger, D. O., de Zwaan, M., Schönbeck, G. (1991): Serotonin und Eßstörungen. Nervenarzt 62: 198–201

Philipp, M., Fickinger, M. (1993): Psychotropic drugs in the management of chronic pain syndromes. Pharmacopsychiat. 26: 221–234

Rapoport, J. L. (1991): Medikamentöse Behandlung der Zwangserkrankung. Nervenarzt 62: 318–320

Roose, S. P., Glassman, A. H., Attia, E. et al. (1994): Comparative efficacy of selective serotonin reuptake inhibitors and tricyclics in the treatment of melancholia. Am. J. Psychiatry 151: 1735–1739

Rouillon, F. (ed.) (1994): Perspectives in psychiatry vol. 4: Socioeconomic aspects of antidepressants. Wiley, Chichester

Schmidt, L. G., Grohmann, R., Müller-Oerlinghausen, B., Poser, W., Rüther, E., Wolf, B. (1990): Mißbrauch von Antidepressiva bei Suchtkranken. Dt. Ärztebl. 87: 92–96

Schmidt, L. G., Siemetzki, H. (1988): Differentielle Wirkprofile der neuroleptischen Therapie akut Schizophrener. Nervenarzt 59: 721–726.

Soyka, D. (1996): Schmerztherapie mit Psychopharmaka. Nervenheilkunde 15: 50–55.

Tegeler, J. (1987): Differentielle Indikationen der neuroleptischen Akutbehandlung Schizophrener. In: Pichot, P., Möller, H. J. (Hrsg.) Neuroleptika. Rückschau 1952–1986 – Künftige Entwicklungen. Springer, Heidelberg.

The Clomipramine Collaborative Study Group (1991): Clomipramine in the treatment of patients with obsessive-compulsive disorder. Arch Gen. Psychiatry 48: 730–738

Volz, H.-P., Möller, H.-J. (1994): Antidepressant drug therapy in the elderly – a critical review of the controlled clinical trials conducted since 1980. Pharmacopsychiat. 27: 93–100

Weiss, R. D., Mirin, S. M. (1989): Tricyclic antidepressants in the treatment of alcoholism and drug abuse. J. Clin. Psychiatry 50, Suppl: 4–9

Wolfersdorf, M. (1994): Depressive Erkrankungen. Adäquate Therapie in der Allgemeinmedizin. Therapiewoche 44: 1738–1750

Wolfersdorf, M., Kaschka, W. P. (Hrsg.) (1995): Suizidalität. Springer, Berlin.

Wörz, R., Basler, H.-D. (Hrsg.) (1991). Schmerz und Depression. Deutscher Ärzte Verlag, Köln

Zimmer, R. (1987): Pharmakotherapie der Demenzen vom Alzheimer-Typ. Münch. med. Wschr. 129: 750–753.

Exkurse

1 Psychische Störungen durch Arzneimittel

Obwohl in der Regel für jedes Arzneimittel ein mehr oder weniger breites Spektrum unerwünschter Wirkungen bekannt ist, werden psychische Nebenwirkungen häufig übersehen oder fehlbeurteilt. Dabei ist – insbesondere bei psychiatrischen Patienten – die Unterscheidung, ob die psychischen Symptome krankheitsimmanent oder pharmakogen bedingt sind, nicht immer einfach.

Psychische Störungen werden in nicht unerheblichem Maße **durch Psychopharmaka** selbst ausgelöst. So können z. B. Neuroleptika zur Einschränkung der Konzentrationsfähigkeit, Affektverarmung und zu Depressionen führen. Antidepressiva können, wenn auch selten, bei inadäquater Dosierung Verwirrtheitszustände, Delirien oder produktiv-psychotische Symptome hervorrufen. Bei Langzeiteinnahme von Benzodiazepinen werden Persönlichkeitswandel (Gleichgültigkeit, Adynamie) und dysphorisch-depressive Verstimmungen diskutiert. Gerade bei älteren Patienten treten auch paradoxe Reaktionen wie z. B. Erregungs- und Unruhezustände auf. Besonders ausgeprägt können die psychischen Nebenwirkungen bei plötzlichem Absetzen nach chronischem Gebrauch sein: Hier kann es zu Delirien, zerebralen Krampfanfällen und Funktionspsychosen kommen. Typische Folgen eines Psychostimulantien-Mißbrauchs sind Depressionen sowie die Auslösung psychotischer Episoden.

Die psychischen Störungen durch **Nicht-Psychopharmaka** sind in Tab. 65 aufgelistet. Es handelt sich hier um in der Literatur häufiger genannte Nebenwirkungen, Einzelkasuistiken sind nicht berücksichtigt. Nicht-Psychopharmaka-induzierte psychische Störungen können in sehr vielfältiger Symptomatik auftreten. In Tab. 65 werden die **affektiven Störungen**, wie Angst, Manie und Depression, zu einer Gruppe zusammengefaßt. Dem gegenüber stehen produktiv-**psychotische Symptome** wie Delir, Halluzinationen, Verwirrtheit, Wahn sowie die Gruppe der **kognitiven Störungen** einschließlich der Demenz. Verschiedene Faktoren sind für das Auftreten psychischer Nebenwirkungen entscheidend.

Tabelle 65: Psychische Effekte von Nicht-Psychopharmaka (modif. nach Grohmann et al. 1987)

	A	B	C
Analgetika			
Opiate	+	+	
Pentazocin	+	+	
Acetylsalicylsäure		+	+
Indometacin	+	+	
Ibuprofen	+	+	
Antiarrhythmika	+	+	
Anticholinergika			
(siehe auch Parkinsonmittel)			
Atropin		+	+
Scopolamin		+	+
Antiepileptika			
Carbamazepin		+	+
Valproinsäure		+	+
Phenobarbital		+	+
Primidon		+	+
Ethosuximid		+	+
Phenytoin		+	+
Antihistaminika			
(z.B. Diphenhydramin)		+	
Cimetidin		+	
Antihypertonika			
Reserpin	+		
Alpha-Methyldopa	+	+	
Clonidin	+	+	
Guanethidin	+	+	
Prazosin	+	+	
Antiinfektiöse Mittel			
Aciclovir		+	
Amphotericin		+	
Gyrasehemmer		+	
Nitrofurantoin		+	
Griseofulvin		+	
Malariamittel	+	+	
(Chloroquin, Mefloquin, Pyrimethamin/Sulfadoxin)			

A = affektive Störungen: Depression, Angst, Manie, Euphorie; **B** = Delir, Verwirrtheit, Paranoia, Halluzinationen; **C** = kognitive Störungen, Demenz

Tabelle 65: Fortsetzung

	A	B	C
Cephalosporine		+	
Ketoconazol		+	
Sulfonamide/+Trimethoprim	+	+	
Tuberkulostatika (v.a. INH)	+	+	
Betablocker	+	+	
Calciumantagonisten	+		
(z.B. Flunarizin, Diltiazem)			
Cholesterinsynthesehemmer	+	+	
(z.B. Lovastatin, Pravastatin)			
Digitalisglykoside	+	+	
Hormone			
Anabolika	+	+	
Glucocorticoide	+	+	+
Sexualhormone	+		
Antiöstrogene (z.B. Clomifen)	+		
Muskelrelaxantien			
Baclofen	+	+	
Dantrolen	+		
Methocarbamol	+		
Parkinsonmittel			
Amantadin		+	+
Bromocriptin		+	
Lisurid		+	
Biperiden		+	+
Trihexyphenidyl		+	+
Levodopa	+	+	+
Tetrabenazin	+	+	
Sympathomimetika			
(in «Grippemitteln»!)	+	+	
Ephedrin	+	+	
Norpseudoephedrin (in Appetitzüglern)	+	+	
Alpha-Sympathomimetika, lokale			
(in Nasen- u. Augentropfen!)		+	

A = affektive Störungen: Depression, Angst, Manie, Euphorie; **B** = Delir, Verwirrtheit, Paranoia, Halluzinationen; **C** = kognitive Störungen, Demenz

Tabelle 65: Fortsetzung

	A	B	C
Zytostatika			
Asparaginase	+	+	+
Procarbazin		+	+
Fluorouracil			+
Methotrexat (bei intrathekaler Gabe)		+	+
Cytarabin (bei intrathekaler Gabe)		+	+
Diverse			
Theophyllin	+		
Cyclosporin	+	+	
Ketamin		+	
Methysergid		+	
Piperazinsalze		+	

A = affektive Störungen: Depression, Angst, Manie, Euphorie; **B** = Delir, Verwirrtheit, Paranoia, Halluzinationen; **C** = kognitive Störungen, Demenz

1. **Arzneimittelspezifische Faktoren:** Zu den Medikamentengruppen, die relativ häufig psychische Störungen bewirken, gehören Parkinsonmittel, Antiepileptika, Glucocorticoide und Tuberkulostatika. Der Zusammenhang zwischen depressiven Symptomen und der Einnahme hormoneller Kontrazeptiva wird bis heute kontrovers diskutiert. Als pharmakokinetische Kenngröße ist u. a. die Lipophilie und damit ZNS-Gängigkeit von Bedeutung. Auch Wechselwirkungen wie z. B. der potenzierende Einfluß von Alkohol auf sedierende Arzneimittel können ursächlich an psychischen Störungen beteiligt sein.

2. **Iatrogene Faktoren:** Auch psychische Nebenwirkungen treten vermehrt bei (relativ) zu hoher Dosis, zu rascher Dosissteigerung, abruptem Absetzen oder bei chronischer Medikation auf.

3. **Patientenbezogene Faktoren:** Hierzu gehören in erster Linie psychiatrische (Vor-)Erkrankungen und der Funktionszustand des ZNS (Zerebrale Vorschädigung bzw. Abbauprozesse). Psychovegetativ labile Patienten und akzentuierte Persönlichkeiten scheinen ebenfalls ein erhöhtes Risiko für psychische Nebenwirkungen aufzuweisen. Die Vielzahl potentieller psychischer Nebenwirkungen von Arzneimitteln macht es unerläßlich, bei Patienten mit psychischer Symptomatik eine genaue Medikamentenanamnese durchzuführen. Generell ist beim Auftreten psychischer Störungen und der gleichzeitigen Einnahme von

Arzneimitteln, insbesondere der in Tab. 65 genannten, ein Zusammenhang in Erwägung zu ziehen.

Literatur

Blank, R. (1990): Antikonvulsiva und ihre psychischen Wirkungen – eine Übersicht. Fortschr. Neurol. Psychiat. 58: 19–32.

Bräunig, P., Bleistein, J. (1988): Kortisoninduzierte Psychosen. Nervenarzt 59: 596–602.

Bullinger-Naber, M., Grohmann, M., Naber, D. (1987): Psychische Effekte von Herz-Kreislauf- und gastrointestinalen Medikamenten. Münch. med. Wschr. 129: 608–610.

Danielczyk, W., Fischer, P., Laussegger, C. (1988): Antiparkinson-Therapie und Psychopharmaka. Auslösung von Psychosen durch Dosissteigerungen und medikamentöse Wechselwirkungen. In: Fischer, P.-A. (Hrsg.) Modifizierende Faktoren bei der Parkinson-Therapie. Ed. Roche, Basel.

Duits, N., Bos, F. M. (1993): Depressive symptoms and cholesterol lowering drugs. Lancet 341: 114

Grohmann, R., Bullinger-Naber, M., Naber, D. (1987): Psychische Effekte bei Nicht-Psychopharmaka. Münch. med. Wschr. 129: 603–605.

Grohmann, R., Scherer, J., Bullinger-Naber, M., Naber, D. (1987): Psychische Effekte von Hormonen, antiinfektiösen Mitteln und Zytostatika. Münch. med. Wschr. 129: 611–613.

Hoffmann, C., Faust, V. (Hrsg.) (1983): Psychische Störungen durch Arzneimittel. Thieme, Stuttgart.

Hollister, L. E. (1986): Drug-induced psychiatric disorders and their management. Med. Tox.1: 428–448.

Pope, H. G., Katz, D. L. (1988): Affective and psychotic symptoms associated with anabolic steroid use. Am. J. Psychiatry 145: 487–490.

Strian, F., Maurach, R. (1980): Zytostatische Therapie: Neurologische und psychiatrische Syndrome. Med. Klin. 75: 478–484.

2 Auswahl von Psychopharmaka für den Allgemeinarzt

Die große Anzahl der im Handel befindlichen Psychopharmaka mag zwar für den Facharzt durchaus noch überschaubar und differential-therapeutisch einsetzbar sein, für diejenigen Arztgruppen, die einen Großteil der Betreuung psychiatrischer Patienten mitgestalten (Allgemeinärzte, Internisten etc.) erscheint sie jedoch zu umfangreich. Es ist deshalb für all diese Fachgruppen empfehlenswert, aus den verschiedenen Klassen von Psychopharmaka jeweils nur einen begrenzten Teil zu verwenden. Dadurch besteht die Möglichkeit, einzelne Medikamente in ihrem Spektrum besser kennenzulernen und differenzierter damit umgehen zu können.

Eine Auswahl zu treffen ist nicht einfach, da sehr unterschiedliche Aspekte zu berücksichtigen sind, nicht zuletzt ist für niedergelassene Ärzte die medikamentöse Behandlung auch eine Kostenfrage.

Die unten genannte Auswahl von Medikamenten beruht nicht nur auf wissenschaftlich begründeten Daten, sondern spiegelt auch Therapieerfahrungen der Verfasser wider. Da sie damit letztlich auch subjektiv ist, soll sie nur als Vorschlag angesehen werden. Darüber hinausgehend ist selbstredend zu empfehlen, daß vorbehandelte Patienten, die unter einer bestimmten Therapie eine Besserung gezeigt haben, mit den hierbei eingesetzten Medikamenten weiterbehandelt werden.

Tranquilizer:	*Benzodiazepin:* z. B. Diazepam, Oxazepam *schwach pot. Neuroleptikum:* Chlorprothixen, Thioridazin
Hypnotika:	*Benzodiazepin:* Temazepam, Lormetazepam *Non-Benzodiazepin:* Zolpidem, Zopiclon *sed. Antidepressivum:* Doxepin, Trimipramin
Antidepressiva:	*Sedierend:* Amitriptylin(oxid), Maprotilin *Aktivierend:* Clomipramin, Moclobemid, Paroxetin
Neuroleptika:	*Antipsychotisch:* Haloperidol *Sedierend:* Chlorprothixen, Perazin
Anticholinergikum:	Biperiden
Beta-Blocker:	Propranolol

Weiterführende Literatur

Benkert, O., Hippius, H. (1995): Psychiatrische Pharmakotherapie. Springer, Heidelberg.

Bezchlibnyk-Butler, K. Z., Jeffries, J. J. (1995): Clinical handbook of psychotropic drugs. Huber, Bern.

Bloom, F. E., Kupfer, D. J. (eds.) (1995): Psychopharmacology. The fourth generation of progress. Raven, New York

Herz, A., Hippius, H., Spann, W. (Hrsg.) (1990): Psychopharmaka heute. Springer, Heidelberg.

Klein, D. F., Gittelmann, R., Quitkin, F., Rifkin, A. (1981): Diagnosis and drug treatment of psychiatric disorders; adults and children. Williams & Wilkins, Baltimore.

Möller, H. J., Kissling, W., Stoll, K. D., Wendt, G. (1989): Psychopharmakotherapie. Kohlhammer, Stuttgart.

Möller, H.-J. (Hrsg.) (1993): Therapie psychiatrischer Erkrankungen. Enke, Stuttgart

Nissen, G., Eggers, Ch., Martinius, G. (1984): Kinder- und jugendpsychiatrische Pharmakotherapie. Springer, Heidelberg.

Pöldinger, W., Wider, F. (1990): Index Psychopharmacorum. Huber, Bern.

Riederer, P., Laux, G., Pöldinger, W. (Hrsg.) (1992–1995): Neuro-Psychopharmaka. Ein Therapie-Handbuch. Band 1–6. Springer, Wien.

Spector, R., Rogers, H., Roy, D. (1987): Psychiatrie. Pharmakotherapie und Beratung. DÄV, Köln.

Anhang

1 Internationale Klassifikation der psychiatrischen Krankheiten – ICD –

10. Revision (ICD-10) – Auszug –

F0   *Organische, einschließlich symptomatischer psychischer Störungen*

F00   Demenz bei Alzheimer'scher Krankheit
     F00.0   mit frühem Beginn (Typ 2)
     F00.1   mit spätem Beginn (Typ 1)
     F00.2   atypische oder gemischte Form

F01   vaskuläre Demenz
     F01.0   vaskuläre Demenz mit akutem Beginn
     F01.1   Multiinfarktdemenz (vorwiegend kortikal)
     F01.2   subkortikale vaskuläre Demenz
     F01.3   gemischte (kortikale und subkortikale) vaskuläre Demenz

F02   Demenz bei andernorts klassifizierten Erkrankungen
     F02.0   bei Pick'scher Erkrankung
     F02.1   bei Creutzfeldt-Jacob'scher Erkrankung
     F02.2   bei Huntington'scher Erkrankung
     F02.3   bei Parkinson'scher Erkrankung
     F02.4   bei H.I.V.-Infektion

F03   nicht näher bezeichnete Demenz

F04   organisches amnestisches Syndrom, nicht durch Alkohol oder psychotrope Substanzen bedingt

F05   Delir, nicht durch Alkohol oder psychotrope Substanzen bedingt
     F05.0   Delir ohne Demenz
     F05.1   Delir bei Demenz

F06   andere psychische Störungen aufgrund einer Schädigung oder Funktionsstörung des Gehirns oder einer körperlichen Erkrankung
     F06.0   organische Halluzinose

	F06.1	organische katatone Störung
	F06.2	organische wahnhafte (schizophreniforme) Störungen
	F06.3	organische affektive Störungen
	F06.4	organische Angststörung
	F06.5	organische dissoziative Störung
	F06.6	organische emotional labile (asthenische) Störung

F07 Persönlichkeits- und Verhaltensstörungen aufgrund einer Erkrankung, Schädigung oder Funktionsstörung des Gehirns
F07.0 organische Persönlichkeitsstörung
F07.1 postenzephalitisches Syndrom
F07.2 organisches Psychosyndrom nach Schädelhirntrauma

F1 *Psychische und Verhaltensstörungen durch psychotrope Substanzen*

F10 Störungen durch Alkohol

F11 Störungen durch Opioide

F12 Störungen durch Cannabinoide

F13 Störungen durch Sedativa oder Hypnotika

F14 Störungen durch Kokain

F15 Störungen durch andere Stimulantien einschließlich Koffein

F16 Störungen durch Halluzinogene

F17 Störungen durch Tabak

F18 Störungen durch flüchtige Lösungsmittel

F19 Störungen durch multiplen Substanzgebrauch und Konsum anderer psychotroper Substanzen
F1x.0 akute Intoxikation
F1x.1 schädlicher Gebrauch
F1x.2 Abhängigkeitssyndrom
F1x.3 Entzugssyndrom
F1x.4 Entzugssyndrom mit Delir
F1x.5 psychotische Störung
F1x.6 durch Alkohol oder psychotrope Substanzen bedingtes amnestisches Syndrom
F1x.7 durch Alkohol oder psychotrope Substanzen bedingter Restzustand und verzögert auftretende psychotische Störung

F2   *Schizophrenie, schizotype und wahnhafte Störungen*

F20   Schizophrenie
    F20.0   paranoide Schizophrenie
    F20.1   hebephrene Schizophrenie
    F20.2   katatone Schizophrenie
    F20.3   undifferenzierte Schizophrenie
    F20.4   postschizophrene Depression
    F20.5   schizophrenes Residuum
    F20.6   Schizophrenia simplex

F21   schizotype Störung

F22   anhaltende wahnhafte Störungen

F23   vorübergehende akute psychotische Störungen

F24   induzierte wahnhafte Störung

F25   schizoaffektive Störungen

F3   *Affektive Störungen*

F30   manische Episode

F31   bipolare affektive Störung

F32   depressive Episode

F33   rezidivierende depressive Störungen

F34   anhaltende affektive Störungen
    F34.0   Zyklothymia
    F34.1   Dysthymia

F4   *Neurotische, Belastungs- und somatoforme Störungen*

F40   phobische Störung
    F40.0   Agoraphobie
    F40.1   soziale Phobien
    F40.2   spezifische (isolierte) Phobien

F41   andere Angststörungen
    F41.0   Panikstörung (episodisch paroxysmale Angst)
    F41.1   generalisierte Angststörung
    F41.2   Angst und depressive Störung, gemischt

F42   Zwangsstörung

F43 Reaktionen auf schwere Belastungen und Anpassungsstörungen
    F43.0 akute Belastungsreaktion
    F43.1 posttraumatische Belastungsstörung
    F43.2 Anpassungsstörungen
    F43.20 kurze depressive Reaktion
    F43.28 andere spezifische Anpassungsstörung

F44 dissoziative (Konversions-)Störungen

F45 somatoforme Störungen
    F45.0 Somatisierungsstörung
    F45.1 undifferenzierte Somatisierungsstörung
    F45.2 hypochondrische Störung
    F45.3 somatoforme autonome Funktionsstörung
    F45.4 anhaltende somatoforme Schmerzstörung

F48 andere neurotische Störungen
    F48.0 Neurasthenie (Erschöpfungssyndrom)
    F48.1 Depersonalisations-, Derealisationssyndrom

F5 *Verhaltensauffälligkeiten mit körperlichen Störungen und Faktoren*

F50 Eßstörungen
    F50.0 Anorexia nervosa
    F50.1 atypische Anorexia nervosa
    F50.2 Bulimia nervosa
    F50.3 atypische Bulimia nervosa
    F50.4 Eßattacken bei anderen psychischen Störungen
    F50.5 Erbrechen bei psychischen Störungen

F51 nicht-organische Schlafstörungen

F52 sexuelle Funktionsstörungen, nicht verursacht durch eine organische Störung oder Erkrankung
    F52.0 Mangel oder Verlust von sexuellem Verlangen
    F52.1 sexuelle Aversion und mangelnde sexuelle Befriedigung
    F52.2 Versagen genitaler Reaktionen
    F52.3 Orgasmusstörungen
    F52.4 Ejaculatio praecox
    F52.5 nicht- organischer Vaginismus
    F52.6 nicht- organische Dyspareunie
    F52.7 gesteigertes sexuelles Verlangen

F53   psychische oder Verhaltensstörungen im Wochenbett, nicht andernorts klassifizierbar

F55   Mißbrauch von Substanzen, die keine Abhängigkeit hervorrufen

F6   *Persönlichkeits- und Verhaltensstörungen*

F60   Persönlichkeitsstörungen
- F60.0   paranoide
- F60.1   schizoide
- F60.2   dissoziale
- F60.3   emotional instabile
- F60.30   impulsiver Typus
- F60.31   Borderline-Typus
- F60.4   histrionische
- F60.5   anankastische (zwanghafte)
- F60.6   ängstliche (vermeidende)
- F60.7   abhängige
- F60.8   andere Persönlichkeitsstörung

F61   kombinierte und andere Persönlichkeitsstörungen

F62   andauernde Persönlichkeitsänderungen, nicht Folge einer Schädigung oder Erkrankung des Gehirns
- F62.0   nach Extrembelastung
- F62.1   nach psychischer Erkrankung

F63   abnorme Gewohnheiten und Störungen der Impulskontrolle
- F63.0   pathologisches Spielen
- F63.1   pathologische Brandstiftung (Pyromanie)
- F63.2   pathologisches Stehlen (Kleptomanie)
- F63.3   Trichotillomanie

F64   Störungen der Geschlechtsidentität
- F64.0   Transsexualismus
- F64.1   Transvestitismus unter Beibehaltung beider Geschlechtsrollen
- F64.2   Störung der Geschlechtsidentität des Kindsalters

F65   Störungen der Sexualpräferenz
- F65.0   Fetischismus
- F65.1   fetischistischer Transvestitismus
- F65.2   Exhibitionismus
- F65.3   Voyeurismus

F65.4 Pädophilie
F65.5 Sadomasochismus
F65.6 multiple Störungen der Sexualpräferenz

F66 psychische und Verhaltensprobleme in Verbindung mit der sexuellen Entwicklung und Orientierung
F66.0 sexuelle Reifungskrise
F66.1 ich-dystone Sexualorientierung
F66.2 sexuelle Beziehungsstörung

F68 andere Persönlichkeits- und Verhaltensstörungen
F68.0 Entwicklung körperlicher Symptome aus psychischen Gründen
F68.1 artifizielle Störung (absichtliches Erzeugen oder Vortäuschen von körperlichen oder psychischen Symptomen oder Behinderungen)

F7 *Intelligenzminderung*

F70 leichte Intelligenzminderung

F71 mittelgradige Intelligenzminderung

F72 schwere Intelligenzminderung

F73 schwerste Intelligenzminderung
F7x.0 keine oder minimale Verhaltensstörung
F7x.1 eindeutige Verhaltensstörung, betreuungs- oder behandlungsbedürftig

F8 *Entwicklungsstörungen*

F80 umschriebene Entwicklungsstörungen des Sprechens und der Sprache
F80.0 Artikulationsstörung
F80.1 expressive Sprachstörung
F80.2 rezeptive Sprachstörung
F80.3 erworbene Aphasie mit Epilepsie (Landau-Kleffner-Syndrom)

F81 umschriebene Entwicklungsstörung schulischer Fertigkeiten
F81.0 Lese- und Rechtschreibstörung
F81.1 isolierte Rechtschreibstörung
F81.2 Rechenstörung
F81.3 kombinierte Störung schulischer Fertigkeiten

F82 umschriebene Entwicklungsstörung der motorischen Funktionen

2 | Arzneimittelgesetz

Sechster Abschnitt: Schutz des Menschen bei der klinischen Prüfung

§ 40
Allgemeine Voraussetzungen

(1) Die klinische Prüfung eines Arzneimittels darf bei Menschen nur durchgeführt werden, wenn und solange

1. die Risiken, die mit ihr für die Person verbunden sind, bei der sie durchgeführt werden soll, gemessen an der voraussichtlichen Bedeutung des Arzneimittels für die Heilkunde ärztlich vertretbar sind,

2. die Person, bei der sie durchgeführt werden soll, ihre Einwilligung hierzu erteilt hat, nachdem sie durch einen Arzt über Wesen, Bedeutung und Tragweite der klinischen Prüfung aufgeklärt worden ist, und mit dieser Einwilligung zugleich erklärt, daß sie mit der im Rahmen der klinischen Prüfung erfolgenden Aufzeichnung von Krankheitsdaten und ihrer Weitergabe zur Überprüfung an den Auftraggeber, an die zuständige Überwachungsbehörde oder die zuständige Bundesoberbehörde einverstanden ist.

3. die Person, bei der sie durchgeführt werden soll, nicht auf gerichtliche oder behördliche Anordnung in einer Anstalt untergebracht ist,

4. sie von einem Arzt geleitet wird, der mindestens eine zweijährige Erfahrung in der klinischen Prüfung von Arzneimitteln nachweisen kann,

5. eine dem jeweiligen Stand der wissenschaftlichen Erkenntnisse entsprechende pharmakologisch-toxikologische Prüfung durchgeführt worden ist,

6. die Unterlagen über die pharmakologisch-toxikologische Prüfung, der dem jeweiligen Stand der wissenschaftlichen Erkenntnis entsprechende Prüfplan mit Angabe von Prüfern und Prüforten und die Voten der Ethik-Kommissionen bei der zuständigen Bundesoberbehörde vorgelegt worden sind,

7. der Leiter der klinischen Prüfung durch einen für die pharmakologisch-toxikologische Prüfung verantwortlichen Wissenschaftler über

die Ergebnisse der pharmakologisch-toxikologischen Prüfung und die voraussichtlich mit der klinischen Prüfung verbundenen Risiken informiert worden ist und

8. für den Fall, daß bei der Durchführung der klinischen Prüfung ein Mensch getötet oder der Körper oder die Gesundheit eines Menschen verletzt wird, eine Versicherung nach Maßgabe des Absatzes 3 besteht, die auch Leistungen gewährt, wenn kein anderer für den Schaden haftet.

Die klinische Prüfung eines Arzneimittels darf bei Menschen vorbehaltlich des Satzes 3 nur begonnen werden, wenn diese zuvor von einer nach Landesrecht gebilligten unabhängigen Ethik-Kommission zustimmend bewertet worden ist; Voraussetzung einer zustimmenden Bewertung ist die Einhaltung der Bedingungen in Satz 1. Soweit keine zustimmende Bewertung der Ethik-Kommission vorliegt, darf mit der klinischen Prüfung erst begonnen werden, wenn die zuständige Bundesoberbehörde innerhalb von 60 Tagen nach Eingang der Unterlagen nach Satz 1 Nr. 6 nicht widersprochen hat. Über alle schwerwiegenden oder unerwarteten unerwünschten Ereignisse, die während der Studie auftreten und die Sicherheit der Studienteilnehmer oder die Durchführung der Studie beeinträchtigen könnten, muß die Ethik-Kommission unterrichtet werden.

(2) Eine Einwilligung nach Absatz 1 Nr. 2 ist nur wirksam, wenn die Person, die sie abgibt

1. geschäftsfähig und in der Lage ist, Wesen, Bedeutung und Tragweite der klinischen Prüfung einzusehen und ihren Willen hiernach zu bestimmen und

2. die Einwilligung selbst und schriftlich erteilt hat.

Eine Einwilligung kann jederzeit widerrufen werden.

(3) Die Versicherung nach Absatz 1 Nr. 8 muß zugunsten der von der klinischen Prüfung betroffenen Person bei einem im Geltungsbereich dieses Gesetzes zum Geschäftsbetrieb zugelassenen Versicherer genommen werden. Ihr Umfang muß in einem angemessenen Verhältnis zu den mit der klinischen Prüfung verbundenen Risiken stehen und für den Fall des Todes oder der dauernden Erwerbsunfähigkeit mindestens eine Million Deutsche Mark betragen. Soweit aus der Versicherung geleistet wird, erlischt ein Anspruch auf Schadensersatz.

(4) Auf eine klinische Prüfung bei Minderjährigen finden die Absätze 1 bis 3 mit folgender Maßgabe Anwendung:

1. Das Arzneimittel muß zum Erkennen oder zum Verhüten von Krankheiten bei Minderjährigen bestimmt sein.
2. Die Anwendung des Arzneimittels muß nach den Erkenntnissen der medizinischen Wissenschaft angezeigt sein, um bei dem Minderjährigen Krankheiten zu erkennen oder ihn vor Krankheiten zu schützen.
3. Die klinische Prüfung an Erwachsenen darf nach den Erkenntnissen der medizinischen Wissenschaft keine ausreichenden Prüfergebnisse erwarten lassen.
4. Die Einwilligung wird durch den gesetzlichen Vertreter oder Pfleger abgegeben. Sie ist nur wirksam, wenn dieser durch einen Arzt über Wesen, Bedeutung und Tragweite der klinischen Prüfung aufgeklärt worden ist. Ist der Minderjährige in der Lage, Wesen, Bedeutung und Tragweite der klinischen Prüfung einzusehen und seinen Willen hiernach zu bestimmen, so ist auch seine schriftliche Einwilligung erforderlich.

(5) Das Bundesministerium wird ermächtigt, durch Rechtsverordnung mit Zustimmung des Bundesrates Regelungen zur Gewährleistung der ordnungsgemäßen Durchführung der klinischen Prüfung und der Erzielung dem wissenschaftlichen Erkenntnisstand entsprechender Unterlagen zu treffen. In der Rechtsverordnung können insbesondere die Aufgaben und Verantwortungsbereiche der Personen, die die klinische Prüfung veranlassen, durchführen oder kontrollieren, näher bestimmt und Anforderungen an das Führen und Aufbewahren von Nachweisen gestellt werden.

§ 41
Besondere Voraussetzungen

Auf eine klinische Prüfung bei einer Person, die an einer Krankheit leidet, zu deren Behebung das zu prüfende Arzneimittel angewendet werden soll, findet § 40 Abs. 1 bis 3 mit folgender Maßgabe Anwendung:
1. Die klinische Prüfung darf nur durchgeführt werden, wenn die Anwendung des zu prüfenden Arzneimittels nach den Erkenntnissen der medizinischen Wissenschaft angezeigt ist, um das Leben des Kranken zu retten, seine Gesundheit wiederherzustellen oder sein Leiden zu erleichtern.
2. Die klinische Prüfung darf auch bei einer Person, die geschäftsunfähig oder in der Geschäftsfähigkeit beschränkt ist, durchgeführt werden.

3. Ist eine geschäftsunfähige oder in der Geschäftsfähigkeit beschränkte Person in der Lage, Wesen, Bedeutung und Tragweite der klinischen Prüfung einzusehen und ihren Willen hiernach zu bestimmen, so bedarf die klinische Prüfung neben einer erforderlichen Einwilligung dieser Person der Einwilligung ihres gesetzlichen Vertreters.

4. Ist der Kranke nicht fähig, Wesen, Bedeutung und Tragweite der klinischen Prüfung einzusehen und seinen Willen hiernach zu bestimmen, so genügt die Einwilligung seines gesetzlichen Vertreters.

5. Die Einwilligung des gesetzlichen Vertreters ist nur wirksam, wenn dieser durch einen Arzt über Wesen, Bedeutung und Tragweite der klinischen Prüfung aufgeklärt worden ist. Auf den Widerruf findet § 40 Abs. 2 Satz 2 Anwendung. Der Einwilligung des gesetzlichen Vertreters bedarf es so lange nicht, als eine Behandlung ohne Aufschub erforderlich ist, um das Leben des Kranken zu retten, seine Gesundheit wiederherzustellen oder sein Leiden zu erleichtern, und eine Erklärung über die Einwilligung nicht herbeigeführt werden kann.

6. Die Einwilligung des Kranken, des gesetzlichen Vertreters ist auch wirksam, wenn sie mündlich gegenüber dem behandelnden Arzt in Gegenwart eines Zeugen abgegeben wird.

7. Die Aufklärung und die Einwilligung des Kranken können in besonders schweren Fällen entfallen, wenn durch die Aufklärung der Behandlungserfolg nach der Nummer 1 gefährdet würde und ein entgegenstehender Wille des Kranken nicht erkennbar ist.

§ 42
Ausnahmen

Die §§ 40 und 41 finden keine Anwendung bei Arzneimitteln im Sinne des § 2 Abs. 2 Nr. 1 a, 3 und 4. § 40 Abs. 1 –Nr. 5 und 6 findet keine Anwendung auf klinische Prüfungen mit zugelassenen oder von der Zulassungspflicht freigestellten Arzneimitteln.

3 | Deklaration von Helsinki

Deklaration von Helsinki

Empfehlung für Ärzte, die in der biomedizinischen
Forschung am Menschen tätig sind.

Beschlossen auf der 18. Generalversammlung
des Weltärztebundes im Juni 1964 in Helsinki
Revidiert von der 29. Generalversammlung
im Oktober 1975 in Tokio;
der 35. Generalversammlung im Oktober 1983
in Venedig und der 41. Generalversammlung
im September 1989 in Hongkong

Vorwort

Aufgabe des Arztes ist die Erhaltung der Gesundheit des Menschen.
Der Erfüllung dieser Aufgabe dient er mit seinem Wissen und Gewissen.

Die Genfer Deklaration des Weltärztebundes verpflichtet den Arzt
mit den Worten: «Die Gesundheit meines Patienten soll mein vor-
nehmstes Anliegen sein» und der internationale Codex für ärztliche
Ethik legt fest: «Jegliche Handlung oder Beratung, die geeignet erscheinen, die physische und psychische Widerstandskraft eines Menschen zu schwächen, dürfen nur in seinem Interesse zur Anwendung
gelangen.»

Ziel der biomedizinischen Forschung am Menschen muß es sein,
diagnostische, therapeutische und prophylaktische Verfahren sowie das
Verständnis für die Ätiologie und Pathogenese der Krankheit zu verbessern.

In der medizinischen Praxis sind diagnostische, therapeutische oder
prophylaktische Verfahren mit Risiken verbunden; dies gilt um so mehr
für die biomedizinische Forschung am Menschen. Medizinischer Fortschritt beruht auf Forschung, die sich letztlich auch auf Versuche am
Menschen stützen muß.

Bei der biomedizinischen Forschung am Menschen muß grundsätzlich unterschieden werden zwischen Versuchen, die im wesentlichen im Interesse des Patienten liegen, und solchen, die mit rein wissenschaftlichem Ziel ohne unmittelbaren diagnostischen oder therapeutischen Wert für die Versuchsperson sind.

Besondere Vorsicht muß bei der Durchführung von Versuchen walten, die die Umwelt in Mitleidenschaft ziehen könnten. Auf das Wohl der Versuchstiere muß Rücksicht genommen werden.

Da es notwendig ist, die Ergebnisse von Laborversuchen auch auf den Menschen anzuwenden, um die wissenschaftliche Kenntnis zu fördern und der leidenden Menschheit zu helfen, hat der Weltärztebund die folgende Empfehlung als eine Leitlinie für jeden Arzt erarbeitet, der in der biomedizinischen Forschung am Menschen tätig ist. Sie sollte in der Zukunft überprüft werden.

Es muß betont werden, daß diese Empfehlung nur als Leitlinie für die Ärzte auf der ganzen Welt gedacht ist; kein Arzt ist von der straf-, zivil- und berufsrechtlichen Verantwortlichkeit nach den Gesetzen seines Landes befreit.

I. Allgemeine Grundsätze

1. Biomedizinische Forschung am Menschen muß den allgemein anerkannten wissenschaftlichen Grundsätzen entsprechen; sie sollte auf ausreichenden Laboratoriums- und Tierversuchen sowie einer umfassenden Kenntnis der wissenschaftlichen Literatur aufbauen.

2. Die Planung und Durchführung eines jeden Versuches am Menschen sollte eindeutig in einem Versuchsprotokoll niedergelegt werden, welches einem besonders berufenen, vom Forschungsteam und Sponsor unabhängigen Ausschuß zur Beratung, Stellungnahme und Orientierung vorgelegt werden sollte. Dabei wird davon ausgegangen, daß dieser Ausschuß gemäß den Gesetzen oder Bestimmungen des Landes, in welchem der Versuch durchgeführt werden soll, anerkannt ist.

3. Biomedizinische Forschung am Menschen sollte nur von wissenschaftlich qualifizierten Personen und unter Aufsicht eines klinisch erfahrenen Arztes durchgeführt werden. Die Verantwortung für die Versuchsperson trägt stets ein Arzt und nie die Versuchsperson selbst, auch dann nicht, wenn sie ihr Einverständnis gegeben hat.

4. Biomedizinische Forschung am Menschen ist nur zulässig, wenn die Bedeutung des Versuchsziels in einem angemessenen Verhältnis zum Risiko für die Versuchsperson steht.

5. Jedem biomedizinischen Forschungsvorhaben am Menschen sollte eine sorgfältige Abschätzung der voraussehbaren Risiken im Vergleich

zu dem voraussichtlichen Nutzen für die Versuchsperson oder andere vorausgehen. Die Sorge um die Belange der Versuchsperson muß stets ausschlaggebend sein im Vergleich zu den Interessen der Wissenschaft und der Gesellschaft.

6. Das Recht der Versuchsperson auf Wahrung ihrer Unversehrtheit muß stets geachtet werden. Es sollte alles getan werden, um die Privatsphäre der Versuchsperson zu wahren; die Wirkung auf die körperliche und geistige Unversehrtheit sowie die Persönlichkeit der Versuchsperson sollte so gering wie möglich gehalten werden.

7. Der Arzt sollte es unterlassen, bei Versuchen am Menschen tätig zu werden, wenn er nicht überzeugt ist, daß das mit dem Versuch verbundene Wagnis für vorhersehbar gehalten wird. Der Arzt sollte jeden Versuch abbrechen, sobald sich herausstellt, daß das Wagnis den möglichen Nutzen übersteigt.

8. Der Arzt ist bei der Veröffentlichung der Versuchsergebnisse verpflichtet, die Befunde genau wiederzugeben. Berichte über Versuche, die nicht in Übereinstimmung mit den in dieser Deklaration niedergelegten Grundsätzen durchgeführt wurden, sollten nicht zur Veröffentlichung angenommen werden.

9. Bei jedem Versuch am Menschen muß jede Versuchsperson ausreichend über Absicht, Durchführung, erwarteten Nutzen und Risiken des Versuches sowie über möglicherweise damit verbundene Störungen des Wohlbefindens unterrichtet werden. Die Versuchsperson sollte darauf hingewiesen werden, daß es ihr freisteht, die Teilnahme am Versuch zu verweigern und daß sie jederzeit eine einmal gegebene Zustimmung widerrufen kann. Nach dieser Aufklärung sollte der Arzt die freiwillige Zustimmung der Versuchsperson einholen; die Erklärung sollte vorzugsweise schriftlich abgegeben werden.

10. Ist die Versuchsperson vom Arzt abhängig oder erfolgte die Zustimmung zu einem Versuch möglicherweise unter Druck, so soll der Arzt beim Einholen der Einwilligung nach Aufklärung besondere Vorsicht walten lassen. In einem solchen Fall sollte die Einwilligung durch einen Arzt eingeholt werden, der mit dem Versuch nicht befaßt ist und der außerhalb eines etwaigen Abhängigkeitsverhältnisses steht.

11. Ist die Versuchsperson nicht voll geschäftsfähig, sollte die Einwilligung nach Aufklärung vom gesetzlichen Vertreter entsprechend nationalem Recht eingeholt werden. Die Einwilligung des mit der Verantwortung betrauten Verwandten (darunter ist nach deutschem Recht der «Personensorgeberechtigte» zu verstehen) ersetzt die der Versuchsperson, wenn diese infolge körperlicher oder geistiger Behinderung nicht wirksam zustimmen kann oder minderjährig ist. Wenn

das minderjährige Kind fähig ist, seine Zustimmung zu erteilen, so muß neben der Zustimmung des Personensorgeberechtigten auch die Zustimmung des Minderjährigen eingeholt werden.

12. Das Versuchsprotokoll sollte stets die ethischen Überlegungen im Zusammenhang mit der Durchführung des Versuchs darlegen und aufzeigen, daß die Grundsätze dieser Deklaration eingehalten sind.

II. Medizinische Forschung in Verbindung mit ärztlicher Versorgung (Klinische Versuche)

1. Bei der Behandlung eines Kranken muß der Arzt die Freiheit haben, neue diagnostische und therapeutische Maßnahmen anzuwenden, wenn sie nach seinem Urteil die Hoffnung bieten, das Leben des Patienten zu retten, seine Gesundheit wiederherzustellen oder seine Leiden zu lindern.

2. Die mit der Anwendung eines neuen Verfahrens verbundenen möglichen Vorteile, Risiken und Störungen des Befindens sollten gegen die Vorzüge der bisher bestehenden diagnostischen und therapeutischen Methoden abgewogen werden.

3. Bei jedem medizinischen Versuch sollten alle Patienten – einschließlich derer einer eventuell vorhandenen Kontrollgruppe – die beste erprobte diagnostische und therapeutische Behandlung erhalten.

4. Die Weigerung eines Patienten, an einem Versuch teilzunehmen, darf niemals die Beziehung zwischen Arzt und Patient beeinträchtigen.

5. Wenn der Arzt es für unentbehrlich hält, auf die Einwilligung nach Aufklärung zu verzichten, sollten die besonderen Gründe für dieses Vorgehen in dem für den unabhängigen Ausschuß bestimmten Versuchsprotokoll niedergelegt werden.

6. Der Arzt kann medizinische Forschung mit dem Ziel der Gewinnung neuer wissenschaftlicher Erkenntnisse mit der ärztlichen Betreuung nur soweit verbinden, als diese medizinische Forschung durch ihren möglichen diagnostischen oder therapeutischen Wert für den Patienten gerechtfertigt ist.

III. Nicht-therapeutische biomedizinische Forschung am Menschen

1. In der rein wissenschaftlichen Anwendung der medizinischen Forschung am Menschen ist es die Pflicht des Arztes, das Leben und die Gesundheit der Person zu beschützen, an welcher biomedizinische Forschung durchgeführt wird.

2. Die Versuchspersonen sollten Freiwillige sein, entweder gesunde Personen oder Patienten, für die die Versuchsabsicht nicht mit ihrer Krankheit in Zusammenhang steht.

3. Der ärztliche Forscher oder das Forschungsteam sollten den Versuch abbrechen, wenn dieser nach seinem oder ihrem Urteil im Falle der Fortführung dem Menschen schaden könnte.

4. Bei Versuchen am Menschen sollte das Interesse der Wissenschaft und der Gesellschaft niemals Vorrang vor den Erwägungen haben, die das Wohlbefinden der Versuchspersonen betreffen.

Sachwortverzeichnis

Kursive Seitenzahlen verweisen auf Abbildungen und Tabellen, in denen das Stichwort zu finden ist.

Präparateverzeichnis

Dies ist ein Verzeichnis der im deutschen Sprachraum (A, CH, D) im Handel erhältlichen psychotrop wirksamen Substanzen (Stand für D Rote bzw. Gelbe Liste 1996, für A Austria Codex 1996/97, für CH Arzneimittel Kompendium 1994, vorrangig Monopräparate). Substanzen, die in diesem Buch nicht aufgeführt sind, werden ohne Seitenzahl genannt. Ihre Auflistung dient der Information über die Zuordnung zu den einzelnen Psychopharmakagruppen.
Mit ® gekennzeichnet sind Handelsnamen der registrierten Präparate.
Zusätze zu Präparatenamen wie «forte», «retard» u. ä. sowie Präparate, die den Freinamen in der Bezeichnung enthalten, sind nicht mit aufgeführt.

Fokalepsin® (D) → Carbamazepin 257, 303

Frenolon® (D) → Metofenazat 286

Frigol® (A) → Xantinolnicotinat 296

Frisium® (A, D) → Clobazam 182

Gabapentin → Antiepileptika 303

Gamonil® (CH, D) → Lofepramin 238

Gerigamma® (D) → Pyritinol 296

Gerodorm® (A) → Cinolazepam

Gewacalm® (A) → Diazepam 182, 209

Giganten® (D) → Cinnarizin 296

Gingium® (D) → Ginkgo 296

Gingopret® (D) → Ginkgo 296

Ginkgo → Nootropika 296

Ginkobil® (D) → Ginkgo 296

Ginkodilat® (D) → Ginkgo 296

Ginkopur® (D) → Ginkgo 296

Gittalun® (D) → Doxylamin 208

Gityl® (D) → Bromazepam 181

Gladem® (A) → Sertralin

Glianimon® (D) → Benperidol 282

Halbmond® (D) → Diphenhydramin 208

Halcion® (A, CH, D) →Triazolam 211

Haldol® (A, CH, D) → Haloperidol 285

Haloperidol → Neuroleptika 285

Harmomed® (A) → Antidepressiva-Komb.-Präp.

Helarium® (D) → Johanniskraut 246

Helfergin® (D) → Meclofenoxat 296

Herbaneurin® (D) → Johanniskraut 246

Herphonal® (D) → Trimipramin 208, 246

Hevert-Dorm® (D) → Diphenhydramin 208

Hewepsychon® uno (D) → Johanniskraut 246

Hexanicit® (D) → Nicotinsäurederivate 296

Hofcomant® (A) → Amantadin 300

Hoggar®N (D) → Doxylamin 208

Hopfen → Hypnotika 191

HOPACEM® (D) → Mianserin 239

Hovaletten® (A) → Baldrian-Komb-Präp. 187

Hovaletten®N (D) → Baldrian-Komb.-Präp. 187

Hydergin® (A, CH, D) → Dihydroergotoxin 296

Hydiphen® (D) → Clomipramin 235

Hydro-Cebral® (D) → Dihydroergotoxin 296

Hydroxymethylpyridin → Nootropika

Hydroxyzin → Tranquilizer 187

Hyperesa® (D) → Johanniskraut 246

Hyperforat® (D) → Johanniskraut 246

Hypericaps® (D) → Johanniskraut 246

Hypnorex® (D) → Lithium 253

Idom® (D) → Dosulepin 236

Imap® (CH, D) → Fluspirilen 185, 285

Imeson® (CH, D) → Nitrazepam 210

Imipramin → Antidepressiva 237

Impromen® (D) → Bromperidol 282

Inderal® (A, CH) → Propranolol 173

Indobloc® (D) →Propranolol 173

Insidon® (A, CH, D) →Opipramol 187

Isicom® (D) →Parkinsonmittel-Komb.-Präp. 300

Isoginkgo® (D) → Ginkgo 296

Ivadal® (A, CH) → Zolpidem 212

Ivel® (D) →Baldrian-Komb.-Präp. 187

Jarsin® (D) → Johanniskraut 246

Jatroneural® (A, D) → Trifluoperazin 186, 290

Rökan® (D) → Ginkgo 296
Rohypnol® (CH, D) → Flunitrazepam 209
Ronicol® (CH) → Nicotinsäurederivate 296
Roxiam® (A) → Remoxiprid
Rudotel® (D) → Medazepam 183

S8® (D) → Diphenhydramin 208
Sabril® (A, CH, D) → Vigabatrin 303
Sanalepsi N® (CH) → Doxylamin 208
Saroten® (A, CH, D) → Amitriptylin 234
Sedahopf® (D) → Baldrian-Komb.-Präp. 187
Seda Kneipp® (D) → Baldrian-Komb.-Präp. 187
Sedalande® (CH) → Fluanison
Sedaplus® (D) → Doxylamin 208
Sedariston® (D) → Johanniskraut 246
Sedazin® (CH) → Lorazepam 183
Sediat® (D) → Diphenhydramin 208
Sedonium® (D) → Baldrian 187
Sedopretten® (D) → Diphenhydramin 208
Sedosil® (CH) → Pimethixen
Sedovegan® Caps (D) → Johanniskraut 246
Sedovegan® Novo (D) → Diphenhydramin 208
Seduan® (A) → Bromid 191
Selegam® (D) → Selegilin 300
Selegilin → Parkinsonmittel 300
Selepark® (D) → Selegilin 300
Seloken® (A) → Metoprolol
Semap® (A, CH) → Penfluridol
Sensinerv® (D) → Baldrian-Komb.-Präp. 187
Seralgan® (A) → Citalopram 240
Serdolect® (D) → Sertindol 289
Seresta® (CH) → Oxazepam 184, 210

Sermion® (A, CH, D) → Nicergolin 296
Serocryptin® (CH) → Bromocriptin 300
Seropram® (A, CH) → Citalopram 240
Seroxat® (A, D) → Paroxetin 241
Sertindol → Neuroleptika 289
Sertralin → Antidepressiva
Sibelium® (A, CH, D) → Flunarizin 296
Sigacalm® (D) → Oxazepam 184, 210
Sigaperidol® (CH, D) → Haloperidol 285
Simatin® (A) → Ethosuximid 303
Sinapsan® (D) → Piracetam 296
Sinemet® (A, CH) → Parkinsonmittel-Komb.-Präp.
Sinequan® (A) → Doxepin 237
Sinophenin® (D) → Promazin 186, 288
Sinquan® (CH, D) → Doxepin 237
Sirtal® (A, D) → Carbamazepin 257, 303
Slow-Trasicor® (CH) → Oxprenolol 173
Sodipryl® (CH) → Naftidrofuryl 296
Solatran® (CH) → Ketazolam
Somagerol® (D) → Lorazepam 183
Somnubene® (A) → Flunitrazepam 209
Sonapax® (D) → Thioridazin 186, 290
Sonin® (D) → Loprazolam 210
Soporil® (D) → Promethazin 186, 288
Sormodren® (A, D) → Bornaprin 300
Sotacor® (A) → Sotalol
Sotalex® (CH, D) → Sotalol
Sotalol → Beta-Blocker
Spasmocyclon® (D) → Cyclandelat 296
Spilan® (D) → Johanniskraut 246

Der Beitrag zur sicheren und effektiven Pharmakotherapie

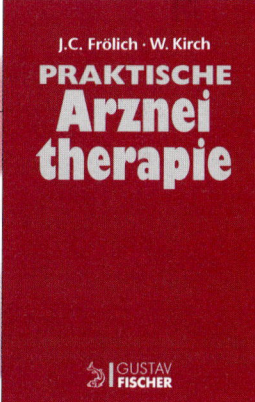

1996. 736 S., flexibler Einband,
DM 78,– ISBN 3-437-11656-8

J.C. Frölich · W. Kirch
PRAKTISCHE
Arznei
therapie

GUSTAV FISCHER

- **Daten**
- **Therapiehinweise**
- **Nebenwirkungen**

Die immense Fülle an Arzneimittelinformationen, mit denen der Arzt täglich konfrontiert wird, macht es schwierig, die für die praktische Verordnungstätigkeit wesentlichen Daten zu identifizieren. Im vorliegenden Buch wird das aktuelle klinisch-pharmakologische Wissen durch Experten gesichtet und prägnant beschrieben. Hauptanliegen dabei ist die Darstellung einzelner Medikamente in Monographieform. Neben Informationen zu Indikationen, Pharmakokinetik, Wechselwirkungen und Darreichungsformen findet der Arzt in den Monographien wichtige Einzelheiten zur Dosierungsanpassung für die individuelle Situation des Patienten.

Wissen, wo's langgeht.

GUSTAV FISCHER

IRRTÜMER UND PREISÄNDERUNGEN VORBEHALTEN

Antidepressiva

Trizyklische Antidepressiva

Amitriptylin (z.B. Saroten®)
Amitriptylinoxid (Equilibrin®)
Clomipramin (z.B. Anafranil®)
Desipramin (z.B. Pertofran®)
Dibenzepin (Noveril®)
Dosulepin (Idom®)
Doxepin (z.B. Aponal®)
Imipramin (z.B. Tofranil®)
Lofepramin (Gamonil®)
Nortriptylin (Nortrilen®)
Trimipramin (z.B. Stangyl®)

Nicht-trizyklische Antidepressiva

Citalopram (Cipramil®)
Fluoxetin (z.B. Fluctin®)
Fluvoxamin (Fevarin®)
Maprotilin (z.B. Ludiomil®)
Mianserin (z.B. Tolvin®)
Mirtazapin (Remergil®)
Paroxetin (z.B. Seroxat®)
Sertralin (z.B. Zoloft®)
Sulpirid (z.B. Dogmatil®)
Trazodon (Thombran®)
Venlafaxin (Trevilor®)
Viloxazin (Vivalan®)

MAO-Hemmer

Moclobemid (Aurorix®)
Tranylcypromin (z.B. Jatrosom® N)

Phasenprophylaktika

Lithium (z.B. Quilonum®)
Carbamazepin (z.B. Tegretal®)

Aminpräkursoren

L-Tryptophan (z.B. Ardeytropin®)
Oxitriptan (Levothym®)

Neuroleptika

Phenothiazine und Thioxanthene

Chlorpromazin (Propaphenin®)
Chlorprothixen (z.B. Truxal®)
Clopenthixol (Ciatyl®)
Flupentixol (Fluanxol®)
Fluphenazin (z.B. Lyogen®)
Levomepromazin (z.B. Neurocil®)
Metofenazat (Frenolon®)
Perazin (Taxilan®)
Perphenazin (Decentan®)
Promazin (z.B. Protactyl®)
Promethazin (z.B. Atosil®)
Thioridazin (z.B. Melleril®)
Triflupromazin (Psyquil®)
Zuclopenthixol (Ciatyl®Z)

Butyrophenone und Diphenylbutylpiperidine

Benperidol (Glianimon®)
Bromperidol (z.B. Impromen®)
Fluspirilen (Imap®)
Haloperidol (z.B. Haldol-Janssen®)
Melperon (Eunerpan®)
Pimozid (z.B. Orap®)
Pipamperon (Dipiperon®)
Trifluperidol (Triperidol®)

andere

Clozapin (Leponex®)
Olanzapin (Zyprexa®)
Prothipendyl (Dominal®)
Risperidon (Risperdal®)
Sertindol (z.B. Serdolect®)
Sulpirid (z.B. Dogmatil®)
Zotepin (Nipolept®)